U0194353

编委会

神经外科
护理查房

徐德保　唐云红　主编

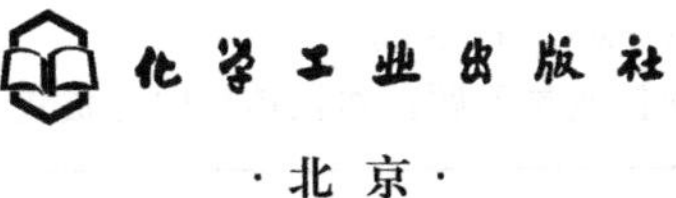

·北京·

内 容 提 要

本书收录颅脑损伤、颅内肿瘤、脑血管疾病、脊柱脊髓疾病及其他疾病，共五章二十余个病例，突出神经外科临床护理查房实践中的重点知识和逻辑思维，以神经外科临床护理需要为内容取舍标准，对典型个案的护理原理、护理措施和技能操作进行充分阐述，并广泛涉猎神经外科疾病诊治的最新研究进展和循证医学证据，包括加速康复外科理念与护理措施、多学科合作诊疗理念、全病程管理（护理）模式的服务理念与护理措施、脑血管复合手术和颈动脉狭窄手术的护理配合、神经外科护理新技术新方法（如营养护理、早期康复护理在神经外科的应用等）以及护理风险管理。图文并茂，贴近临床实际。本书适合各级护士，尤其是神经外科护士、护理实习生阅读参考。

图书在版编目（CIP）数据

神经外科护理查房/徐德保，唐云红主编. —北京：化学工业出版社，2020.6（2025.2 重印）

ISBN 978-7-122-35922-3

Ⅰ.①神… Ⅱ.①徐…②唐… Ⅲ.①神经外科学-护理学 Ⅳ.①R473.6

中国版本图书馆 CIP 数据核字（2020）第 078689 号

责任编辑：戴小玲　　文字编辑：何　芳

责任校对：李雨晴　　装帧设计：史利平

出版发行：化学工业出版社（北京市东城区青年湖南街 13 号　邮政编码 100011）

印　　装：北京盛通数码印刷有限公司

850mm×1168mm　1/32　印张 15½　字数 399 千字

2025 年 2 月北京第 1 版第 4 次印刷

购书咨询：010-64518888　　售后服务：010-64518899

网　　址：http://www.cip.com.cn

凡购买本书，如有缺损质量问题，本社销售中心负责调换。

定　　价：68.00 元

编写人员名单

主　　编　徐德保　唐云红

副 主 编　唐运姣　贾金秀　石赞华　曹浪平
　　　　　陶子荣

编　　者　陈咏华　熊　葵　唐云红　陶子荣
　　　　　朱松辉　曹浪平　罗婉嘉　石赞华
　　　　　欧阳燕　徐德保　唐运姣　王滨琳
　　　　　贾金秀　尹志科　贺　欣　袁　媛
　　　　　刘　佩　孙　玲　胡濒尹　沈丽莉

主　　审　刘　庆

前言

随着神经外科学的不断快速发展，神经外科护理已成为具有鲜明特点的独立学科。同时，神经外科亚专业的精细分工及优质护理服务的不断深入，要求神经外科临床护理不但应体现专业性、专科性，更应注重护理细节和人文关怀。而对护理人员专科知识和业务能力的培养，是提高护理人员的理论水平和专业技能的必由之路。为此，我们组织编写了《神经外科护理查房》，旨在提高低年资护士的专科护理水平。

本书由颅脑损伤、颅内肿瘤、脑血管疾病、脊柱脊髓疾病及其他疾病，共五章二十余个病例组成。每个病例以神经外科护理理论为依据、以临床护理措施为基础，通过问答的形式，对神经外科疾病的护理进行了较系统的介绍，内容包括病历汇报、护士长提问、专科知识问答、护理查房总结4个层面。本书也介绍了领域内新理念、新进展、新技术，包括：①加速康复外科（enhanced recovery after surgery，ERAS）理念与护理措施；②MDT（多学科合作诊疗）理念；③全病程管理（护理）模式的服务理念与护理措施；④脑血管复合手术，颈动脉狭窄手术的护理配合；⑤神经外科护理新技术新方法，如营养护理、早期康复护理在神经外科的应用等；⑥护理风险管理，如深静脉血栓预警，改良早期预警评分（Modified Early Warning Score，MEWS）与SBAR在神经外科的应用等，融进了基础知识，贴近临床实际，涵盖了疾病相关的解剖、生理、治疗、护理知识及神经外科新理念、新技术及优质护理服务等内容。

本书由中南大学湘雅医院、首都医科大学附属天坛医院神经外科的护理骨干及专家，根据多年的临床实践经验，结合国内外有关文献编著。本书通俗易懂、图文并茂，有些观点和护理方法是作者首创。作者力图通过一问一答的形式，激发神经外科护理人员的临床思维能力，为专科优质护理服务提供指导，亦可为神经外科护理教学提供参考。

在编写本书过程中，得到中南大学湘雅医院、首都医科大学附属天坛医院领导和专家的热情指导与大力支持，在此深表谢意。由于本书每位作者的构思与撰写风格差异，加之水平有限，恳请各位同仁、专家及读者对疏漏和错误之处提出宝贵意见。

编者

2020年4月

目录

问题目录

第一章 颅脑损伤

病例1 • 颅骨骨折

【病历汇报】

病情 患者，男，25岁，因车祸致头部损伤8h而急诊抬送入院。患者受伤当时出现意识丧失约20min后清醒，并诉剧烈头痛，无呕吐，鼻腔内有血性液体流出，在车祸现场曾行鼻腔填塞。否认传染性疾病及家族疾病史，无药物及食物过敏史。

护理体查 意识清楚，GCS 15分，T 36.2℃，P 80次/分，R 12次/分，BP 135/86mmHg。颜面水肿，双眼睑肿胀、青紫，瞳孔等大等圆、对光反射灵敏，左鼻及左外耳道有血性液体流出，颈部无抵抗感。呼吸规则，双肺呼吸音正常，无啰音及哮鸣音。心律齐，心音正常。腹部外形正常，无包块、压痛及反跳痛，肝、脾、胆囊未扪及，肾区无扣击痛，肠鸣音正常，腹部无移动性包块。脊柱、外生殖器正常。浅反射及腱反射正常，双下肢肌力、肌张力正常，病理征阴性。

辅助检查 CT检查结果提示颅底骨折，顶骨凹陷性骨折，凹陷深度约0.5cm。实验室检查无阳性发现。

入院诊断 颅底骨折、颅顶骨骨折。

主要护理问题 继发颅内出血的可能、颅内感染的危险、知识缺乏——特殊体位的必要性。

目前主要的治疗措施 卧床休息、抗感染、观察病情变化。

护士长提问一

颅骨有什么解剖特点?

答：颅骨是由颅盖和颅底组成的近似球形的结构，颅骨断面由外向内分别为外板、板障和内板。

（1）颅盖的解剖特点　颅盖由额骨、蝶骨、枕骨、颞骨2块、顶骨2块共7块颅骨组成（图1-1）；颅骨相连接的地方有骨缝，主要有冠状缝、矢状缝、人字缝、鳞状缝。

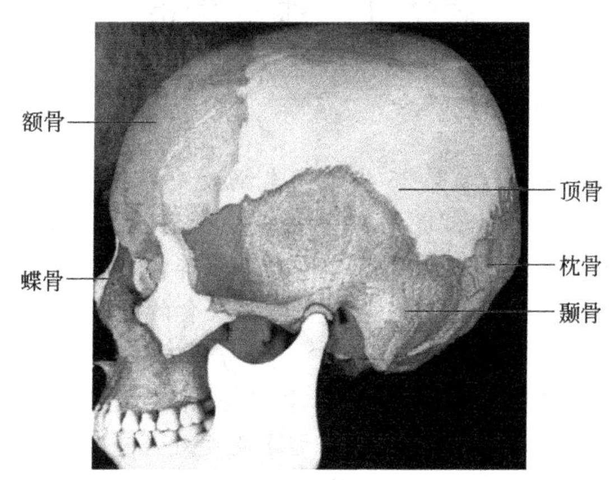

图1-1　颅盖侧面观

（2）颅底的解剖特点　颅底由额骨眶板、筛骨筛板、蝶骨（体部、小翼与大翼）、颞骨岩部、枕骨基底部组成；颅底由前向后依次为颅前窝、颅中窝、颅后窝（图1-2）；颅底凹凸不平，有筛孔、视神经孔、眶上裂、圆孔、卵圆孔、棘孔、三叉神经压迹、破裂孔、内耳孔、颈静脉孔、舌下神经孔、枕骨大孔等许多骨孔，脑神经、脑血管由之出入颅腔。

GCS的中英文全称是什么？

答：GCS是国际上通用的、由英国格拉斯哥颅脑损伤研究所的Teasdale和Jennet于1974年提出的一种判断颅脑损伤严重程度的分类法。GCS中英文全称是格拉斯哥昏迷评分（Glasgow coma scale）。

GCS评分的具体内容有哪些？

答：GCS评分为分别对患者运动、言语、睁眼反应评分，再

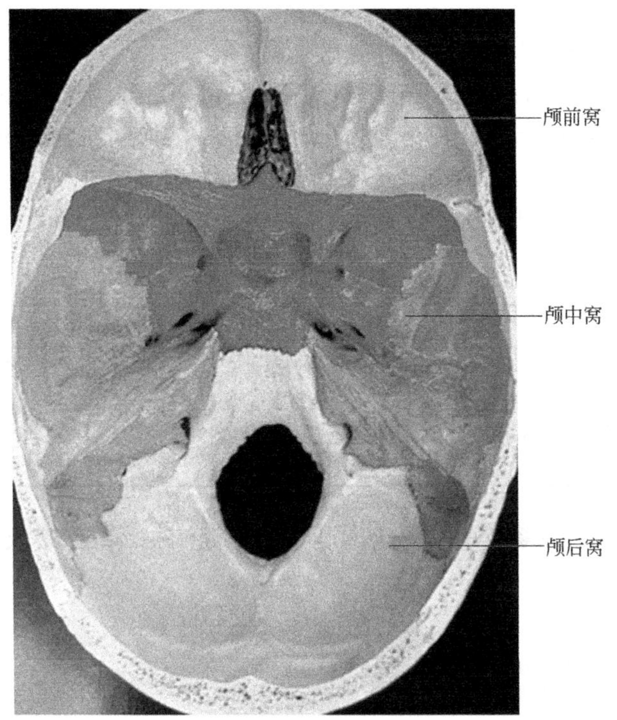

图 1-2　颅底外面观

累计得分，作为判断颅脑损伤严重程度的依据。轻型颅脑损伤，13～15 分，伤后昏迷时间＜20min；中型颅脑损伤，9～12 分，昏迷时间 20min 至 6h；重型颅脑损伤，3～8 分，伤后昏迷时间＞6h 或伤后 24h 内意识恶化并昏迷＞6h（表 1-1）。

表 1-1　GCS 昏迷评分法

睁眼反应	得分/分	语言反应	得分/分	运动反应	得分/分
自动睁眼	4	回答正确	5	遵命动作	6
呼唤睁眼	3	回答不当	4	定位反应	5
刺痛睁眼	2	吐词不清	3	肢体回缩	4
无反应 1	1	有音无语	2	四肢屈曲(去皮质)	3
		无反应	1	四肢直伸(去脑)	2
				无反应	1

颅底骨折的主要临床表现有哪些？

答：由于颅底的硬脑膜与骨贴附紧密，骨折时常被撕裂而引起脑脊液鼻漏或耳漏，成为开放性颅脑损伤。颅底骨折常因脑脊液漏而确诊，颅底骨折时因累及出入颅底的脑神经而出现相应的症状或体征，其主要表现如下（表1-2）。

表1-2　颅底骨折的主要临床表现

骨折部位	脑脊液漏	瘀斑部位	可能累及的脑神经
颅前窝	鼻漏	上、下眼睑及眼结合膜下（“熊猫眼”征）	Ⅰ、Ⅱ、Ⅲ
颅中窝	耳漏	乳突区（Battle征）	Ⅶ、Ⅷ
颅后窝	无	乳突区、咽后壁	后组脑神经（Ⅸ～Ⅻ）

颅底骨折累及颈内动脉，则可造成颈动脉-海绵状瘘或鼻出血（大出血）。

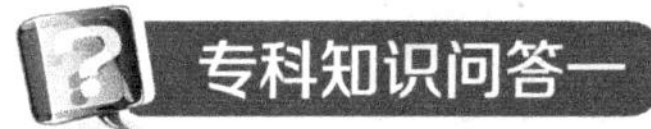

颅骨骨折有哪些类型？

答：颅骨在受到外力打击时，是否发生骨折以及骨折的性质与范围主要与外力作用的方向、大小与速度、致伤物与颅骨接触面积、颅骨局部的解剖特点等因素有关。如凹陷性骨折常因致伤物体积大、速度快所致；线性骨折常因致伤物体积大、速度慢所致；穿入性骨折常因致伤物体积小、速度快所致。此外受伤时着力点的部位、患者年龄等因素也与骨折的性质有密切关系。颅骨骨折的临床意义不在于骨折本身而在于骨折可能并发脑组织、脑血管、脑神经的损伤。

颅骨骨折有以下三种分类方法。

（1）依据骨折部位分类　分为颅盖骨折、颅底骨折。

（2）依据骨折形态分类　分为凹陷性骨折、线性骨折、穿入骨折、粉碎性骨折。其中凹陷性骨折如果刺破静脉窦可导致致命性大出血；穿入骨折又名洞穿骨折，常见于火器伤；粉碎性骨折多为凹陷性，属于凹陷性骨折。

（3）依据外伤的性质分类　分为开放性骨折、闭合性骨折。

该患者是颅底什么部位骨折？为什么？

答：该患者为颅前窝、颅中窝骨折。其主要依据是患者有受伤史，受伤后双眼睑肿胀青紫、鼻腔及外耳道内有血性液体流出。

是否需要立即进行骨折复位手术？为什么？

答：患者目前无须进行骨折复位手术。患者顶骨凹陷骨折是脑部非重要功能区表面、无脑受压表现、凹陷深度0.5cm，无须手术复位。如果凹陷骨折位于脑重要功能区表面，有脑受压表现（如出现癫痫、意识瞳孔改变等）、凹陷深度≥1cm或碎骨片压迫脑神经，则需手术整复或摘除碎骨片。

颅底骨折一般不需要手术治疗，绝大部分患者在伤后1周内漏口常能自行愈合，超过1个月仍未愈合者需行手术修补漏口。

如何鉴别患者左鼻或左外耳道的血性液体是否为脑脊液？

答：通过物理观察法或细胞计数法可以鉴别血性液体是否为脑脊液（CSF）。①物理观察法：将液体滴在干燥纱布或白色滤纸上，如果滴液外出现淡红色月晕样浸渍圈，则为脑脊液。②细胞计数法：以尿糖试纸或葡萄糖定量检测，鉴别是血性脑脊液还是鼻腔分泌物（鼻腔分泌物中不含糖，而脑脊液中含糖）。

如果你是患者的责任护士，目前应对其采取哪些护理措施(手术前护理)？

答：（1）密切观察病情　遵医嘱监测意识、瞳孔、生命体征、肢体活动及脑脊液漏等，及时发现病情变化。

（2）体位　告知患者卧床休息，维持特定体位至脑脊液漏停止后3日（抬高床头30°、头向左侧卧位），借重力作用使脑组织移向颅底硬脑膜裂缝处，使局部粘连愈合而封闭漏口。搬动患者或为患者翻身时，应有人扶持头部，防止头颈部扭曲或震动。

（3）饮食与营养　损伤后早期禁食，遵医嘱静脉补充营养。48h后无呕吐及颅内压增高表现可予流汁，并逐渐过渡到普食。

（4）防止颅内感染

① 清洁、消毒鼻前庭及外耳道每日两次，放置无菌干棉球于外耳道，棉球渗湿随时更换，记录24h漏出液。

② 严禁从鼻腔吸痰或安插胃管，禁止滴耳药、鼻滴药、冲洗和填塞耳鼻。

③ 遵医嘱预防性应用抗生素、破伤风抗毒素（TAT）或破伤类毒素。

④ 遵医嘱使用易透过血脑屏障的抗生素，注意观察药物疗效及副作用。

（5）注意有无颅内低压综合征　如果脑脊液丢失量多可引起剧烈头痛、眩晕、呕吐、厌食、反应迟钝、血压偏低等表现，这些表现提示颅内低压综合征。

（6）心理安抚与健康教育　指导正确患者面对颅骨骨折，遵医嘱合理休息。指导患者不可堵塞耳道、鼻腔，不用力屏气、排便、咳嗽等，防止发生气颅和感染。

该患者目前首优的护理问题是什么？目标是什么？该采取哪些护理措施？

答：（1）首优的护理问题　继发颅内出血：与颅骨骨折、可能并发脑血管损伤有关。

（2）护理的目标　及时发现和处理颅内出血。护理措施的关键是密切监测病情变化，及时发现出血征象，并及时报告医师处理，防止脑疝发生。

（3）具体措施

① 密切监测病情变化：应密切观察意识、瞳孔、生命体征及肢体活动情况，一旦患者出现下列任一表现应高度警惕颅内出血。剧烈头痛、呕吐、躁动不安等颅内压增高表现；嗜睡、昏睡甚至昏迷的进行性意识障碍；一侧瞳孔散大，对光反射迟钝；血压增高、脉搏缓慢、呼吸深慢、体温上升等生命体征改变；肢体肌力下降等。

② 一旦患者发生颅内出血，应立即报告医师并协助采取如下急救措施，防止病情恶化。a. 脱水降颅内压：快速静脉推注或滴注 20%甘露醇 100～200mL，以迅速提高血浆渗透压，使脑组织水分向血浆转移，降低颅内压，控制脑疝的进一步发展。b. 防治窒息：患者意识障碍，丧失正常的咳嗽反射和吞咽功能，呼吸道分泌物不能主动排除，血液、脑脊液及呕吐物可逆流进入呼吸道，引起呼吸道梗阻。应将头偏向一侧防止分泌物、呕吐物进入呼吸道，必要时负压吸痰，防止呼吸道梗阻。c. 立即输氧：通过吸氧改善脑的血氧供应，从而减轻脑缺氧及脑水肿。吸入氧流量为 2～4L/min。d. 立即完善术前准备，遵医嘱采血配血、备头皮、做抗生素皮试等，协助 CT 检查及行急诊开颅探查手术。

【病情进展】

该患者入院 4h 后，护士在观察病情时，发现其为昏睡状态，躁动，GCS 评分 12 分，左侧瞳孔 3mm、对光反射迟钝，右侧瞳孔 2mm、对光反射灵敏，T 37℃，P 60 次/分，R 10 次/分，BP 145/89mmHg，右下肢肌张力增加等病情变化，CT 检查结果显示左侧颞部颅骨内板与硬脑膜之间的双凸镜形或弓形高密度影。诊断为左侧颞叶硬膜外血肿、颞叶沟回疝，行急诊开颅探查血肿清除术，手术后麻醉未清醒，瞳孔等大等圆、对光反射灵敏，生命体征平稳，留置导尿管，医嘱予以降低颅内压（脱水、激素、输氧等）、镇静及抗癫痫、抗感染、促神经功能恢复、对症治疗及营养支持治疗。

护士长提问二

为什么诊断该患者发生左侧硬膜外血肿？

答：患者受伤后出现典型原发昏迷—清醒—昏迷的意识改变过程，即中间清醒期；左侧瞳孔散大及对光反射迟钝、右下肢肌张力增加；CT 检查结果显示左侧颞部颅骨内板与硬脑膜之间的双凸镜形或弓形高密度影，提示左侧颞叶硬膜外血肿（图 1-3）。

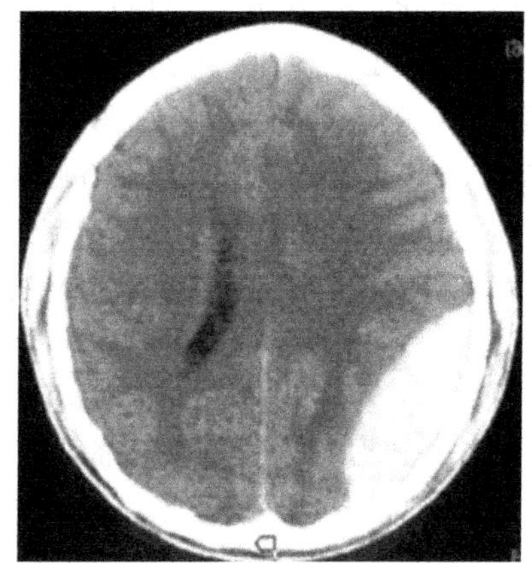

图 1-3　CT 检查示左侧颞叶硬膜外血肿

什么是肌张力？患者为什么出现肌张力增高？

答：肌张力是指肌肉静止时的肌肉紧张度。检查时令患者肢体放松、不用力，检查者将其肢体在肘部或膝部做被动运动，正常人能感到一定的阻力，如阻力增强即为肌张力增高（肌肉较硬）。如阻力减弱或消失称为肌张力降低（肌肉弛缓柔软）（图 1-4）。

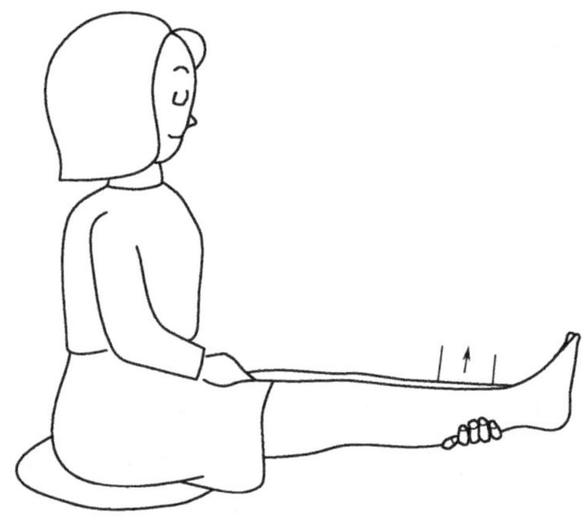

图 1-4　下肢肌张力检查（钟摆试验）

当颅内压增高导致锥体束受压时出现痉挛性肌张力增高（上肢的屈肌和下肢的伸肌张力增高），且呈折刀样增高，对侧肢体偏瘫，腿反射活跃，病理反射阳性。

如果护士没有及时发现患者病情变化，将导致什么后果？

答：当左侧颞叶硬膜外血肿引起颅内压进行性增高时，由于脑干和患侧大脑半球向对侧移位受限，使颞叶沟回疝入小脑幕切迹而形成颞叶沟回疝，危及患者生命。

专科知识问答二

手术后患者主要的护理问题有哪些？

答：患者手术后主要的护理问题有潜在并发症——脑疝、清理呼吸道无效、营养失调（低于机体需要量）、自理缺陷、有皮肤完整性受损的危险、有植物生存的可能、潜在并发症——感染、应激性溃疡、癫痫。

什么是颞叶钩回疝？颞叶钩回疝的主要表现有哪些？

答：颞叶钩回疝又称小脑幕切迹疝，是指大脑半球底部近中线结构如颞叶的钩回等脑组织移位，疝入脚间池而形成的脑疝（图1-5）。其主要表现如下。

（1）颅内压增高　剧烈头痛、反复呕吐、躁动不安。

（2）进行性意识障碍　患者出现由嗜睡、昏睡到浅昏迷、昏迷的渐进性意识障碍，或表现为意识障碍加重。

（3）瞳孔变化　由于同侧动眼神经受到大脑后动脉的嵌压，该侧瞳孔初期先有短暂缩小，继而出现进行性散大，对光反射迟钝、消失，伴上睑下垂及眼球外斜。脑疝晚期双侧瞳孔散大，对光反射消失。

（4）生命体征改变　出现颅内高压代偿征象（库欣征），即血压增高、脉搏缓慢宏大、呼吸深慢、体温上升等生命体征改变；脑疝晚期，由于生命中枢衰竭，则出现血压和体温下降、脉搏细数、

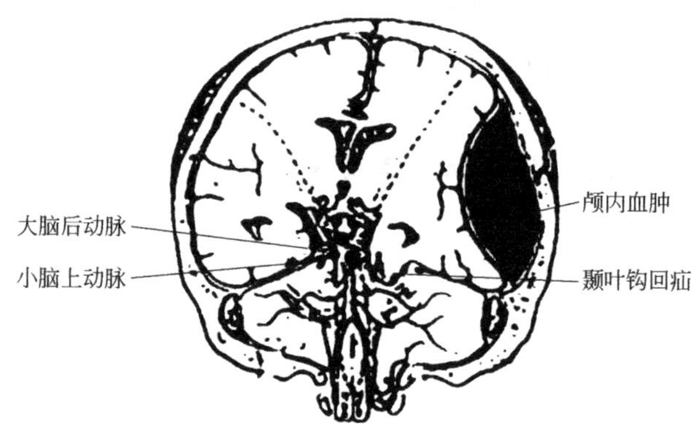

图 1-5 颞叶钩回疝

潮式呼吸或叹息样呼吸；最后呼吸停止，继而心搏停止。

(5) 对侧肢体瘫痪 颞叶钩回直接压迫大脑脚，使锥体束受累，引起对侧肢体出现逐渐加重的上级神经元瘫痪。

遵医嘱使用20%甘露醇溶液脱水治疗时应注意什么？

答：甘露醇溶液主要通过升高血浆渗透压，使组织脱水，降低颅内压。由于甘露醇经肾小球滤过，几乎不被肾小管再吸收，在肾小管保持足够的水分以维持其渗透压，导致水和电解质经肾脏排出体外，而产生脱水及利尿作用。因此，使用甘露醇溶液过程中除了应快速静脉注射或滴注、避免漏出血管导致组织损伤外，还应注意监测水电解质，防止水、电解质平衡紊乱。当患者心功能不全、因脱水而尿少时，除非危及生命，一般不宜使用。

该患者手术后如何护理？

答：(1) 密切观察病情 为及时发现手术后继发脑水肿或再出血，防止发生脑疝，应密切观察和动态分析病情。①意识观察过程中，判断意识状态是好转还是恶化。当意识障碍加重，应立即报告医师。②观察两侧瞳孔形状、大小及对光反射，两侧眼睑大小是否异常、有无上睑下垂，当出现瞳孔散大、对光反射迟钝或消失应警惕继发颅内出血或脑水肿。③生命体征观察时应先测呼吸，再测脉搏，后测血压，以免患者躁动的干扰而影响对测量值的判断。注意呼吸节律、深浅，有无脉搏宏大有力或脉搏细弱，脉压有无波动。及时发现气道梗阻、颅内压增高导致的生命体征异常。④观察肢体肌力、肌张力，了解有无大脑皮质运动区损伤、脑干损伤的表现。

(2) 输氧，保持呼吸道通畅　及时吸痰，有效清除呼吸道分泌物，必要时协助医师行气管切开术，改善患者缺氧状态。

(3) 卧位　全麻未清醒时取平卧位，头偏向健侧以免伤口受压。清醒后血压平稳者则抬高床头 15°～30°，以利静脉回流；伴有呕吐，咳嗽、吞咽障碍时，宜取头侧卧位，以利口腔及气道分泌物引流，防止误吸和窒息。《加速康复外科中国专家共识及路径管理指南（2018 版）》推荐：患者术后清醒无须去枕平卧 6h。

(4) 饮食　麻醉清醒后 4～6h 无呕吐，吞咽功能良好则可予米粥等流汁，并逐渐由流质、半流质过渡到普食；如果患者术后未清醒或吞咽功能障碍，应给予管饲流汁；胃肠内营养不能满足机体需要时，遵医嘱静脉补充营养。

(5) 安全及生活护理　使用护栏及约束带保护患者，防止坠床。保持床单位清洁干燥，每 2h 翻身 1 次，每日擦浴 1 次、口腔护理 2 次、会阴护理 2 次。

(6) 用药护理　遵医嘱用药，并注意药物疗效及副作用。

(7) 预防护理并发症

① 压力性损伤：注意防止头部、骶尾部、足跟等部位受压，及时翻身，保持全身清洁，必要时使用气垫床、减压敷贴保护局部。

② 泌尿系感染：建议尽早拔除导尿管，不建议将留置导尿管作为卧床患者的护理措施。因病情或治疗需要留置导尿管者，注意夹闭尿管 3～4h 后开放尿管 10min，以训练膀胱功能，但在使用强力脱水药期间，应缩短开放尿管间隔时间。晨晚间护理时落实会阴部护理。

③ 肢体畸形：保持患者肢体功能位置，用软枕支撑足部，病情稳定后尽早进行肢体主动运动或被动运动 2～3 次/日。早期活动也有利于预防肺部感染、压力性损伤和下肢深静脉血栓形成。《加速康复外科中国专家共识及路径管理指南（2018 版）》建议：设定每日目标，术后 24h 内开始主动活动。

当患者出现呕吐时怎么办？

答：患者呕吐时应立即协助头偏向健侧卧位，防止误吸及呼吸道梗阻；注意观察呕吐物的性质及量，并排除颅内压增高或消化道应激性溃疡所致的呕吐。

患者躁动时应如何护理？

答：患者躁动时，应防止发生意外伤害。适当约束、加护栏以防坠床，必要时专人守护；修剪患者指甲、必要时戴手套以防抓伤；协助改变体位，加强生活护理，保持床被平整，以免皮肤擦伤。同时应分析并处理患者躁动的原因：是否为脑水肿或颅内再发出血所致的颅内高压、呼吸道不通畅引起的缺氧、尿潴留引起膀胱过度充盈、呕吐物或大小便浸渍了衣被、卧姿不适和瘫痪肢体受压以及冷、热、痛、痒、饥饿等刺激所致。

如果患者出院时遗留有右下肢瘫痪，责任护士应做哪些出院指导？

答：(1) 饮食指导　进食高热量、高蛋白（鱼、肉、鸡蛋、牛奶、豆奶）、富含纤维素（韭菜、芹菜等）、富含维生素（新鲜蔬菜、水果）的饮食，以增强机体抵抗力，促进康复。

(2) 休息与活动　为患者制定康复计划，鼓励患者尽可能自理日常生活，劳逸结合，进行力所能及的活动，鼓励进行下肢髋关节（图 1-6）、膝关节（图 1-7）、踝关节（图 1-8）及足趾（图 1-9）活动范围训练与体能锻炼。

(3) 用药指导　遵医嘱按时按量服药，不要随意停药或减量。

(4) 头部伤口愈合 15 天至 1 个月后洗头。

(5) 心理指导　鼓励患者积极进行康复训练，指导亲友应关

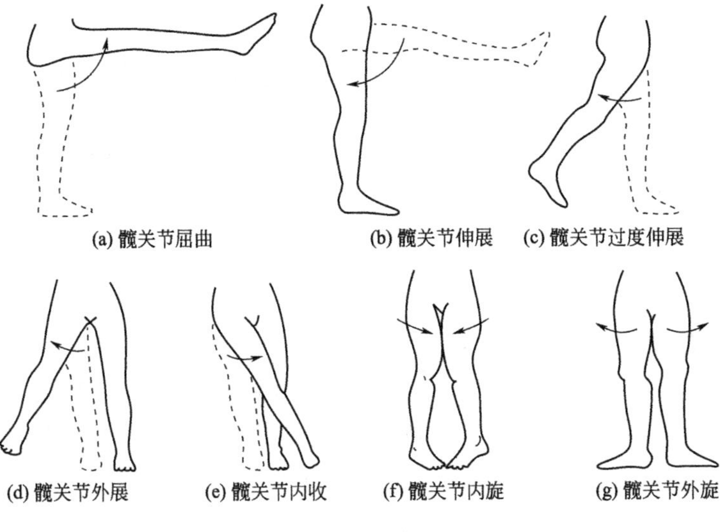

图 1-6　髋关节活动范围训练

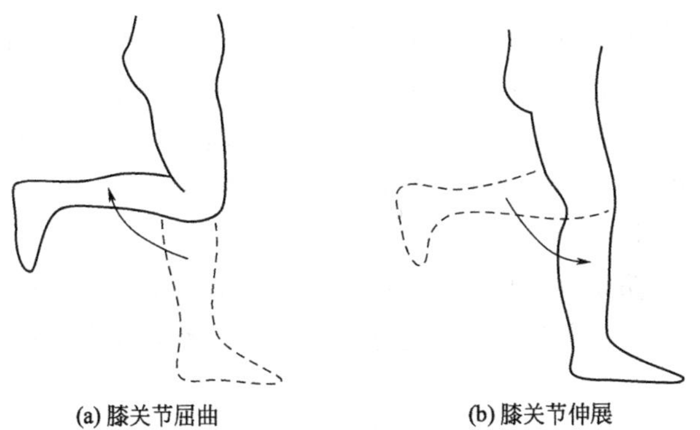

图 1-7　膝关节活动范围训练

心、鼓励患者，以树立康复的信心、建立健康的人格、提高其生活质量。

(6) 复诊指导　3～6 个月后携影像学资料、诊疗卡及病历来院复诊。如原有症状加重，出现头痛、呕吐、抽搐、手术部位感染等，应及时来院就诊。

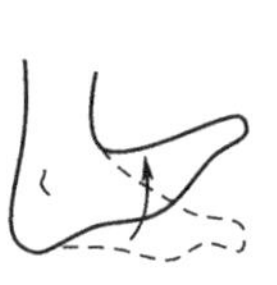
(a) 踝关节屈曲

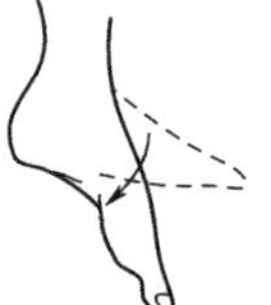
(b) 踝关节伸展

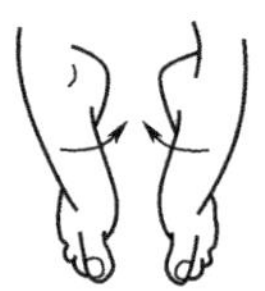
(c) 踝关节内翻

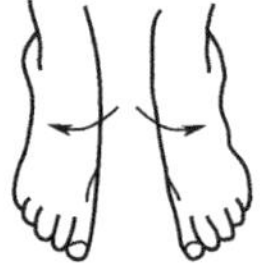
(d) 踝关节外翻

图 1-8　踝关节活动范围训练

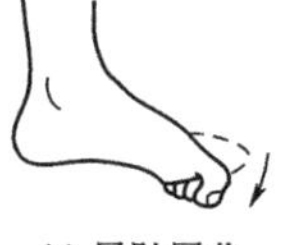
(a) 足趾屈曲

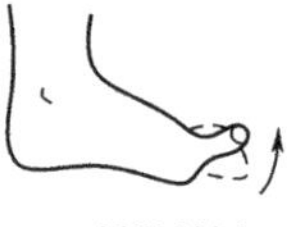
(b) 足趾伸展

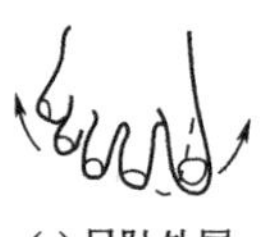
(c) 足趾外展

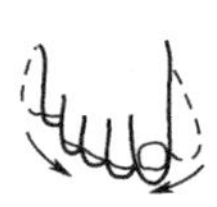
(d) 足趾内收

图 1-9　足趾活动范围训练

【护理查房总结】

颅骨骨折在颅脑损伤患者中比较多见，其危害在于可能同时并发或继发脑膜、脑、脑神经和颅内血管的损伤。为了防止这类损伤导致病情加重而危及患者生命，在临床护理过程中，我们应特别注意密切观察、发现、处理病情，最大限度降低神经功能损害，提高患者生活质量。

（1）预防发生脑疝　患者一旦发生病情变化，应立即采取脱水降低颅内压、输氧保持呼吸道通畅、紧急手术准备等急救措施，控制病情。

（2）防止继发颅内感染　保持合适体位、防止脑脊液逆行感染、遵医嘱合理使用抗生素。

（3）落实安全护理及生活护理　防止压力性损伤、坠床、泌尿系感染、肢体挛缩畸形等并发症发生。

（4）关注患者生活质量　做好健康指导，指导进行康复运动，促进患者身心康复。

（5）遗留有右下肢瘫痪的患者，护士应依据全病程管理规范化护理措施，与患者保持密切联系，为患者提供心理、复诊、居家康复、社会等全方位服务，以促进其全面康复。

（徐德保　沈丽莉）

查房笔记

病例 2 • 脑挫裂伤

【病历汇报】

病情 患者，男，47 岁，因头部外伤、呼之不应 4h 急诊抬送入院。家属代诉患者于今日上午 10 时行走时被相向而行的摩托车撞倒，枕部着地，当即昏迷，呼之不应。伤后无呕吐、无抽搐、无大小便失禁。否认传染性疾病及家族疾病史，无药物及食物过敏史。

护理体查 浅昏迷，GCS 评分 E1V1M5＝7 分，左侧瞳孔直径 5mm，对光反射消失，右侧瞳孔直径 3mm，对光反射迟钝，T 37.0℃，P 95 次/分，R 22 次/分，BP 168/98mmHg，枕部头皮肿胀，鼻腔及外耳道无出血。胸廓挤压征阴性，双肺呼吸音清，未闻及啰音。心音可，心律齐、无杂音。腹软，肠鸣音可。颈部抵抗感，右侧肢体肌张力增高。巴宾斯基征：右下肢阳性、左下肢阴性。

辅助检查 头颅 CT 检查提示左侧颞叶脑挫裂伤并左侧硬膜下血肿、蛛网膜下腔出血。实验室检查无阳性发现。

入院诊断 重型颅脑损伤、左侧颞叶脑挫裂伤、左侧硬膜下血肿、颞叶沟回疝、蛛网膜下腔出血、枕部头皮血肿。

主要护理问题 颅内压增高、自理缺陷、营养失调——低于机体需要量、潜在的并发症——肺部感染、癫痫。

目前主要的治疗措施 入院后急诊开颅探查血肿清除术＋颅内压监测探头植入术，监测意识、瞳孔、生命体征以及颅内压变化，止血、抗感染、预防癫痫、营养支持、维持内环境稳定等对症支持治疗。

护士长提问一

大脑的解剖特点怎样？

答：脑组织位于颅腔内，分为大脑（端脑）、间脑、小脑和脑干（中脑、脑桥、延髓）（图 1-10）。大脑的特点主要有以下几点。

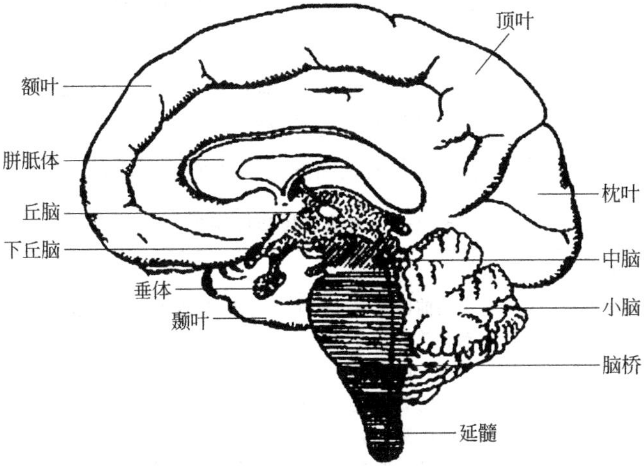

图 1-10　脑组织纵剖面观

（1）外形　大脑是脑的最大部分，被大脑纵裂分为两大脑半球，分为额叶、顶叶、颞叶、枕叶、岛叶共五个叶。大脑半球表面布满深浅不一的沟，沟与沟之间的隆起称回。

① 分沟：比较深而恒定的三条沟，分别称为外侧沟、中央沟、顶枕沟。外侧沟起于半球下面，行向后上方，至上外侧面；中央沟起于半球上缘中点稍后方，斜向前下方，下端与外侧沟隔一脑回，上端延伸至半球内侧面；顶枕沟位于半球内侧面后部，自下向上。

② 分叶：分为五叶，即额叶、颞叶、顶叶、枕叶、岛叶。额叶为外侧沟上方和中央沟以前的部分，与躯体运动、发音、语言及高级思维活动有关；颞叶为外侧沟以下的部分，与听觉、语言和记忆功能有关；顶叶为外侧沟上方、中央沟后方、枕叶以前的部分，与躯体感觉、味觉、语言等有关；枕叶位于半球后部，其前界在内侧面为顶枕沟，在上外侧面的界限是自顶枕沟至枕前切迹的连线，与视觉信息的整合有关；岛叶位于外侧沟深面，被额叶、顶叶、颞叶所掩盖，与内脏感觉有关。

（2）内部结构

① 侧脑室：位于大脑半球内、左右对称的裂隙，内含透明的脑脊液。

② 基底核：靠近大脑半球的底部，埋藏在白质之中的核团。包括尾状核、豆状核、屏状核和杏仁核。

③ 大脑皮质：为覆盖大脑表面的一层灰质，其功能定位见表1-3。

表1-3　大脑皮质功能定位

功能	定位
第一躯体运动区	中央前回和中央旁小叶前部，与躯干和上下肢及面、舌、咽喉运动有关
第一躯体感觉区	中央后回和中央旁小叶后部，接受背侧丘脑腹后核传来的对侧半身的痛觉、温觉、触觉、压觉以及位置觉和运动觉
视区	枕叶内侧面距状沟的两侧皮质
语言中枢	与语言有关的各种中枢位于优势大脑半球上
听觉性语言中枢	颞上回后部(损坏后感觉性失语)
运动性语言中枢	额下回后部(损坏后运动性失语)
视觉性语言中枢	角回(损坏后失读症)
书写中枢	额中回后部(损坏后失写症)
听区	颞叶外侧沟下壁的颞回

④ 大脑半球髓质：由大量的神经纤维组成，充满于大脑皮质与基底核之间，这些纤维的长短和方向不一，可分为连合系、联络系和投射系。连合系是指连接左、右大脑半球皮质的纤维；联络系是联系同侧半球内部各部分皮质的纤维；投射系是指联系大脑皮质和皮质下结构（包括基底核、间脑、脑干、小脑和脊髓）的上行、下行纤维，这些纤维大部分经过内囊。

什么是脑损伤？

答：脑损伤是指脑膜、脑组织、脑血管及脑神经的损伤。根据病理改变的先后，脑损伤可分为原发性和继发性脑损伤；其中脑震荡和脑挫裂伤为原发性损伤，脑水肿和颅内血肿为继发性损伤。

脑损伤严重程度如何分级？

答：脑损伤严重程度分为以下四级。

（1）轻型脑损伤 即单纯脑震荡，昏迷时间＜30min，患者有轻度头痛、头晕，可有颅骨骨折，但神经系统及脑脊液检查无明显异常，GCS 计分为 13～15 分。

（2）中型脑损伤 轻度脑挫裂伤，昏迷时间＜12h，有轻度生命体征改变及神经系统症状，可有颅骨骨折及蛛网膜下腔出血，GCS 计分为 9～12 分。

（3）重型脑损伤 广泛脑挫裂伤、脑干损伤或颅内血肿，昏迷时间＞12h，意识障碍进行性加重或清醒后再度昏迷，生命体征有明显变化，有明显神经系统阳性体征，广泛颅骨骨折及蛛网膜下腔出血，GCS 计分为 6～8 分。

（4）特重型脑损伤 原发性创伤严重或伴有其他系统器官的严重创伤，创伤后深昏迷，去大脑强直（图 1-11）或有脑疝形成，双侧瞳孔散大，生命体征严重紊乱，呼吸困难或停止，GCS 计分为 3～5 分。

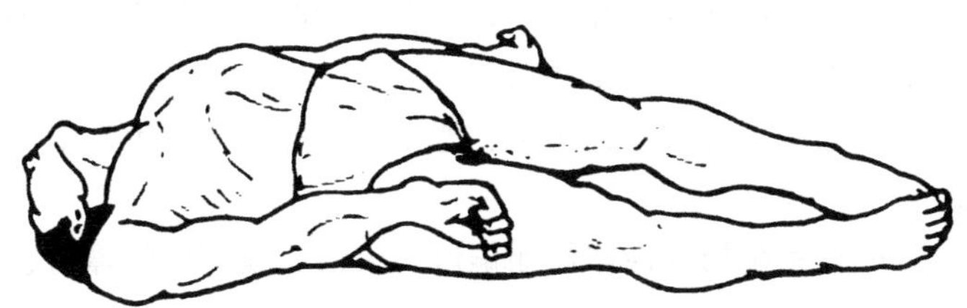

图 1-11 去大脑强直发作

正常瞳孔大小及对光反射怎样？该患者为什么会出现瞳孔异常？

答：正常情况下，双侧瞳孔等大等圆、大小为 2～4mm、直接对光反射及间接对光反射灵敏。患者受伤后当即昏迷，右侧肢体肌张力增高，肌力下降，颅脑 CT 提示左侧颞叶脑挫裂伤并硬膜下血肿，形成颞叶钩回疝。颞叶钩回疝使左侧动眼神经受压，故出现左侧瞳孔散大，对光反射消失。

患者为什么出现右侧肢体肌张力增高？

答：患者左侧颞叶脑挫裂伤并硬膜下血肿，导致颅内压增高，使左侧颞叶钩回疝入小脑幕切迹，形成颞叶钩回疝，从而导致锥体束征，故使对侧（右侧）肢体痉挛性肌张力增高，病理反射阳性。

什么是颅内压？颅内压正常值是多少？

答：颅内压（intracranial pressure，ICP）是指颅腔内容物（脑组织、脑脊液、血液）对颅腔壁所产生的压力。通常以腰椎穿刺或脑室穿刺测量脑脊液静水压获得颅内压值。成人ICP正常值为0.7～2.0kPa（70～200mmH_2O），儿童为（0.5～1.0kPa）（50～100mmH_2O）。

脑挫裂伤的主要临床表现有哪些？

答：(1) 意识障碍较重，持续时间较长。意识障碍程度及昏迷时与脑损伤的范围和程度有关，轻者数小时，重者数月甚至为持续性昏迷或植物生存状态。

(2) 生命体征变化较明显。患者出现躁动、脉搏或呼吸变慢、血压升高等生命体征变化和（或）瞳孔异常时，应警惕脑水肿、继发颅内出血等导致的颅内压增高。

(3) 清醒患者有头痛、头昏、恶心、呕吐、记忆力减退和定向力障碍。

(4) 神经系统局灶性体征如偏瘫、失语、偏侧感觉障碍、偏盲和局灶性癫痫等。

(5) 脑膜刺激症状如颈项强直、凯尔尼格征阳性等。

专科知识问答一

紧急手术前应对其采取哪些处理措施？

答：(1) 立即完善紧急手术的准备。

(2) 严密监测并记录患者意识、瞳孔、生命体征变化。

(3) 保持呼吸道通畅　持续氧气吸入，若患者发生舌后坠、呼吸道分泌物多，应立即开放气道，予以吸痰，必要时配合医师紧急行气管切开并做好相应护理。

（4）评估全身情况　了解有无胸部、腹部及四肢复合伤。

（5）抬高床头 15°～30°，以利颅内静脉回流，降低颅内压。

（6）做好安全护理　观察患者有无癫痫发作，防止发生意外伤害。

如果你是患者的责任护士，该患者手术后如何护理？

答：（1）密切观察病情变化　及时发现和协助处理术后脑水肿或继发出血所致的颅内压升高。

① 意识观察：意识是人体生命活动外在的表现，反映大脑皮质功能及病情轻重，脑挫裂伤引起的意识障碍可因颅内压升高而加重。

② 脉搏、呼吸、血压的观察：颅内压接近临界点时，可出现延髓的代偿反应，即脉搏洪大、有力而缓慢，呼吸深慢，血压升高；其中脉压增大是颅内压升高的典型生命体征变化。

③ 瞳孔的观察：不同的眼征及锥体束征可提示相应部位的病变，如一侧瞳孔进行性散大、意识障碍加重、生命体征紊乱、对侧肢体瘫痪等表现，提示局部颅内压升高，导致脑组织因挤压而移位，形成小脑幕切迹疝。

（2）输氧，保持呼吸道通畅　提高氧浓度，以改善脑部缺氧。及时吸痰，诱发呛咳，使呼吸道分泌物及时排出；遵医嘱给予雾化吸入，以稀释痰液。

（3）抬高床头 15°～30°，有利于静脉回流，减轻脑水肿。

（4）营养支持　术后早期禁食，控制液体摄入。因为术后 3 天为脑水肿高峰期，应遵医嘱给予脱水药，为患者创造一个相对的生理性脱水状态。术后 48h 应留置鼻管，给予流质饮食 ，每 2h 一次，每次量约 200mL。鼻饲时前后检查胃管是否在胃内，以防误注，引起吸入性肺炎或窒息。注意饮食卫生，保持大便通畅，观察胃液及大便颜色，警惕应激性溃疡的发生。

（5）落实基础护理及安全护理　对烦躁不安的患者，应适当给予保护性约束、上护栏，必要时遵医嘱予以镇静药，并严密观察病情变化，躁动可能会导致颅内压增高或继发出血。

应加强护理，防止压力性损伤、口腔感染等并发症的发生。

颅内压监测期间如何护理？

答：（1）及时观察记录颅内压　监测颅内压期间，至少每小时观察记录一次颅内压，发现颅内压＞20mmHg时应通知医师，＞25mmHg时需要积极干预。

（2）保持引流通畅　引流管高于患者脑室平面10～15cm，注意观察引流袋内引流液的颜色、引流量，监护系统的光纤不可扭曲及硬折，卷好并用纱布包裹固定于额部。经脑室内监护的系统，应注意保持引流系统的通畅及封闭性。

（3）及时发现和处理渗液　检查头皮及各个接口是否存在渗液，一旦发现渗液应根据不同情况及时处理，防止逆行感染。如为头皮渗液，需要缝合头皮切口，更换敷料，如为接口渗液，需要更换三通或引流器。必要时每日进行生化检查及细菌培养，以便及时发现感染并处理。

【病情进展】

术后第4天患者躁动不安，颅内压达50～60mmHg，随即出现双眼上翻，牙关紧闭，口吐白沫，四肢抽搐，予以地西泮、丙戊

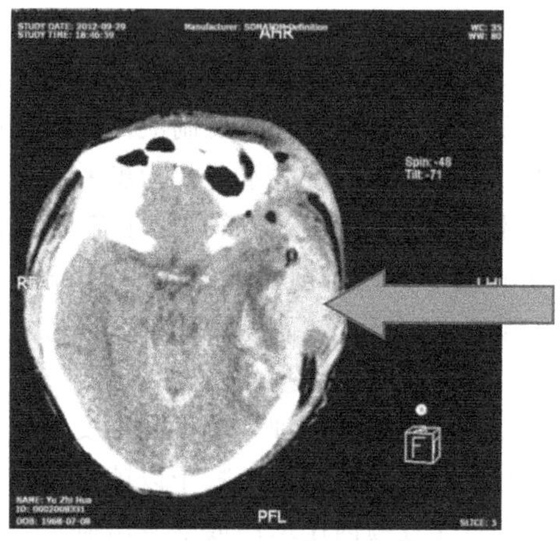

图1-12　左侧颞叶再次出血

酸钠等处理后好转，但意识障碍加深，GCS评分6分。复查头颅CT发现继发出血（图1-12），经再次行开颅探查血肿清除＋去骨瓣减压及气管切开术后，颅内压恢复正常（图1-13）。

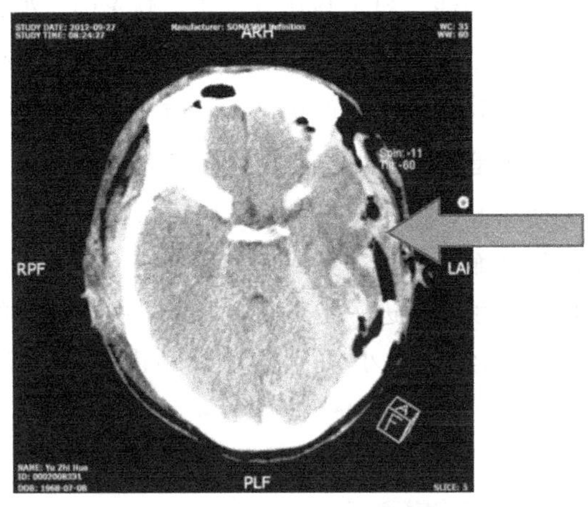

图1-13 血肿清除及去骨瓣术后

护士长提问二

患者为什么会出现癫痫？癫痫大发作的紧急处理原则是什么？

答：学者Jennett指出脑外伤患者早期（<7天）与晚期（>7天）致癫痫的风险均为5%。创伤性自发性颅内出血者增加20%～35%的癫痫风险，额颞叶脑挫裂伤癫痫相对其他部位发病率更高。主要与脑挫裂伤后继发脑水肿、颅内压增高使大脑神经元异常放电所致的、突然发生、反复发作、以短暂性中枢神经系统功能失常为特征的表现。

癫痫大发作的紧急处理原则如下。

（1）尽快控制发作 应立即建立静脉输液通道，并遵医嘱静脉注射地西泮10～20mg（2～4mg/min），必要时予地西泮80～100mg加入5%葡萄糖溶液或生理盐水500mL中，缓慢静脉滴注。

（2）保持呼吸道通畅　患者取头侧卧位，立即输氧、吸痰，必要时安置口咽通气管或行气管插管，备气管切开包、呼吸机于床旁。

（3）维持生命功能　纠正脑缺氧、防治脑水肿、保护脑组织。

（4）预防和控制并发症　做好安全防护，防止舌咬伤和坠床，密切观察意识、瞳孔和生命体征变化，防治全身性代谢紊乱。

为什么说便秘是诱发颅内压增高的因素之一？

答：患者便秘时，由于用力排便使腹内压增高，一方面引起外周血管阻力增加使血压升高，另一方面通过压力传导使颅内压力增加，二者均可导致颅内压进一步升高。所以，颅内压高的患者要保持大小便通畅，避免因大小便不畅导致颅内压骤然升高，诱发脑疝。

专科知识问答二

患者躁动时应如何护理？

答：躁动是脑挫裂伤急性期的常见表现之一，应注意落实以下护理措施。

（1）分析引起躁动的原因　该患者是因脑挫裂伤、颅内血肿、脑水肿引起颅内高压导致躁动。除此以外，呼吸道不畅导致脑缺氧，膀胱过度充盈，大便干结时强烈排便反射，呕吐物或大小便刺激，肢体受压以及冷、热、痛、痒、饥饿等刺激均可引起躁动。

（2）慎重镇静　不可轻率给予镇静药，以防混淆病情观察，以明确因颅内压增高所致的躁动，可给予适量镇静药，但应密切观察病情变化。

（3）防止意外伤害　加床栏以防坠床，必要时由专人守护；注射时防断针；勤剪指甲防抓伤；保持床单位平整防皮肤擦伤；不能强加约束、捆绑四肢，以免患者过度挣扎使颅内压进一步增高及加重能量消耗。

患者癫痫发作时，责任护士应如何防止意外损伤？

答：(1) 防止舌咬伤　患者出现先兆症状时即应预见性防止舌咬伤及舌后坠堵塞呼吸道。即将包裹纱布的压舌板放置于患者的上、下磨牙之间，以防阵挛期舌头被咬破。若先兆期未能放置，强直期在患者张口时顺势置入，一旦癫痫大发作的阵挛期则不宜放入。

(2) 避免意外损伤　发现先兆症状时，应迅速让患者平卧床上，或就近躺在平整的地方。即使来不及进行上述处理，发现患者将倒地时，应立即扶持，让其顺势倒下，防止突然摔倒造成骨折、软组织损伤等意外。此外发作强直期应一手稍用力上托患者枕部，以阻止其颈部过伸，另一手托下颌，以对抗其下颌过张。避免因头过度后仰，下颌过张，造成颈椎压缩性骨折或下颌脱臼。阵挛期可适当用力按压四肢大关节处（如肩、肘、髋、膝），限制其抽动幅度。但是不能用力过猛、强行按压，否则可造成四肢骨折、肌肉损伤、关节脱臼和擦伤。

(3) 防止呼吸道阻塞或吸入性肺炎　癫痫大发作时呼吸道分泌物较多，大发作时应使患者头侧位，以便分泌物自然流出；同时应解开患者衣领、衣扣及裤带，取下义齿，保持呼吸道通畅。

(4) 做好“三防”　癫痫大发作停止后，患者要过一段时间才能恢复正常，这段时间为几分钟、几十分钟或几小时不等。有些患者处于昏睡状态，应让其舒适、安静入睡；还有些患者则处于蒙眬状态，出现无意识或无目的冲动、破坏、攻击行为，此时应遵医嘱立即给予肌注或静脉注射巴比妥、地西泮等镇静药，并对患者行为严格限制，防止自伤、自杀、伤人等，以保证安全。

如何管理颅脑外伤后的癫痫？

答：颅脑创伤引起癫痫发作的风险仅次于脑肿瘤和蛛网膜下腔出血，它是颅脑损伤的严重并发症，会加重继发性脑损伤，严重影响患者的生存质量。颅脑创伤后癫痫（PTE）的危害大，医师、护士应尽早关注、诊断和治疗；PTE 会加重脑水肿，诱发脑出血，严重影响患者的预后，甚至威胁患者的生命，同时也增加治疗费用。

（1）PTE常用的检查方法　脑电图（EEG）、MRI及CT检查等。

（2）PTE的诊断依据

① 癫痫发作前有明确的颅脑外伤史，无癫痫病史；

② 脑电生理证据和典型的癫痫发作史；

③ 在脑外伤急性期以后没有诱因的情况下发生2次及以上的癫痫发作；

④ 排除其他原因引起的癫痫，如脑血管病、颅内感染、颅内占位、中枢神经系统退行性变等。

（3）PTE的治疗　药物治疗＋手术治疗。

治疗癫痫的药物有哪些？

答：口服药物有左乙拉西坦片、苯妥英片、卡马西平片、奥卡西平片、丙戊酸片等。对于难治性癫痫可考虑手术治疗。术后2周内出现癫痫发作，应遵循《临床诊疗指南　癫痫病分册》的基本原则，选择抗癫痫药物的联合用药，术后2周后出现癫痫单次发作，首先选择单种药物治疗，必要时监测血药浓度调整治疗剂量。PTE患者经过正规治疗后，癫痫发作得到完全控制后，医师根据患者具体情况进行减药或停药。在使用抗癫痫药物时，特别注意丙戊酸的副作用。具体有以下一些副作用：①丙戊酸对胎儿具有高风险严重发育障碍（30％～40％的病例）和先天畸形（约10％病例），所以，除非其他治疗无效或不耐受，不宜给女童、女性青少年、育龄期妇女或妊娠期妇女使用丙戊酸治疗癫痫；②不建议与碳青霉烯类药物同时使用；③由于丙戊酸对肝脏有严重损害，所以急性或慢性肝炎患者禁用此药；④丙戊酸不能与美罗培南针同时使用，美罗培南针会降低丙戊酸在血中的药物浓度，影响癫痫患者的治疗效果。

应如何针对颅骨缺损进行护理干预？

答：（1）心理安抚　消除患者因脑组织膨出或凹陷而引起的恐

惧感。应向其解释其发生原因是颅内压力及体位的改变所致，关心患者的同时宣教自我保护知识，指导避免碰撞缺损区域、防止脑组织损伤，避免抓挠手术切口、以防感染。

(2) 病情观察　观察缺损区情况，如脑膨出时的大小、硬度；注意有无头痛、呕吐等颅高压表现，必要时给予降颅压处理。

(3) 卧位指导　指导健侧卧位，避免患侧脑组织受压，勿过于剧烈改变体位，避免劳累。骨窗凹陷且低于正常头皮时，适当放低床头，使脑组织复位；当骨窗隆起高于正常头皮时，抬高床头至少大于30°，以利颅内静脉回流，降低颅内压，减轻脑水肿。

(4) 协助并指导妥善保存取下的骨瓣　常用75%乙醇浸泡骨瓣，加盖密封，每月更换乙醇1次，手术前1天对骨瓣进行灭菌备用。

该患者的颅骨缺损可修补吗?

答：患者在第二次手术后3～6个月可施行颅骨修补成形术。但是如果有以下情形，则不宜修补颅骨：①创伤处感染虽愈合但不到6个月；②颅内压增高者仍然存在；③神经功能障碍严重或出现精神失常。

气管切开的安全护理措施有哪些?

答：(1) 防止堵管　用单层纱布遮盖导管口，避免异物进入气管导管，防止被服、毛巾等物品堵管，导致呼吸困难。

(2) 预防切口和肺部感染　及时吸痰，保持头颈躯干在同一轴线上，防止导管压迫气管壁引起出血、糜烂或穿孔，造成气管食管瘘。尽可能避免使用金属导管，一旦为金属导管，取出或放置内套管前均应充分吸痰，内套管煮沸消毒4次/日。切口采用湿性伤口换药技术换药，减少因切口频繁换药而引起的再次损伤及反复刺激。

(3) 防止意外拔管　加强交接班，固定气管导管系带松紧适宜，意识障碍期间应专人守护，必要时采取约束措施；患者已是清醒时，可用手指轻压于气管导管口，暂时性堵管，鼓励患者表达自己的意愿。防止意外拔管引起气管塌陷、气道阻塞而危及患者生命。

（4）适时堵管、拔管　呼吸困难已解除，体温正常，痰液明显减少时试行堵管24～48h。如果呼吸平稳、安静，说明呼吸道梗阻已解除，可以拔管；如果出现呼吸困难、冷汗等异常则暂时不能拔管。拔除气管套管后，仍应注意呼吸情况。

【护理查房总结】

脑挫裂伤在颅脑损伤中较常见，由于伤及中枢神经系统，除原发性损伤之外，还将引起不同程度和不同范围的脑缺血、出血、水肿及变性等一系列继发性损伤，因此应加强病情观察和护理干预，以最大限度促进患者康复。

（1）密切观察病情　及时发现和处理继发脑水肿、再出血、癫痫等并发症。

（2）营养支持　损伤后早期禁食，遵医嘱静脉补充营养。48h后无呕吐及颅内压增高的表现可以予以流质，并逐渐过渡到普食。

（3）癫痫的预防及护理　防止舌咬伤、骨折、呼吸道梗阻、自伤、自杀、伤人等意外，同时注意抗癫痫药物与其他药物的相互作用，保证抗癫痫药物的血药浓度。

（4）保护颅骨缺损部位　术后1～6个月行颅骨修补成形术。

（5）心理安抚与健康教育　指导进行心理调适，遵医嘱合理休息，促进早日康复。

（朱松辉）

查房笔记

病例 3 • 颅内血肿

【病历汇报】

病情 患者，男，25岁，因车祸致头部损伤4h、意识不清3h入院。受伤当时左颞顶部着力，当即不省人事，呼之不应，伴头部出血。约20min后自行苏醒，醒后诉头痛，伴恶心呕吐，呕吐1次，呕吐物为胃内容物，量约100mL，不能回忆受伤经过。30min后患者再次昏迷。伤后无四肢抽搐、无发绀等不适。否认传染性疾病及家族性疾病史，无食物及药物过敏史，否认手术史，无输血史，无长期药物史。

护理体查 意识浅昏迷，GCS评分E1V1M4＝6分，左侧瞳孔4mm、对光反射消失，右侧瞳孔3mm，对光反射灵敏，T 37.8℃，P 83次/分，R 26次/分，BP 141/75mmHg，左侧颞顶顶部头皮明显肿胀，约5cm×5cm，表面挫伤痕，皮肤淤青，无活动性出血，鼻腔及双侧外耳道无明显分泌物。额纹对称，鼻唇沟等深。左侧肌力肌张力可，刺痛可见肢体回缩。右侧肢体肌张力低、腱反射活跃、巴宾斯基征阳性、布鲁津斯基征（Brudzinski征）阴性，颈软，凯尔尼格（屈髋伸膝征，Kerning征）阴性。

辅助检查 头部CT显示左侧颞顶部颅骨骨板下梭形高密度影。

入院诊断 重型颅脑损伤、左侧颞顶部硬膜外血肿、左侧颞顶部头皮血肿。

主要护理问题 潜在并发症——脑疝，颅内感染，知识缺乏——特殊体位的必要性。

目前主要的治疗措施 积极完善术前准备，全麻下颅内血肿清除术；术后密切观察意识、瞳孔、血压、呼吸等生命体征变化，抗感染、止血、降颅压、神经营养、护胃治疗，防治应激性溃疡、维持水和电解质平衡。

护士长提问

颅内血肿为什么会导致颅内压增高?

答：颅内压的调节主要是靠颅腔内脑脊液及血容量的增减来调节，颅腔的代偿容积为5%～10%，因此在颅内血肿量较少时可以通过颅内血管反射性收缩使血容量减少及脑脊液排出颅腔外、脑脊液产生速度减慢与吸收增快等来代偿颅内血肿的体积。但是当血肿进一步增大，颅腔失代偿即可产生颅内压增高，不及时诊断及治疗颅内压增高将会引起脑疝，从而危及生命。

什么是颅内血肿？颅内血肿怎么分类?

答：头部损伤后引起颅内出血，血液积聚达到一定体积，形成局限性占位病变，称为颅内血肿。颅内血肿常见的分类如下。

(1) 按血肿出现的时间分类

① 急性血肿：伤后3天内出现症状者。其中伤后3h内出现症状者，为特急性血肿。

② 亚急性血肿：伤后第4天至3周内出现症状者。

③ 慢性血肿：伤后3周以上出现症状者。此外，伤后首次CT检查无血肿迹象，再次CT复查见血肿者，为迟发性血肿。

(2) 按血肿发生不同部位分类

① 硬膜外血肿 (extradural hematomas, EDH)：血肿位于颅骨及硬脑膜之间，多见于颞部，出血多来自脑膜中动脉，少数由静脉窦或板障静脉破裂所致。

② 硬膜下血肿 (subdural hematoma, SDH)：血肿位于硬脑膜与蛛网膜之间，常继发于对冲性脑挫裂伤，出血来源大多为脑皮质表面的静脉和小动脉损伤。

③ 脑内血肿 (intracerebral hematomas, ICH)：血肿位于脑实质内，好发于额叶及颞叶前端，出血多来自挫裂的脑实质血管。

④ 脑室内血肿：指血肿位于脑室系统内，出血来源主要为深部脑内血肿破溃入脑室或脑室壁、脉络丛损伤所致。

如何鉴别各型颅内血肿？

答：颅内血肿的鉴别主要依据临床表现及 CT 检查（表 1-4）。

表 1-4　不同部位颅内血肿的临床表现及 CT 检查

项目	硬膜外血肿	硬膜下血肿	脑内血肿
意识障碍	伤后一直清醒或进行性意识障碍(清醒—昏迷)，或出现中间清醒期(昏迷—清醒—再昏迷)	意识障碍进行性加重，慢性 SDH 症状出现较晚，可有记忆力减退或精神迟钝	意识障碍进行性加重或伤后持续昏迷
颅内压增高	昏迷前或中间清醒期均可出现，伴有生命体征变化	主要为继发脑水肿引起颅高压	常伴有脑挫裂伤继发水肿引起颅高压
瞳孔改变	颅内压增高形成脑疝，出现瞳孔变化	复合型血肿容易出现，单纯型 SDH 瞳孔变化出现较晚	多为血肿压迫动眼神经或引起脑疝而出现瞳孔变化
神经系统体征	单纯 EDH 早期较少出现体征，引起脑疝可出现对侧锥体束征	伤后立即或逐渐出现	伤后立即或逐渐出现
CT 检查	颅骨内板和硬脑膜之间双凸镜形高密度影(图 1-14)	脑表面新月形高密度、混杂密度或等密度影(图 1-15)	脑挫裂伤附近或深部白质内类圆形或不规则高密度影(图 1-16)

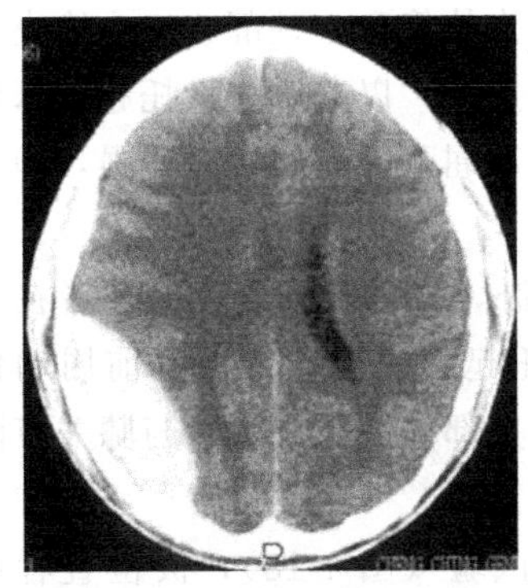

图 1-14　硬膜外血肿

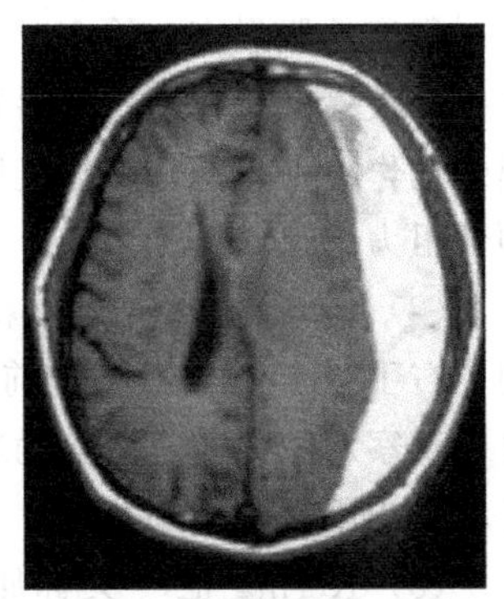

图 1-15　硬膜下血肿

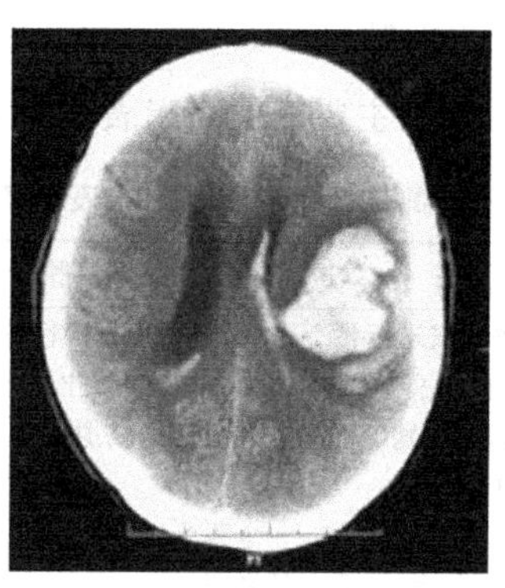

图 1-16　脑内血肿

中间清醒期的长短与什么有关？

答：中清醒期间的长短取决于颅内损伤的血管大小及出血的速度。

什么是脑膜刺激征？如何进行脑膜刺激征的检查？

答：脑膜刺激征是脑膜病变所引起的一系列症状，包括颈强直、Brudzinski 征、Kernig 征。常见于各种类型脑膜炎、蛛网膜下腔出血、颅内压增高、颈椎疾病等。

（1）颈强直　是脑膜刺激征中重要的客观体征，其主要表现为不同程度的肌强直。检查时被检查者去枕仰卧，颈部放松，检查者左手托被检查者枕部，右手置于前胸上部，以左手力量托起枕部做屈颈动作检查，使频部接近胸部。被动屈颈时如抵抗力增强，即为颈部阻力增强或颈强直。

（2）Brudzinski 征　被检查者仰卧，双下肢伸直，检查者在右侧，右手按于被检查者胸前，左手托起其枕部，作头部前屈动作时，观察双膝关节是否自动屈曲。当头部前屈时，双髋与膝关节同时屈曲为阳性（图 1-17）。

（3）Kernig 征　又称屈髋伸膝试验（图 1-18），被检查者仰卧，检查者抬起被检查者一侧下肢，使髋关节屈成直角后，当膝关节也在近乎直角状态时，检查者左手按住其膝关节，右手将被检查

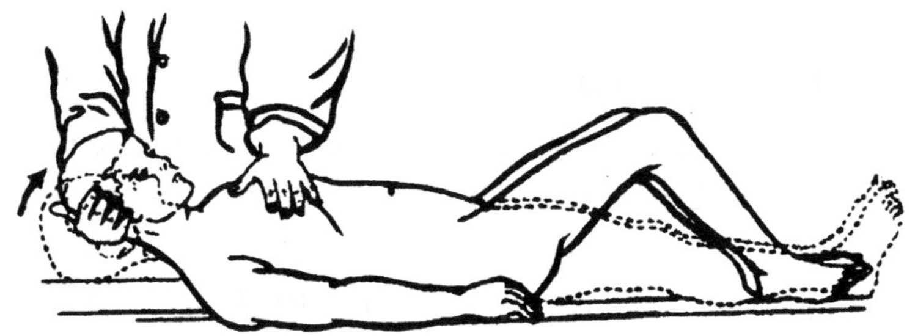

图 1-17　Brudzinski 征的检查方法

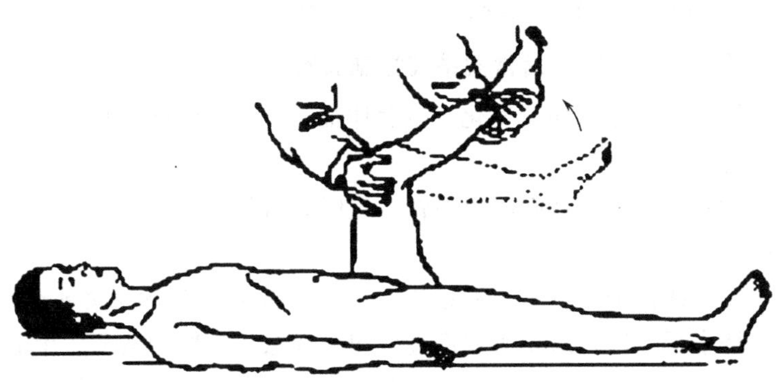

图 1-18　Kernig 征的检查方法

者小腿屈伸活动数次后，抬高小腿。正常人膝关节可伸达 135°以上，若伸膝受阻，屈肌痉挛或疼痛为阳性。

Kernig 征阳性除提示有脑膜刺激征之处尚提示后根有刺激现象。腰骶神经根病变，其疼痛仅限于腰部及患肢，而脑膜刺激征时 Kernig 征为双侧性，且同等强度，疼痛位于胸背部而不局限于腰部及患肢。

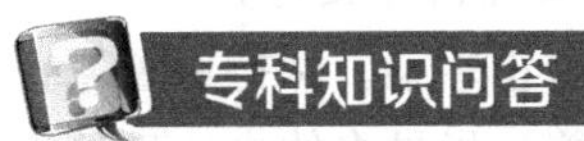

专科知识问答

该患者属于何种类型的颅内血肿？为什么？

答：该患者具有明显的中间清醒期，CT 显示为梭形高密度影，且受伤后出现症状时间小于 24h。因此，该患者为急性硬膜外血肿。

颅内压增高如何分级？

答：颅内压值通常以腰椎穿刺测得或颅内压监护系统直接测得。颅内压轻度增高时颅内压值为 200～270mmH_2O（16～20mmHg），中度增高为280～530mmH_2O（21～40mmHg），重度增高为＞540mmH_2O（41mmHg）。对于 ICP 的阈值，美国《重型颅脑创伤治疗指南（第四版）》（ⅡB级证据）推荐：建议对 ICP＞22mmHg 的患者予以治疗，因为高于此阈值与病死率增加相关。

颅内血肿清除术后常规护理措施有哪些？

答：(1) 监测病情变化　生命体征、意识、瞳孔变化，包括认知力与情绪反应。

(2) 给氧，保持呼吸道通畅　定时翻身拍背，预防发生坠积性肺炎。

(3) 体位护理　术后搬运患者及翻身时双手托起患者头颈部，并保持水平位置，防止头颈部过度扭曲或振动；麻醉清醒后生命体征平稳时，除非行腰穿术后需平卧 4～6h，均应采用脑外伤患者的最佳体位，即抬高头部 15°～30°，以利于脑部静脉回流，减轻脑水肿，改善脑代谢；原则上每 2h 翻身 1 次，患者昏迷及躁动不安时应加置床栏。

(4) 维持水、电解质平衡　遵医嘱记录出入水量，脱水降颅压期间，及时发现和处理电解质紊乱，避免中枢系统受损。

(5) 营养支持　建议早期开始营养治疗。应在发病后 24～48h 内开始肠内营养，争取在 48～72h 后到达能量需求目标。如果在 5～7 天肠内营养支持还不能达标，应联合肠外营养支持。

(6) 加强管道护理　严格无菌操作，防止感染。保持留置尿管的通畅，定时夹闭尿管，训练患者膀胱功能。指导多饮水，昏迷患者给予鼻饲温开水，保证每日尿量在 1000mL 以上。

(7) 症状护理　及时处理高热，患者发生中枢性高热时，遵医嘱使用亚低温冬眠治疗。警惕应激性溃疡，如若患者呕吐咖啡色液体，应遵医嘱胃肠减压，将胃内容物送检，并以冰生理盐水洗胃后注入止血药物，同时监测呕吐物量及生命体征。

(8) 防止意外损伤　患者躁动时，应该结合意识、瞳孔、生命体征变化，判断是否病情恶化，并排除疼痛、排尿困难、颅内压增高等其他原因，诊断明确时可适当应用镇静药，但不宜使用吗啡、哌替啶等，不可强行约束四肢，以免加重颅内压增高，加床栏防坠床，修剪指甲防抓伤。一旦发生癫痫，应防止舌咬伤、坠床或窒息。

(9) 预防静脉血栓　患者昏迷或卧床，可致肢体血流缓慢，加之血黏稠度和凝固性增高，可诱发下肢深静脉血栓形成，其中以腓肠静脉及左髂静脉为多见。表现为足部、踝周、下肢的肿胀，皮肤黄白或发绀，皮肤温度增高等重要征象。

① 主要措施预防：早期被动活动及按摩肢体。包括被动屈伸下肢做趾屈和背屈运动，足部内、外翻运动，足踝环转运动；同时按摩下肢比目鱼肌和腓肠肌，以促进血液循环；适当抬高下肢，避免膝下垫枕和过度屈髋，以免影响小腿深静脉回流。

② 提高静脉穿刺技能：勿在同一静脉反复穿刺，避免在下肢，尤其瘫痪肢体穿刺输液，因下肢静脉回流缓慢，静脉应用的各种刺激性药物及高渗溶液长期滞留，特别是大隐静脉穿刺，更容易损伤静脉内膜。宜采用上肢静脉留置针方式，并减少留置时间。

③ 补充水电解质：防止脱水过度，及时按医嘱给予抗生素、补液治疗。

④ 合理饮食：给予低脂、高蛋白、高维生素、易消化的饮食。

(10) 做好基础护理　保持病室安静，空气流通，保持床铺平整、清洁，按时翻身、干燥、拍背，做好晨、晚间护理，保持大便通畅，3 日无大便时，应予以通便处理。

(11) 早期康复训练　及早指导并协助肢体功能训练，最大限度减少神经功能障碍。

深静脉血栓最严重的并发症是什么？

答：肺栓塞是深静脉血栓最严重的并发症。用力大便、搬动、剧烈咳嗽等均可致血栓脱落而致肺栓塞。如患者突然出现呼吸困难、胸痛、咳嗽、恐惧感等症状时，应警惕肺栓塞，必须立即报告医师，并给予急救护理。

颅脑损伤患者可能的并发症有哪些？应该如何护理？

答：(1) 外伤性脑脊液鼻漏或耳漏　注意做到“四禁”“三不”“二要”及“一抗”。

①“四禁”：禁止填塞外耳道或鼻腔、禁止冲洗外耳道或鼻腔、禁止药物滴鼻或滴耳、禁止腰椎穿刺。

②“三不”：不用力擤鼻、不剧烈咳嗽、不打喷嚏。

③“二要”：仰卧位要床头抬高15°～30°，要保持外耳道或鼻清洁。

④“一抗”：遵医嘱使用抗生素治疗。

(2) 继发性癫痫　遵医嘱预防性、合理使用抗癫痫药物，及时复查血药浓度。告知患者家属在患者癫痫发作时就地平卧于病床或地面，防止舌后坠及舌咬伤，保持呼吸道通畅，不可强行按压患者肢体，防止骨折。

(3) 潜在并发症　最常见的脑疝是小脑幕切迹疝和枕骨大孔疝。一侧瞳孔先缩小，继之散大，对光反射迟钝，意识障碍加重，早期对侧瞳孔正常，晚期随之散大为小脑幕切迹疝的典型表现。若伤后生命体征已恢复正常，但随后出现血压升高，脉压增大，呼吸脉搏变慢，提示颅内压增高，常为颅内继发血肿或水肿所致。脑疝发生前期患者常存在头痛、呕吐，同时出现烦躁不安的表现，继之进入嗜睡昏睡状态，随后为浅昏迷、深昏迷，若不及时发现和处理将危及患者生命；一旦出现上述征象，应遵医嘱快速静滴20%甘露醇以脱水降颅压，予以高流量吸氧，保持呼吸道通畅，并积极配合医师完善急诊手术术前准备。

(4) 颅脑损伤综合征　颅脑损伤后，部分患者可留有神经或精神障碍，主要表现在运动、认知、语言及感觉方面，是颅脑损伤后最常见的后遗症。因此应在患者伤后病情平稳48～72h内及时进行康复护理。常见的康复方法有运动疗法、作业疗法、语言疗法和物理治疗等。

若患者清醒后遗留右下肢肌力2级，护士应如何指导其进行下肢康复训练？

答：病情平稳48～72h内即开展康复训练，可逐渐由被动运动、坐位训练、站立训练到行走训练逐步进行。

（1）被动运动　由他人协助进行患肢各关节的屈伸运动。

（2）坐位训练　患者从卧到坐需要一个锻炼和适应过程，不可突然坐起，否则因体位变化而引起短暂性脑缺血，导致面色苍白、头晕、全身出汗，故锻炼应循序渐进。先让患者半坐位，每天2次以上，每次3～5min。3～5天后扶持下床，坐于靠背椅上、两足着地、双手手紧握扶手、辅助者双手扶托患者肩部，每日坐立3～5次，每次20～30min，随着患者支撑力增加，辅助者可渐渐撤离双手，使其维持平衡，然后鼓励撤离扶手，完全靠身体平衡坐立。

（3）站立训练　开始进行站立锻炼时必须有辅助者帮助，辅助者与患者相对而立，先让患者背倚墙站立，辅助者双手扶托患者腋部，双膝顶住患者膝关节，每次站立3～5min，每日数次，并根据患者情况逐期增加次数和时间。经过几天站立后，辅助者可试行双手撤离，让患者倚墙独自站立、而后逐渐扶床栏站立，再进一步不靠扶助而独自站立。然后在辅助者保护下，让患者双手扶床栏，进行躯干左右旋转运动，而后循序渐进做左右摆动、扶床栏、两足交替提起、横向移步等训练，为行走训练做准备。

（4）行走训练　患者用健侧手扶住辅助者肩部，辅助者以手扶住患者腰部，缓慢小步行走，随后逐渐撤离辅助者的帮助，改为扶拐行走、弃拐行走训练。扶拐行走训练的距离宜由短到长，弃拐行走训练的途中要有依靠物，以便在有依靠的情况下徒手行走，并逐渐加长行走距离。

在进行康复训练过程中需要注意以下几点。①应循序渐进，切勿训练过度：康复训练需要消耗患者的能量，因此只有在充足的休息和补充营养条件下的康复训练才能持久高效。②预防康复训练伤害：患者在进行康复过程中需要家属及医护人员看护，每次进行康复训练时需要先开始准备活动，并注意动作轻柔、用力适度。在进行锻炼时需要随时观察患者的反应，注意病情变化，此外进行训练的周围环境也必须安全。③持之以恒：间歇性的训练，不能使被训练的部位感受到一定的重复性刺激，并不能产生适应性的反应。④训练个体化：根据患者个人的功能障碍水平进行锻炼，在计划实施过程中不断改进优化，做出适当调整。

【护理查房总结】

颅内血肿是最常见也是最危险的继发性颅脑损伤，其主要危险在于血肿可压迫或推移正常脑组织，引起颅内压增高，继而导致脑疝危及患者生命。因此在对颅内血肿患者进行治疗与护理时我们应注意以下几点。

(1) 严密观察患者意识、瞳孔及生命体征变化，一旦出现颅内压增高表现应立即配合医师降颅压治疗，并完善紧急手术术前准备，防止脑疝的发生。

(2) 加强管道护理，严格无菌操作，防止感染。

(3) 落实基础护理，预防血栓、压力性损伤等围手术期并发症的发生。

(4) 掌握一定的康复知识，提高患者伤后生活质量。

(孙　玲)

查房笔记

病例4・脑干损伤

【病历汇报】

病情　患者，女，55岁，因高空坠落致头部外伤后13h而急诊抬送入院。患者13h前不慎从5楼坠落，当即不省人事，呼之不应，患者持续昏迷，无呕吐，无肢体抽搐，无大小便失禁等。否认传染性疾病及家族疾病史，无药物及食物过敏史。

护理体查　T 36.2℃，P 130次/分，R 26次/分，BP 60/30mmHg，皮肤苍白，深昏迷，GCS评分4分，左侧瞳孔直径5mm，对光反射消失，右侧瞳孔直径4mm，对光反射迟钝，且双侧瞳孔大小、形状多变伴眼球分离；左枕部可见3cm头皮挫裂伤，渗血。右下肢小腿软组织损伤，胫骨、腓骨远端畸形。四肢肌张力增高，角弓反张。右侧霍夫曼征、巴宾斯基征、查多克征阳性，左侧阴性。

辅助检查　颅脑CT检查提示脑干损伤（左侧中脑高密度影）、蛛网膜下腔出血，左侧枕骨骨折、右侧7～8肋骨骨折、右胫腓骨骨折，实验室检查无阳性发现。

入院诊断　(1) 特重型颅脑损伤：脑干损伤、蛛网膜下腔出血、枕叶脑组织挫裂伤、左侧枕骨骨折、头皮血肿。

(2) 右胫腓骨骨折。

(3) 全身多处软组织挫裂伤。

主要护理问题　脑组织灌注不足、躯体移动障碍、有误吸的危险、有植物人生存的可能、潜在并发症——脑疝、颅内感染、废用性萎缩。

目前的主要治疗措施　绝对卧床休息、抗休克、制动、护脑、止血、抗感染、密切观察病情变化，请骨科会诊，必要时急诊手术治疗。

护士长提问

脑干有哪些解剖特点？

答：(1) 解剖结构　脑干由中脑、脑桥和延髓组成（图 1-19、图 1-20)。其中脑桥和延髓背面与小脑相连，它们之间的室腔为第四脑室。

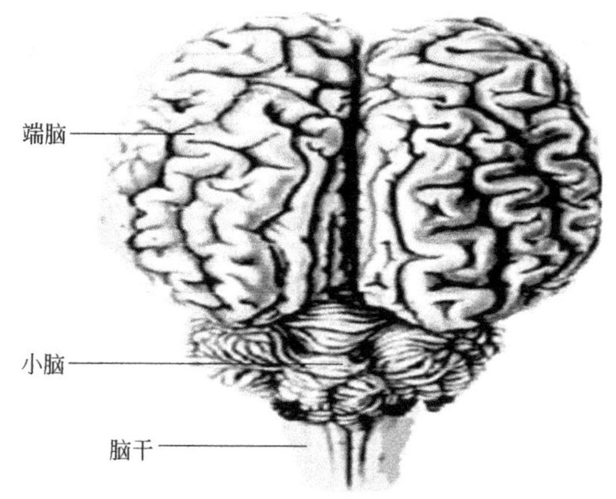

图 1-19　脑干正面观

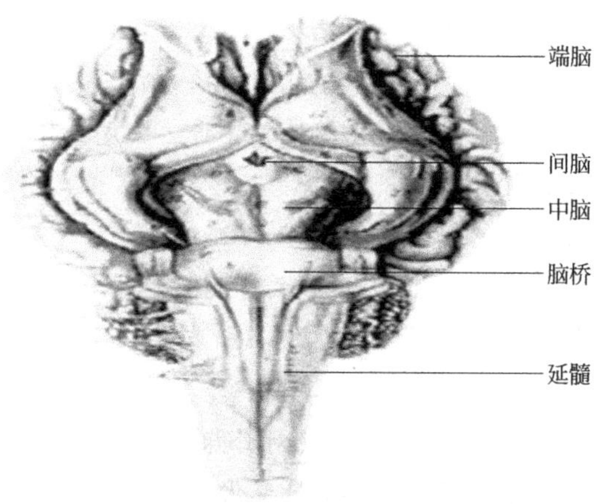

图 1-20　脑干背面观

（2）脑神经核　除嗅神经、视神经外，其余脑神经核皆位于脑干内（表1-5）。

表1-5　各脑神经核在脑干内的位置

部位	脑神经核
中脑	动眼神经核、动眼神经副核、滑车神经核、三叉神经脑核
脑桥	展神经核、三叉神经运动核、面神经核、三叉神经脑桥核、上泌涎核
延髓	舌下神经核、疑核、迷走神经背核、副神经核
脑桥下部及延髓	三叉神经脊束核、前庭神经核、蜗神经核、孤束核

（3）脑干网状结构　脑神经核和其他边界明显的核团（如薄束核、楔束核、红核等）以及上行、下行纤维束以外的区域，有许多胞体和纤维交错排列，称为网状结构。其功能主要有调节肌紧张；维持大脑皮质兴奋性水平；调节各种内脏活动和脊髓的其他运动。

该患者为什么是特重型脑损伤？

答：脑损伤严重程度分为4级，即轻型脑损伤、中型脑损伤、重型脑损伤、特重型脑损伤（参见本章病例2）。该患者伤后出现深昏迷、GCS评分为4分、去大脑强直、右胫腓骨骨折及右侧7～8肋骨骨折、生命体征紊乱，故为特重度脑损伤。

脑干损伤的主要临床表现有哪些？

答：（1）意识障碍　原发脑干损伤者，伤后立即昏迷，昏迷为持续性，时间较长。损伤后意识障碍的恢复比较缓慢，且常有智力迟钝和精神症状。如网状结构受损严重时，患者可长期呈植物人生存状态，患者无明显的意识活动，仅存在咳嗽、打哈欠、吞咽、瞬目等原始动作。

（2）瞳孔和眼球运动变化　脑干的动眼神经、滑车神经、展神经核以及内侧纵束、交感神经受累导致眼球运动和瞳孔调节功能异常，根据症状可确定脑干受损的部位。如患者出现深昏迷、双侧瞳孔缩小、对光反射迟钝，伴有中枢性高热，提示桥脑损伤；而该患者双侧瞳孔散大，大小多变，形状不规则，提示中脑损伤。

（3）去大脑强直　去大脑强直表示伸肌收缩中枢失去了控制，

是中脑损伤的表现。患者头部后仰，两上肢过伸和内旋，两下肢过伸，躯体呈角弓反状态。

（4）交叉性瘫痪　为脑干一侧损伤的表现，中脑一侧损伤时出现同侧眼神经瘫痪和对侧上下肢瘫痪；脑桥一侧损伤时出现同侧展神经、面神经瘫痪和对侧上下肢瘫痪。

（5）生命体征变化　脑干是呼吸中枢、心跳中枢和血管运动中枢，当脑干损伤时生命体征变化往往比较明显。主要表现如下。①呼吸功能紊乱：呼吸中枢分布于延髓、脑桥和中脑下端的网状结构内，由吸气、呼气，长吸和呼吸调节中枢所组成。脑干损伤常常在伤后立即出现呼吸节律的变化，即呼吸不规则。②心血管功能紊乱：延髓是心跳加速中枢、心跳抑制中枢、血管收缩中枢和血管舒张中枢。当延髓损伤严重时，表现为呼吸和心跳迅速停止，导致患者死亡。③体温变化：脑干损伤后有时可出现高热，这多由于交感神经功能受损，出汗功能障碍所致。

（6）常见并发症

① 消化道出血：为脑干损伤症状，由于胃或十二指肠黏膜糜烂或溃疡所致。

② 顽固性呃逆：其控制十分困难。

脑干损伤时常见的异常眼球活动有哪些？

答：（1）水平性凝视麻痹　若双眼视向病灶侧为大脑半球病变；双眼视向健侧或患侧则为脑桥展神经核受损。

（2）病灶侧眼球内收不全　提示脑干病变。

（3）眼球固定　提示脑干广泛病变。

（4）眼球分离　多见于脑干病变或深昏迷。

（5）双侧眼球游走浮动　见于脑桥病变。

（6）前庭眼动反射消失　脑干前庭-外展动眼反射路径中断，预后欠佳。

（7）垂直性眼球震颤　中脑、脑桥（桥脑）、延髓交界处病变。

（8）旋转性眼球震颤　提示脑桥病变。

（9）持续性水平性眼震颤伴眩晕而无耳鸣　提示脑干内病变。

为什么说此患者是脑干损伤？其病理机制是什么？

答：有外伤病史，伤后持续昏迷，双侧瞳孔散大且大小多变、形状不规则，对光反射消失，右侧肢体瘫痪，右侧病理征阳性，CT示“左侧中脑出血”。

病理机制：患者左侧中脑出血，使脑干网状结构上行激活系统受损，引起昏迷；左侧动眼神经副核受损，出现瞳孔异常；锥体束受损，引起交叉性瘫痪和病理征阳性。

什么是多发伤？什么是复合伤？

答：多发伤是指单一因素造成的2个或2个以上解剖部位的损伤，该患者即为多发伤。复合伤是指两种以上致伤因素同时或相继作用于人体所造成的损伤。如核爆炸时冲击伤合并辐射、烧伤，机械伤合并化学、生物武器伤等。

失血性休克患者急救措施有哪些？

答：创伤导致的失血性休克是指各种原因的创伤导致血容量急剧减少，出现微循环障碍的急危重症，临床表现特征为5P症状，即皮肤苍白、冷汗、虚脱、脉搏细弱、呼吸困难。急救包括维持呼吸道通畅及给氧，补液及输血扩充血容量，监测心泵功能，紧急控制出血，对症处理等，如该患者骨折的固定制动，包扎止血。

患者行骨折外固定术后应如何护理？

答：(1) 评估外固定情况　外固定装置是否有效，松紧度是否适宜等。

(2) 体位　抬高下肢，维持肢体功能位。防止继发损伤。

(3) 观察肢体局部情况　询问患者局部有无麻木、疼痛感，观察患肢外固定处皮肤有无红肿、渗出，肢端血运情况。

(4) 缓解疼痛

① 了解疼痛的性质及程度，确定引起疼痛的病因。

② 观察发生疼痛时伴随症状、局部情况及全身反应。

③ 应用缓解疼痛的有效方法，如制动肢体、矫正体位、解除外部压迫等。

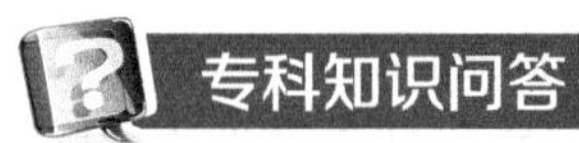

脑干的主要功能有哪些?

答：脑干有反射与传导两种功能。尤其是延髓网状结构内存在重要反射中枢，如心血管活动中枢、呼吸中枢等。

什么是角膜反射?什么是咽反射?

答：(1) 角膜反射　角膜反射是指以纤维轻触一侧眼球的角膜，引起双眼闭合（图 1-21）。其反射通路是：角膜→三叉神经的眼神经→三叉神经脑桥核及脊束核→两侧面神经核→两侧面神经→两侧眼轮匝肌。刺激一侧眼球角膜，可引起两眼闭合，其中刺激侧的反应称直接角膜反射，对侧的反应称间接角膜反射。

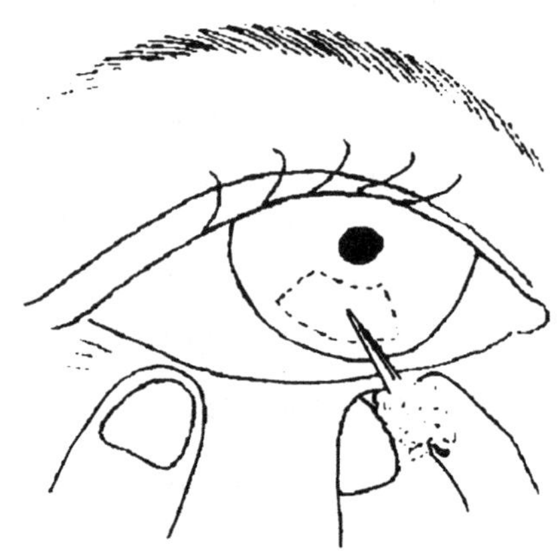

图 1-21　角膜反射检查

(2) 咽反射　咽反射是用压舌板轻触咽后壁，引起软腭或腭垂上提及呕吐的动作（图 1-22）。其反射通路是：咽后壁→舌咽神经及迷走神经→孤束核→疑核→舌咽神经、迷走神经→软腭肌、咽肌。该反射弧任何一部分受损，咽反射即消失，如传出神经（舌咽神经、迷走神经）受损，导致吞咽困难、呛咳，还伴有患侧软腭低于健侧、腭垂偏向健侧等。

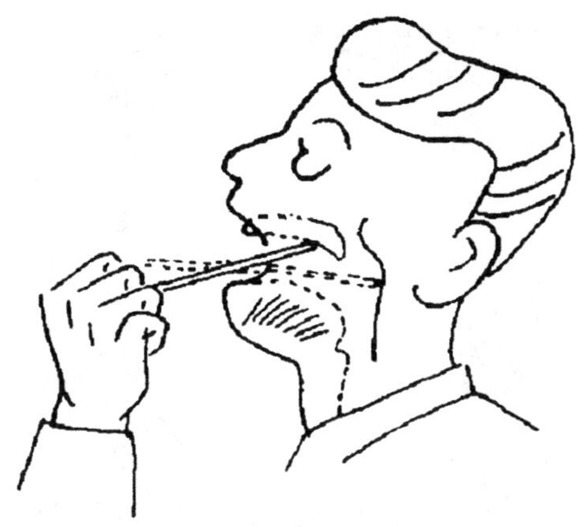

图 1-22　咽反射检查

脑干损伤分哪几类？

答：(1) 原发性脑干损伤　病理改变常为挫伤伴灶性出血和水肿，多见于中脑被盖区，次见于脑桥及延髓被盖区。此外，因脑干受压移位、变形使血管断裂，可引起出血和软化等继发病变。

(2) 弥漫性轴索损伤 (diffuse axonal injury，DAI)　系当头部遭受加速性旋转暴力时，因剪应力而造成的神经轴索损伤，病理改变主要位于脑的中轴部分，即胼胝体、大脑脚、脑干及小脑上脚等处，多属挫伤、出血及水肿。镜下可见轴索断裂、轴浆溢出。稍久则可见圆形回缩球及血细胞溶解含铁血黄素。最后呈囊变及胶质增生。国外学者提出所谓原发性脑干损伤实际上是 DAI 的一部分不应作为一种独立病征。通常 DAI 均有脑干损伤表现，且无颅内压增高，故需依靠 CT 或 MRI 检查才能诊断。

(3) 继发性脑干损伤　如颞叶钩回疝使脑干受挤压导致脑干缺血损伤。

支持脑干损伤的辅助检查有哪些？

答：(1) 颅脑 CT　是脑干损伤常用的辅助检查方法，原发性脑干损伤表现为脑干肿大，有点片状密度增高区 (图 1-23)，脚间

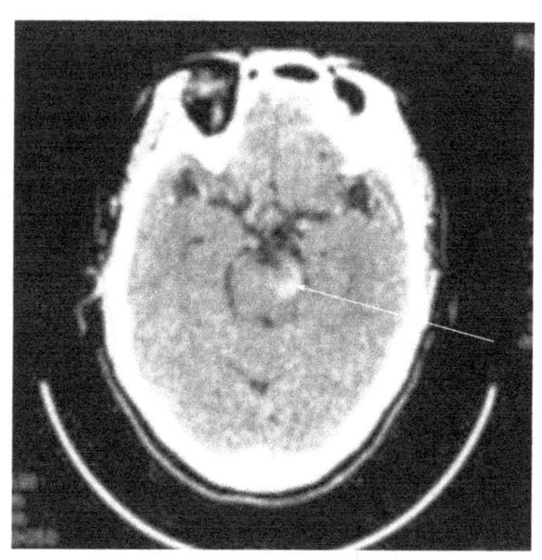

图 1-23　CT 示左侧中脑出血

池、桥池、四叠体池及第四脑室受压或闭塞。继发性脑疝的脑干损伤除显示继发性病变的征象外，还可见脑干受压扭曲向对侧移位。

(2) 颅脑 MRI　可显示脑干内小出血灶与挫裂伤，由于不受骨性伪影影响，显示较 CT 清楚（图 1-24)。

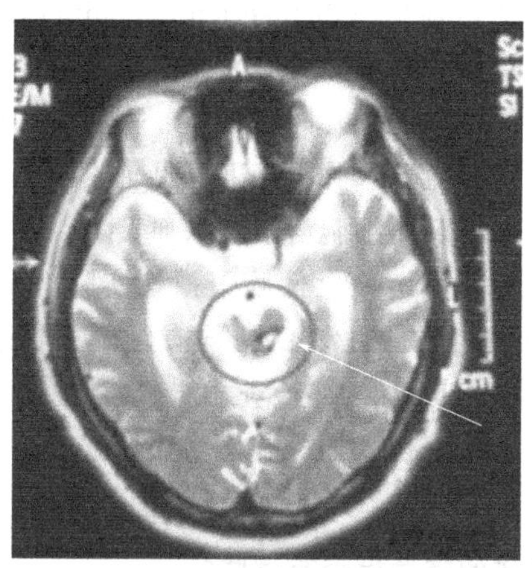

图 1-24　MRI 示左侧中脑出血

(3) 颅内压监测　通常额部受伤时，可使脑干撞击于斜坡，颅内压监测有助于鉴别原发性或继发性脑干损伤，继发者可有颅内压明显升高，原发者升高不明显。

（4）脑干听觉诱发电位（BAEP）　为脑干听觉通路上的电生理活动，经大脑皮质传导至头皮的远场电位。它所反映的电生理活动一般不受其他外在病变的干扰，可以较准确地反映脑干损伤的平面及程度。

什么是脑干听觉诱发电位？

答：脑干听觉诱发电位（BAEP）是一项检查脑干受损程度较为敏感的客观指标，是由声刺激引起的神经冲动在脑干听觉传导通路上的电活动，能客观敏感地反映中枢神经系统的功能。BAEP 记录的是听觉传导通路中的神经电位活动，反映耳蜗至脑干相关结构的功能状况，凡是累及听通道的任何病变或损伤都会影响 BAEP，往往脑干轻微受损而临床无症状和体征时，BAEP 已有改变。

如何鉴别原发性脑干损伤与继发性脑干损伤？

答：原发性脑干损伤往往与脑挫裂伤或颅内出血同时伴发，临床症状相互参错，难以辨明孰轻孰重、何者为主，特别是就诊较迟的患者，更难区别是原发性损伤还是继发性损害。原发性脑干损伤与继发性脑干损伤的区别在于症状、体征出现的时间不同。原发性脑干损伤者受伤当时即出现症状、体征，继发性脑干损伤的症状、体征皆在伤后逐渐产生。颅内压持续监护亦可鉴别：原发性颅内压不高，而继发性则明显升高。同时，CT、MRI 和脑干听觉诱发电位也是鉴别诊断的有效手段。

如果患者出现中枢性高热，应如何处理？

答：患者出现中枢性高热，应以物理降温为主，主要方法如下。

（1）醇浴　乙醇浓度一般为 30％左右，擦浴过程中应注意观察患者变化，如有体温下降、寒战、面色苍白、口唇青紫等征象时，应立即停止擦浴，并予以保暖。

（2）温水擦浴　一般用 32～34℃温水行全身擦浴。

（3）冰袋或冰帽降温　将冰袋放置于两侧腋下，大腿根部，颈部及头部，每30min更换1次部位，还可采用冰帽进行头部降温。应用冰袋或冰帽进行治疗时，应注意预防耳部冻伤。

（4）其他　降温毯、冰水灌肠、人工冬眠疗法等。

该患者的专科护理措施有哪些？

答：（1）病情监测　密切观察意识、瞳孔和生命体征变化，警惕继发性血肿、脑水肿发生。

（2）保持呼吸道通畅　输氧，备吸引器、气管切开包于床旁，及时翻身、扣背、雾化吸入，必要时辅助排痰治疗。

（3）合适体位　取头侧卧位、床头抬高15°～30°，以利颅内静脉回流，防止误吸和窒息。

（4）合理营养　遵医嘱静脉补充营养，48h后鼻饲流汁。

（5）症状护理　及时处理高热、遵医嘱抗休克治疗等。

（6）生活护理及安全护理　参见病例1。

（7）预防与处理并发症

① 脑疝：动态监测意识、瞳孔、生命体征、神经系统体征；颅内压监护仪连续监测颅内压时，应观察和记录颅内压动态变化，颅内压进行性增高，如轻度（2.0～2.7kPa）到中度（2.7～5.3kPa）甚至重度（5.3kPa以上）增高，提示可能继发颅内血肿，应立即报告医师，并积极做好再次手术准备，以挽救患者生命。

② 消化道出血：遵医嘱预防用药，并观察消化系统表现，如呕吐咖啡液体、腹胀、肠鸣音亢进、柏油样便等提示上消化道出血，应严密观察并及时处理，并做好失血性休克的抢救准备。

③ 感染：监测体温，加强日常生活护理，尽可能及早拔除导尿管，不将留置导尿作为解决尿失禁的方法。

④ 深静脉血栓：鼓励患者早期下床活动和被动运动，无禁忌证者多喝水，严密观察肢体皮肤温度、色泽、弹性及肢端动脉搏动。一旦出现肢体肿胀、局部皮肤发红、有压痛等血栓征象，应及时报告医师，制动、抬高下肢，禁止按摩，以免栓子脱落导致心、脑、肺等重要器官栓塞。

⑤ 肺部并发症：保持呼吸道通畅，持续昏迷时协助医师及早

行气管切开，并严格遵守气管切开术后护理规范，及时清除呼吸道分泌物，防止误吸，及时翻身、叩背、排痰。

静脉血栓栓塞症（VTE）的知识普及有哪些？

答：(1) 什么是 VTE　VTE 是指血液在静脉内不正常的凝固，使管腔部分或完全阻塞。它包括深静脉血栓形成（DVT）和肺栓塞（PE），DVT 和 PE 可以理解为一种疾病的两个阶段。

(2) 为什么会发生 DVT

① 血管壁破损：创伤或手术、静脉穿刺术。

② 血流淤滞：活动受限或瘫痪，静脉功能不全或静脉曲张。

③ 血流凝固性改变：创伤或下肢、腹部、骨盆手术。

(3) DVT 的分期　DVT 分为早期和慢性期，早期包括急性期（发病 14 天内的）和亚急性期（发病 15～30 天内的），发病大于 30 天的 DVT 为慢性期。DVT 早期易蔓延，易脱落导致 PE；慢性期易复发，并发症严重影响患者的生活质量。

(4) DVT 的分类　DVT 按发生的部位有近端 DVT 和远端 DVT；相对于远端 DVT 而言，近端 DVT 导致 PE 的风险更高，更要引起医护人员的高度重视。

(5) DVT 有哪些症状和体征　DVT 的症状无特异性。DVT 的体征：单侧肢体水肿、皮肤发红、皮肤温热、有压痛、栓塞的静脉绳索样硬化。

(6) 诊断依据　不能仅根据临床表现做出明确诊断，必须完善相应的检查才能做出诊断。

诊断 DVT 的常见辅助检查：①D-二聚体，敏感性高，特异性差，是有效的排查工具；②血管彩色 B 超，敏感性、准确性均较高。肺栓塞的确诊依据为肺动脉 CTA。

(7) VTE 的防治　防治 VTE 具有主动和被动双重意义，不治已病治未病。VTE 的分级预防，运用评估量表对患者进行 DVT 的风险评估，根据得分进行危险分级。低度危险给予基本预防措施：早期活动、多饮水、抬高肢体、避免下肢静脉穿刺。中度危险：基本预防＋物理预防（估计绝对卧床时间＞72h，穿压力抗栓袜，使用间歇充气压力装置)。高度危险:基本预防+物理预防+药物预防。抗凝是 DVT 的基本治疗。VTE 重在预防,早期发现可降低死亡风险和医疗纠纷,也可降低患者的医疗费用,缩短住院时间。

【护理查房总结】

脑干损伤的患者往往预后欠佳,护理人员在临床护理过程中,除了要仔细观察患者的病情,及时发现并处理病情变化外,还要做好患者家属的心理疏导,使家属积极配合医师的治疗,最大限度降低各种并发症,挽救患者生命。

(1)使用气垫床,保持体位舒适,并予以翻身拍背 2h 一次。

(2)保持呼吸道通畅,随时清除呼吸道分泌物、呕吐物,以防止呼吸道梗阻。

(3)密切观察患者意识、瞳孔、生命体征变化。

(4)预防继发性损伤　予以床栏、约束带保护,防坠床;加强鼻饲流质护理,不可经口进食,以免引起吸入性肺炎、窒息;眼睑不能闭合时,做好眼部护理,以免发生暴露性眼炎。

(5)落实生活护理　保持床单位及衣物平整,翻身保持肢体功能位,口腔护理每日 2~3 次,注意皮肤清洁。

(6)正确使用冰袋,防冻伤。

(7)心理安抚与健康教育,指导患者家属调适心理,正确面对现实;指导并协助早期进行康复训练。

(朱松辉)

查房笔记

第二章　颅内肿瘤

病例1 · 脑膜瘤

【病历汇报】

病情　患者，男性，57岁，因头痛2个月伴癫痫发作1天入院。患者于2个月前出现头痛，疼痛呈阵发性胀痛，以前额部为甚，无放射性头痛，未予处理。昨日下午无明显诱因突发晕厥、四肢抽搐伴意识不清，持续20min后清醒，醒后无偏瘫及肢体活动障碍。门诊以“左颞叶占位病变，脑膜瘤可能”收入我科。患者既往有糖尿病病史十余年，口服“阿卡波糖”“二甲双胍”治疗，血糖控制尚可，否认传染性疾病及家族性疾病史，无药物及食物过敏史。

护理体查　T 36.5℃，P 65次/分，R 20次/分，BP 120/60mmHg，神志清楚，查体合作，慢性病容，语言流利，定向力、理解力、记忆力未见明显异常。五官形态正常，鼻腔及外耳道无异常分泌物，双瞳孔等大等圆、直径2.5mm，对光反射灵敏，眼球活动可，无眼睑下垂，面部感觉正常，咀嚼肌有力，口角无歪斜，鼓腮示齿可，双侧鼻唇沟对称，听力正常，咽反射正常，耸肩有力，伸舌居中，颈软，腹部平坦，未见胃肠型和蠕动波，腹软，无压痛和反跳痛，肝、脾肋下未扪及，移动性浊音阴性，肠鸣音正常，双肾区和肝区无叩击痛。脊柱、四肢无畸形，双下肢无水肿，四肢活动可，肌力及肌张力正常，跟膝胫试验阴性，指鼻试验阴性，双手动作轮替试验阴性，病理征阴性。

辅助检查　CT、MRI检查结果提示左颞叶占位病变（脑膜瘤）。

入院诊断　左颞叶占位病变。

主要护理问题　舒适的改变——头痛、有受伤的危险、潜在并发症——脑疝。

目前主要的治疗措施 护脑、脱水降颅压处理、对症支持治疗、观察病情变化、抗癫痫治疗、完善手术前准备，择期手术。

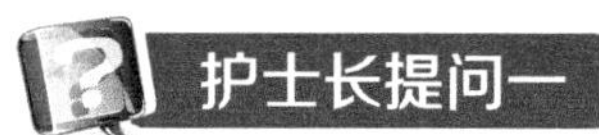

护士长提问一

什么是癫痫？

答：癫痫是一组由多种病因所引起的脑部神经元反复异常放电，导致中枢神经系统功能短暂失常综合征。具有反复性、发作性、短暂性等特征。由于异常放电神经元的位置不同，放电和扩散的范围不等，患者发作可表现为感觉、运动、意识、精神、行为、自主神经功能障碍或兼而有之。

患者发生癫痫时应如何进行处理？

答：(1) 尽快控制发作　迅速建立静脉通道，并遵医嘱立即缓慢静脉推注地西泮 10～20mg（2～4mg/min），若 5min 后不能终止发作者可重复使用；必要时可使用苯妥英钠 15～18mg 缓慢静脉推注，还可续以地西泮 80～100mg 加入 5%葡萄糖注射液或生理盐水溶液 500mL 中，按 40mL/h 的速度静脉滴注。

(2) 保持呼吸道通畅　取平卧头侧位，立即吸痰、清除口鼻分泌物，必要时协助安放口咽通气管或行气管插管；备好气管切开包、人工呼吸器于床旁，随时协助气管切开和人工辅助通气。

(3) 立即采取维持生命功能措施　纠正脑缺氧、防治脑水肿、保护脑组织。立即高流量持续吸氧；静脉抽血查血常规、血糖、血电解质、血尿素氮及抗癫痫药物血液浓度；监测动脉血气分析；监测呼吸、血压、ECG 变化。

(4) 防治感染，预防并发症　抽搐时做好安全防护，防止舌咬伤和坠床；高热者行物理降温并做好皮肤护理；不能进食者予以插胃管鼻饲流质，并做好口腔护理；密切观察意识、瞳孔和生命体征变化，积极纠正、水电解质失衡和酸中毒。

脑膜瘤的临床特征有哪些？

答：(1) 具有颅内占位病变的共同表现　如进行性头痛、呕吐和视盘水肿等颅内压增高症状。

(2) 通常生长缓慢、病程长，一般为 2～4 年。但少数生长迅速，病程短，易复发，特别见于儿童。脑膜瘤的复发与肿瘤的组织学特点有密切关系。组织学上良性脑膜瘤术后 5 年复发率为 3%，25 年为 21%；不典型脑膜瘤术后 5 年复发率为 38%；间变型脑膜瘤术后 5 年复发率为 78%。其他研究发现良性脑膜瘤复发的中位时间为术后 7.5 年，不典型肿瘤为 2.4 年，间变型为 3.5 年。

(3) 由于肿瘤生长缓，早期症状较轻。当神经系统失代偿，才出现病情迅速恶化。这与胶质瘤相反，后者生长迅速，很快出现昏迷或脑疝。

(4) 多先有刺激症状，如癫痫等，继以麻痹症状，如瘫痪、视野缺失、失语或其他局灶症状。

(5) 脑膜瘤血供丰富，通常有双重供血。

不同部位脑膜瘤有什么不同的临床表现？

答：不同部位脑膜瘤的临床表现（表 2-1）。

表 2-1　不同部位脑膜瘤的临床表现

脑膜瘤部位	临床症状
中央区	可有对侧的中枢性面瘫、单瘫或偏瘫及偏感觉障碍。优势侧半球受累可出现运动性失语；如有癫痫发作，以全身性发作较多，发作后抽搐肢体可有短暂瘫痪
额叶	主要表现为精神症状，如淡漠、情绪欣快、无主动性。记忆力、注意力、理解力和判断力减退，大小便不自知。典型病例有强握反射及摸索动作。癫痫发作以全身性为多见
顶叶	感觉障碍为主，以定位感觉及辨别感觉障碍为特征。肢体的位置感觉减退或消失，可能有感觉性共济失调征。优势侧病变可有计算不能、失读、失写，自体失认及方向位置等的定向能力丧失
颞叶	可有对侧同向性象限盲或偏盲。优势侧病变有感觉性失语，癫痫发作以精神运动性发作为特征。有幻嗅、幻听、幻想、似曾相识感及梦境状态等先兆

续表

脑膜瘤部位	临床症状
枕叶	亦有幻视，常以简单的形象、闪光或颜色为主。有对侧同向性偏盲，但中心视野常保留。优势侧病变可有视觉失认、失读及视力变大或变小等
岛叶	主要表现为内脏反应，如打呃、恶心、腹部不适、流涎、胸闷、“气往上冲”及血管运动性反应等
鞍区	视力障碍、视野缺损，视力减退多先由一侧开始，两眼视力减退的程度不同；较大肿瘤可导致尿崩、嗜睡、眼肌麻痹、偏瘫、脑积水、脑干功能受损表现

什么是鞍区脑膜瘤？

答：鞍区脑膜瘤（sellae meningioma）系指发生于鞍区脑膜及脑膜间隙肿瘤，包括起源于鞍结节、前床突、鞍膈和蝶骨平台的脑膜瘤，占颅内肿瘤的4%～10%，文献报告男女比例约为1∶1.7。肿瘤切除术后部分患者视力障碍好转，但仍有视力恶化者。手术后死亡病例的主要原因与肿瘤大小、部位、组织学特点，以及肿瘤变性、患者术前一般情况差等密切相关。不能全切的肿瘤可辅以放射治疗，以延缓肿瘤复发。

如何避免鞍区脑膜瘤患者发生意外损伤？

答：视力视野障碍、肢体肌力下降者，应采取防止摔倒、烫伤等意外损伤的预警措施。①病区光线明亮、无障碍物，生活用品置于患者方便拿取之处。②协助患者日常生活，指导合理休息，下床活动时予以搀扶。③密切观察视力视野障碍、肢体活动障碍的程度，患者出现视力视野障碍、肢体活动障碍加重等异常，提示颅内压进一步增高、病情加重，应报告医生并配合及早手术。

专科知识问答一

患者为脑膜瘤，诊断依据是什么？

答：(1) 病程长，发病慢，慢性进行性头痛，发病时意识障碍，局限性癫痫；逐步出现定位症状。

（2）后期出现明显的颅内压增高症状及各部位脑膜瘤的典型定位体征。

（3）头部 CT 及 MRI 可明确病变的性质、部位及大小。

（4）血管造影　可见：①瘤血管成熟，动脉期有增粗的小动脉，毛细血管期肿瘤染色，静脉期有粗大静脉包绕肿瘤；②颞浅动脉、脑膜中动脉增粗、血流速度加快。

脑膜瘤的治疗方法有哪些？

答：（1）外科手术　为本病首选方法。能做到全切除者应争取做根治性手术，以减少复发。Simpson（1957）的脑膜瘤切除术的分类法已公认。①彻底切除（G1）：脑膜瘤及其附着的硬脑膜、受侵的颅骨均切除。②全切除（G2）：瘤体完全切除，但与其附着的硬脑膜没有切除，仅作电灼。③肉眼全切除（G3）：瘤体切除，但与之粘连的硬脑膜及颅骨未做处理。④次全或部分切除（G4）：有相当一部分瘤体为切除。⑤开颅减压（G5）：肿瘤仅活检。上述 G1～G4 术后复发率分别为 9%、19%、29%和 40%。

（2）立体定向放射外科　包括伽马刀、X 刀和粒子刀。适用于术后肿瘤残留或复发、颅底和海绵窦内肿瘤。以肿瘤最大直径≤3cm 为宜。伽马刀治疗后 4 年肿瘤控制率为 89%。本法安全、无手术风险是其优点，但长期疗效还有待观察。

（3）栓塞疗法　包括物理性栓塞和化学性栓塞两种，前者阻塞肿瘤供血动脉和促使血栓形成，后者则作用于血管内皮细胞，诱发血栓形成，从而达到减少脑膜瘤血供的目的。两法均作为术前的辅助疗法，且只限于颈外动脉供血为主的脑膜瘤。物理栓子包括各种不同材料制作成的栓子，以硅橡胶钡剂小球（直径 1mm）最理想。化学性栓塞有应用雌激素（如马雌激素），按每天 1.5～2.0mg/kg 给药，连续 6～12 天。根治性手术一般在栓塞 1 周后进行。

（4）放射治疗　可作为血供丰富脑膜瘤术前的辅助治疗，适用于：①肿瘤的供血动脉分支不呈放射状，而是在瘤内有许多小螺旋状或粗糙的不规则的分之形成；②肿瘤以脑实质动脉供血为主；③肿瘤局部骨质破坏而无骨质增生。术前放射剂量一般 40Gy 为

1个疗程，手术在照射对头皮的影响消退后即可施行；④恶性脑膜瘤和非典型脑膜瘤术后的辅助治疗，可延缓复发。

脑膜瘤非手术治疗的用药原则有哪些？

答：(1) 用于复发、不能手术的脑膜瘤。文献报告的药物有溴隐亭、枸橼酸他莫昔芬（tamoxifencitrate)、米非司酮（mifepristone)、曲匹地尔（trapidil)、羟基脲和干扰素 α-2b 等。溴隐亭可抑制体外培养的脑膜瘤细胞生长。

(2) 纠正脑水肿，降低颅内压以 20%甘露醇、呋塞米、地塞米松为主药，甚至可使用人血白蛋白。

(3) 注意电解质与体液平衡，术中补充失血。

(4) 术后常规使用抗生素（预防感染）和抗癫痫药；使用神经营养药物促进脑细胞康复。

(5) 对症治疗。

如果你是患者的责任护士，应对其采取哪些护理措施（手术前的护理)？

答：(1) 密切观察病情　遵医嘱监测意识、瞳孔、生命体征、肢体活动度等，及时发现病情变化。

(2) 心理护理　头痛、晕厥、呕吐使患者自理能力受限感到痛苦、恐慌，患者为家中顶梁柱，而手术备血量大，治疗费用高。对疾病知识的缺乏，手术对生命的威胁，使患者焦虑、缺乏安全感。应耐心细致与患者沟通，详细介绍脑膜瘤的预后，鼓励安慰患者战胜疾病。使患者安心接受手术，家属积极配合做好充分准备。

(3) 饮食护理　包括：①糖尿病饮食；②术前2周戒烟酒，避免烟酒刺激呼吸道黏膜，引起上呼吸道感染，使呼吸道分泌物增加而影响手术和麻醉；③术前禁食10～12h，禁饮6～8h，以免麻醉后呕吐造成误吸。

(4) 安全护理

① 术前应保证充足的睡眠，以利于增进食饮，恢复体力，增强机体抵抗力，患者睡眠休息时应尽量减少探视。

② 患者颅内压增高时需绝对卧床休息，卧床时抬高床头15°～30°，以利颅内静脉回流，降低颅内压。避免导致颅内压增高的因素，如咳嗽、用力排便、情绪激动等。患者无颅内压增高时可取自由卧位。

③ 该患者有癫痫发作史，故服药不可中断，发作时四肢关节处加以保护以防脱臼、骨折，拉好床栏，以防坠床。

④ 训练在床上大小便，避免术后因不习惯在床上排便而引起便秘、尿潴留。

（5）症状护理

① 颅内压增高：患者头痛、呕吐时，头偏向一侧，应注意呕吐的次数，呕吐物性状、量、色等。颅内压增高出现严重阵发性黑矇、视力障碍时，必须尽快采取降低颅内压的措施，防止失明，并予以日常生活护理。

② 癫痫发作护理（同前）。

③ 精神异常：患者出现欣快、不拘礼节、淡漠不语，甚至痴呆、性格改变时，应留陪人，指导陪人守护患者，不让其单独外出，并在患者衣服上贴以特殊标志，包括患者姓名、年龄，所在医院及科室，联系电话等，以防患者走失。

（6）术前准备

① 皮肤准备：剃光头后用肥皂水和热水洗净并用络合碘消毒，以免术后伤口或颅内感染；天冷时，备皮后戴帽，防感冒。

② 下列情况暂不宜手术：术前半个月内服用阿司匹林类药物、女患者月经来潮，感冒发热、咳嗽，使机体抵抗力降低，呼吸道分泌物增加，易导致术后肺部感染。

③ 术晨准备：取下活动义齿和贵重物品并妥善保管；指导患者排空大小便；术前30min给手术前用药；备好术中用药、合血单、记账单、病历等用物。

（7）糖尿病患者围术期准备

① 控制血糖：术前1周每天应摄入碳水化合物250～400g，要求空腹血糖＜7mmol/L，随机、餐后2h血糖＜10mmol/L。但血

糖不要低于正常水平，因低血糖会增加心脑血管事件。

② 控制血压：手术要求患者血压控制在160/90mmHg以下。

③ 糖尿病药物治疗：术前3天最好由口服药物改为胰岛素的时间。

④ 改善机体状况：除积极控制血糖外，还应注意维持水与电解质的平衡。此外，在应用胰岛素或降糖药治疗的同时，提供适量的蛋白质和脂肪以提高机体抵抗力。

【病情进展】

经完善各项术前检查后，该患者入院4天，在全麻插管下行开颅探查左颞叶脑膜瘤切除术。术后当晚意识清楚，诉轻度头痛，无呕吐及肢体抽搐，无发热，精神、食欲欠佳。体查：T 36.9℃，P 74次/分，R 20次/分，BP 115/77mmHg，神志清楚，言语流利，硬膜外伤口引流管引流出血性液体约300mL，伤口敷料干燥固定，双侧瞳孔等大等圆，对光反射灵敏。术后第一天患者意识出现意识障碍，呈昏睡状态，GCS评分11分，瞳孔左侧大于右侧，左侧瞳孔对光反射迟钝，右侧瞳孔对光反射灵敏。立即复查头部CT结果提示：左侧颞叶硬膜外血肿，行急诊开颅探查血肿清除术，术后予以降低颅内压（脱水、激素、输氧等）、止血、抗感染、抗癫痫、插胃管等对症治疗。现患者留置硬膜外引流管、胃管、导尿管。

护士长提问二

该患者开颅术后并发硬膜外血肿可能有哪些原因？

答：开颅术后并发硬膜外血肿是手术后严重的并发症。其发生原因可能如下。

（1）术中止血不彻底　是发生术后颅内血肿最常见的原因。

（2）肿瘤部分切除，肿瘤残面出血等，都会造成硬脑膜下或脑内血肿。

(3) 脑静脉血回流受阻　术中过度牵拉脑组织，损伤主要静脉，如颞下入路损伤 Labbe 静脉，术后脑组织发生淤血性坏死。

(4) 头皮颞肌止血不彻底或颅骨板障渗血　关颅过程中血液流入骨瓣下、硬脑膜悬吊不确实、硬脑膜剥离等都可能造成术后硬膜外血肿。

(5) 患者凝血功能异常、糖尿病均可使术中止血困难，易发生术后血肿。手术中大量输血发生溶血反应，也可能导致凝血功能障碍。

(6) 手术中止血方法不当　如过分依赖止血药物、生物胶。

(7) 患者术后血压过低或癫痫大发作，都可能造成手术后血肿。

专科知识问答二

该患者手术后常见护理问题有哪些？

答：(1) 头痛、呕吐。

(2) 清理呼吸道无效。

(3) 营养失调——低于身体需要量。

(4) 水、电解质不平衡。

(5) 自理缺陷。

(6) 有皮肤完整性受损的危险。

(7) 潜在并发症（脑疝、癫痫、感染）。

临床上常用脱水降低颅内压的药物及其药理作用有哪些？

答：脱水降颅压药是通过一些在体内不易被代谢的低分子质量物质，迅速提高血浆渗透压使组织脱水或抑制肾小管对电解质和水的重吸收，产生利尿、消肿、降压作用，达到减轻脑水肿、降低颅内压的目的。

(1) 甘露醇（Mannitol，己六醇）　通过提高血-脑和血-脑脊液间渗透压差发挥脱水作用，在体内不参与代谢，对血糖无明显影响。静脉注射后，血浆渗透压迅速增高，绝大部分经肾小球滤过，几乎不被肾小管再吸收，每克可带走水分 12.5mL；并能扩张肾小动脉，增加肾血流量，湿滤尿作用增强。同时还可以降低血液黏滞度和清除体内自由基。

(2) 呋塞米（Furosemide，速尿，呋喃苯胺酸） 主要通过抑制肾髓襻升支的髓质部和皮质部 Na^+ 与 Cl^- 的再吸收，促进 Na^+、Cl^-、K^+ 的排泄，影响肾髓质高渗压的形成，从而干扰尿的浓缩过程，产生利尿作用。且对近曲小管、肾小球过滤也有一定影响作用。此外，还有轻度抗高血压作用。

(3) 七叶皂苷钠（Sodium aescinate） 麦通纳通过增加静脉张力和抗渗出作用，达到消肿、抗感染、改善血液循环的目的。

(4) 甘油（Glycerin） 甘油通过提高血浆渗透压，将细胞及组织间水分吸收入血中，从而使组织脱水，且与水亲和力高，脱水作用更强。

(5) 布瑞得（Glycerol and fructose injection，甘油果糖注射液） 通过高渗性脱水，能使脑内水分含量减少，降低颅内压。本品降颅压起效时间较慢，作用时间较长。

(6) 人血清蛋白和浓缩血浆 通过提高血浆胶体渗透压使脑组织间液的水分进入循环血液中，达到脱水降颅压作用。

该患者手术后如何护理？

答：(1) 密切观察病情 密切观察患者生命体征、意识、瞳孔的变化，及时发现病情变化。

(2) 输氧，保持呼吸道通畅 及时吸痰，有效清除呼吸道分泌物，必要时协助行气管切开术，改善缺氧。

(3) 饮食护理 术后早期胃肠功能未完全恢复，尽量少进食牛奶、糖类食物，防止其消化时产气过多而引起肠胀气。

(4) 体位护理 包括：①麻醉清醒前去枕平卧，头偏健侧，以防呕吐物吸入呼吸道；②清醒后，血压平稳者抬高床头 15°～30°，以利颅内静脉回流；③较大脑膜瘤切除术后，早期应禁患侧卧位，以防脑组织移位及脑水肿发生。

(5) 安全及生活护理　使用护栏及约束带保护患者，防止坠床。保持床单位清洁干燥，每 2h 翻身 1 次，每日擦浴 1 次，口腔护理、会阴护理每日 2 次。

(6) 管道护理

① 硬膜外引流管的护理：术后 48h 内平创腔放置，48h 后放置低于创腔，防止引流管受压、扭曲、阻塞，每日观察引流液量、性质、颜色，并做 24h 记录，每日引流量 400～500mL，并注意观察引流液的性质和颜色，如颜色鲜红，提示颅内有出血。

② 留置胃管：术后 24h 进食，现患者处于昏睡状态，无法自主进食，遂留置胃管以保证基本营养供应。每次鼻饲前均需吸尽气管内痰液，以防吸痰呛咳，并特别注意验证胃管位置正确。鼻饲时应取半坐卧位，借重力作用可防止反流、误吸。注入食物前应将胃内残留液抽出，如鼻内残留量达到 100mL，应适当延长间隔时间。鼻饲后 30min 内不可翻身，并严密观察，若患者突然出现呼吸道分泌物增多时，应警惕胃内容物反流误吸，出现误吸应尽早处理以防意外发生。

③ 留置尿管护理：原则上应尽早拔除尿管，留置期间以生理盐水擦洗清洁尿道口 2 次/日，拔除尿管前先夹管 3～4h，患者有尿意即可拔管。

(7) 特殊护理

① 监测血糖：患者需要继续接受血糖监测，一般 4 次/日。

② 控制血糖：应力争把血糖控制在 6～10mmol/L。术后血糖波动范围大时，可以用葡萄糖、胰岛素混合静脉滴注方法。按照葡萄糖(g)/短效胰岛素(U)(2～4)/1 的比例给予。每日需碳水化合物类 250～300g。同时需注意补充必需氨基酸、维生素、电解质，防止低血糖。患者可在术后 3～4 天逐渐恢复正常饮食并逐渐减少静脉用药。病情平稳时，可以使用胰岛素皮下注射方案。一旦患者进食量达到术前的 1/2，或者使用常规胰岛素 7 天后，可恢复原先的糖尿病治疗方案。

③ 注意水、电解质平衡：术后重点要防治低钾血症。

④ 积极防治感染：根据感染部位、细菌培养及药敏试验，选择足量有效的抗生素治疗。感染患者多伴有胰岛素抵抗、血糖升高，故应增大胰岛素用量；有肾功能受损的患者忌用有肾毒性抗生素。

(8) 并发症的观察与护理

① 再发颅内出血：动态定时监测生命体征，记录伤口引流量，保持导尿管通畅，及时发现有无全身血容量不足。再发出血时头痛为首发症状，继而呕吐、瘫痪、意识障碍，或出现抽搐、大小便失禁，脑膜刺激征阳性。合并上消化道出血提示愈后差。及时复查CT以确诊，注意保持呼吸道通畅。一旦确定为颅内出血，以20%甘露醇250mL快速静滴降低颅内压，血压高、有心力衰竭的患者予速尿20mg静注，输氧保持呼吸道通畅，做好再次手术准备。

② 抽搐、烦躁患者予以地西泮10mg肌注。

③ 继发脑水肿：合理利用脱水药，密切监测颅内压力变化，禁止患侧卧位。

④ 肺部感染：合理使用抗生素；鼓励患者咳嗽排痰，以增加肺活量并随时清除口鼻腔分泌物，保持呼吸道通畅；对咳嗽反射减弱或消失，痰多且黏稠不易抽吸的患者，吸痰前先行雾化吸入；SpO_2<90%的患者，应做气管切开。

鞍区脑膜瘤术后患者常见的特征性并发症有哪些？如何护理？

答：(1) 尿崩症　尿崩症系鞍区脑膜瘤本身及手术不可避免的牵拉造成下丘脑或视上核到垂体后叶的纤维束损伤所致。尿崩症患者未及时发现和处理可导致水、电解质平衡紊乱，危及患者生命。应密切观察并记录患者每小时尿量与24h出入水量，当连续2h内每小时尿量≥200mL，必须报告医生，遵医嘱应用鞣酸加压素等药物，并指导患者补充水分和电解质、禁食高渗性饮料。

(2) 中枢性高热　患者表现为高热，甚至体温超过40℃的下丘脑受累所致的中枢性体温调节失常。高热增加脑耗氧代谢，加重脑水肿，应遵医嘱及时采取物理降温或冬眠低温治疗，落实高热与降温护理措施。

（3）垂体功能低下　患者出现低体温、基础代谢率低等垂体功能低下的表现时，应指导患者保暖，防止受凉感冒，遵医嘱给予激素治疗并观察用药后的反应，指导患者遵医嘱按时服用甲状腺激素等激素类药物，不可自行停药，以免加重病情。

患者出院时，责任护士应做哪些出院指导？

答：（1）心理指导　医护人员和家属应密切配合，调整患者消极悲观的心理，掌握和运用正确的护理方法，恢复功能，实现生活自理，重返工作岗位。加强肢体的主动和被动功能锻炼。

（2）饮食护理　进食高热量、高蛋白（鱼、肉、蛋、豆浆、牛奶等）、富含纤维素（韭菜、麦糊、芹菜等）、维生素丰富（新鲜蔬菜水果）、低脂肪、低胆固醇食物。少食动物脂肪、腌制品。限制烟、酒、浓茶、咖啡、辛辣等刺激性食物。

（3）遵医嘱按时、按量服药　不可突然停药、改药及增减药量（尤其是抗癫痫、抗炎、脱水及激素类药物治疗），以免加重病情。

（4）活动与休息　适当休息1～3个月后恢复一般体力活动。坚持体能锻炼（如散步、太极拳等），劳逸结合，避免过度劳累。肢体活动障碍者注意肢体功能锻炼。保持个人卫生，每日开窗通风，保持室内空气清新。

（5）特别护理指导

① 癫痫：宜进食清淡饮食，避免过饱；不宜单独外出、登高、游泳；随身带有疾病卡（注明姓名、诊断）；发作时就地平卧，头偏一侧，解开衣领及裤袋，上下齿间放置手帕类物品，不强行按压肢体，不喂水和食物；坚持服抗癫痫药2年以上。

② 意识障碍：预防压力性损伤（定时翻身按摩，在骨隆突处垫软枕，有条件可卧气垫床）；保持皮肤、口腔、会阴部清洁；留置胃管者，管喂流质6～7次/日，加强营养供给，活动肢体大小关节2～3次/日，每次30min。

（6）及时就诊指征　原有症状加重；头痛、头昏、恶心、呕吐；抽搐；不明原因持续高热；肢体乏力、麻木；手术部位发红、积液、渗液等。

【护理查房总结】

此病例在颅内肿瘤患者中多见，脑膜瘤绝大多数为良性，总体上预后好，手术原则是切除肿瘤、控制出血、保护脑功能。癫痫、颅内出血、感染等常在手术后并发。为了预防这类潜在并发症导致病情加重而危及患者生命，因此在临床护理过程中，我们应特别注意密切观察、发展、处理病情，最大限度降低神经功能损害，提高患者生活质量。

(1) 预防癫痫发作　建立良好的生活习惯，适当活动，避免过度劳累和紧张等；饮食予以富于营养和容易消化的食物；避免诱发癫痫发作的任何刺激。

(2) 预防颅内压增高引发脑疝　患者一旦发生病情变化，应立即采取脱水降低颅内压、输氧保持呼吸道通畅、紧急手术准备等急救措施，控制病情。

(3) 防止继发颅内感染　保持合适体位、定期伤口换药，遵医嘱合理使用抗生素。

(4) 落实安全护理及生活护理　防止压力性损伤、坠床、泌尿系统感染、肢体活动障碍而引起的功能性衰退。

(5) 关注患者生存质量　做好健康指导，指导进行康复训练，促进患者身心健康。

（沈丽莉　徐德保）

查房笔记

病例2 • 胶质瘤

【病历汇报】

病情　患者，女性，37岁，因头痛半年加重伴抽搐、左下肢乏力4个月入院。患者于5年前在当地行开颅探查右侧额叶病灶切除术，病理结果回报："(右侧额叶）弥漫性星型细胞瘤WHOⅡ级"，术后恢复良好。3个月前患者无明显诱因出现右侧头痛，当时无呕吐，恶心，无肢体活动障碍，未予处理。后头痛症状加重，并出现抽搐，左下肢乏力，2日前头痛加重，伴呕吐胃内容物一次。门诊以"右侧额叶胶质瘤术后复发"收治入院。患者起病以来，精神、食欲差，入睡困难，否认传染性疾病及家族性疾病史，无药物、食物过敏史。

护理体查　T 36.7℃，P 77次/分，R 20次/分，BP 96/62mmHg，神志清楚，查体合作，慢性病容，营养中等。语言流利，定向力、理解力、记忆力未见明显异常。五官形态正常，鼻腔及外耳道无异常分泌物，双眼视力粗侧正常，双瞳孔等大等圆、直径3mm大小，对光反射灵敏，眼球各向运动灵活，双侧眼裂对称，双侧面部触觉、痛觉、震动觉正常，鼓腮示齿可，双侧鼻唇沟对称，听力正常，咽反射正常，耸肩有力，伸舌居中，颈软，腹部平坦，未见胃肠型和蠕动波，腹软，无压痛和反跳痛，肝、脾肋下未扪及，移动性浊音阴性，肠鸣音正常，双肾区和肝区无叩击痛。脊柱、四肢无畸形，左下肢肌力4级，闭目难立征阳性，跟膝胫试验（—），指鼻试验（—），双手动作轮替试验（—），Romberg征（—），颈软、病理征（—）。

辅助检查　E4A检验示血钾2.7mmol/L、血钠134.5mmol/L。CT及MRI检查结果提示右侧额叶胶质瘤术后复发可能（图2-1）。

入院诊断　右额叶胶质瘤术后复发。

主要护理问题　有受伤的危险、体液不足、营养失调——

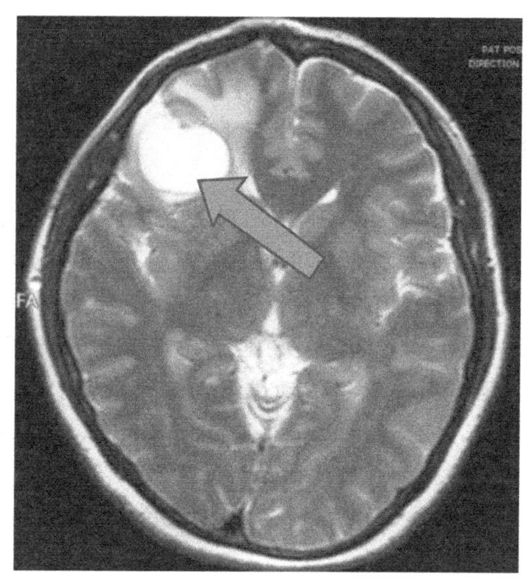

图 2-1 右额叶胶质瘤

低于机体需要、知识缺乏、恐惧、潜在并发症——脑疝。

目前主要的治疗措施 脱水降颅压处理、抗癫痫治疗、密切观察病情变化、限期手术。

护士长提问一

什么是肌力？如何检查肌力？

答：(1) 肌力是指肢体做随意运动时，肌肉收缩产生的力量。

(2) 检查方法 检查时令患者作肢体伸缩动作，检查者从相反方向给予阻力，测试患者对阻力的克服力量，并注意两侧比较。

肌力的分级及临床意义是什么？

答：(1) 分级 根据 MMT 肌力分级标准，将肌力分为以下 0～5 级（表 2-2）。

表 2-2 MMT 肌力分级标准

级别	名称	标准	相当正常肌力的百分比/%
0	零(Zero,O)	完全瘫痪,测不到肌肉收缩	0
1	微缩(Trace,T)	仅测到肌肉收缩,但不能产生动作	10
2	差(Poor,P)	肢体能在床上平行移动,但不能抵抗自身重力,即不能抬离床面	25
3	尚可(Fair,F)	肢体可以克服地心吸收力,能抬离床面,但不能抵抗助力	50
4	良好(Good,G)	肢体能做对抗外界阻力的运动,但不完全	75
5	正常(Normal,N)	肌力正常	100

注：每一级还可以用“+”和“—”号进一步细分。如测得的肌力比某级稍强时，可在该级的右上角加“+”，稍差时则在右上角加“—”，以补充分级的不足。

（2）临床意义 不同程度的肌力减退可以分为完全瘫痪和不完全瘫痪（轻瘫）。不同部位或不同组合病变引起的瘫痪可分别命名见图 2-2。①单瘫：单一肢体瘫痪，多见于皮质运动区病变，如脊髓灰质炎。②偏瘫：为一侧肢体（上、下肢瘫痪）常伴有一侧脑神经损害，多见于颅内损害或脑卒中（内囊病变）。③交叉性偏瘫：为一侧肢体瘫痪及对侧脑神经损害，多见于脑干病变。④截瘫：为双下肢瘫痪，是脊髓横贯性损伤的结果，多见于脊髓外伤、炎症。

什么是胶质瘤？其主要临床表现有哪些？

答：胶质瘤是指来源于神经上皮组织的神经胶质细胞和神经元细胞，在不同分化期重发生的肿瘤，又称为神经细胞瘤。胶质瘤绝大多数是恶性肿瘤。主要临床表现如下。

（1）颅内压增高症状 头痛、呕吐、视力减退、复视、精神症状等。

（2）肿瘤压迫、浸润、破坏脑组织所产生的局灶症状 最常见的局灶症状为癫痫发作、肿瘤压迫导致肢体活动障碍。

（3）不同部位胶质瘤的特殊表现

① 额叶：随意运动，语言表达及精神活动障碍，如性格改变、淡漠、言语及活动减少，注意力不集中，记忆力减退，对事物不关心，不知整洁等。

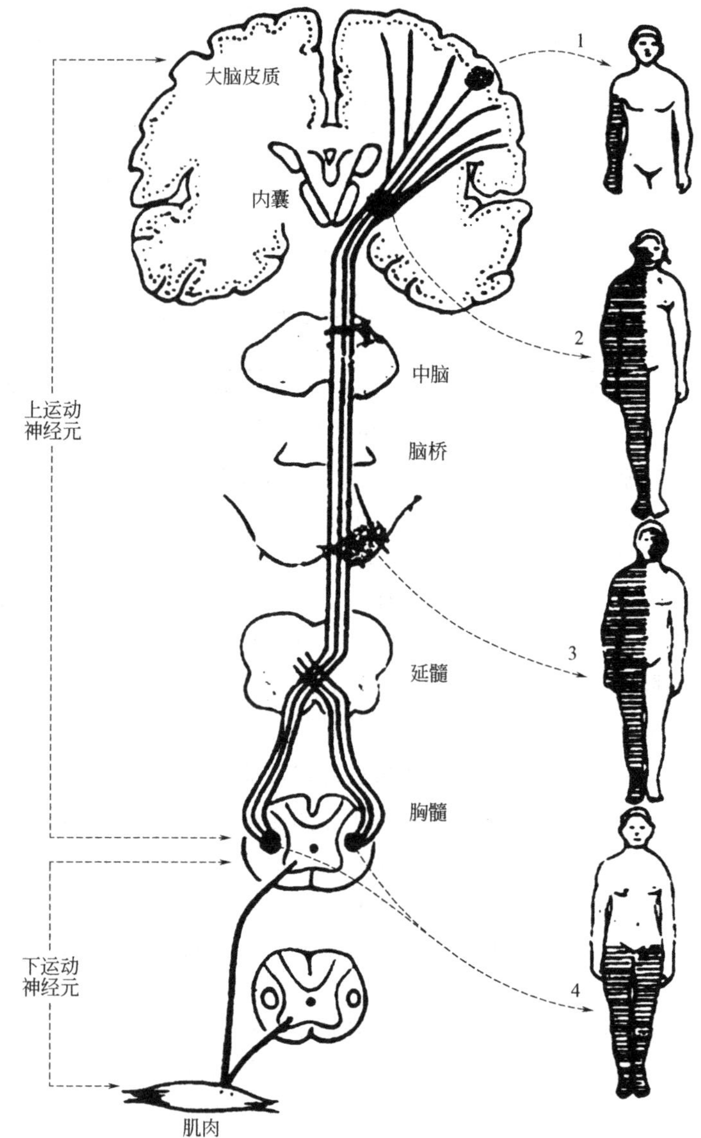

图 2-2　不同部位病变引起的瘫痪命名

1—皮质运动区病变引起单瘫；2—内囊病变引起偏瘫；
3—脑干病变引起交叉性偏瘫；4—胸髓病变引起截瘫

② 顶叶：中枢性感觉障碍。

③ 颞叶：癫痫，视幻觉，视野缺损，主侧半球者出现感觉性失语，早期症状为癫痫。

④ 枕叶：视觉障碍。

⑤ 岛叶：内脏方面的神经系统症状。

胶质瘤如何分级？各级别胶质瘤有何特点？

答：根据肿瘤的组织结构和细胞特点，胶质瘤一般分为 4 个级别，依次为胶质瘤Ⅰ、Ⅱ、Ⅲ、Ⅳ级。各种级别胶质瘤的特点见表 2-3。

表 2-3　胶质瘤分级及特点

分级	肿瘤的组织结构和细胞特点
Ⅰ级	一般为良性以毛细胞型星形细胞瘤为主，占胶质瘤 5%左右是可以治愈的
Ⅱ级	为一般的星形细胞瘤或星形-少突细胞瘤，占胶质瘤的 30%～40%，预后可达 5～10 年甚至更长
Ⅲ级	为间型星形细胞瘤，占胶质瘤的 15%～25%，一般由Ⅱ级演变而来，平均生存期 2～3 年左右
Ⅳ级	为胶质母细胞瘤，占胶质瘤的 1/3 左右，平均生存时间一般为半年到 2 年左右

专科知识问答一

胶质瘤的治疗方法有哪些？

答：主要是以手术切除为主，结合化疗、放疗等综合治疗方法，手术治疗的原则是最大范围地安全切除肿瘤，常规进行神经导航、功能神经导航、术中神经电生理监测、术中唤醒术中 MRI 实时影像等新技术有助于实现最大范围内安全切肿瘤。其他还有免疫治疗和靶向治疗。

(1) 多学科诊疗模式（MDT）综合治疗　脑胶质瘤是一种需要多学科综合治疗的疾病，MDT 应贯穿脑胶质瘤规范化诊疗的全过程。MDT 的目标是整合神经肿瘤相关学科的优势，以患者为中心，提供一站式医疗服务，实现最佳序贯治疗。核心的临床专业包括神经外科、影像科、肿瘤化疗科、病理科、肿瘤放疗科、临床护理。其他专业包括中西医结合、康复科、感染科、血液科、内分泌科、心理科等多学科的合作，遵循询证医学原则，采取个体化综合治疗，优化和规范治疗方案，以期待达到最佳治疗效果，尽可能延长患者的无进展生存期（PFS）和总生存期（OS），提高生存质量。为使患者获得最优化的综合治疗，医师需要对患者进行密切的随访，定期影像学检查，兼顾考虑患者的日常生活、社会和家庭活动、营养支持、疼痛控制、康复治疗和心理调控等问题。

（2）靶向治疗　靶向治疗是指通过分子生物学检测的基础上的病理分级分型上针对肿瘤细胞特异性标志物为靶点进行治疗，这种治疗方法对正常细胞、组织和器官功能影响极小，能大大地减少治疗的毒副作用，从而提高疗效。

多模态 MRI 检查的应用有哪些?

答：多模态检查包括 DWI、PWI、MRS、BOLD-fMRI、DTI 等。①DWI 高信号区域，提示细胞密度大，代表高级别病区。②PWI高灌注区域，提示血容量增多，多为高级别病变区。③MRS 中 Cho 和 Cho/NAA 比值升高，与肿瘤级别正相关。④BOLD-fMRI 技术常用于对患者四肢运动功能区及语言功能区的定位，术前应用 fMRI 技术对患者进行功能区定位，有利于术者在术中确定肿瘤的切除范围，有效避免患者术后出现永久性功能损伤。⑤DTI 及纤维束追踪在肿瘤侵犯脑功能区的脑胶质瘤患者中使用，可以提高肿瘤切除范围，同时保护患者的神经功能。多模态 MRI 可提供肿瘤的血流动力学、代谢、神经纤维组织受累状况和皮质功能区等信息，对于脑胶质瘤的鉴别诊断好，确定手术边界、预后判断、监测治疗效果及明确有无复发等具有重要意义，是形态成像诊断的一个重要补充。

癫痫发作时如何做好安全护理?

答：当患者癫痫突然发作时切记不要离开患者，应采取保护措施边大声呼救他人赶来共同急救，并同时采取以下安全护理“四步曲”。

第一步：正确判断　当患者出现异样或突然意识丧失时，首先要迅速判断是否是癫痫发作，与此同时给予急救。

第二步：保持呼吸道通畅　解开患者的衣扣、领带、裤带、使其头偏向一侧下颌向前，取下患者活动性义齿，清理患者呼吸道分泌物。

第三步：安全保护　立即给患者垫牙垫，防止患者舌咬伤，如患者为动态发作，陪伴者应抱住患者缓慢就地放倒，以防患者自伤及碰伤，不要紧握患者的肢体及按压胸部，防止人为外伤和骨折。

第四步：遵医嘱予以抗癫痫药物对症治疗。

低血钾会有什么危害？

答：(1) 低血钾可导致神经、肌肉应激性减退，表现为患者四肢肌肉软弱，腱反射迟钝或消失，呼吸肌受累时则可引起呼吸困难，低血钾累及中枢神经系统时患者可出现意识障碍。

(2) 消化系统缺钾可引起肠蠕动减弱，患者食欲缺乏、恶心、便秘，严重低血钾可引起腹胀、麻痹性肠梗阻。

(3) 心血管系统缺钾时，可引起心肌兴奋性增强，患者出现心悸、心律失常。严重者可出现房室传导阻滞、室性心动过速及室颤，甚至心脏停搏。

(4) 泌尿系统低钾可引起缺钾性肾病和肾功能障碍，膀胱平滑肌张力减退，患者出现尿潴留。

(5) 低血钾可导致代谢性碱中毒，使机体酸碱平衡紊乱。重度低钾血症可出现严重并发症，甚至危及生命，需积极处理。

患者血钾低，补钾时有哪些注意事项？

答：(1) 首选口服补钾　患者能经口进食，胃肠功能良好。

(2) 补钾选择合适的时机　要求尿量每小时在30mL以上，需见尿即补钾。

（3）补钾浓度适宜　补钾溶液浓度不超过0.3%，即500mL溶液加入10%氯化钾不能超过15mL。禁止静脉推注氯化钾。

（4）补钾需匀速，不宜过快　氯化钾进入血液，需经15h左右方可建立细胞内外平衡，成人静脉滴入速度每分钟不宜超过60滴。

（5）补钾要适量，不宜过多　每天正确估计补钾总量一般要求1/2经静脉给予，1/2经口服摄入。

（6）补钾还应持续4～6天　每日静脉补钾量应分在整日的静脉输液中滴入，时间不得短于8h。

（7）补钾时要防止药物性静脉炎的发生　由于钾盐具有强刺激性，宜选择较粗大血管进行静脉补钾，以防因血管的机械性刺激而引起静脉炎。

作为责任护士，手术前该如何护理患者？

答：（1）严密监测患者的神志、瞳孔、生命体征的变化，患者出现异常情况时及时报告主管医师处理，防止脑疝发生。

（2）根据医嘱及时、准确用药。预防癫痫发作，并观察用药后的不良反应，出现癫痫发作及时处理。

（3）做好患者的心理疏导，使患者乐观地面对疾病，积极配合医师治疗。

（4）指导患者加强营养，增强机体的抵抗力。为手术做好准备。

（5）完善术前的常规检查，全面了解患者的全身器官功能。

（6）根据《加速康复外科中国专家共识及路径管理指南（2018版）》，术前不常规使用镇静药，术前使用镇静药不利于术后早起下床活动及口服进食，除严重紧张或焦虑时可酌情使用外，应尽量避免使用。

（7）根据《加速康复外科中国专家共识及路径管理指南（2018版）》，术前常规进行肺部并发症风险评估及呼吸功能锻炼，可预测手术效果及术后并发症，减少术后肺部并发症及术后抗生素的使用时间，加速病人的快速康复，缩短住院时间。

（8）做好患者安全知识的宣教，外出时有人陪护，防止患者出现安全意外。

【病情进展】

该患者入院完善各项术前检查后，在全麻插管下行开颅探查病灶切除术，术中快速病理学检查报告为“间变性星形细胞瘤Ⅲ级”，术后安返病房。遵医嘱予以抗炎、止血、护脑、护胃、抗癫痫、补液等对症及支持治疗。术后第 2 天，开始持续高热，精神、食欲欠佳。体查：T 40.1℃，P 114 次/分，R 22 次/分，BP 135/87mmHg，意识嗜睡，双侧瞳孔等大等圆，对光反射灵敏。术后第 4 天起，偶有全身抽搐，每次持续 1min 左右，频率每天数次到数天一次不等。行腰穿检查脑脊液，血丙戊酸钠浓度检测示 39.7μg/mL↓（正常参考值为 50～100μg/mL）。凝血常规示：凝血酶时间为 13.56s↓（正常参考值为 14.0～21.0s）。长期卧床，消瘦，有发生压力性损伤的危险，已申报难免压力性损伤。

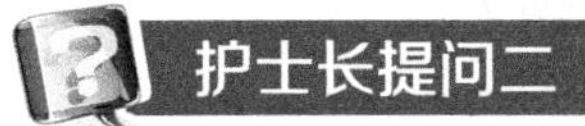

怎么进行压力性损伤危险评估？

答：为了最大限度预防压力性损伤发生，责任护士应对患者进行压力性损伤危险程度的预测，临床较常用的压力性损伤危险度评分为 Braden 分级评分法（表 2-4）。Braden 评分表评分范围在 6～23 分，分值越低，提示患者发生压力性损伤的危险性越高。

表 2-4　Braden 压力性损伤危险度评分

评分内容	评分及依据			
	1 分	2 分	3 分	4 分
感觉：对压迫所致不适的感受能力	完全丧失	严重丧失	轻度丧失	未受损害
潮湿：皮肤暴露于潮湿的程度	持久潮湿	十分潮湿	偶尔潮湿	很少发生潮湿
活动：身体活动程度	卧床不起	局限于椅上	偶尔步行	经常步行
活动能力：改变和控制体位的能力	完全不能	严重限制	轻度限制	不受限制
营养：通常摄食状况	恶劣	不足	适当	良好
摩擦力和剪切力	有	有潜在危险	无	

如何进行难免压力性损伤报告？具体流程怎样？

答：当病区内发现压力性损伤高危患者，责任护士、护士长或伤口联络员应在24h内上报科护士长或护理部，并及时填写“高危压力性损伤患者登记表”。科护士长或护理部接到上报后24h内到达病区，查看、评估患者情况，并填写督导意见。

难免压力性损伤风险评估与报告具体流程如下（图2-3）。

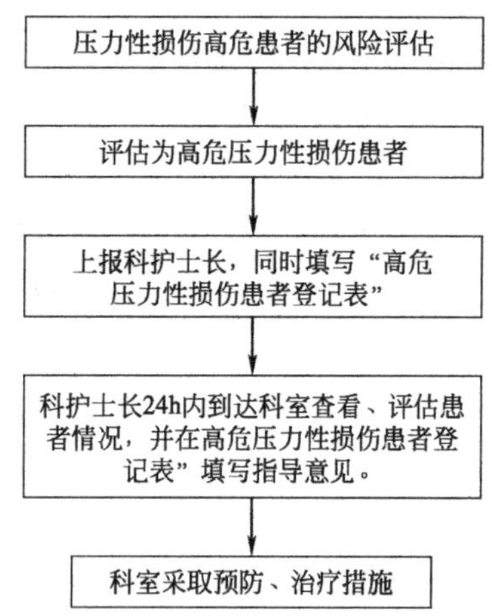

图2-3　压力性损伤风险评估与报告流程

发生压力性损伤的高危因素有哪些？压力性损伤的分期是什么？

答：（1）发生压力性损伤的高危因素为压力、剪切力、摩擦力。潮湿是压力性损伤发生的主要因素。年龄、吸烟、低血压（尤其是舒张压）、动脉硬化性心脏病、糖尿病、认知功能损害、营养不良、贫血等都是发生压力性损伤的危险因素。

（2）压力性损伤分期　见表2-5。

表2-5　美国国家压疮咨询委员会（NPUAP）压力性损伤分期

分期	皮肤特点
可疑深部组织损伤	由于压力或剪切力造成皮下软组织损伤引起的局部皮肤颜色的改变（如变紫、变红），但皮肤完整

续表

分期	皮肤特点
1 期	皮肤完整、发红，与周围皮肤界限清楚，压之不褪色，常局限于骨凸处
2 期	部分表皮缺损，皮肤表浅溃疡，基底红，无结痂，也可为完整或破溃的血疱
3 期	全层皮肤缺失，但肌肉、肌腱和骨骼尚未暴露，可有结痂、潜行和窦道鼻梁、耳、枕部和踝部没有皮下组织，因此Ⅲ期溃疡会比较浅表。而一些肥胖的部位会非常深
4 期	全层皮肤缺失伴有肌肉、肌腱和骨骼的暴露，常有结痂、潜行和窦道。有时伴有骨髓炎。鼻梁、耳、枕部和踝部没有皮下组织，因此Ⅳ期溃疡也会比较浅表
不能分期	全层皮肤缺失但溃疡基底部覆有腐痂和痂皮。只有彻底清创后才能测量伤口真正的深度，否则无法分期

注：踝部的焦痂是稳定的（干燥的、黏附牢固的、完整且无红斑或波动的），可以作为身体自然的（或生物学的）屏障，不应移除（图 2-4）。

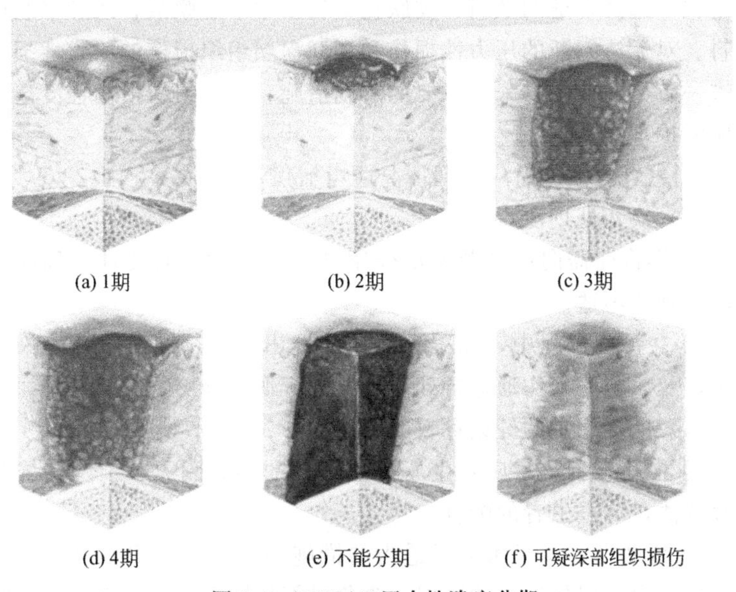

(a) 1期　(b) 2期　(c) 3期

(d) 4期　(e) 不能分期　(f) 可疑深部组织损伤

图 2-4　NPUAP 压力性溃疡分期

如果该患者发生压力性损伤，应如何处理？

答：(1) 压力性损伤评估

① 对患者进行全面的评估，包括病情、意识、活动能力及合作程度；营养及皮肤状况，有无大小便失禁。

② 局部评估包括：压力性损伤分期、部位、大小（长、宽、深）、创面组织形态、潜行、窦道、渗出液、有无感染等。

（2）分析导致发生压力性损伤的危险因素（全身和局部），按照压力性损伤分期进行护理/处理

① 避免压力性损伤局部受压。

② 患者可使用充气床垫或者采取局部减压措施，定期变换体位，避免压力性损伤加重或出现新的压力性损伤。

③ 压力性损伤Ⅰ期患者局部使用半透膜敷料或者水胶体敷料加以保护，禁止局部皮肤按摩，不宜使用橡胶类圈状物。压力性损伤Ⅱ～Ⅳ期患者采取针对性的治疗和护理措施，定时换药，清除坏死组织，选择合适的敷料，皮肤脆薄者禁用半透膜敷料或者水胶体敷料。对无法判断的压力性损伤和怀疑深层组织损伤的压力性损伤需进一步全面评估，采取必要的清创措施，根据组织损伤程度选择相应的护理方法。

④ 患者食欲差时应根据情况适当加强营养。

（3）换药处理注意

① 操作前需向患者及家属介绍换药的目的及必要性、程序及可能出现的不适。

② 在护理过程中，如压力性损伤处出现红、肿、痛等感染征象时，及时与医师沟通进行处理，如进行伤口分泌物细菌培养。

（4）做好患者的健康宣教

① 告知患者及家属发生压力性损伤的相关因素、预防措施和处理方法，取得患者的配合。

② 帮助患者及家属选择适当的措施预防压力性损伤（主要在于消除压力性损伤发生的原因，避免局部长期受压；避免潮湿、摩擦及排泄的刺激；增进局部血液循环；改善全身营养），如使用保护性用具如气垫、贴膜等，如何既维持舒适体位又能减少或避免摩擦力和剪切力而致压力性损伤的发生（如移动时避免推、拉、拽

等）；如何保持皮肤干燥清洁和床单整洁、（勤翻身、勤抹洗、勤整理、勤更换）；移动时避免推、拉患者。

③ 指导患者及家属观察压力性损伤局部情况（渗液、出血、疼痛）之方法，异常时及时告知医护人员处理。

④ 指导患者加强营养：摄取高热量、高蛋白、高纤维素、高矿物质（钙、锌）饮食，必要时少食多餐增加创面愈合能力。

⑤ 护理/处理压力性损伤的同时，压力性损伤预防措施需同步跟进，以促进愈合、预防现有压力性损伤恶化及发生新的压疮。

（5）人文关怀（人性化、隐私保护）

① 与患者见面有问候。

② 在护理/处理过程中，保护隐私，拉上隔帘；观察并询问患者的反应，鼓励患者说出自己的主观感受，适当给予操作程序与方法的调整，如清除坏死组织时患者疼痛明显，可暂缓清创或改用自溶清创方法。移动患者时动作要轻柔，清洁皮肤与按摩时的力度需根据患者的耐受性与反应而定，局部皮肤无损伤。

③ 操作中患者处于舒适且便于处理/换药的体位，操作后安置在避免压疮局部受压的舒适体位。

④ 床单位整理及时，注意保暖；保护隐私，操作时拉上隔帘，未影响其他患者。

该患者术后需要药物化疗吗？化疗时有哪些注意事项？

答：该患者术后病理学检查为“间变性星形细胞瘤Ⅲ级”，为高级别胶质瘤，术后应在确保安全的基础上，尽早进行化疗及合理的化疗方案，可以获得最佳的治疗效果，具体由肿瘤科的医师会诊决定。化疗常见的口服药物为替莫唑胺，其主要作用是干扰肿瘤细胞的增殖，从而造成肿瘤细胞的死亡。该药常在饭后或睡前服用，服用前需服用氯丙嗪或甲氧氯普胺或者静脉注射昂丹司琼等止呕药，以预防药物引起呕吐。化疗药物在杀死肿瘤细胞的同时也杀死正常细胞，因此护士要指导患者在使用化疗药物的过程中，注意观察自身的情况，定期化验血常规、肝肾功能。身体出现异常情况及时到医院就诊。

患者术后血丙戊酸钠浓度检测为39.7μg/mL，在服用抗癫痫药物时有哪些注意事项？

答：(1) 遵医嘱予以抗癫痫药物，不能随意减量，停服或漏服，若漏服应及时补服，但对于短效的卡马西平最好不要两次药物同时服用。

(2) 缓释片不可研碎服，如丙戊酸钠缓释片、卡马西平等。

(3) 掌握饮食与服用时间，丙戊酸钠缓释片要餐前服可加速吸收，苯妥英钠、卡马西平与食物同服可加速吸收。

(4) 抗癫痫药物可加速维生素D的代谢，长期服用可引起软骨病、甲状腺功能低下，使儿童发育迟滞，因此长期服用抗癫痫药物应在医师的指导下补充维生素D和甲状腺激素。

(5) 服用期间要观察药物的不良反应，了解患者服药后有无恶心、皮疹、牙龈出血等不适。

(6) 服药期间每月测血常规、肝肾功能及丙戊酸钠血药浓度。

专科知识问答二

患者出现高热，作为责任护士应该采取哪些措施？

答：(1) 患者出现发热首先予以物理降温为主。包括冷敷降温、温水擦浴、酒精擦浴、冰毯冰帽降温、冰生理盐水灌肠、静脉低温输液疗法。

(2) 严密观察病情变化，观察患者意识状态和瞳孔反应以及肢体活动情况，患者出现意识障碍加深同时出现两慢一高，即呼吸、脉搏慢，血压升高，应及时通知医师。

(3) 监测体温的变化。

(4) 加强皮肤护理。

(5) 保持呼吸道通畅。

(6) 预防泌尿系统感染。

(7) 保证营养摄入。

（8）做好基础护理，预防其潜在并发症。

什么是腰椎穿刺术？其目的与护理注意事项是什么？

答：腰椎穿刺术是指通过穿刺第 3、第 4 腰椎或第 4、第 5 腰椎间隙进入蛛网膜下腔放出脑脊液的技术（图 2-5）。

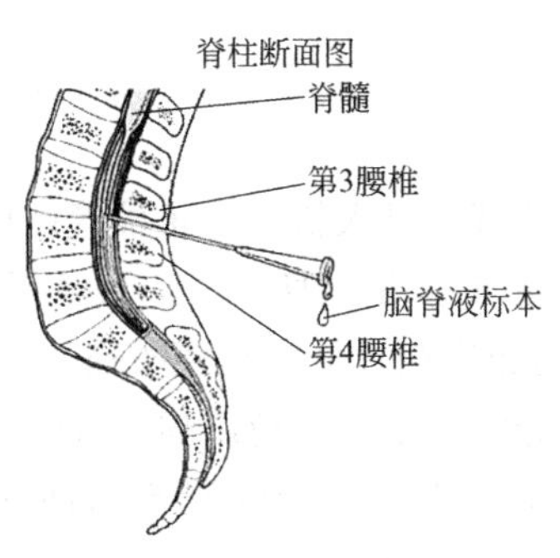

图 2-5　腰椎穿刺部位

腰椎穿刺目的主要用于诊断、治疗或动态观察病情。①测定颅内压。②脑脊液动力学检查，细胞学、生化、细菌学、病理学检查。③引流炎性或血性脑脊液。减轻血液对脑膜、脑室的刺激，减少感染、粘连的可能性。④鞘内注射药物。以治疗颅内炎症或进行化疗。⑤治疗低颅压，以缓解低颅压症状。⑥了解颅脑外伤、脑血管疾病患者有无蛛网膜下腔出血及出血的转归。⑦术后高热时，判断有无颅内感染、出血。

护理注意事项

① 评估患者是否有穿刺禁忌证。如患者穿刺部位感染、脑脊液漏、有明显的颅内压增高应禁止做腰穿。患者极度烦躁不安、不合作时予以充分镇静治疗后行腰穿。

② 完善操作前准备。a. 患者准备：患者了解腰椎穿刺术的目的、过程、配合方法、意义及操作中可能出现的意外，愿意配合操作并签署同意书；指导患者排空大、小便。b. 完善用物准备：腰椎穿刺包、无菌手套、聚维酮碘、棉签、2%普鲁卡因或 1%利多卡因、三通接头、急救药品（20%甘露醇、洛贝林、可拉明等），

根据需要备鞘内注射药物。

③ 操作前及操作过程中关心患者，并鼓励患者配合，消除恐惧心理，指导穿刺过程中维持侧卧、头屈、颈向下弯曲、双腿屈曲使大腿紧贴腹部、双手抱膝，成弓状的姿势（图 2-6）。术中扶持患者，防止断针等意外发生。

④ 密切观察患者面色、脉搏、呼吸、意识，如有异常及时报告操作者。

⑤ 压力过高时放液不可太快，防止椎管内压力降低引起脑疝。

⑥ 术后协助与指导患者全身放松，去枕平卧 4～6h，并鼓励患者多补充水分，防止穿刺后低颅压性头痛。

⑦ 及时送检脑脊液标本，以免影响检查结果。

⑧ 指导患者保护局部，穿刺针眼敷料防止潮湿、污染，24h 内不宜淋浴，以免引起局部或椎管、颅内感染。

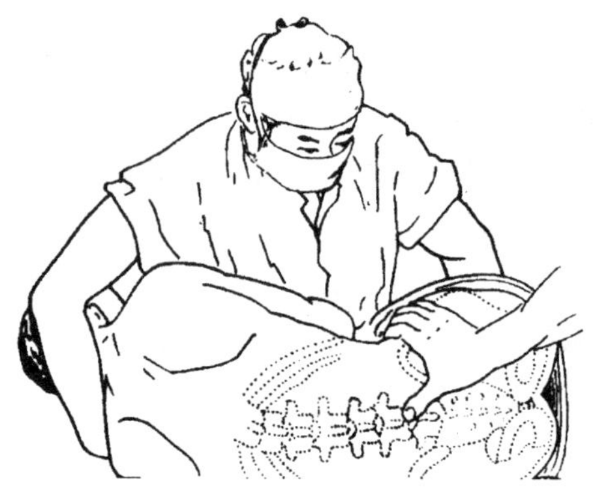

图 2-6 腰椎穿刺体位

针对该患者，作为责任护士术后护理重点有哪些？

答：该患者术后食欲差，消瘦，肿瘤性质为恶性，护理重点如下。

（1）卧位 麻醉未清醒时予以去枕平卧，头偏一侧，麻醉清醒后血压平稳者予以床头抬高 15°～30°，以利于颅内静脉回流。

（2）营养支持

① 麻醉清醒后 6h，无吞咽障碍即可进食少量流质软食。

② 术后早期胃肠功能未完全恢复，尽量少进牛奶、糖类食物，防止其消化时产气过多引起肠胀气，待胃肠功能恢复后逐渐过渡到高热量、高蛋白（鱼、肉、鸡、蛋、牛奶、豆浆等）、高纤维素（韭菜、麦糊、芹菜等）、维生素丰富（新鲜蔬菜、水果）、低脂肪、低胆固醇、易消化食物，以增强机体抵抗力，促进康复。

③ 如果患者有意识障碍（昏睡/昏迷），不能进口进食者予以留置胃肠营养管鼻饲流质饮食，流质以高热量高蛋白为主。

④ 限制烟、酒、浓茶、咖啡、辛辣等刺激性食物。

⑤ 静脉输注营养液。

（3）心理护理

① 树立患者战胜疾病的信心，脑胶质瘤对生命威胁大，而手术本身对患者更是一种强烈的心理刺激。患者常被手术的安全性、并发症及疾病预后等问题所困扰。故应主动向患者解释手术的目的、意义及多学科的综合治疗，辅助科室直接对接，对患者进行全方位的评估及最佳方案，让患者有被重视的感觉，从而建立战胜疾病的信心。

② 鼓励患者珍惜生命要正确对待疾病，要勇敢地战胜疾病，列举治愈的病例。在治疗时可以采用中西医结合的方法辅助治疗，可以抑制癌细胞的生长增殖，同时诱导癌细胞向正常细胞转化，对于早期癌症患者来说，重新成为一个健康人是很有希望的。

③ 主动与患者做好康复训练，调动患者的积极性，增强其战胜疾病的信心，使其保持积极乐观的心态配合治疗和护理，促进疾病早日康复重返社会。

（4）加强患者的皮肤护理，防止其他并发症的发生。

（5）严密观察患者的生命体征及意识瞳孔的变化，出现异常情况及时报告医师处理，防止术后出现脑疝。

怎么确定胃管在胃内？留置胃肠营养管的护理有哪些？

答：（1）确定胃管在胃内的方法

① 回抽胃液用 pH 试纸测定的 pH 值（3.52±2.02）。

② 听气过水声。

③ 胃管外口置入水中观察有无气泡溢出。

④ X线。其中X线法作为国内外公认确认胃管位置的金标准。由于X线法费用较高且临床可操作性差，可先进行两种以上的方法进行确认，在不能确定胃管位置时，X线成为必要。

(2) 护理　鼻饲时应注意每次量不能超过200mL，间隔时间不能少于2h，温度以不烫手背（38～40℃）为宜。鼻饲前应回抽胃内容物，确定胃管在胃内，观察食物消化情况及有无消化道应激性溃疡的发生。鼻饲后1h内尽量不搬动患者，以免食物反流引起误吸或窒息。妥善固定胃管，并做好宣教，防止意外拔管的发生。

患者出院时，责任护士应做哪些出院指导？

答：(1) 心理　医护人员和家属应密切配合，调整患者消极悲观的心理，掌握和运用正确的护理方法，恢复功能，实现生活自理，重返工作岗位。加强肢体的主动和被动功能锻炼。

(2) 饮食　进食高热量、高蛋白（鱼、肉、蛋、豆浆、牛奶等）、纤维素丰富（韭菜、芹菜等）、维生素丰富（新鲜蔬菜水果）、低脂肪、低胆固醇食物。少食动物脂肪、腌制品。限制烟、酒、浓茶、咖啡、辛辣等刺激性食物。

(3) 用药　遵医嘱按时、按量服药，不可突然停药、该药及增减药量（尤其是抗癫痫、抗炎、脱水及激素类药物治疗），以免加重病情。

(4) 康复　适当休息1～3个月后恢复一般体力活动。坚持体能锻炼（如散步、太极拳等），劳逸结合，避免过度劳累。肢体活动障碍者注意肢体功能锻炼。保持个人卫生，每日开窗通风，保持室内空气清新。

(5) 特别护理指导

① 癫痫：宜进食清淡饮食，避免过饱；不宜单独外出、登高、游泳；随身带有疾病卡（注明姓名、诊断）；发作时就地平卧，头偏一侧，解开衣领及裤袋，上下齿间放置手帕类物品，不强行按压肢体，不喂水和食物；坚持服抗癫痫药2年以上。

② 意识障碍：预防压力性损伤（定时翻身按摩，在骨隆突处垫软枕，有条件可卧气垫床）；保持皮肤、口腔、会阴部清洁；留置胃管者，管喂流质 6～7 次/日，加强营养供给，活动肢体大小关节 2～3 次/日，每次 30min。

（6）及时就诊指征　原有症状加重；头痛、头昏、恶心、呕吐；抽搐；不明原因持续高热；肢体乏力、麻木；手术部位发红、积液、渗液等。术后 3 个月复查，并行 1 个疗程化疗，化疗前后检查血常规，以了解化疗药物对骨髓造血功能一抑制程度。

【护理查房总结】

此病例在颅内肿瘤患者中多见，胶质瘤绝大多数为恶性，易复发，我们术前常规进行 MDT 多学科的综合治疗，讨论最佳手术方案及后续的辅助治疗，治疗原则以手术治疗为主，术后辅以放射治疗、化学药物治疗、免疫治疗、靶向治疗。常在手术后并发癫痫、颅内出血、感染。为了预防这类潜在并发症导致病情加重而危及患者生命，我们应用了快速康复理念，因此在临床护理过程中，我们应特别注意密切观察、发展、处理病情，最大限度降低神经功能损害，加速患者康复，缩短住院时间，提高患者生活质量。

（1）预防癫痫发作　建立良好的生活制度，适当活动，避免过度劳累和紧张等；饮食予以富于营养和容易消化的食物；避免诱发癫痫发作的环境刺激。

（2）预防颅内压增高引发脑疝　患者一旦发生病情变化，应立即采取脱水降低颅内压、输氧保持呼吸道通畅、紧急手术准备等急救措施，控制病情。

（3）防止继发颅内感染　保持合适体位、定期伤口换药，遵医嘱合理使用抗生素。

（4）指导服药　遵医嘱按时、按量服药，不可突然停药、该药及增减药量（尤其是抗癫痫、抗炎、脱水及激素类药物治疗），以免加重病情。

（5）落实安全护理及生活护理　防止压力性损伤、坠床、泌尿系统感染、肢体活动障碍而引起的功能性衰退。

（6）关注患者生存质量　做好健康指导，指导进行康复训练，促进患者身心健康。

（石赞华　欧阳燕）

查房笔记

病例 3 • 颅咽管瘤

【病历汇报】

病情 患者，女性，49 岁，因头痛 1 年加重伴双眼视力减退 4 个月步行入院。否认传染性疾病及家族性疾病史，无食物及药物过敏史，有吸烟、喝酒史。

护理体查 T 37.0℃，P 93 次/分，R 24 次/分，BP 94/62mmHg。意识清楚，GCS 评分 E4V5M6＝15 分，双瞳孔等大等圆、直径 3mm，对光反射灵敏，视力粗测为左侧 0.5，右侧 0.5，视野粗测正常。耳、鼻无分泌物，嗅觉正常，口角无歪斜，双侧鼻唇沟对称，双侧额纹对称无变浅，伸舌居中，咽反射灵敏。转头耸肩正常，颈软，四肢肌张力正常，肌力 5 级，无肌肉萎缩。各浅反射及膝腱反射正常，病理反射阴性。双肺呼吸音清，双肺叩诊清音。

辅助检查 MRI 检查示鞍区占位病变。实验室检查：血 T_3、T_4、FSH、LH、GH 下降。

入院诊断 鞍区占位病变，颅咽管瘤？

主要护理问题 舒适的改变——头痛、有受伤的危险、知识缺乏、焦虑。

目前主要的治疗措施 完善各项检查、择期手术治疗、严密观察病情变化、对症治疗。

护士长提问一

什么是颅咽管瘤？

答：颅咽管瘤是一种常见的先天性颅内良性肿瘤，起源于垂体胚胎发生过程中残存的扁平上皮细胞，占颅内肿瘤总数的 4%～

6%。大多数颅咽管瘤位于蝶鞍之上，少数在鞍内，70%的颅咽管瘤发生在15岁以下的儿童和青少年。颅咽管瘤根据其生长起始部位不同，又名鞍上囊肿、垂体管肿瘤、造釉细胞瘤、上皮囊肿、釉质瘤等。

颅咽管瘤的临床表现有哪些?

答：(1) 颅内压增高症状　一般是因肿瘤向鞍上发展累及第三脑室前半部，闭塞室间孔导致脑积水而引起颅内压增高。

(2) 视力视野障碍　肿瘤位于鞍上压迫视神经、视交叉、视束所致。

(3) 垂体功能低下　肿瘤压迫垂体前叶导致生长激素及促性腺激素分泌不足所表现的生长发育障碍，成人可有性功能减退、无第二性征、闭经等。

(4) 下丘脑损害的表现　肿瘤向鞍上发展下丘脑受压可表现为体温偏低、嗜睡、尿崩症及肥胖性生殖无能综合征，下丘脑前部受影响可致中枢性高热(39～40℃)。

颅咽管瘤需与哪些疾病相鉴别?

答：(1) 垂体腺瘤　两者均可出现内分泌及视力障碍，临床表现相似，有时实质性颅咽管瘤鞍内型在CT上也难以与垂体腺瘤相区别。垂体腺瘤占鞍区肿瘤的第一位，多见于20～50岁成人，以视力、视野障碍为主要表现，多为双颞侧偏盲，眼底几乎均为原发性视盘萎缩。垂体前叶功能低下为主，而无生长发育迟缓，一般不产生颅内压增高。蝶鞍多呈球形扩大而无钙化。CT扫描表现为等密度或略高密度肿块，强化扫描可见均匀增强。

(2) 鞍结节脑膜瘤　25～50岁为高发年龄。早期一般无内分泌障碍，可有视力障碍及头痛。晚期可出现视野障碍及眼底原发性视盘萎缩。蝶鞍改变不明显，有的可见鞍结节增生或破坏，钙化少见。CT扫描呈略高或等密度肿块，肿瘤呈均匀明显强化。

(3) 异位松果体瘤　70%患者年龄分布在7～20岁。多有内分泌障碍，但以尿崩症为突出症状，可伴有性早熟，亦可有视力、视野改变，蝶鞍正常。

（4）视神经胶质瘤　多发生在7～20岁，内分泌症状少见，多以视力改变为主，表现为单眼突出、视力障碍、头痛等。视神经孔多扩大，无钙化。CT扫描为低密度肿块，一般无强化或轻度强化。

（5）第三脑室前部胶质瘤　多发生在成年人，一般无内分泌症状，以颅内压增高为主要表现。蝶鞍一般无改变，肿瘤很少有钙化，CT扫描可以鉴别。

（6）虹吸段动脉瘤　多见于中年人，以突然发病、头痛、动眼神经麻痹为特征，蝶鞍一般无改变，脑血管造影可确诊。术中穿刺为鲜血，肿物不塌陷。

（7）脊索瘤　多发生在35岁左右，以多条脑神经损伤为主要表现，常有钙化，蝶鞍部及斜坡部有明显骨质破坏。CT显示为不规则略高密度肿块，其中有钙化点，多数不发生强化，少数可有均匀轻度强化。

专科知识问答一

作为责任护士，术前应如何护理患者？

答：（1）心理护理　由于肿瘤压迫视神经而产生视力改变及头痛，护士应向患者及家属做好详细的解释，缓解及改善其紧张、焦虑的心理，使患者增强治疗信心并配合治疗。

（2）安全护理　因患者视力下降，责任护士需加强患者的生活护理，专人陪伴，避免患者单独外出，防止发生意外。

（3）术前常规检查　内分泌激素检测；视力、视野检查；常规心电图、胸部X线片检查。记录24h尿量，测基础代谢率1次/日。

（4）术前常规准备　戒烟、戒酒，保持大便通畅，必要时使用导泻药，禁食6h、禁饮2h，手术部位备皮及手术部位标识，查血型、交叉合血，做药物过敏试验，预防感冒。清点X线、CT、

MRI等片子及术中用药，填写患者转科交接卡。必要时术前30min肌注苯巴比妥钠0.1g+阿托品0.5mg。

（5）头痛护理

① 密切观察意识、瞳孔、生命体征的变化及头痛的性质、部位，填写疼痛评估表。

② 不能耐受时可遵医嘱以罗通（颅痛定）60mg口服、曲马多100mg肌注或静脉泵入镇痛药。

③ 必要时以20%甘露醇100mL/125mL快速静滴。密切观察用药后头痛是否缓解，是否需要进一步处理。

什么是基础代谢率？如何测量？正常值是多少？

答：基础代谢率（BMR）是指人体在清醒而又极端安静的状态下，不受肌肉活动、环境温度、食物及精神紧张等影响时的能量代谢率。测量基础代谢率要在清晨未进食之前，静卧休息半小时（但要保持清醒），室温维持20℃左右。基础代谢率的单位为kJ/(m^2·h)，即每小时每平方米体表所散发的热量千焦数。

基础代谢率计算公式：

基础代谢率%＝(脉率＋脉压)－111(Gale)(最常用)

基础代谢率%＝0.75×(脉率＋脉压差×0.74)－72(Read)

基础代谢率%＝1.28×(脉率＋脉压差)－116(Kosa)

基础代谢率正常值为±10%；＋20%～＋30%为轻度甲亢，＋30%～＋60%为中度，＞＋60%为重度。

颅咽管瘤的解剖位置怎样？

答：颅咽管相当于垂体管，主要构成垂体、下丘脑与大脑、脑室间的通路（图2-7）。

颅咽管瘤主要治疗方式有哪些？

答：①手术治疗；②激素替代治疗；③伽马刀治疗；④中医治疗。

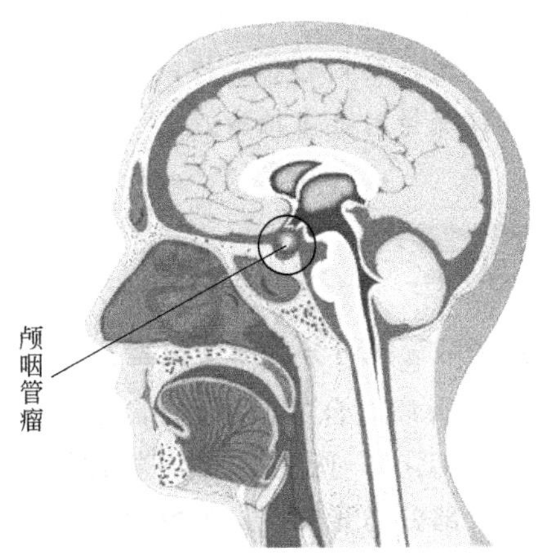

图 2-7　颅咽管瘤的解剖位置示意

颅咽管瘤患者术后会留有哪些并发症?

答：(1) 下丘脑损害　尿崩症及水电解质紊乱、体温失调（尿崩症引起的中枢性低钠是术后最常见的并发症）。

(2) 视力、视野的改变。

(3) 生长迟缓（儿童）。

(4) 性发育不全（儿童）。

(5) 垂体功能障碍。

【病情进展】

患者入院后完善相关术前检查，于第 4 日在全麻下行开颅探查颅灶切除术，术中全切肿瘤，术后诊断为颅咽管瘤。术后患者 GCS 评分从术后第一天 4 分逐步恢复至 11 分，双瞳孔直径 3mm，对光反射迟钝，四肢肌力肌张力可。T 38.5℃，P 99 次/分，R 26 次/分，BP 101/64mmHg。激素水平低下，24h 尿量超过 4000mL，尿比重 1.005，查电解质示 Na^+ 163～146mmol/L，K^+ 2.9～4.1 mmol/L，血糖 6.5～17.2mmol/L。双肺呼吸音为湿啰音，痰液黏稠不宜咳出，行气管切开术，留置导尿管、胃管。现予维持患者水、电解质、血糖平衡，肠内营养支持，抗炎治疗，控制体温，激素替代治疗，预防癫痫等对症支持治疗。

护士长提问二

根据病理改变颅咽管瘤可分为哪些类型？

答：①囊性颅咽管瘤（合并脑积水），见图 2-8。②囊实性颅咽管瘤（蛋壳样弧形钙化），见图 2-9。③实性肿瘤（图 2-10）：囊性颅咽管瘤较多见，部分为囊实性，少数为实性。

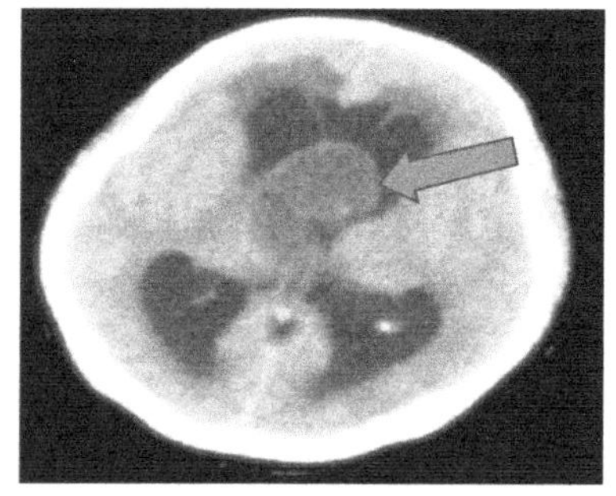

图 2-8 囊性颅咽管瘤（合并脑积水）

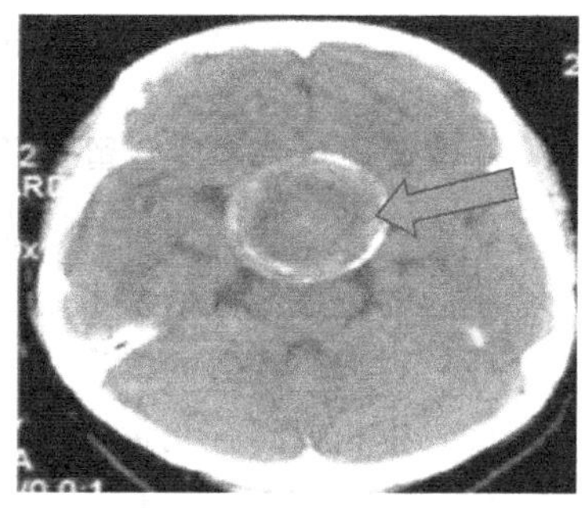

图 2-9 囊实性颅咽管瘤（蛋壳样弧形钙化）

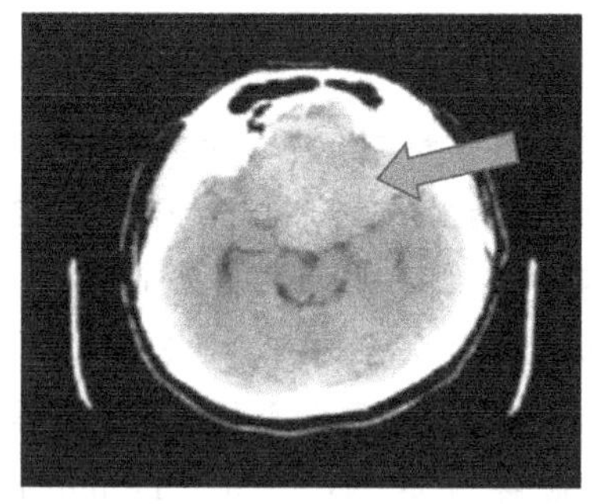

图 2-10 实性肿瘤

患者当前的护理问题有哪些？

答：(1) 水、电解质紊乱。

(2) 体液不足。

(3) 清理呼吸道无效。

(4) 营养失调——低于机体需要量。

(5) 排尿异常。

(6) 潜在并发症——消化道出血、静脉血栓栓塞症。

(7) 有感染的危险。

什么是激素替代治疗？常用的药物有哪些？使用时应注意什么？

答：激素替代疗法（HRT）是指通过补充激素来治疗激素分泌减退或者缺乏所引起的疾病的治疗方法。

常用的药物有地塞米松、氢化可的松、泼尼松或左甲状腺素片等糖皮质激素药物。由于手术会对下丘脑产生一定程度的损伤，术后相当长的时间内都会有内分泌改变，需用激素代替治疗。

注意事项：①必须严格遵医嘱继续口服地塞米松或泼尼松或左甲状腺素片等糖皮质激素药物1～2个月，其间遵医嘱逐渐减量，根据激素检验结果决定可否停药；②不可擅自停药或更改剂量；③糖皮质激素的代替治疗既要充分，又不能过度，过度补充将加重原有的尿崩症状；④减药或停药后若出现精神萎靡、食欲缺乏、乏力等现象，可能为激素量不足所致，立即就近治疗，好转后再恢复早先的口服剂量；⑤尿崩者要坚持口服弥凝（去氨加压素片）；⑥糖皮质激素副作用的观察，包括感染、消化道溃疡、药源性肾上腺皮质功能亢进症、骨质疏松、抑制生长发育及精神症状。

患者为什么会发热？应如何处理？

答：(1) 发热原因　可能是：①颅咽管瘤切除时下丘脑功能受损，引起体温调节功能障碍而致高热；②囊性肿瘤内的囊液刺激脑膜及下丘脑产生无菌性脑膜炎；③手术所致血性脑脊液刺激引起发热。

(2) 处理　术后严密观察热型及持续时间，区别中枢性高热与肺部、泌尿系感染所致高热。发热患者慎用冬眠药物，以防引起意识障碍。术后给予头枕冰袋、冰帽或全身冰毯，持续肛温监测，体温迅速控制在 38.5℃以下。为手术时下丘脑损伤所致中枢性高热患者高热持续不退，呈昏迷状态，预后较差，通常予以对症处理。

专科知识问答二

什么是尿崩症？尿崩症可分哪几型？

答：尿崩症（DI）是由于血管升压素（ADH）分泌不足（又称中枢性或垂体性尿崩症），或肾脏对血管升压素反应缺陷（又称肾性尿崩症）而引起的一组症候群，其特点是多尿、烦渴、低比重尿和低渗尿。

在排除液体量不足和有效维持外周循环平衡的前提下，可根据尿量的多少分三型：①24h 尿量为 3000～4000mL 为轻度；②24h 尿量为 4000～6000mL 为中度；③24h 尿量为 6000mL 以上为重度。

按照发病机制分类如下。①中枢性尿崩症：由于下丘脑视上核、室旁核神经细胞破坏导致 AVP 严重缺乏或部分缺乏。②肾性尿崩症：家族性、间质性肾炎、电解质紊乱等引起肾脏对 AVP 不敏感，致肾小管吸收水障碍。③妊娠期尿崩症：具中枢性和肾性尿崩症特点，常在妊娠后 3 个月发生，分娩后自然缓解，与循环 AVP 酶增高、AVP 降解增加有关。

尿崩症的诊断要点是什么？

答：(1) 尿量增多，每日可达 4～10L 或患者连续 2h 每小时尿量超过 300mL/h（儿童超过 150mL/h），可有遗尿。常伴烦渴多饮，或发热，脱水，甚至抽搐。

(2) 尿比重＜1.010，常在 1.005～1.006，尿渗透压＜200mmol/kg。

(3) 禁水试验、加压素治疗试验有助于区别中枢性或肾性尿崩症。

（4）颅骨 X 线片、鞍区 CT 或 MRI 检查发现颅内占位病变，有助于继发性疾病的诊断。

什么是高钠血症？如何处理？

答：当血钠超过 150mmol/L 时为高钠血症。治疗常以口服温开水为主，如不能配合则可以考虑插胃管，经胃管注入温开水（每 2h 注入 200mL 温开水）。同时静脉输注无钠液体（如低张糖或转化糖液体），为了避免大量补液增加心脏负担，需静脉补液及口服温开水时要限制速度。必要时可行血液透析治疗。

患者出现尿崩症时护理要点是什么？

答：（1）重点观察患者多饮、多尿、烦渴等表现及尿量、尿比重，准确记录 24h 出入量及每小时尿量（留置尿管的患者可使用精密集尿袋），根据出入液量补充液体。意识清楚者嘱多饮水；意识障碍者，术后 2～3h 给予留置胃管，补充水分及营养。当患者连续 2h 每小时尿量超过 250mL/h（儿童超过 150mL/h），尿比重＜1.005时，用垂体后叶素 12～15U 加入 500mL 液体中静脉滴注或鞣酸加压素 12U 深部肌内注射。尿崩轻者通常先给氢氯噻嗪、去氨加压素口服治疗，严重者可应用短效后叶加压素，其间要注意控制入液量，以防止水中毒（此时患者可有水肿、抽搐等发生）。

（2）定期测血钠、血钾、血氯、二氧化碳结合率及酸碱度和血尿素氮等。及时抽血监测血生化、血常规、血浆渗透压。术后 3～5 天每 12h 测电解质 1 次。若电解质丢失，可按正常补充；若引起钠潴留（血钠升高及渗透压增高），应限制钠盐摄入；低钠低氯患者补充氯化钠以防脑水肿；为防止低血钾给予口服氯化钾，尿量 1000mL 补氯化钾 1g。

（3）禁止摄入含糖类物质，以免血糖升高导致渗透性利尿，加重脱水。此外，需维持血钾、血钙、血糖在正常水平。

（4）准确记录 24h 的出入水量，密切观察尿量情况，监测尿比重，保持出入量平衡。

（5）密切观察患者的意识、生命体征及皮肤弹性，以早发现，防止脱水。

（6）保持静脉输液畅通，严密监测中心静脉压（CVP）变化。

（7）出现水、电解质紊乱时，及时处理并密切观察患者用药后的效果，当控制尿崩药物治疗效果不明显时，应考虑是否为低蛋白血症或高血糖所致，需查肝功能及血糖并适当的静脉输入白蛋白、血浆或使用胰岛素控制血糖。（避免经胃肠道或静脉摄入高糖类物质，以免引起血糖升高，产生渗透性利尿。）

什么是低钠血症？如何处理？

答：血钠低于135mmol/L为低钠血症，包括脑性盐耗综合征（CSWS）和血管升压素不适当分泌综合征（SIADH）。前者需充分的补液、补盐，进食含盐量较高的食品（如咸菜）和输入生理盐水。后者在补盐的同时要适当限制液体摄入量，成人以1000～1500mL为宜。多以静脉和口服补钠相结合，以减轻对肾脏的损伤，同时需严密监测血电解质变化。血钠在正常低值时可以预防性小剂量补充，补钠浓度应<3%，速度不宜过快，以免引起脑桥中央髓鞘溶解症或脑桥外髓鞘溶解症，造成脑损害甚至死亡。

什么是中枢性低钠血症？

答：是指鞍区巨大肿瘤切除术后，由于手术对垂体柄及下丘脑等重要神经内分泌调节中枢的损伤或干扰，导致患者出现较严重的低钠血症称其为中枢性低钠血症。可分为脑性盐耗综合征（CSWS）和血管升压素异常分泌综合征（SIADH）两种。

脑性盐耗综合征（CSWS）和血管升压素异常分泌综合征（SIADH）的鉴别及两者的处理原则有何不同？

答：（1）脑性盐耗综合征（CSWS）和血管升压素异常分泌综合征（SIADH）的鉴别见表2-6。

（2）处理原则

① CSWS是尿排钠增多所致的钠盐减少性低钠血症。治疗方法主要是补钠与补液。

表 2-6 CSWS 和 SIADH 的鉴别

项目	脑性盐耗综合征(CSWS)	血管升压素异常分泌综合征(SIADH)
尿钠浓度	显著升高	增高
尿量	显著增加	降低或正常
体重	降低	或不变
中心静脉压	降低	或不变
脱水	存在	无
血清渗透压	或正常	升高
尿素氮和肌酐	升高	正常
血细胞比容	升高	降低或不变

② SIADH 是因水钠潴留而产生的稀释性低钠血症，治疗上采取限制摄入水量。

脑性盐耗综合征（CSWS）如何护理？

答：(1) 密切观察 T、P、R、BP、瞳孔及意识的变化。因 CSWS 引起的低钠血症患者可出现头晕、头昏、恶心、呕吐，严重者出现意识模糊、昏迷等症状，应严密观察，并注意做好基础护理。

(2) 高热时，应给予头颈部物理降温（冰敷，冰枕，降温毯，病帽），控制室温在 20～25℃，每小时测量体温，并增加补液量。

(3) 调节补液速度

① 补液过慢，血容量不足，不利于疾病康复。大量补钠与补液，容易引起脑水肿，加重病情。

② 在静脉输入无钠液体时，补液不宜过快，否则在短时间内输入过多不含电解质的溶液后，可引起癫痫和脑水肿，造成永久性脑损伤。

③ 遵医嘱及时补充高渗氯化钠，并给予促肾上腺皮质激素（氢化可的松），以促进肾脏对钠的吸收。

(4) 搬动患者时，避免出现直立性低血压。

什么是禁水试验？禁水试验的方法是什么？结束禁水试验的提示是什么？

答：正常人禁水一定时间后，因血渗透压升高，AVP分泌增多，尿量减少，尿液浓缩，血渗透压无明显变化，尿渗透压>800mOsm/(kg·H_2O)，尿崩症的表现相反。

禁水试验的方法：①禁水时间8～12h不等，视每日尿量多少而定；②试验前测量体重、血压，尿比重或尿渗透压；③禁水后每2h排尿一次，测尿比重或尿渗透压；④禁水后每1h测量体重、血压；⑤有条件时，试验前及结束时可测血渗压。

结束禁水试验的提示：①体重减少3%～5%；②血压下降超过20mmHg；③直立性低血压；④连续两次尿渗压上升小于30mOsm/(kg·H_2O)；⑤连续2次尿量和尿比重变化不大。

禁水试验的结果如何判断？

答：见表2-7。

表2-7 禁水试验的结果判断

项目	正常人	尿崩症患者禁水后
尿量	明显减少,尿液浓缩	不减少
尿比重	>1.020	<1.010
血渗透压	无明显变化	升高
尿渗透压	>800mOsm/(kg·H_2O)	变化不大,尿渗透压<血渗压

什么是禁水-加压素试验？结果如何判断？

答：在禁水试验的基础上，出现“结束禁水试验的提示”后，测定血渗透压，肌内注射油剂去氨加压素5U，1h和2h后分别测尿渗透压和血渗透压以作为对照。

结果：①正常人尿渗压变化不大；②精神性多饮者与正常相似；③尿崩症尿渗透压上升>9%以上。

该患者术后如何护理？

答：(1) 心理护理　指导患者正确配合、及时了解患者的孤独、恐惧心理，每1～2h改变患者头部位置并说明头痛的原因，必要时遵医嘱给予止痛药缓解头痛，术后早期及病重期间安排家属探视，指导其家属鼓励、安慰患者，分担患者的痛苦，宣教各种管道的注意事项。

（2）卧位　麻醉未清醒患者去枕平卧，头偏向健侧，防止呕吐物、分泌物引起误吸、窒息。麻醉清醒且血压平稳的患者床头应抬高15°～30°，头下不宜垫枕头，以利颅内静脉回流，减轻术后脑水肿。协助患者翻身拍背每2h 1次，防止头部突然移位或颈部扭转。

（3）保持呼吸道通畅　应及时清除呼吸道分泌物以免误吸。

（4）视力、视野的观察　术前已对患者的视力视野的情况有所记录，手术以后要对视力视野再进行评估，以掌握手术后的颅内变化，一般在患者术后精神状况好时检查，如果视力、视野比术前有所下降，通常为手术损害所致；如果发生突然性的变化，考虑颅内是否出血，及时通知医师、做出处理。

（5）饮食指导

① 指导患者及家属进食高蛋白、高热量、富营养、易消化的饮食以提高机体抵抗力和术后组织修复能力，如蛋类、肉类、豆制品、奶类、鱼类、蔬菜水果等。

② 不摄入高糖食物及水果，以免使血糖升高，产生渗透性利尿，加重尿崩。a. 高糖食物：果酱、果汁、蜂蜜、糖制糕点、甜饮料、水果罐头、巧克力、冰激凌等。b. 高糖水果：香蕉、葡萄、荔枝、甘蔗、龙眼、大枣等。

③ 因鞍区肿瘤手术后，易损伤视上核、室旁核、下丘脑神经垂体径路致使血管升压素分泌减少，患者出现尿崩症。

④ 当患者出现尿崩症合并低钠血症时，鼓励患者多食含盐高的食品如咸菜、淡盐水等，可按患者每小时尿量来确定饮水量或鼻饲水量。

⑤ 指导患者不摄入利尿水果，如西瓜，以免影响尿量的观察。

⑥ 必要时请营养科医师会诊，根据患者的全身情况合理配制治疗饮食。

（6）管道护理　妥善固定各种管道并保持其通畅，防止非计划性拔管发生。注意观察引流液的量、颜色及性质并记录。

（7）潜在并发症　易造成尿崩症、水电解质紊乱、中枢性高热、垂体功能低下、颅内出血，准确记录单位时间的尿量变化，观察尿液颜色，必要时测尿比重，遵医嘱定时抽取血标本进行血生化检测，及时处理以上并发症。

（8）定时翻身、拍背，每 2h 1 次，预防压力性损伤及坠积性肺炎的发生。

（9）尽早进行静脉血栓栓塞症（VTE）的评估，及时按需给予压力抗栓袜、气压治疗、药物治疗等预防措施。

留置胃管护理及注意事项有哪些？

答：（1）鼻饲前检查胃管是否在胃内，方法：①胶布固定牢固、无松动，胃管外留长度无改变，患者口腔中无胃管盘曲；②从胃管内能抽出胃液；③将胃管末端置于水中，无气泡逸出；④将听诊器置于胃区，用注射器往胃管内注入 10～20mL 空气，能听到气过水声；⑤如为螺旋胃肠管，必要时可行 X 线照片确认位置。

（2）胃管鼻饲法

① 鼻饲前应将床头抬高 30°～45°，可避免进食过程中及进食后的呛咳、反流、呕吐等情况，减少肺炎的发生。

② 抽 20mL 温水，排尽空气注入胃管冲洗，抽配好的流质或药液同法注入胃管，抽 20mL 温水同法冲洗胃管，抬高胃管末端片刻待水全部流入胃内后，将胃管末端盖帽固定，用安全别针固定于患者衣肩上。

③ 保持半卧位 30～60min。

（3）注意事项

① 患者若出现以下情况，应暂停鼻饲流质。回抽胃液时，有消化道出血或胃潴留（如血性、咖啡色胃液或胃潴留量大于 100mL）；出现恶心、呕吐、腹泻、心慌、出汗、乏力等，要待症状好转后再行鼻饲。

② 流质温度应在 38～40℃，以不烫手背侧皮肤为宜，每次灌

注量 200～300mL，间隔时间不小于 2h，每日总量 1500～2000mL。

③ 流质用纱布过滤，药片要磨成粉末溶于水中，以防堵塞胃管。

④ 配制和灌注时注意卫生，流质最好是现配现用，配好的流质 24h 之内要用完，气温高时要存放于冰箱中，存放于冰箱中的流质喂前一定要加温，以防腹泻。

⑤ 妥善固定胃管，躁动患者用束手带约束，咳嗽时不要用力过猛，并且用手扶住胃管。

⑥ 保持口腔清洁，口腔护理每日 2 次，防止口腔感染。

⑦ 鼻饲流质开始时，宜少量、清淡，逐渐加量。

⑧ 新鲜果汁与牛奶应分开灌注，防止产生凝块。

⑨ 肠内营养液灌注时，可使用肠内营养泵 24h 持续泵入，先从低浓度、慢速逐步过渡到正常浓度及速度。

什么是静脉血栓栓塞症（VTE）？如何护理？

答：（1）定义　静脉血栓栓塞症（VTE）是深静脉血栓形成（DVT）与肺动脉栓塞（PE）的统称。DVT 是指血液在深静脉内非正常凝结引起的静脉回流障碍性疾病，多见于下肢、大手术或严重创伤后、长期卧床、肢体活动受限、肿瘤患者等，其主要病因有静脉壁损伤、血流缓慢和血液高凝状态。PE 则是血栓脱落后可引起的。

（2）护理措施

① 密切观察患肢疼痛的部位、性质、持续时间、皮温、皮肤颜色、动脉搏动、肢体围度等，每日进行测量、比较并记录。

② 卧床休息 1～2 周，患肢禁止热敷、按摩、避免活动幅度过大，避免用力排便，以免血栓脱落；平卧时应抬高患肢高于心脏平面 20～30cm，改善静脉回流，减轻水肿和疼痛；下床活动时需穿压力抗栓袜。

③ 饮食要求低脂、高膳食纤维，多饮水，保持大便通畅。

④ 遵医嘱应用镇痛、抗凝、溶栓等药物，使用抗凝药物期间防止碰撞及跌倒及使用软毛牙刷。

⑤ 密切观察患者有无胸痛、呼吸困难、咯血等肺栓塞的表现，应立即嘱患者平卧，高浓度给氧，同时避免深呼吸、咳嗽及剧烈翻动，通知医生并配合抢救。

⑥ 指导患者保持良好的体位，绝对戒烟，以防止尼古丁对血管的刺激使其收缩。

如何进行出院指导？

答：(1) 心理指导　委婉告诉患者遗留的视力障碍等不能完全恢复，但可通过药物治疗或锻炼部分改善，多鼓励患者积极进行康复训练，建立健康的人格，以提高生活质量及树立生活信心，家属应加强患者的心理开导。

(2) 饮食　选择营养丰富、可口的饮食，多食高蛋白富含营养食物、新鲜蔬菜、水果，术后 1 个月积极预防感冒和便秘。

(3) 伤口护理　伤口愈合时会出现痒的感觉，禁搔抓，可用 75％乙醇擦洗，1 个月后可洗头。

(4) 活动　避免重体力劳动，避免过强运动，劳逸结合，视力障碍患者外出活动时注意防止摔倒、碰伤。

(5) 服药　出院后继续服药，注意药物不良反应，不可随意漏服，更改剂量及间隔时间，不可自行停药。

(6) 复查　术后 3～6 个月到门诊复查 CT 或 MRI。如果患者出现原有症状加重、多饮多尿、剧烈头痛、呕吐、抽搐等症状，应及时到医院就诊。

(7) 指导观察尿量　如果患者尿量每小时大于 200mL，连续 3h 以上，应服用去氨加压素片。若尿多伴精神差、食欲差或者呕吐，应立即到当地医院抽血查电解质。

【护理查房总结】

颅咽管瘤患者术后常见并发症是水、电解质代谢紊乱和高热，而视丘下部的损伤及内分泌功能紊乱是患者生存质量低下的直接因素。持续尿崩与低钠血症所造成的内环境紊乱不利于神经系统行使正常的功能，甚至诱发癫痫并造成严重的脑水肿进而危及患者的生命。因此，在临床工作中，我们应密切观察、早期发现并及时准确地判断病情，配合医师治疗，进一步提高患者的生活质量。

（1）密切监测患者的电解质、体温变化，出现异常时，及时给予对症处理。

（2）加强安全护理及生活护理，防止呼吸系感染、泌尿系感染、静脉血栓栓塞症等并发症的发生。

（3）护士要掌握尿崩症、高钠血症、低钠血症的临床表现及检验结果的正常值。

（4）患者出院时，应指导患者及家属如何观察尿量、尿比重等以及体温、癫痫情况；积极预防感冒，定时服药；定时复查。

（罗婉嘉）

查房笔记

病例 4 • 垂体腺瘤

【病历汇报】

病情 患者，女，36 岁，因面容改变、四肢肢端肥大 2 年，头痛 6 个月，视力下降、视物模糊 1 个月入院。患者 2 年前无诱因出现嘴唇肥厚，鼻增宽，颜面部增大，四肢肢端肥大。无头痛，无视力、视野障碍，无闭经、泌乳，患者未予重视，未做处理。6 个月前无明显诱因出现间断头痛。1 个月前患者突发视力下降、视物模糊，为求进一步诊治入住我科。患者自起病以来无高热及抽搐发作，无恶心、呕吐，精神、食纳一般，大小便正常。既往体健，否认传染病及家族性疾病史，无药物及食物过敏史。

护理体查 T 36.8℃，P 78 次/分，R 20 次/分，BP 121/78mmHg，意识清楚，言语流利，定向力、理解力、记忆力未见明显异常。鼻腔及外耳道无异常分泌物，双侧嗅觉正常。双瞳孔等大等圆，直径约 2mm 大小，对光反射灵敏，眼球活动可，无眼睑下垂，视力粗测左眼 0.5、右眼 0.6，视野检查双颞侧偏盲。口唇肥厚，颜面部增宽，鼻宽大，面部感觉正常，额纹对称，鼓腮示齿时口角无歪斜。粗测听力正常，无饮水呛咳、吞咽困难。四肢肢端肥大，活动可，肌力正常，浅反射及腱反射正常，未引出病理反射。心、肺、肝等其他部位未见异常。

辅助检查 MRI 显示鞍区肿瘤，向上突入鞍上池，压迫视交叉（图 2-11）。内分泌检查垂体六项提示生长激素（GH）8μg/L。

入院诊断 垂体腺瘤（GH 型）。

主要护理问题 自我形象紊乱、知识缺乏、恐惧、潜在并发症——脑疝、电解质紊乱。

目前主要的治疗措施 神外护理常规，测基础代谢率，记录 24h 尿量，完善相关术前准备，待手术。

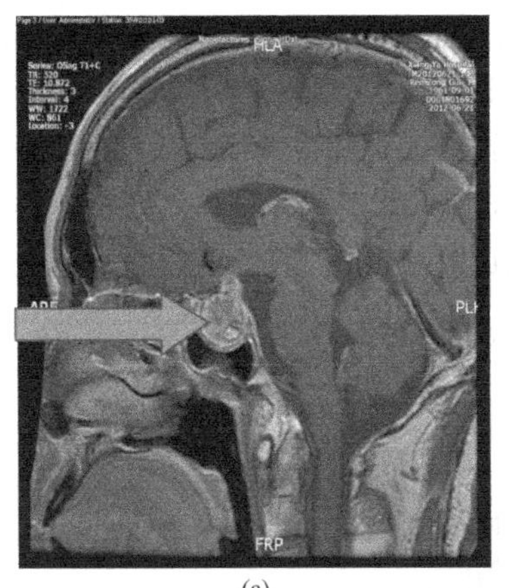
(a)

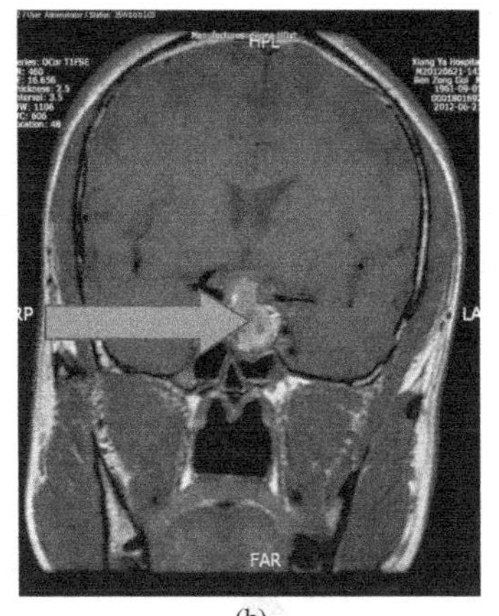
(b)

图 2-11　MRI 示垂体腺瘤

护士长提问一

脑垂体的生理解剖及其周围结构有哪些？

答：垂体位于颅底蝶鞍窝内，上方为鞍膈、视交叉和第三脑室底部，下方为蝶窦。垂体柄穿过鞍膈，连接下丘脑和垂体，垂体柄由血管和神经组成，垂体两侧为海绵窦，其内有颈静脉、颈内动脉、动眼神经、滑车神经、展神经和三叉神经等（图 2-12）。

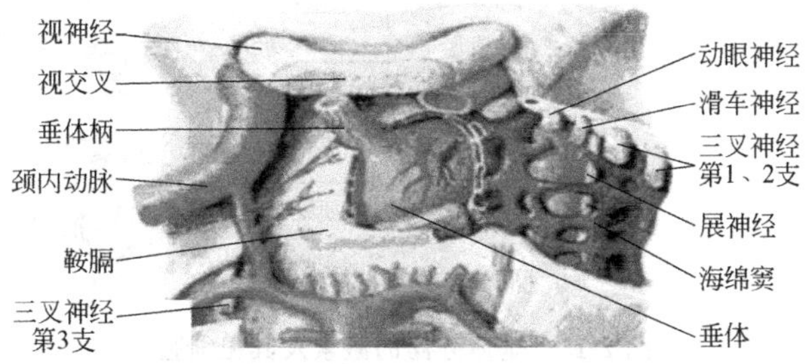

图 2-12　垂体的周围结构示意

垂体分泌哪些激素？其靶细胞是哪些？

答：垂体分为腺垂体（前叶）和神经垂体（后叶）。腺垂体由外胚层的拉克囊分化而来，神经垂体则由第三脑室底向下突出而形成。神经垂体本身不分泌激素，只是储存和释放下丘脑分泌的血管升压素和缩宫素。生长激素、催乳素、促甲状腺激素、促性腺激素、促肾上腺皮质激素和黑色素细胞刺激激素由腺垂体分泌。其作用的靶细胞有肾上腺、甲状腺、乳腺、睾丸、卵巢等（图 2-13）。

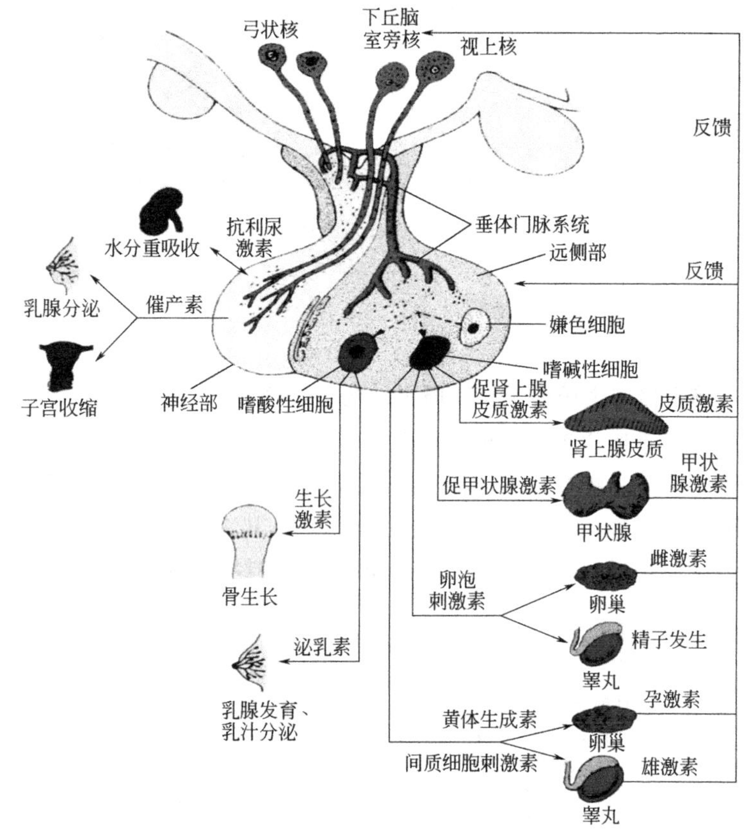

图 2-13　垂体分泌的激素及其靶细胞

该患者诊断垂体腺瘤（GH 型）的依据是什么？

答：(1) 患者的临床表现如下。

① 内分泌紊乱症状：以生长激素（即 GH）分泌亢进为主要表

现，在成人主要表现为肢端肥大，儿童表现为巨人症（图 2-14）。

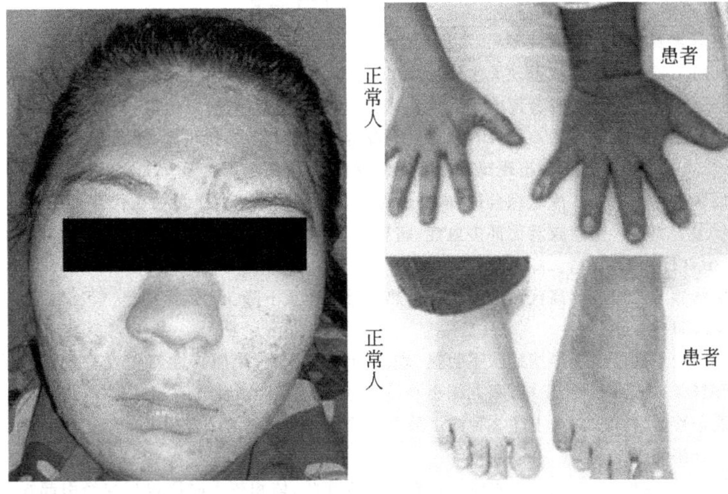

图 2-14 生长激素（GH）腺瘤临床表现

② 颅高压症状：以头痛为主，患者起病早期即可出现头痛，主要位于眉间、眶后和双颞部，为轻度间歇性发作，为肿瘤生长使刺激鞍膈区所致。当肿瘤突破鞍膈，鞍内压力降低时，头痛可减轻或消失。

③ 视力、视野障碍：由于肿瘤压迫视交叉导致不同程度的视力障碍。典型者多为双颞侧偏盲；单眼盲或全盲多为偏向一侧生长的肿瘤的表现。

（2）内分泌检查 垂体六项提示生长激素（GH）8μg/L。

（3）患者 MRI 支持诊断

垂体腺瘤可分为哪些类型？

答：（1）根据肿瘤大小分为微腺瘤（直径＜1cm）、大腺瘤（直径 1～3cm）、巨大腺瘤（直径＞3cm）。

（2）根据激素分泌类型分为功能性腺瘤（包括泌乳素腺瘤、生长激素腺瘤、促肾上腺皮质激素腺瘤、促甲状腺素腺瘤、促性腺激素腺瘤及混合性激素分泌瘤）和无功能性腺瘤，其临床表现见表 2-8。

表 2-8　垂体腺瘤分类及临床表现

分类	临床表现
泌乳素腺瘤（PRL 瘤）	女性多见，常出现停经-泌乳综合征。男性少见，表现为阳痿，性功能减退及无生育功能
生长激素腺瘤（GH 瘤）	青春期前为巨人症，成年人则表现为肢端肥大症：头颅面容宽大，颧骨高，下颌突出延长，咬合不良，鼻肥大，唇增厚，手足肥大，指趾变粗，可出现睡眠呼吸暂停综合征，内脏亦肥大
促肾上腺皮质激素腺瘤（ACTH 瘤）	库欣综合征：向心性肥胖，满月脸，水牛背。蛋白质代谢紊乱，出现紫纹及面部多血症，病理性压缩性骨折。糖代谢紊乱即可逆性高血糖。高血压
促甲状腺素腺瘤（TSH 瘤）	高代谢的症状如怕热、多汗、体重下降、心慌、房颤等
促性腺激素腺瘤（FSH/LH 瘤）	早期症状不明显，表现为性欲下降；晚期男性精子发育及成熟障碍，阳痿，睾丸缩小及不育；女性为月经紊乱或闭经
混合性激素分泌瘤	为上述 2 种或 2 种以上的功能性腺瘤的综合表现
无功能性腺瘤	无以上垂体功能异常相应症状，体积较大时压迫视神经引起视力下降甚至失明。以双颞侧偏盲常见的视野缺损，以及眼底视盘原发萎缩等症状

(3) 根据肿瘤生长及生物学特性分为两种。①侵袭性腺瘤：肿瘤向鞍上、鞍旁及鞍底浸润性生长，侵入海绵窦，包绕颈内动脉，破坏鞍底蝶窦顶壁骨质，侵入蝶窦内等。②非侵袭性腺瘤：肿瘤生长呈膨胀性，对周围结构呈挤压而非浸润破坏。

诊断垂体腺瘤的辅助检查方法有哪些？

答：(1) 内分泌检查　抽血查激素全套包括生长激素、皮质醇、雌二醇、黄体生成素、黄体酮、促卵泡激素、肾上腺皮质激素、睾酮、泌乳素。甲状腺激素，可以确定肿瘤的性质，判定预后及疗效。

(2) 颅骨 X 线平片　可见蝶鞍扩大或骨质破坏。

(3) 脑血管造影　当肿瘤突破鞍膈时，可见颈内动脉向外推移等改变。鞍区球形占位病变应行脑血管造影与巨大颈内动脉瘤鉴别。

(4) CT 检查　是目前诊断垂体腺瘤的主要方法之一，可以显示肿瘤的大小、形态、密度及发展方向，但是难以发现直径＜5mm的微腺瘤。

（5）MRI检查　能显示正常垂体及垂体腺瘤，成像清晰。但是对鞍底骨质改变和瘤内出血等情况不如CT清楚。

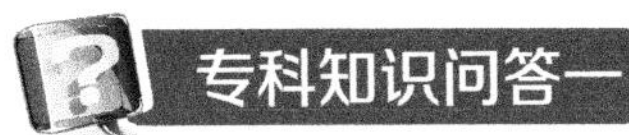

专科知识问答一

垂体腺瘤的手术方式有几种？手术前应如何准备？

答：目前垂体瘤的手术方式分为两种，一种是经鼻蝶手术，另一种是开颅手术。

（1）经鼻蝶手术（图2-15）

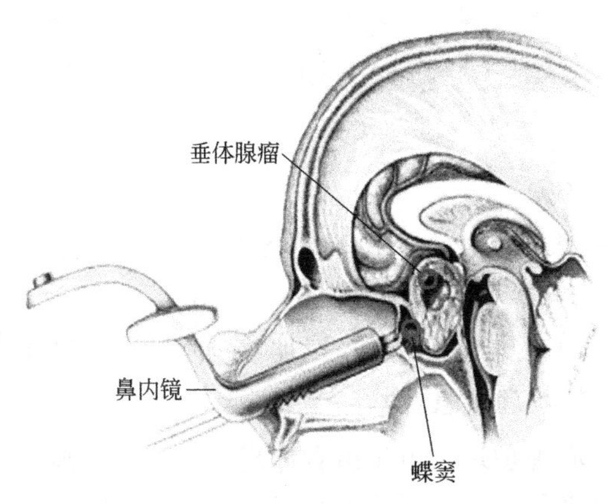

图2-15　经鼻蝶鞍区肿瘤切除术

① 了解鼻咽腔、口腔、鼻窦等有无炎症、有无损伤。

② 术前3日滴呋麻滴鼻液。术前一日剪鼻毛，用口泰含漱液清洁口腔。

③ 指导患者练习张口呼吸。

④ 术前2周禁烟，术前禁食10～12h，禁饮6～8h，进高蛋白、高热量、易消化、清淡食物，保证充足睡眠，训练床上大小便。

⑤ 术前行 CT 扫描，了解蝶窦的气化情况见图 2-16。

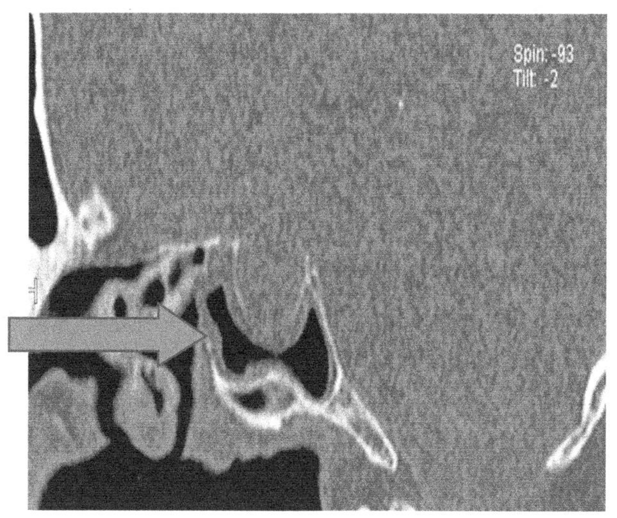

图 2-16　CT 显示蝶窦鞍型气化

（2）开颅手术

① 术前一天备头皮，天冷时，备皮后戴帽，防感冒。

② 术前 2 周禁烟，术前禁食 10～12h，禁饮 6～8h，进高蛋白、高热量、易消化清淡饮食，保证充足睡眠，训练床上大小便。

手术前如何护理该患者?

答：（1）心理护理　由于患者出现头痛、视力障碍、容貌和体型改变，所以极易产生恐惧或者自卑的心理。同时再加上手术对生命的威胁和对手术的知识缺乏，患者更易产生负面情绪。因此责任护士应该主动安慰患者，及时与患者或家属进行交流，了解患者的心理反应。

（2）采取必要的安全防范措施，做好安全宣教　由于肿瘤压迫视神经、视交叉及视神经束。而导致视力减退、视野缺损。因此护士应注意向患者详细介绍病室环境，提供适当的光源；把水、餐具、呼叫器等常用物品放在患者视力范围内；移去环境中的障碍物，室内用物相对固定，如用物摆放位置发生改变要告诉患者；避免让房门半开，一定要全开或全关；保持床位低水平，床边有扶栏；当患者行走时要搀扶，提供适当的辅助用具并练习使用。同时做好跌倒安全风险评估，并根据评估的结果做好安全宣教。

（3）记录24h尿量，测量基础代谢率（BMR）连续3天。术前3天给予10%葡萄糖溶液250mL＋氢化可的松100mg静脉滴注或口服泼尼松5mg每日一次。

（4）完善手术前准备。

（5）密切观察患者的病情变化，出现异常情况及时通知医师处理。

什么是垂体瘤卒中？发生垂体瘤卒中应如何治疗？

答：（1）垂体瘤卒中指垂体瘤内突发出血、梗死或坏死，使得瘤体体积爆发性增大，鞍内压力增高，压迫周围结构或相邻组织而引起的一组临床综合征。垂体瘤卒中起病急，伴有剧烈头痛、呕吐、视力视野改变、眼运动神经麻痹、蝶鞍扩大等表现，也称为垂体腺瘤急性出现综合征，是垂体卒中最常见的原因。

（2）垂体瘤卒中的治疗如下。

① 内分泌治疗：一经确诊为垂体瘤卒中应立即给予激素替代治疗，同时监测血清电解质水平，防止电解质紊乱。

② 手术治疗：当患者出现视力、视野改变或病情急剧恶化者应立即遵医嘱完善术前准备，行手术以解决鞍区周围脑组织受压情况。

垂体腺瘤的治疗方法有哪些？

答：（1）药物治疗　垂体功能低下治疗原则是缺什么补什么，常用的有泼尼松、甲状腺素、睾酮类和女性激素等。围术期和放射治疗期均应根据病情补充调整相应激素用量。目前，溴隐亭时治疗PRL瘤最有效的药物，可使90%的PRL瘤体积缩小。生长抑素对部分GH瘤有效。

（2）手术治疗　经鼻蝶手术和开颅手术。

（3）伽马刀　适用于直径＜1cm的微腺瘤。

(4) 放疗　适用于手术不彻底或可能复发的垂体腺瘤及原发腺癌或转移癌。

【病情进展】

患者入院后第3天，在全麻插管下经鼻蝶入路垂体瘤切除术，手术顺利，麻醉满意。术中出血约100mL，未输血。患者麻醉清醒后安返病房。术后第3天，连续2h，每小时尿量达300mL。复查血清电解质显示K 4.0mmol/L，Na 130mmol/L，空腹血糖10.6mmol/L。

护士长提问二

患者术后常见的潜在并发症有哪些？

答：垂体腺瘤常见的潜在并发症有尿崩症、电解质紊乱、继发颅内出血、中枢性高热、脑脊液鼻漏。

什么是尿崩症？护士应如何护理尿崩的患者？

答：垂体瘤术后尿崩症通常认为是由于损伤垂体后叶或垂体柄所致，可根据出现时间的不同分为急性尿崩和迟发性尿崩，根据症状持续时间的长短又可分为一过性尿崩和持久性尿崩。

在临床上，诊断尿崩症的标准：①明确的下丘脑部位手术史；②术后出现烦渴、多饮、多尿，24h尿量可多达4L以上；③尿比重明显减低，常在1.001～1.006；④尿渗透压多数低于300mmol/L（正常为600～800mmol/L）。

护士应严格执行补液医嘱，患者未清醒时予静脉补液，速度适当。患者清醒时，无恶心、呕吐，在静脉输液的同时辅以口服补液或单独口服补液，既要防止因烦渴独饮白开水而致水中毒，又要防止过度限制饮水致高渗性脱水。必要时遵医嘱给予去氨加压素、垂体后叶素或鞣酸加压素，并观察用药效果。嘱患者忌食含糖食物，以免使血糖升高，产生渗透性利尿，使尿量增加。

在使用控制尿量的药物之前应排除哪些因素？

答：(1) 输液的影响　应排除患者是否正在大量、快速输液。

(2) 药物因素　患者是否使用脱水药，高渗液体如白蛋白、血浆等。

(3) 患者的饮食情况　需要询问患者是否喝咖啡、吃西瓜、饮用大量水等。

控制尿崩症的常用药物有哪些？使用时应注意什么？

答：目前临床常见的控制尿崩症的药物有垂体后叶素剂，口服去氨加压素片（弥凝）和鞣酸加压素针剂（长效尿崩停）。

(1) 使用垂体后叶素应从 5～8 滴/分开始，观察尿量有无减少，根据尿量变化调节静滴速度。观察用药后的不良反应，如血压升高、腹痛、腹泻、尿闭等。

(2) 使用去氨加压素要注意观察用药后尿量的变化及有无头痛、血压一过性降低、反射性心动过速、胃痛、恶心和水中毒（意识淡漠、幻视、心慌、四肢麻木无力）等不良反应。

(3) 鞣酸加压素为油剂，使用前需充分摇匀且需要深部肌内注射，并注意观察用药后尿量的变化。

专科知识问答二

患者手术后观察及护理的要点是什么？

答：(1) 严密观察生命体征、意识、瞳孔的变化，视力、视野有无改变。术后 48h 内为术区再出血的高峰期，术后 3～7 天为脑水肿高峰期。此外严密进行体温监测，由于高热可增加患者脑耗氧代谢，加重脑水肿，患者发热时应及时进行物理降温。

(2) 保持出入水量平衡　记录 24h 尿量，监测尿比重（正常尿比重为 1.010～1.025），观察患者皮肤弹性。如患者连续 2h 尿量＞200mL /h（儿童＞150mL /h），应及时告知医师。

（3）密切监测患者电解质及血糖情况，辨别不同类型的水电解质平衡紊乱　丘脑下部-垂体型主要表现为脑性盐耗综合征与尿崩症即低钠血症＋高尿钠症。脑性盐耗综合征多为反复降颅压药及利尿药的使用所致，即高钠血症＋低钠尿症。低钠血症的患者应多进食含高钠的食物，如咸菜、盐水。高钠血症的患者应多喝白开水，以利于钠离子排出。严格遵医嘱补充液体，禁止摄入含糖液体，防止渗透性利尿，加重尿崩症状。

（4）观察鼻部敷料情况　及时擦拭鼻腔血迹及污垢，防止液体逆流，勿挖鼻或自行堵塞鼻腔或冲洗鼻腔。密切观察脑脊液鼻漏的颜色、性质和量，并及时记录和告知值班医师。出现脑脊液鼻漏时应取头高位。注意保暖，避免咳嗽喷嚏。避免用力排便以免使颅内压升高。不经鼻吸痰或插胃管。定时完成口腔护理，防止逆行感染。若病情允许可抬高床头30°～60°，使脑组织移向颅底而封闭漏口。遵医嘱按时给予抗生素。限制探视人数，减少外源性感染因素。保持病室空气清新，每日定时通风。

（5）心理护理　委婉告知患者遗留的视力障碍，但通过药物可部分改善，亲友加强心理开导，建立健康人格，以提高生活质量，树立信心。

正常的血清钠浓度为多少？出现低钠血症的临床表现是什么？

答：正常血清钠浓度为135～155mmol/L。低钠血症（hyponatremia）为血清钠＜135mmol/L，（重度低钠＜120mmol/L，中度低钠＜130mmol/L，轻度低钠＜135mmol/L）。中枢性低钠血症患者往往是在原发病治疗过程中出现精神异常和意识改变，表现为烦躁、精神萎靡、嗜睡，进而抽搐、昏迷，部分患者有腹胀、腹泻、恶心、呕吐，重症者惊厥、死亡。鞍区肿瘤特别是垂体瘤术后患者，出现低钠血症的原因主要包括血管升压素分泌不当综合征（SIADH）和脑性盐耗综合征（CSWS）。中枢性低钠血症的预后差异很大，主要取决于及时诊断并适当治疗，明确低钠血症的病因。

正常血清钾浓度是多少？补钾时应注意什么？

答：正常血清钾钠浓度为3.5～5.5mmol/L。补钾公式为（期望值一实测值)×体重(kg)×0.3/0.34。所得数值就是所需10%氯化钾的毫升数。

补钾原则：①见尿补钾，一般以尿量超过30mL/h方可补钾；②补钾浓度不宜超过40mmol/L（氯化钾3g/L），每日补氯化钾总量不宜超过6～8g；③含钾的液体不可静脉推注，以免血钾突然升高，导致心脏停搏，且对静脉刺激甚大，患者不能忍受，并有引起血栓性静脉炎的危险；④补钾速度不宜超过20～40mmol/h，成人静脉滴注速度不超过60滴/分；⑤能口服者尽量口服。

哪些食物中含钠、钾高？

答：(1) 含钠高的食物　深色蔬菜类（尤其是红苋菜、绿苋菜、空心菜)、香蕉、番茄、橙子、芒果、坚果类、燕麦、罐头类腌制品和咸鸭蛋。

(2) 含钾高的食物　坚果类，尤其是榛子、腰果、南瓜子、葵花籽。另外还有香蕉、柑、橙、鲜橘汁、菠菜、蘑菇、豆类及其制品等。

为何该患者出现血糖增高？

答：垂体瘤导致患者血糖增高多见于生长激素型垂体瘤，由于生长激素的作用主要经胰岛素样生长因子（IGF-1）介导，当垂体腺瘤影响血清生长激素以及IGF-1导致两者异常时会导致胰岛素抵抗，故出现高血糖。

正常血糖参考值为多少？

答：空腹血糖为3.9～6.1mmol/L，餐后不超过7.8mmol/L。

对于该患者如何进行出院健康宣教？

答：(1) 饮食　讲究平衡饮食，荤素、粗细搭配（例如鸡蛋、牛奶、肉包、蔬菜搭配)；多吃富含纤维素的食物，减少脂肪摄入，其次患者应该戒烟酒。当空腹血糖控制在7.0mmol/L（126mg/dL)以下、餐后2h血糖10mmol/L（180mg/dL)、糖化血红蛋白小于7.5%且血糖没有较大波动时，可以选择在两餐之间食用水果。如血糖控制不满意时，可吃少量生黄瓜和番茄。

（2）运动 坚持有氧运动、持之以恒和量力而行的原则，如慢跑、散步、打太极拳、骑自行车、跳舞等。以早餐后或晚餐后 1h 左右运动为宜，至少每周 3 次以上。

（3）正确使用胰岛素 选择正确的注射部位、正确的时间、用正确的方法注射胰岛素，以控制患者的血糖在理想的范围之内。

（4）指导患者预防脑脊液漏 加强身体锻炼，防止感冒。

（5）用药指导 遵医嘱服药，尤其是激素类药物，应逐渐减量，切勿擅自停药，以免引起垂体功能危象。

（6）复查指导 术后定期复查垂体区 MRI 以及视力视野。垂体激素水平的检测。术后 1 个月、3 个月、6 个月各一次。

什么是加速康复外科？在围术期应用加速康复外科，相对传统方式有哪些方面的改进？

答：加速康复外科（enhanced recovery after surgery，ERAS）是 ERAS 以循证医学证据为基础，以减少手术患者的生理及心理的创伤应激反应为目的，通过外科、麻醉、护理、营养等多学科协作，对围术期处理的临床路径予以优化，从而减少围术期应激反应及术后并发症，缩短住院时间，促进患者康复。这一优化的临床路径贯穿于住院前、手术前、手术中、手术后、出院后的完整治疗过程，其核心是强调以服务患者为中心的诊疗理念。

相对传统方式，加速康复外科主要有以下方面的改进。

（1）术前

① 术前宣教：采取个性化、多元化宣教方式，针对不同患者及家属，采用卡片、多媒体、展板等形式来介绍围手术期诊疗过程，缓解其焦虑、恐惧及紧张情绪。让患者及家属参与，使患者知晓自己在此计划中所发挥的重要作用，获得患者及其家属的理解、配合，包括术后早期进食、早期下床活动等。

② 术前戒烟、戒酒：一般推荐术前戒烟、戒酒 1 个月。通过门诊宣教、宣传小册子等，告知患者戒烟戒酒。入院首日确认患者已戒烟酒。

③ 营养筛查及治疗：术前采用营养风险评分 2002（NRS

2002）进行营养风险评估。严重营养不良的患者行营养支持治疗（首选肠内营养）后再进入ERAS。

④ 术前胃肠道准备：无胃肠道动力障碍患者术前6h禁食固体饮食，术前2h禁食清流质。若患者无糖尿病史，术前2h给予碳水化合物（葡萄糖液）400mL。

⑤ 术前麻醉访视与评估：完善相关检查后，外科医师与麻醉医师共同评估患者一般情况，确定术中监测手段、麻醉用药方案等。对于功能区肿瘤患者，评估患者神经心理状态及手术配合程度，以确定能否行唤醒麻醉。

（2）术中

① 预防性抗生素的使用：切皮前30min预防性使用抗生素。

② 麻醉管理：开颅患者应用头皮浸润麻醉及头皮阻滞，减少术后疼痛。全麻使用短半衰期的麻醉药物。为预防PONV，预防使用止吐药。

③ 手术方式：微创开颅，术中行神经电生理、脑电监测，尽量避免术后神经功能障碍。术后不常规留置伤口引流管。皮肤采用皮内缝合方式，无须拆线，减少住院时间。

④ 术中护理：采取保温措施，如加温床垫、加压空气加热（暖风机）、输血输液加温装置等避免低温。术中密切观察皮肤，预防压力性损伤。

（3）术后

① 疼痛管理：麻醉清醒后根据VAS疼痛评分评估患者是否有疼痛及疼痛程度，有头痛尽量选用非阿片类镇痛药物。

② 液体量管理：手术当日至术后第1天补液量2000mL左右，术后第2天减少补液量，3天后停止液体（除必要治疗药物外）。

③ 早期肠内营养：麻醉清醒后4h喝水，术后第一天进流食，术后第二天进普通饮食。

④ 早期下床活动：术后清醒无禁忌可半卧位或适量在床活动，无须去枕平卧6h；术后第1天鼓励下床活动，逐日增加活动量。

⑤ 预防血栓形成：术后回病房常规Caprini评分，无禁忌应用

间歇充气加压预防静脉血栓栓塞。指导卧床期间下肢活动。

⑥ 预防感染：规范扣背要求、雾化吸入、使用排痰仪，预防肺部感染。麻醉醒后尽早拔除尿管，不超过24h。

⑦ 出院及随访：依照制定的量化的出院标准出院。术后1周进行电话随访及指导：检查切口，拆线，评价神经功能状态，治疗疼痛、睡眠障碍及预防VTE等。根据患者情况进行1个月、3个月、6个月、12个月定期随访、指导康复，进行患者满意度等效果评价。

【护理查房总结】

垂体的内分泌功能复杂而重要，生长激素（GH型）腺瘤对患者的生长发育、劳动能力和社会心理影响较大，尤其是容貌的改变给患者的社交和心理造成巨大的压力。因此，在护理这类患者时，不仅应注重神经外科的专科护理（包括观察患者内分泌方面的症状及表现，特别是尿量、血糖及电解质情况；实施经鼻蝶手术的患者注意预防脑脊液鼻漏），同时应该特别关注患者的心理变化，及时给予心理指导和健康教育。

加速康复外科是近年来围术期处理的新理念。越来越多的循证医学资料显示，ERAS在多种外科疾病的围术期处理中发挥了积极作用。目前国内在神经外科的应用尚处于不断完善过程中。随着各种新技术新理念的涌现，相信ERAS的应用将会更加广泛。

（孙 玲）

查房笔记

病例 5 • 听神经鞘瘤

【病历汇报】

病情　患者，男性，44 岁，因头晕 20 个月，左耳听力下降 1 年，加重伴行走不稳 1 个月而扶助入院。患者于 2010 年 12 月无明显诱因出现头晕，阵发性，休息可缓解。2011 年 9 月发现左耳听力下降，至 1 个月前左耳听力完全丧失。2012 年 7 月以来，患者自觉头晕症状加重，行走时如踩棉花，但未发生跌倒。自诉左侧面部有轻微麻木，有耳鸣及视力下降，无进食呛咳及呕吐。行头部 MRI 提示“左侧桥小脑角区占位病变”收住我科。患者自起病以来，精神、食欲佳，睡眠佳，大小便正常，体重无明显减轻。患者既往有糖尿病病史，否认传染性疾病及家族性疾病史，无药物及食物过敏史，否认外伤手术史、输血史。

护理体查　意识清楚，T 36.7℃，P 95 次/分，R 20 次/分，BP 138/87mmHg。视力右侧 1.2、左侧 1.2，视野双侧粗测无缺损，瞳孔等大等圆、直径 3mm、对光反射灵敏，双眼球活动可，眼睑无下垂，无眼球震颤。双侧面部浅触觉及痛温觉减退，咀嚼有力，张口下颌无偏移，角膜反射（+）。额纹、鼻唇沟对称，闭目、皱额、示齿、鼓腮、吹哨正常，面神经功能Ⅰ级。左耳无听力，右耳正常。Rine 试验：左右耳均气导大于骨导。Weber 试验：偏右。腭垂居中，声音无嘶哑，饮水、进食无呛咳，吞咽功能Ⅰ级，咽反射可，咳嗽反射可。行一字步不能。语言流利，记忆力、定向力正常智力正常，自动体位，双鼻嗅觉正常。

辅助检查

（1）视神经功能检查　眼底镜检（图 2-17）：视盘周围不清晰，边界欠清楚；视盘颜色苍白，提示视神经萎缩；动静脉比例 1∶1.5提示颅高压致充血；视盘周围有絮状物，提示渗出。

（2）视野检查（图 2-18）　该患者视野未见明显缺损。

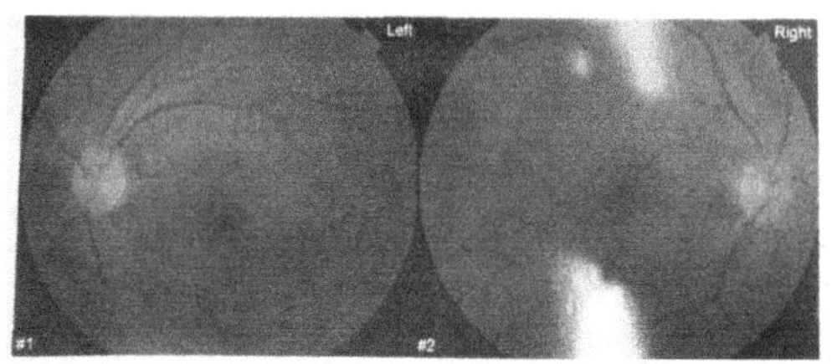

图 2-17　眼底检查

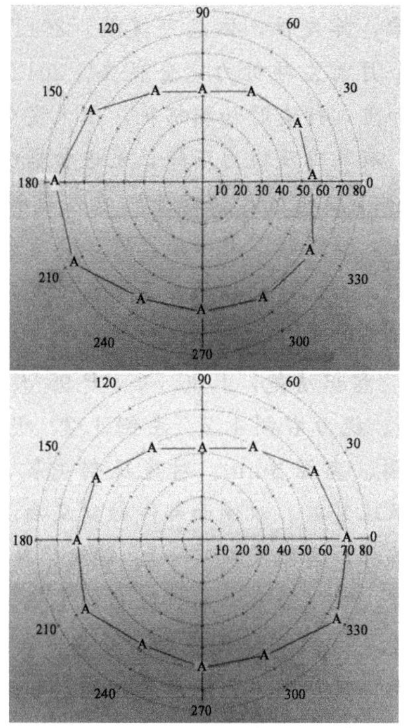

图 2-18　视野检查

(3) HRCT 检查（图 2-19）结果提示左侧内听道扩大。

(4) MRI（图 2-20）提示左侧桥小脑角区（CPA）占位病变。

(5) 纯音电测听　纯音电测听系利用电声学原理设计而成，能发生各种不同频率的纯音，其强度（声级）可加以调节，通过纯音听力计检查不仅可以了解受试耳的听敏度，估计听觉损害的程度，并可初步判断耳聋的类型和病变部位。感应性耳聋，即通常所说的高频听力受损，故听力曲线呈渐降型或陡降型（图 2-21）。

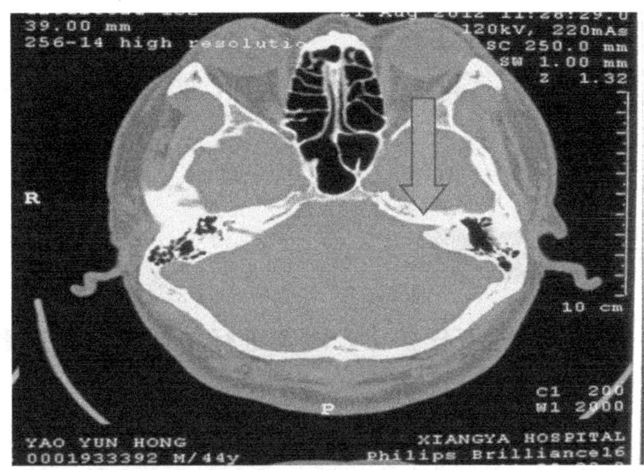

图 2-19　HRCT

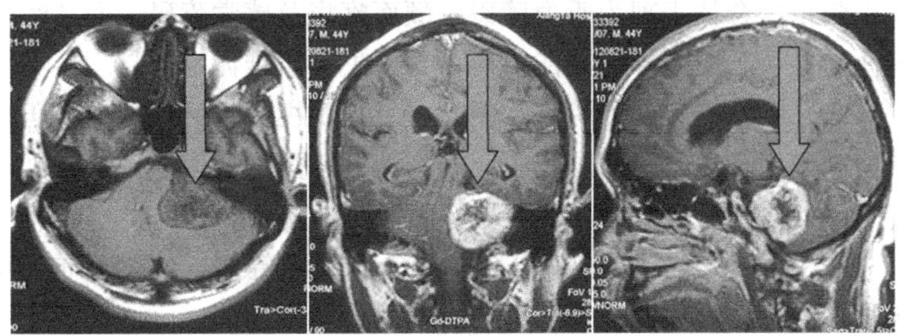

图 2-20　MRI

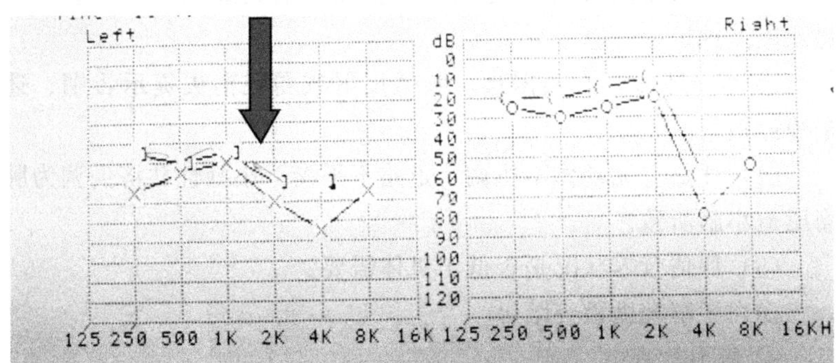

图 2-21　纯音电测听

(6) 实验室检查　空腹血糖7.0mmol/L。

入院诊断　左侧听神经鞘瘤。

主要护理问题　①恐惧；②有受伤的危险。

目前主要的治疗措施　①营养支持；②完善术前准备；③观察病情变化。

护士长提问一

如果你是患者的责任护士，对其进行护理评估应注意哪些要点？

答：(1) 了解患者起病方式或主要症状　听神经鞘瘤的首发症状多为患侧耳鸣、听力下降或眩晕，耳鸣多为高音性，持续性。脑桥小脑角综合征表现为听力障碍、颜面疼痛及感觉障碍，面神经周围性麻痹，后组脑神经功能障碍，共济失调及锥体束征。

(2) 评估有无剧烈头痛、呕吐、复视及视盘水肿　颅内高压症状为肿瘤增长压迫第四脑室引起脑脊液循环受阻所致。

(3) 评估有无邻近脑神经受损

① 面肌瘫痪，眼睑闭合不全，口角偏向健侧，同侧舌前2/3味觉丧失为面神经受损引起的周围性面瘫。

② 患侧颜面部麻木、疼痛，角膜反应消失或减退，咀嚼无力提示三叉神经损害。

③ 声音嘶哑，吞咽困难，咳嗽反射减弱或消失提示舌咽、迷走神经损害。

(4) 评估有无动作不协调，走路不平衡　小脑性共济失调为肿瘤压迫小脑所致。

(5) 评估营养状况是否低于机体需要。

(6) 了解辅助检查结果

① 听力检查；

② 前庭神经功能检查；

③ 脑干听觉诱发电位；

④ X 线平片；

⑤ CT 及 MRI 检查。

（7）心理社会评估。

如果你是患者的责任护士，目前应对其采取哪些护理措施(手术前护理)？

答：（1）心理护理　由于病程较长，症状明显，易使患者产生紧张、焦虑及恐惧心理，故应劝慰患者面对现实，正确对待疾病；耐心向患者及家属解释手术的必要性，可能出现的并发症及治疗效果，指导家属共同解除患者的思想顾虑及悲观失望心理。

（2）体位　颅内压增高者应以卧床休息为主，取头高位，床头抬高 15°～30°，有利于颅内静脉回流，减轻脑水肿，同时有利于颅内血液和脑脊液回流。

（3）饮食　选择患者喜爱的食物，提供良好的进食环境，促进患者食欲，给予营养丰富、易消化吸收、不易误咽的糊状食物，必要时静脉补充营养，改善患者的全身营养状况，以提高患者对手术的耐受能力。

（4）症状护理

① 头晕、眩晕、平衡障碍：a. 尽量卧床休息；b. 避免大幅度摆动头部；c. 注意患者安全，防止跌倒及摔伤。

② 耳鸣、听力下降：a. 保持环境安静；b. 关心、安慰患者，主动与其交流，交谈时应有耐心，尽量靠近患者，并站在健侧，必要时重复谈话内容；c. 帮助患者正确评价自己的听力水平。

③ 颅内压增高：a. 严密观察病情动态变化，监测意识、瞳孔、生命体征，有异常立即报告医师及早处理，防止发生脑危象；b. 控制体液摄入量，成人每日输液量不超过 2000mL；c. 防止感冒，呼吸道感染，避免剧烈咳嗽；防止便秘，必要时给予轻泻药或开塞露，不可用力排便或高压灌肠，避免加重颅内压。

（5）术前准备

① 皮肤准备：术区备皮后用清水清洁，必要时戴帽预防感冒。

② 做好耳郭、外耳道皮肤的清洁。

③ 下列情况不宜手术：术前半月内服用阿司匹林类药物、女患者月经来潮，以免导致术中出血不止，术后伤口或颅内继发性出血；感冒发热、咳嗽，使机体抵抗力降低，呼吸道分泌物增加，易导致术后肺部感染。

④ 术晨准备：取下活动性义齿和贵重物品并妥善保管；指导患者排空大小便；备好术中用药、合血单、病历等用物。

⑤ 除合并胃排空延迟、胃肠蠕动异常和急诊手术等患者外，目前提倡禁饮时间延后至术前2h，禁食时间延后至术前6h（《加速康复外科中国专家共识及路径管理指南（2018版）》下文简称《加速康复外科指南》）。

该患者目前首优的护理问题是什么？目标是什么？应采取哪些护理措施？

答：(1) 首要的护理问题　恐惧。

(2) 护理的目标　患者恐惧程度减轻，能有效转化情绪。护理措施的关键是多进行沟通。

(3) 护理措施如下。

① 对患者的恐惧表示理解，鼓励患者说出引起恐惧的原因。

② 向患者介绍病室医师、护士和病友的情况。

③ 介绍有关的治疗及预后。

④ 减少和消除引起恐惧的医源性相关因素。

⑤ 说明手术的安全性及必要性，帮助患者树立战胜疾病的信心。

⑥ 了解患者的家庭情况，指导家属做好患者的心理疏导，注意给予患者关心和心理支持。

该患者出现明显的小脑占位症状，应如何针对性地制定安全防护措施？

答：巨大听神经瘤患者术前、术后都有可能出现步态不稳、平衡障碍等共济失调症状，容易跌倒，必须加强防护，故虽然该患者跌倒 Morse 评分为 10 分，属于低危，仍需重点关注跌倒的预防，措施如下。

① 定期检查病房设施，保持设施完好，杜绝安全隐患。

② 病室环境光线充足，地面平坦干燥，卫生间有防滑垫。

③ 对住院患者进行动态评估，识别跌倒的高危患者并予以重点防范。

④ 卧床时间较长的患者，刚起床时应在床旁坐几分钟，防止因直立性低血压或体质虚弱而致跌倒。

⑤ 发生跌倒后，我们应立即报告医师，协助评估伤情和判断跌倒原因，加强巡视，向患者做好健康宣教，提高防范意识。

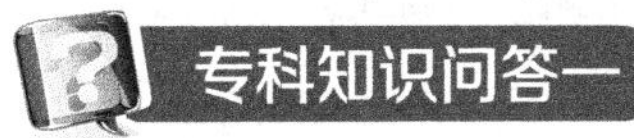

专科知识问答一

什么是听神经鞘瘤?

答：听神经鞘瘤是颅内良性肿瘤，发病率占颅内中的8%～12%，占桥小脑角区肿瘤的75%～95%。起源于听神经鞘，是一种典型的神经鞘瘤，此瘤为常见的颅内良性肿瘤，好发于30～50岁的中年人。肿瘤大多数为单侧。少数为双侧性。多次复发亦不恶变和转移，若能全切，可达到治愈。

桥小脑角区的解剖结构是怎样的?

答：前文提到听神经瘤主要累及桥小脑角区，该区域虽然很小，但是包含许多重要的神经血管结构（图2-22）。桥小脑角区是由脑桥、延髓、小脑共同围成的三角形区域，英文简称CPA区。其内有三叉神经、展神经、面神经、听神经、后组脑神经及舌下神经等重要结构。

(1) 三叉神经　为脑神经中最粗大的混合型神经，既含有运动纤维又含有感觉纤维，运动纤维分支支配咀嚼肌；而感觉根主要负责感受面部的触觉、痛温觉等感觉信息。

(2) 展神经　只含有运动神经纤维，从脑桥延髓沟出脑，分支支配外直肌，展神经损伤可导致外直肌瘫痪，导致眼球外展不能，

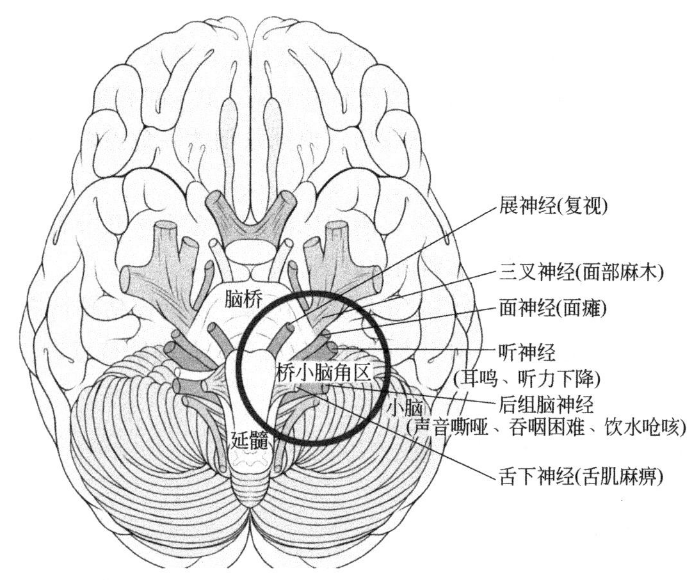

图 2-22　听神经瘤的比邻颅底神经解剖

产生内斜视和复视。

(3) 面神经　为混合神经，其运动纤维支配面部表情肌，因此受损后表现为额纹消失、眼睑闭合不能、口角歪斜，严重影响外观及咀嚼，而感觉纤维主要传达舌前 2/3 味觉，部分听瘤患者常感觉一侧的味觉减退，正是由于肿瘤压迫了面神经。

(4) 听神经　又称前庭蜗神经，是有前庭神经及蜗神经二者共同构成，前者主要传导平衡觉，受累表现为平衡功能障碍，后者则主要传到听觉，受累表现为耳鸣、听力下降。

(5) 后组脑神经　是指舌咽神经、迷走神经、副神经。后组脑神经受损后表现为声音嘶哑、吞咽困难、饮水呛咳。

(6) 舌下神经　受损的表现主要为舌肌麻痹。

面神经功能如何分级？

答：面神经功能包括控制腺体的分泌、控制舌前 1/3 味觉、支配表情肌的运动。评价面神经功能常见方法是观察额纹、鼻唇沟是否对称，并嘱患者做动作观察对称性，包括闭目、皱额、示齿、鼓腮、吹哨五个动作（图 2-23）。我们通常采用 House-Brachmann 面神经功能分级标准（表 2-9）。

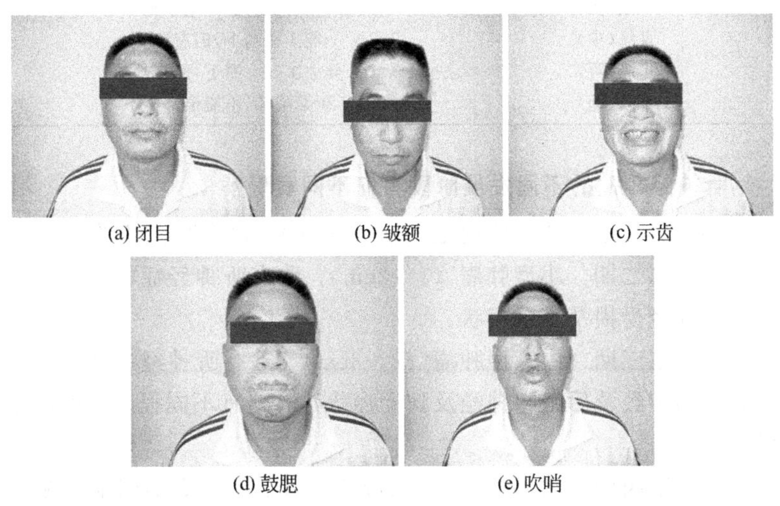

(a) 闭目　(b) 皱额　(c) 示齿　(d) 鼓腮　(e) 吹哨

图 2-23　面神经功能评价方法

表 2-9　House-Brachmann 面神经功能分级标准

分级		观察项目
Ⅰ	正常	面部运动功能正常，没有无力及联带运动
Ⅱ	轻度功能障碍	面部运动功能仅有轻度不对称，可能有轻度的联带运动
Ⅲ	中度功能障碍	有明显的不对称及明显的继发性缺陷(即并发症)，但额部有运动
Ⅳ	中度严重功能障碍	明显不对称，没有额部运动，面部无力伴有毁容性联带运动
Ⅴ	严重功能障碍	面部仅有轻微的运动，额部没有运动
Ⅵ	完全麻痹	面部没有任何的运动或肌张力消失

吞咽功能如何评价？

答：吞咽功能评价通常采用洼田饮水试验，评估方法具体是让患者端坐，喝下 30mL 温开水，观察所需时间和呛咳情况。观察结果并分级标准见表 2-10。

表 2-10 吞咽功能分级标准

分级	吞咽功能
Ⅰ级(优)	能顺利地1次将水咽下
Ⅱ级(良)	分2次以上,能不呛咳地咽下
Ⅲ级(中)	能1次咽下,但有呛咳
Ⅳ级(可)	分2次以上咽下,但有呛咳
Ⅴ级(差)	频繁呛咳,不能全部咽下

听神经鞘瘤的不同发展阶段有何不同表现?

答:(1) 第一期 管内型(1~10mm),仅有听神经受损。

(2) 第二期 小型肿瘤(1~2cm),除有听神经症状外,出现邻近脑神经受损及小脑症状。

(3) 第三期 中等型肿瘤(2~3cm),除有听神经症状外,出现邻近脑神经及后组脑神经及脑干症状,并伴有不同程度的颅内压增高。

(4) 第四期 大型肿瘤(>3cm),脑干症状更加明显,颅内压进一步增高,后组脑神经损伤进一步加剧。

听神经瘤如何早期诊断?

答:文献资料表明,听神经鞘瘤的手术效果与肿瘤的大小密切相关。听神经鞘瘤的体积愈小,术后面神经及听觉功能的保存率就愈高。因此,听神经瘤的早期诊断对提高听神经瘤术后面、听神经功能的保存率至关重要。

病史是诊断听神经瘤的一个重要依据,凡遇单侧进行性听力减退或有耳鸣症状者,在接受进一步检查之前均应作为听神经瘤的可疑对象。对所有突发性感觉神经性听力障碍者,应进一步接受耳神经学及影像学检查,以排除听神经瘤的可能性。

听神经鞘瘤的主要治疗方式包括哪些?

答:听神经瘤是良性肿瘤,其治疗方法包括显微外科手术切除肿瘤和立体定向放射外科即伽马刀治疗。

(1) 大型肿瘤(>3cm) 尤其有脑干、小脑明显受压者,只要无手术禁忌证，无论年龄大小均应争取手术切除。

(2) 中小型肿瘤（2～3cm） 在选择治疗方式时，应考虑以下因素：肿瘤的大小、症状出现时间的长短、年龄、职业、同侧及对侧听力状态，是否合并其他内科疾病，患者的意愿，经济状况等，即应为每一位患者设计个性化的治疗方案，暂时无法决定时，可用神经影像学动态观察。

(3) 部分小型听神经瘤（<2.5cm）和大型听神经瘤术后残余 随着伽马刀的临床应用及普及，均可使用伽马刀治疗。

听神经瘤的主要治疗目标是什么？手术治疗的原则是什么？

答：(1) 听神经瘤的治疗目标 按其重要性依次为：①全切除肿瘤（包括内听道内的肿瘤）而无严重手术并发症；②保留完好的面神经功能；③对术前仍有有效听力的患者力争保留听力。

(2) 手术治疗的原则 在全切肿瘤的同时保证神经、血管结构的完整性，激进切除可能损伤重要的血管神经，产生严重并发症甚至死亡，而采取保守的策略，残留肿瘤进展或肿瘤复发同样严重影响患者生活质量，因此听神经瘤手术难度大、风险高，一直是神经外科的重大挑战。随着显微外科技术及术中电生理监测技术的发展，听神经瘤手术的全切率、面神经功能的保留率均显著提高。且术中电生理技术的实施，通过记录并观察自发肌电图和电刺激诱发肌电图的改变，实时监测面神经功能，提醒手术医生操作区域与面神经位置关系紧密，便于手术医生做出调整，通过减小电凝电流和调整操作方式减少对面神经的损伤。据统计中南大学湘雅医院神经外科袁贤瑞教授已收治1000余例巨大型听神经瘤，现肿瘤全切除率达到97%，面神经解剖保留率99%，面神经功能优秀率是90%，50%以上的患者保留听力，20%以上患者是有效听力，围术期病死率仅0.6%，10年复发率仅有1%。

【病情进展】

完善手术前准备后，该患者在全麻下行枕下乙状窦后经内听道入路开颅探查桥小脑角区肿瘤切除术，术中实施电生理监测技术，手术顺利，镜下分块全切肿瘤。术后患者意识清楚，瞳孔等大等圆、对光反射灵敏，生命体征平稳，留置硬膜外引流管及尿管，限制下床活动，吞咽功能Ⅲ级，留置鼻胃肠管，经鼻饲补充营养，面神经功能Ⅰ～Ⅱ级，CT 未见血肿。医嘱予以抗癫痫、抗感染、促神经功能恢复、对症治疗及营养支持治疗。

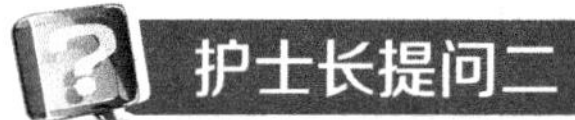

为什么诊断该患者面神经功能为Ⅰ～Ⅱ级？

答：嘱患者做面神经功能检测的相关动作，可见平静状态下面部肌肉仅有轻度不对称，双目可轻松闭紧，皱额额纹无明显不对称，龇牙时嘴角向健侧偏斜，吹哨时嘴角向健侧偏斜且漏气明显（图 2-24）。故诊断该患者面神经功能为Ⅰ～Ⅱ级。

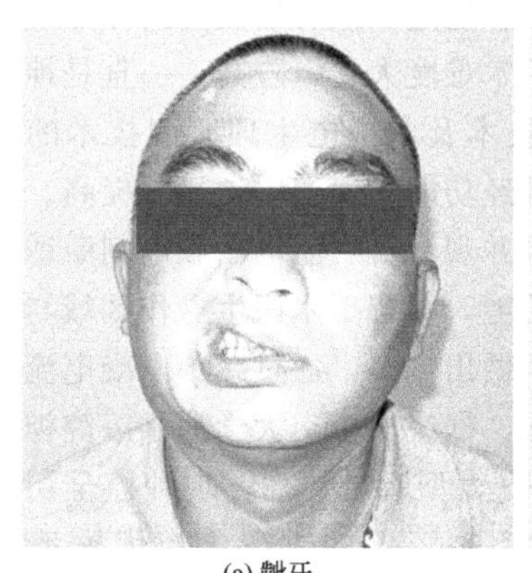
(a) 龇牙

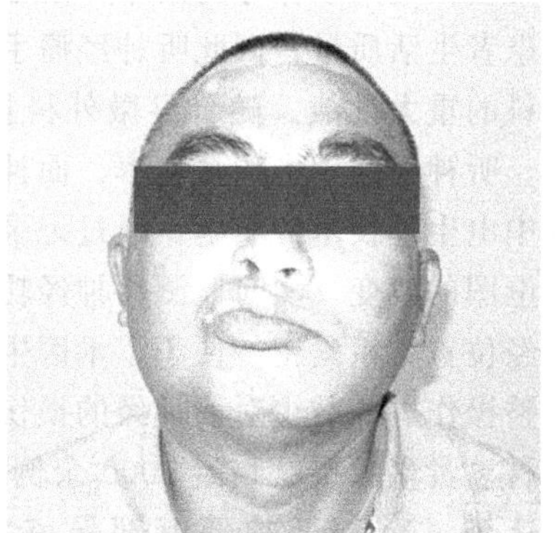
(b) 吹哨

图 2-24　龇牙、吹哨动作

促进神经功能恢复的方法有哪些？

答：促进神经功能恢复的方式主要包括：①规范化的吞咽功能训练（具体训练措施详见下文）；②药物治疗，常用静脉用药有依达拉奉、奥拉西坦、维生素 C，常用口服用药有尼莫地平、复方丹参滴丸、复合维生素 B、三磷腺苷等。

该患者目前的主要护理问题有哪些？应分别针对性地采取哪些护理措施？

答：该患者主要的护理问题包括：营养失调——低于机体需要量；有误吸、窒息的危险；躯体活动障碍；缺乏吞咽功能康复训练的相关知识。

（1）营养失调——低于机体需要量

① 吞咽功能Ⅲ级的患者，术后 24h 即可开始鼻饲流质。

② 对于需行肠内营养治疗的患者，我科常规采用鼻胃肠管加肠内营养液（图 2-25）持续重力滴注。

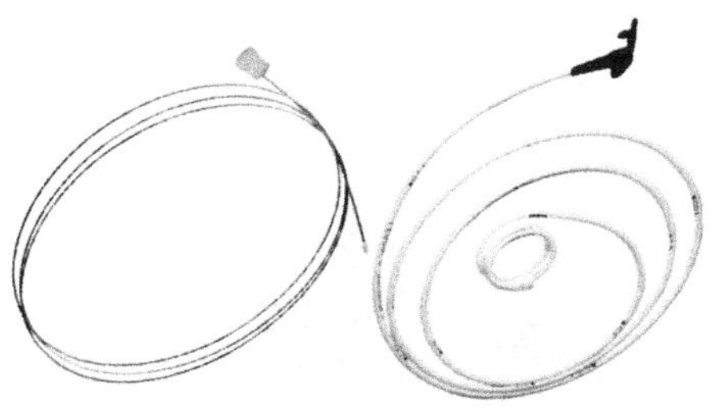

图 2-25　鼻胃肠管和肠内营养液

③ 患者出现腹胀、呕吐、腹泻、胃肠道出血症状，及时报告医师处理。

④ 保证胃肠营养的热量供给。流质饮食 6～8 次/天，每次 200mL；或软食 4～5 次/天；或常规高蛋白饮食 3 次/天；以使每天热量供给在 1.25～1.67MJ（3000～4000kcal）。

⑤ 所有患者应优先考虑肠内营养。当食物能量摄入少于正常量的 60%时，应鼓励添加口服肠内营养辅助制剂，出院后可继续口服辅助营养物。

⑥ 保持输液及静脉营养的通畅。遵嘱每日输入 20%脂肪乳剂 200～500mL，20%白蛋白 50mL 等。

（2）有误吸、窒息的危险

① 严格禁止患者家属自行喂食。

② 进食训练需由护士完成，应帮助患者取坐位或半坐位，最少抬高床头 30°以上，可在床头做好标记，便于家属自行调节（图 2-26）。

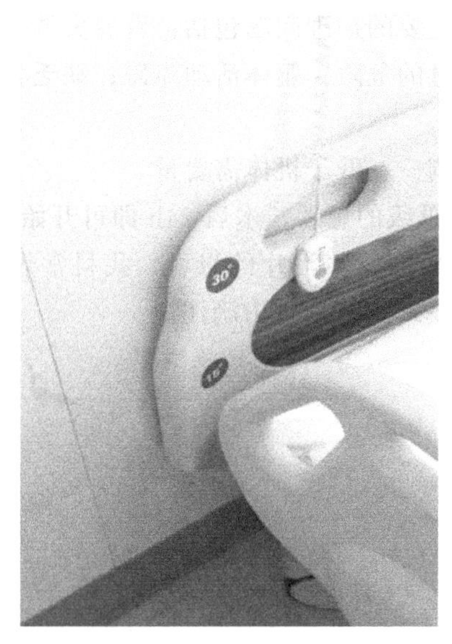

图 2-26 床头角度标识

③ 严格评估患者吞咽功能障碍程度，待吞咽功能改进至Ⅰ～Ⅱ级，可进行进食训练，应该选择不易出现误咽的糊状食物，吞咽与空吞咽交互进行，以防误咽、窒息。

④ 所有患者严格进行误吸风险评估，评估标准采用 SSA 标准（Standardized Swallowing Assessment，SSA），误吸风险的分级评估标准依据陈俊春（2015）报道，SSA 评分≤18 分，为误吸风险Ⅰ级；19 分≤SSA 评分≤25 评分，为误吸风险Ⅱ级；26 分≤SSA 评分≤31 分，为误吸风险Ⅲ级；32 分≤SSA 评分≤46 评分，为误吸风险Ⅳ级。根据误吸风险等级实施饮食分级护理。一级护理：对于误吸风险Ⅰ级患者，进行讲解合理饮食方法并改正不良进食习惯，饮食后保持体位半小时并清洁口腔，此期间不进行其他护理操作。二级护理：对于误吸风险Ⅱ级风险患者，调整进食采取半卧

位，推荐流质或半固态食物，控制每口的进食量在20mL左右，强调每一口食物都要细嚼慢咽并反复吞咽切莫心急。三级护理：对于误吸风险Ⅲ级患者，采取半卧位，浓流质食物。采用特殊的进食工具喂食，每口在10mL左右，速度慢，进食后反复咀嚼并吞咽。医护人员对其进行吞咽技巧训练。四级护理：误吸风险Ⅳ级患者，在三级的基础上采用特殊进食和饮水工具，一口的进食量在5mL左右，并建立检测表，准备床旁急救工具。

⑤ 出现呛咳时，患者应腰、颈弯曲，身体前倾，下颌抵向前胸，以防止残渣再次侵入气管。除此之外，还可以先将头部后仰，之后持续点头，从而清除残余在气管内的食物。

⑥ 异物误吸急救——Heimlich腹部冲击法：发生窒息时，让患者弯腰低头，治疗者在患者肩胛骨之间快速连续拍击，使残渣排出。或站在患者背后，手臂绕过胸廓下，双手指交叉于剑突下，对横面施加一个向上猛拉的力量，由此产生的一股气流经过会厌，以排出阻塞物（图2-27）。对于意识不清或肥胖的患者，急救者可以先使患者成为仰卧位，然后骑跨在患者大腿上或在患者两边，双手两掌重叠置于患者肚脐上方，用掌根向前、下方突然施压，反复进行（图2-28）。

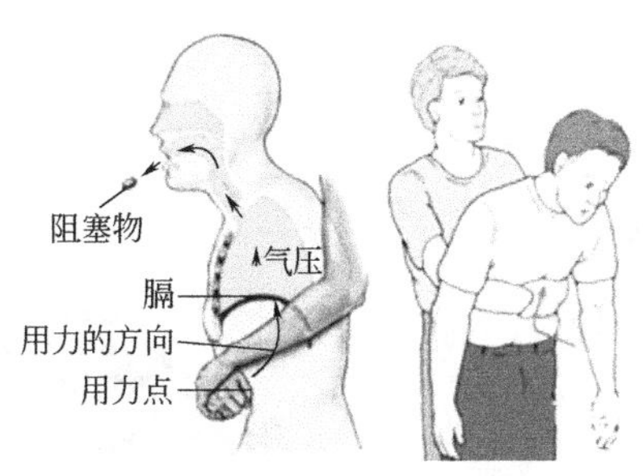

图2-27 常规成人窒息急救

（3）躯体活动障碍

① 指南推荐术后清醒即可半卧位并适量在床活动，无须去枕平卧6h；术后暂时需一定程度限制患者的活动，我们应帮助患者取舒适体位。

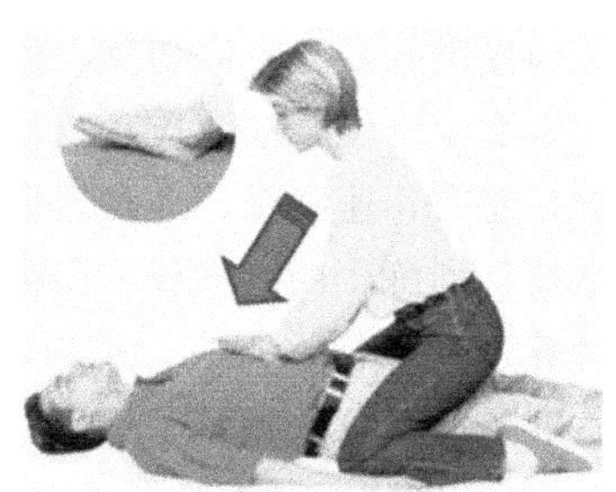

图 2-28　昏迷或肥胖者窒息急救

② 巨大听神经瘤摘除后，颅脑局部形成空腔，脑组织不能迅速复位，过度搬动头部有脑干移位的危险，因此翻身时应做到用力均匀，动作协调、轻柔，勿过度搬动头部，注意轴线翻身，避免颈部突然扭曲翻向健侧。术后 48h 内禁患侧卧位，防止脑组织快速移位。体位变化后注意观察患者的呼吸、脉搏、血压及瞳孔的变化。

③ 翻身拍背，每 2h 1 次。必要时卧气垫床、予以排痰仪辅助治疗（图 2-29）。

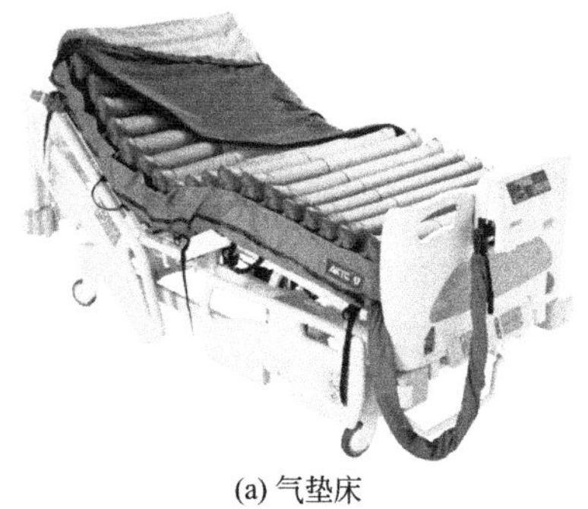

(a) 气垫床

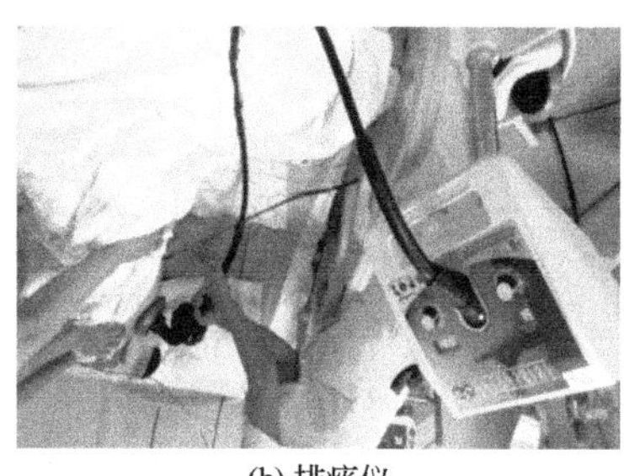

(b) 排痰仪

图 2-29　气垫床、排痰仪

④ 做好生活护理。口腔护理每天 2 次；床上擦浴夏季每天 2 次，冬季每天 1 次；定时喂饮食；大小便后及时清洁肛周及会阴；

一般 24h 后应拔除导尿管。

⑤ 保持肢体功能位置，并行肢体按摩及关节活动，每天 3 次。

⑥ 补充足够的水分，多食纤维素丰富的食物，以防便秘。

⑦ 头部引流管拔除后，即可鼓励患者早期下床活动；未留置头部引流管者术后第 1 天即可开始下床活动，建立每日活动目标，逐日增加活动量（《加速康复外科指南》）。

针对该患者，怎样指导并进行吞咽功能康复训练？

答：（1）指导正确的吞咽功能评定方法　见前文洼田饮水试验方法。

（2）指导功能性恢复训练　吞咽功能康复操（每天 2 次，每次 15～20min）：口、面和舌肌群的运动训练；冷刺激法；颈部活动度训练及放松训练；声带内收训练；鼓励有效咳嗽（图 2-30）。

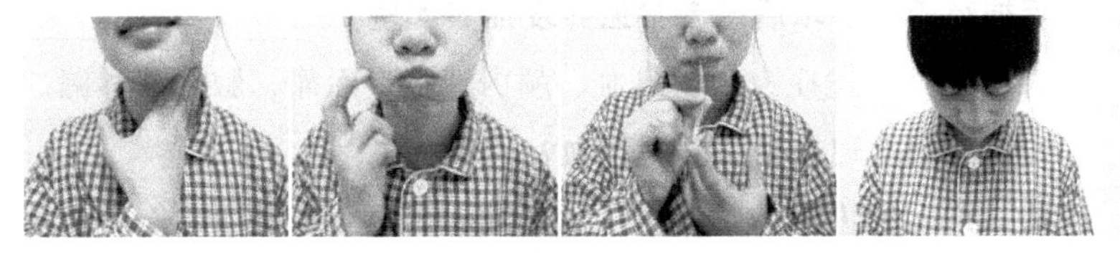

图 2-30　吞咽肌功能训练

（3）指导功能补偿训练　调整摄食姿势：取坐位或半坐卧位；调整食物形态：尽量选择糊状食物，可使用增稠剂改变食物性状；注意餐具的选用：禁用吸管；注意进食量从小量（0.5～1.0mL）开始，逐步增加；调整进食速度；吞咽与空吞咽交替进行及温水漱口有利于咽部残留食块的去除，还可要求患者在吞咽过程中屏气，这样做有利于封闭咽喉部，便于吞咽，吞咽结束后，用力咳嗽一次，将咽喉部残留食物清除下去。

（4）行吞咽治疗仪辅助治疗　选择 VitalStim 吞咽治疗仪，电极置于气管两侧，避开动脉，电流选择 5～8mA，每日 2 次，每次 30min（图 2-31）。

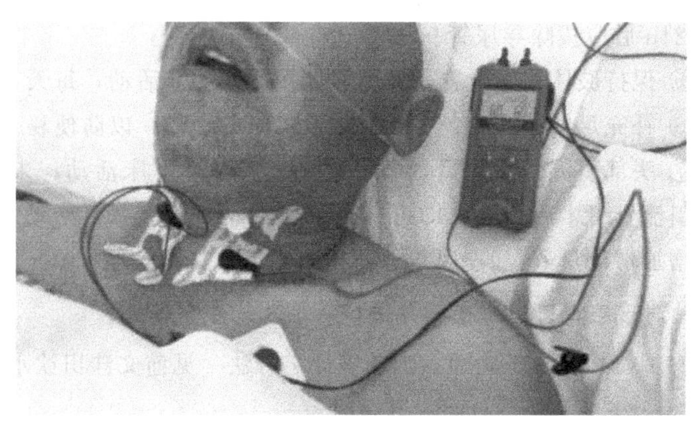

图 2-31　吞咽治疗仪

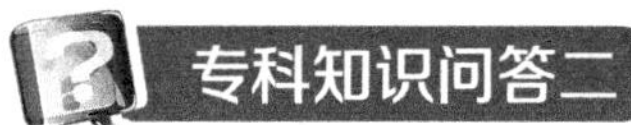

专科知识问答二

听神经鞘瘤手术后患者常见并发症有哪些?

答：常见并发症为颅内出血、颅内感染、面瘫、脑脊液耳漏。

如何早期发现并处理颅内出血?

答：(1) 颅内血肿常发生于术后数小时至48h之后，有凝血功能异常，肿瘤大血供丰富，伴有高血压病史，尤易继发颅内血肿。术后应严密观察瞳孔及意识变化，异常情况要立即通知医生。

(2) 避免颅内压升高。

① 遵医嘱及时准确使用脱水药物。

② 翻身时动作轻稳，避免头部扭曲使呼吸不畅。

③ 保持呼吸道通畅，高流量输氧。

④ 保暖，防止因感冒发热而增加脑耗氧量。

⑤ 保持患者大便通畅，嘱患者勿用力排便。

⑥ 控制或减少癫痫发作。

⑦ 正确护理各种引流管。

(3) 一旦发现颅内出血征象，立即报告医师，并遵嘱处理。

① 意识障碍逐渐加重，一侧瞳孔散大，对光反射迟钝或消失，

表明有继发颅内血肿形成的可能，应立即报告医师。

② 对突然持续剧烈头痛，伴呕吐、库欣反应患者，术后脑室引流有大量新鲜血液流出的患者，也需考虑有颅内血肿的可能，应立即报告医师。

② 及时药物快速降颅压等处理，准确应用脱水药物，观察脱水效果。

③ 配合做好 CT 检查以确定出血部位及出血量。

④ 积极配合医生抢救及再次手术准备。

患者面瘫怎样护理？

答：(1) 观察患者能否完成皱额、闭目、示齿、鼓腮等动作，并注意双侧颜面是否对称。

(2) 根据患者不良心理特征，做好耐心解释和安慰工作，缓解其紧张的心理状态。

(3) 加强眼部保护，防止暴露性角膜炎。

(4) 勿用冷水洗脸，避免直接吹风。

(5) 可用生姜末局部敷贴 (30min) 或温水毛巾热敷面瘫侧 (2～3 次/天)，以改善血液循环。

(6) 加强口腔护理，保持口腔清洁，随时清除口角分泌物，防止口腔感染。若产生口唇疱疹，予以阿昔洛韦软膏涂抹患处。

(7) 指导患者进行自我按摩，表情动作训练，并配合物理治疗，以促使神经功能恢复。

当患者出现脑脊液耳漏时怎么办？

答：脑脊液切口漏、脑脊液耳漏发生原因可能与硬脑膜不缝合或缝合不严密，乳突小房封闭不严有关。

(1) 枕上垫无菌垫巾，保持清洁、干燥，头部敷料如有渗湿，应及时报告医师予以更换，以防止感染。

(2) 卧床休息，床头抬高 15°～30°，患者头偏向患侧，维持到脑脊液漏停止后 3～5 日，其目的是借重力使脑组织贴近硬脑膜漏孔处，促使漏口粘连封闭。

(3) 于外耳道口安防干棉球，浸透后及时更换，及时清除外耳道污垢，用生理盐水棉球擦洗，乙醇棉球消毒，防止液体引流受阻而逆流。

(4) 观察体温每 4～6h 1 次，至脑脊液漏停止后 3 日，遵医嘱按时使用抗菌药物。

(5) 禁忌做外耳道填塞、冲洗、滴药。

若患者出现眼睑闭合不全，我们应该怎样指导患者防止暴露性角膜炎的发生？

答：眼睑闭合不全，角膜反射减弱或消失，瞬目动作减少及眼球干燥为面神经、三叉神经损伤所致，如护理不当可导致角膜溃疡，甚至失明。故护理上应注意以下几点。

(1) 眼睑闭合不全者用眼罩保护患侧眼球，或用蝶型胶布将上、下眼睑黏合在一起，必要时行上下眼睑缝合术。

(2) 白天按时用氯霉素眼药液滴眼，晚间睡前予四环素或金霉素眼膏涂于上、下眼睑之间，以保护角膜。

(3) 指导患者减少用眼和户外活动，外出时戴墨镜保护，坚持使用眼药液滴眼及睡前涂眼膏。

如何对于听神经瘤患者运用全病程管理？

答：全病程管理模式是指在相关有限资源条件充足的基础上，通过高度个体化整合的方式，掌握患者的临床资源与真实信息的一种模式。通过合理应用全病程服务管理模式，专业服务管理人员能在有效创建独立而系统化的病例档案的基础上，与患者保持密切的关系与联系，从各个方面为患者提供医疗、心理以及社会方面的服务与管理项目。不同的医院全病程管理模式根据实际情况有不同的侧重和形式，中南大学湘雅医院全病程管理模式是将个案管理与全程照护相融合，以跨区域、跨团队（医生、护士、个案管理师、社工、营养师、康复师、药师、管理人员）全程协作管理方式，从院前准备、出院准备、双向转诊、出院追踪随访到远程健康管理等环节，为患者提供连续性整合照护的全程闭环管理模式，服务管理流程如图 2-32。患者在基层首诊，重疾时由基层医生通过 HCCM 或者远程视频会诊后绿色通道快速上转湘雅门诊或住院，康复之后迅

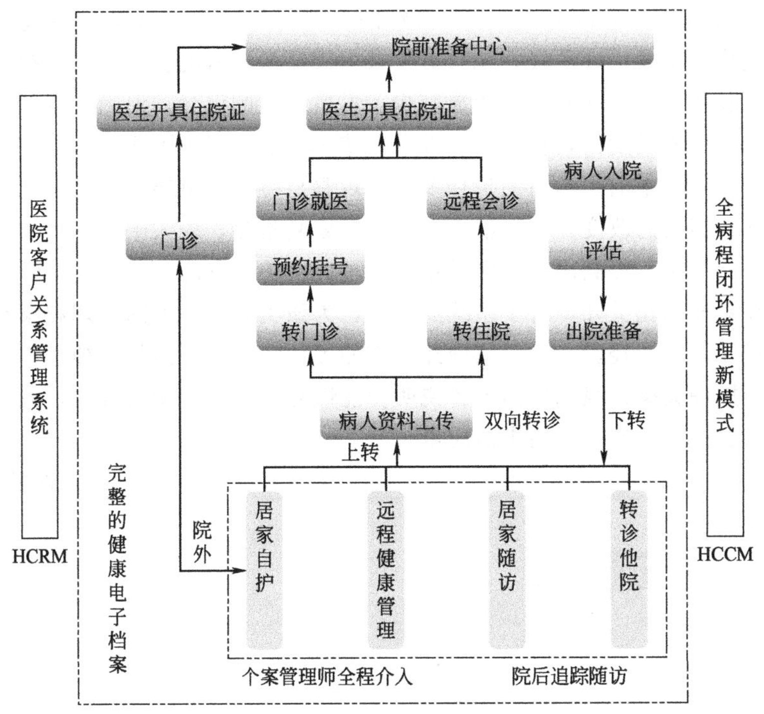

图 2-32　全病程服务管理流程

速下转基层医院康复或社区随访，或者由专业团队进行远程健康管理，院内外个案管理师持续追踪管理收案个案，建立健康档案。

听神经瘤由于大多肿瘤较大，手术难度高，疾病和手术可能影响神经功能导致术后出现吞咽障碍等众多危及生命的并发症，个案管理师一般从院前即开始进行一对一的服务，帮助进行床位预约和术前准备，住院期间参与病情讨论、健康宣教、帮助联系志愿者服务、院内会诊及出院后转诊，出院后分别于 1 个月、3 个月、6 个月、1 年通过电话、微信与 App 等方式进行随访，追踪患者的术后居家自护。

【护理查房总结】

听神经鞘瘤是颅内神经鞘瘤中最多见者，属良性肿瘤，约占神经鞘瘤的90%以上，占颅内肿瘤的8%～11%。手术切除肿瘤是该疾病的主要治疗手段，尤其近年来由于显微外科的发展，大大提高了肿瘤的安全切除率，明显减少了术后复发的机会，但因其位置特殊，手术难度高，仍有相当部分患者术后出现不同程度的并发症，因此加强术前、术后的护理及病情观察显得特别重要，及时发现脑神经损伤的改变，做好治疗、护理及康复指导，最大限度降低神经功能损害，提高患者生活质量。通过此次护理查房，让我们对听神经鞘瘤的相关知识有了系统的认识，为该类肿瘤患者的护理和康复指导总结了经验。术后脑神经损伤的评估和护理干预是听神经鞘瘤的护理关键，我们要向患者说明功能恢复是一个长期的过程，鼓励患者树立信心，提高生活质量。

（王滨琳）

查房笔记

病例6 · 三叉神经鞘瘤

【病历汇报】

病情　患者，男性，37岁，因左侧面部感觉丧失，右侧肢体乏力2年，伴左眼视力进行性下降1个月入院。患者4年前因双眼干涩不适到当地医院就诊，头部CT检查发现"颅内占位病变"，当时无肢体运动、感觉障碍，无头痛、头晕、头面部麻木等不适。因患者有"活动性肺结核"未行手术治疗。2年前患者无明显诱因出现左侧面部浅感觉丧失，右侧肢体乏力，活动不便，1个月前右侧肢体乏力进行性加重，站立时下肢颤动，不能独立行走，伴左眼视力进行性下降，发音不清，言语缓慢，偶有饮食、饮水呛咳，无明显吞咽困难，患者要求手术治疗住院。起病以来患者精神、食纳、睡眠可，大小便正常。无其他传染病及遗传病家族史，无药物及食物过敏史。曾患"肺结核"已治愈。

护理体查　患者意识清楚，T 36.9℃，P 78次/分，R 16次/分，BP 115/65mmHg，MEWS评分=1分，面部、五官无畸形，嗅觉正常，左侧瞳孔约4mm、对光反射迟钝，右侧瞳孔约3mm、对光反射灵敏，左眼视力0.3，右眼视力1.2，视野粗测无异常。左眼外展不能，直接角膜反射丧失，间接角膜反射存在。左侧面部浅感觉消失，双侧颞肌、咬肌无萎缩，鼓腮、示齿、吹哨、闭眼、皱眉无明显异常。额纹、鼻唇沟等深，口角无明显歪斜。双侧听力粗测正常。腭垂居中，咽反射灵敏。舌肌无萎缩，伸舌居中，味觉未见明显异常。耸肩、转颈动作无异常。颈软，凯尔尼格征（一）、布鲁津斯基征（一）。全身深、浅感觉无明显异常，右侧肢体肌力4级，肌张力稍高，左侧肢体肌力、肌张力正常，腹壁反射对称，双膝反射（++），行走不能，指指试验、指鼻试验精确。

辅助检查　头部MRI提示颅中窝、颅后窝可见不规则等长短T1、等长T2混杂信号灶，其内可见多发囊状信号，增强后明显不均匀强化，脑干受压，第三脑室及第四脑室受压变窄（图2-33）。实验室检查血小板 89×10^9/L。凝血常规示活化部分凝血活酶时间 28.70s、凝血时间 13.34s。脑干诱发电位（BAEP）示左右两侧Ⅲ、Ⅴ波潜伏期，Ⅰ～Ⅲ、Ⅲ～Ⅴ波波间潜伏期均明显异常延长伴各波波幅平坦，左侧为甚。提示“脑干明显受压受累移位”，体感诱发电位（SEP）示各皮质电位波均有明显异常，尤其左侧皮质较右侧肢体受累严重。眼底检查示双眼视盘水肿，边界模糊。电子纤维喉镜检查示吞咽无力，咽喉部有大量的痰液潴留。

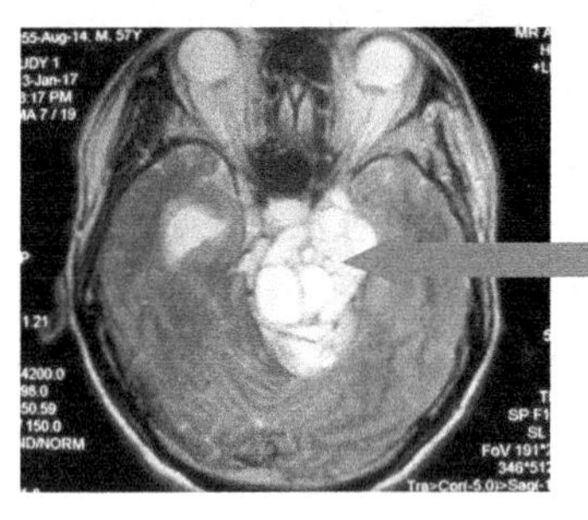

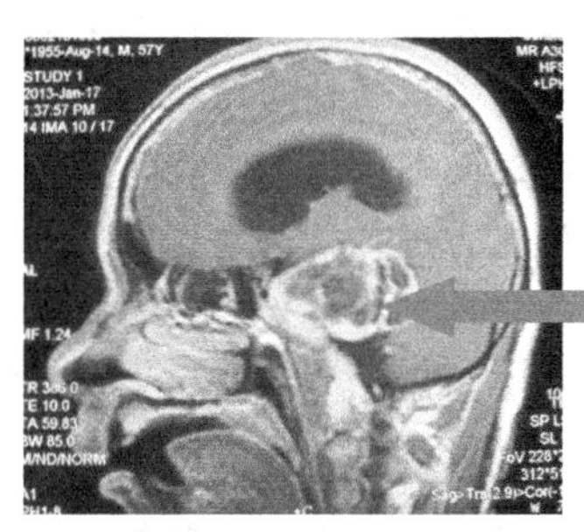

图 2-33　患者头颅 MRI

颅中、后窝可见不规则等长短 T1、等长 T2 混杂信号灶，其内可见多发囊状信号，增强后明显不均匀强化，脑干受压，第三脑室及第四脑室受压变窄

入院诊断　①颅中窝、颅后窝占位病变，继发性脑积水；②三叉神经鞘瘤（哑铃型）。

主要护理问题　自理能力缺陷、知识缺乏、有受伤的危险、潜在并发症——角膜溃疡、潜在并发症——脑疝。

目前主要的治疗措施　完善术前准备、严密监测病情变化、对症支持治疗、脱水治疗防止脑疝发生。

护士长提问一

三叉神经的分布及其功能有哪些？

答：三叉神经是由特殊的内脏运动和躯体感觉两种纤维组成的

混合性神经。其主要司头面部的感觉和咀嚼肌肉运动。它的运动部分从脑桥与脑桥臂交界处出脑，然后并入下颌神经，经卵圆孔穿出颅部。它的感觉部分起源于颞骨岩部尖端的三叉神经节。较小的部分负责咀嚼的动作，较大的部分负责面部的痛、温、触等感觉，分为三支（图 2-34）。

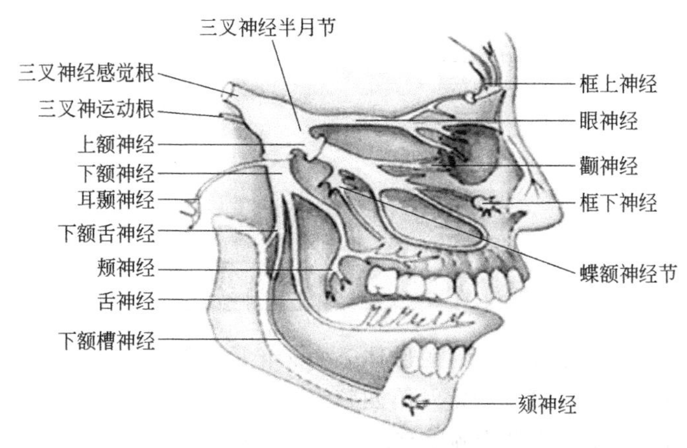

图 2-34　三叉神经分布示意

（1）第一支为眼支，负责眼裂以上皮肤、黏膜的感觉。具体部位为额部皮肤、睑结膜、角膜等处的感觉。

（2）第二支为上颌支，负责眼、口之间的皮肤、黏膜的感觉。具体部位为颊部、上颌部皮肤、鼻腔黏膜、口腔黏膜上部及上牙的感觉。

（3）第三支为下颌支，负责口以下的皮肤、黏膜的感觉。具体部位为下颌部皮肤、口腔黏膜下部及下牙的感觉。

若三叉神经麻痹主要表现为患者咬食无力、咀嚼困难、张口时下颌向患侧偏斜，伴有三叉神经分布区的感觉障碍及同侧角膜反射减弱或消失。

该患者考虑为三叉神经鞘瘤（哑铃型），其诊断依据有哪些？

答：（1）三叉神经受损症状　左侧面部感觉丧失 12 年，左侧直接角膜反射丧失，间接角膜反射存在。

（2）邻近脑神经受损症状（图 2-35）　左眼进行性视力下降 1

月，左眼视力 0.3（视神经受损），左侧瞳孔约 4mm，对光反射迟钝，左眼外展不能（动眼神经、滑车神经、展神经受损）发音不清，言语缓慢，偶有饮食、饮水呛咳，电子纤维喉镜检查示吞咽无力，咽喉部有大量的痰液潴留（Ⅸ～Ⅻ对脑神经受损）。

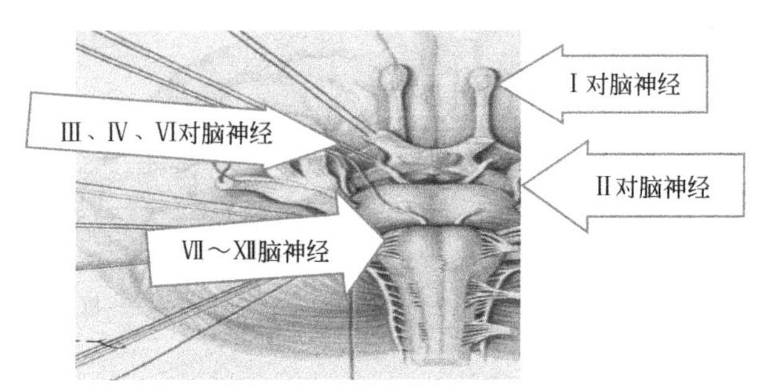

图 2-35　三叉神经邻近脑神经示意

（3）颅高压症状　右侧肢体乏力 2 年，双眼视盘水肿，边界模糊，脑干受压，第三脑室及第四脑室受压变窄。

（4）MRI　表现为颅中窝、颅后窝可见不规则等长短 T1、等长 T2 混杂信号灶，其内可见多发囊状信号，增强后明显不均匀强化。

三叉神经鞘瘤可分为哪几型？

答：根据肿瘤的生长部位和方向可分为四型。

（1）中颅窝型　肿瘤起源于三叉神经的半月神经节或节后某一支，局限于中颅窝。

（2）后颅窝型　肿瘤起源于三叉神经节后根，局限于后颅窝。

（3）哑铃型　肿瘤起源于三叉神经的半月节或节后神经丛，肿瘤向前长到中颅窝，向后长入后颅窝，肿瘤相连成为哑铃状。

（4）周围型　肿瘤起源于三叉神经节后分支，从中颅窝或海绵窦长入眶上裂和眼眶或经圆孔、卵圆孔长到翼腭窝。

颅中窝型、颅后窝型及骑跨型三叉神经鞘瘤临床表现有什么不同？

答：三叉神经鞘瘤的临床表现主要有三叉神经本身和邻近结构受累的症状及颅内压增高症状。其临床表现见表 2-11。

表 2-11　三种三叉神经鞘瘤的临床表现比较

类型	肿瘤起源	临床表现
颅中窝型	三叉神经的半月神经节	三叉神经感觉根受压，Ⅲ～Ⅴ对脑神经受累表现，颅高压症状出现晚
颅后窝型	三叉神经节后根	三叉神经运动根受压，Ⅷ～Ⅻ对脑神经受累表现，颅内压增高症状出现较早且较明显
骑跨型	跨居颅中、颅后窝之间的哑铃型肿瘤	兼有上述两型的症状特点

什么是 MEWS 评分？基于颅底肿瘤患者 MEWS 评分的程序化监护方案有哪些？

答：MEWS 评分即改良早期预警评分（modified early warning score），由体温、收缩压、心率、呼吸及意识水平（AVPU）五项指标构成。基于颅内肿瘤患者的程序化监护方案见表 2-12。

表 2-12　基于颅内肿瘤患者的程序化监护方案

MEWS 评分	程序化监护方案
总分 0～3 分	1. 按神经外科护理常规 2. 必要时向医生汇报，获取指示
单项 2 分 或总分 4～5 分	1. 呼叫医生，通知医生现场查看 2. 调整护理级别为一级护理 3. 启动每小时生命体征监测
单项 3 分 或总分 6～7 分	1. 呼叫医生，通知医生现场查看 2. 启动每 30min 生命体征监测 3. 医嘱下病重通知
总分≥8 分	1. 呼叫医生，通知医生现场查看 2. 启动每 15min 生命体征监测 3. 医嘱下病危通知 4. 必要时备抢救车，床旁监护、转 ICU

专科知识问答一

三叉神经鞘瘤与听神经鞘瘤、岩斜坡区脑膜瘤、表皮样囊肿如何鉴别？

答：(1) 三叉神经鞘瘤　发生在三叉神经的半月节或神经根

部，以三叉神经的损害症状为主，分别位于颅中窝、颅后窝或两个部位共同侵犯。早期无内听道扩大及耳鸣、耳聋症状。

（2）听神经鞘瘤　早期有眩晕、头昏、进行性神经性聋、无复聪现象，常有邻近脑神经症状（主要为三叉神经及面神经）受损症状或体征及内听道扩大。

（3）岩斜坡区脑膜瘤　因肿瘤膨胀性生长，患者以头痛为首发症状，肿瘤较大后可出现患侧面部麻木、浅感觉减退、耳鸣及听力下降等症状，内听道一般不扩大，部分有岩骨骨质破坏。MRI 信号较均匀，多呈等 T1、等 T2 增强像可见明显强化，“脑膜尾征”可作为诊断参考。

（4）表皮样囊肿　以三叉神经痛、面肌痉挛为首发症状多见，颅高压症状出现晚，内听道不扩大，MRI 多以长 T1、长 T2 信号常见，增强像强化不明显。水抑制成像可鉴别。

三叉神经鞘瘤最主要的治疗方法有哪几种？

答：最常见的治疗方法有两种，即手术治疗和伽马刀治疗。

该患者术前血小板减少、活化部分凝血活酶时间及凝血时间延长，作为责任护士应该如何对患者进行健康宣教？

答：（1）向患者解释血小板减少、活化部分凝血活酶时间及凝血时间延长对患者进行开颅手术的影响及其风险，使患者了解配合医务人员治疗的必要性及可行性。

（2）指导患者正确服用升血小板胶囊，向患者解释药物的作用、副作用、服药的注意事项及不良反应的观察，禁止患者服用含阿司匹林类药物。

（3）告知患者在用药的过程中每 1～2 天抽血查血常规、凝血常规、肝功能，必要时查血小板功能一次，使患者做到心中有数。

（4）做好患者的安全相关知识宣教，防止患者跌倒、碰伤、坠床。

（5）指导患者观察出血的征兆，如有牙龈出血、皮下出血点应及时报告医务人员处理。

（6）做好患者的心理指导，减轻患者的心理压力。

（7）作为责任护士要严密观察患者的病情变化，出现异常情况及时报告医师处理，防止颅内出血并发脑疝。

如果你是责任护士，手术前如何护理该患者？

答：（1）术前详细询问患者病史，评估患者的病情，了解患者对手术的接受及配合程度。

（2）全面评估术前脑神经功能，对视力、听力及面神经运动功能做客观评价。

（3）做好术前各项检查的健康宣教。如肌电图、脑干诱发电位、纤维喉镜、眼底检查等的检查目的及患者的配合要求要宣教到位，并将检查单交陪检员。

（4）做好各项安全知识的健康宣教及指导，包括预防跌倒、防止烫伤、癫痫发作时的处理知识等。

（5）做好各种用药知识的宣教及健康指导，严密观察患者用药后不良反应。

（6）密切观察患者的意识、瞳孔、生命体征、肢体活动情况，防止患者继发颅内出血并发脑疝。

（7）积极完善术前准备，做好患者的心理护理。

（8）加强眼部护理　患者眼睛干涩，责任护士要指导患者白天勤滴眼药液，晚上涂眼膏。用生理盐水纱布覆盖眼部，外出时戴眼罩保护眼部，以减少对眼球的刺激，防止角膜感染。

【病情进展】

患者于入院后第 2 天在全麻插管下经左侧扩大翼点硬膜外入路，左额颞弧形切口肿瘤大部分切除术。术中动眼神经、展神经、面神经及部分三叉神经保留完好，出血约 1000mL，输同型浓缩红细胞 4U，术后留置硬膜外引流管、导尿管。查患者意识清楚、MEWS 评分＝5 分，左眼轻度闭合不全，眼球干涩，视力同术前，吞咽功能Ⅱ级，面神经功能Ⅱ级，术后第 5 天唇周出现带状疱疹，拟术后1个月行伽玛刀治疗。

护士长提问二

该患者手术后病情观察的重点有哪些?

答:(1)三叉神经受损表现　主要观察患者患侧面部感觉,有无疼痛或麻木感,症状是否较术前减轻或者加重,咀嚼肌的咀嚼能力及是否有萎缩的情况。患侧眼睑的闭合情况及角膜反射。

(2)其他脑神经受损的表现　主要观察患者视力障碍的程度(视神经),有无眼球运动神经(动眼神经、滑车神经、展神经)麻痹症状(包括患侧上眼睑下垂、瞳孔散大固定、对光反应消失、眼球向外、向下运动等),有无面瘫(面神经)及后组脑神经(Ⅸ～Ⅻ)的损伤表现(包括患者的咳嗽反射及吞咽功能)。

(3)颞叶癫痫　由于肿瘤向外侧生长可压迫颞叶内侧皮质,术后要观察患者有无颞叶癫痫发作的表现。

(4)观察右侧肢体的活动情况　因肿瘤靠近中脑大脑脚及颈内动脉。术后要评估患者右侧肢体的肌力及肌张力情况。

(5)颅高压症状　密切观察患者的意识、瞳孔及生命体征,特别注意观察患者有无头痛、呕吐等颅高压症状。

(6)小脑受损的症状　观察患者有无眩晕,通过指鼻试验、对指试验了解患者的精细定位动作。

该患者术后的常见并发症有哪些?

答:患者术后常见并发症有脑神经功能损伤、脑脊液漏、颅内感染、脑积水。

患者术后如果行伽马刀治疗有哪些注意事项?

答:三叉神经鞘瘤的治疗方法首选手术切除。对于体积较大、形态不规则或者位置较深等原因造成不能全切的患者,目前临床采用立体定向放射治疗即伽马刀大剂量损毁残余肿瘤的治疗。实践证明,伽马刀不仅能有效地控制残余肿瘤的生长,还可以很好地保护颅底的重要血管，神经功能不受损伤，是一种低致残风险的治疗。

其注意事项如下。

（1）术前要检查患者的血常规、尿常规、凝血功能及肝肾功能是否正常。

（2）术前洗头，禁食、禁饮 2～4h。

（3）行伽马刀手术治疗需在 MRI 的引导定位下进行，术前需主管医师打印好 MRI 申请单交患者。

（4）手术后要严密观察患者有无头痛、恶心、呕吐、眩晕、体温升高等不良反应。

（5）密切观察患者的意识、瞳孔及生命体征的变化及早发现颅高压征兆，若患者有颅高压症状存在，应及时遵医嘱予以 20%的甘露醇快速静脉滴注或地塞米松 10mg 静脉注射以缓解脑水肿。

（6）指导患者保护头架固定点皮肤，防止抓挠局部以造成感染。

如何进行面神经功能的评估？面神经功能分几级？

答：评估患者的面神经的功能主要通过观察，即皱额、闭目、示齿、吹哨、鼓腮（见图 2-23）有无异常及其异常的程度来评定面神经功能的级别见面神经功能评定及分级（见病例 5）。

专科知识问答二

该患者手术后的主要护理问题有哪些？

答：（1）清理呼吸道低效。

（2）营养失调——低于机体需要。

（3）潜在并发症——颅内出血、角膜感染溃疡、带状疱疹。

手术后如何护理该患者？

答：（1）体位　术后取仰卧位，头偏向健侧，术后 24～48h 禁止患侧卧位。麻醉清醒，生命体征平稳时可抬高床头 15°～30°。

（2）饮食　患者麻醉完全清醒，无呕吐，肠蠕动恢复，吞咽功能Ⅱ级，可经口缓慢进流质饮食。

（3）心理护理　耐心听取患者的诉说，鼓励患者积极面对，坦然接受现实，配合医务人员治疗，增强康复的信心。同时将患者情况如实告知患者家属，以取得家属的配合。

（4）做好病情观察　要严密观察患者生命体征、意识、瞳孔的变化，全麻未清醒前每半小时观察一次，清醒后每小时观察一次。保持患者伤口引流管通畅，观察引流液的量、颜色、性质若伤口有渗血、渗液，引流液的量每天＞500mL 或者引流液的颜色为鲜红色要及时报告医师处理。

（5）保持患者呼吸道的通畅　该患者手术后损伤了后组脑神经，患者咽喉反射及咳嗽反射减弱，容易因误吸而窒息，要及时鼓励患者咳嗽、咳痰，全麻未醒气管插管未拔前要及时清除患者口鼻腔分泌物。

（6）根据患者的情况做好健康宣教和指导

① 患者术后吞咽功能Ⅱ级，责任护士要指导患者进食防止误吸并指导患者进行吞咽功能的康复训练，若患者出现吞咽障碍加重，应视患者吞咽功能的级别，适时留置胃管鼻饲。

② 患者左眼干涩，要及时滴眼药液、涂眼膏以保护眼角膜，每天用生理盐水清洁眼角膜两次，防止角膜感染。

③ 患者左侧面部感觉丧失，为患者准备食物时温度要适宜，防止进食时烫伤，外出时注意面部保暖，防止冷风刺激冻伤。

（7）安全及生活护理　患者卧床时使用护栏防止坠床，起床时有人扶助防止跌倒。保持床单位整洁干燥，每 2h 翻身一次，每日擦浴一次，口腔护理每日 2 次、会阴冲洗每日 2 次。

（8）用药护理　遵医嘱服用抗癫痫药及促进神经功能恢复的药物，并注意观察药物的疗效及副作用。

该患者左侧面部浅感觉丧失，进食时应注意什么？

答：（1）食物的温度要适宜　食物温度一般保持在 38～40℃为宜，避免过冷或过烫，以免损伤口腔黏膜。

（2）减少对面部的物理刺激　食物应选择清淡、无刺激性、少渣饮食或半流饮食为宜。多吃一些含钙量高的食物，如牛奶及奶制品、虾皮、海带、芝麻酱、豆制品等。

（3）促进患者的食欲　为患者准备喜爱的食物，讲究色、香、味、形俱全，营养均衡，充分调动患者的食欲。

（4）保持患者的口腔清洁，预防口腔感染　食物从患者右侧放入，患者进食后及时漱口，防止食物残渣残留口中，导致口臭及口腔感染。

如果该患者出现左眼角膜炎，应如何进行护理？

答：由于患者左侧角膜反射消失，左眼球运动障碍，左侧眼睑轻度闭合不全（图 2-36），可能导致角膜炎的发生。护理时注意保持眼角膜的清洁、湿润。每天至少用生理盐水纱布或棉球清除眼睛分泌物两次，每 2～4h 滴眼药液一次，睡前涂眼膏并覆盖盐水纱布。

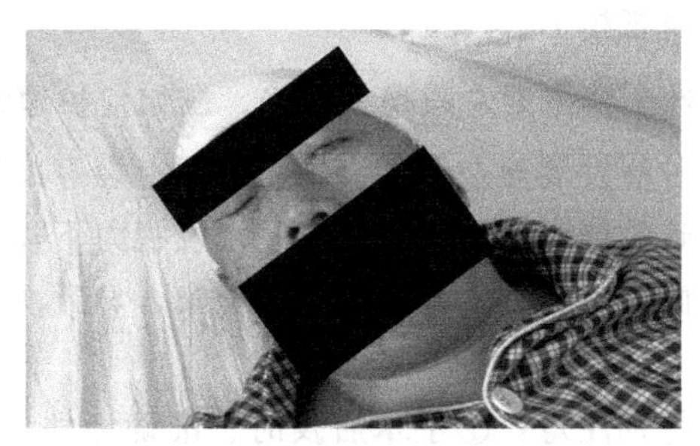

图 2-36　左侧眼睑轻度闭合不全

患者手术后为什么会出现带状疱疹，如何护理？

答：患者手术后出现带状疱疹是因为三叉神经受损，患者自身的抵抗力下降，潜伏在三叉神经节内的病毒被激发、活化后沿感觉神经通路到达皮肤，引起该神经区域病毒感染所致。常发生在手术后 3～7 天，感染部位常见为口角、唇边、鼻部（图 2-37）。护理时注意以下几点。

（1）保持局部皮肤清洁干燥，禁止用手抓挠，以免并发细菌感染及留下瘢痕。

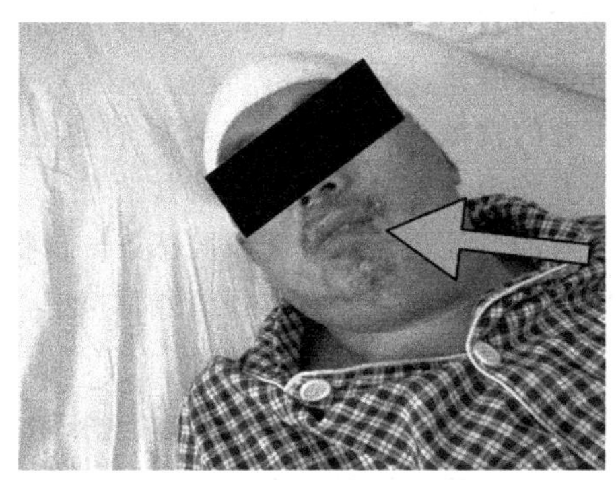

图 2-37　口唇带状疱疹

（2）加强消毒隔离，防止交叉感染。

（3）遵医嘱使用抗病毒药物局部涂搽如利巴韦林、阿昔洛韦等。

（4）密切观察患者的局部情况，指导患者保护局部皮肤，加强锻炼，增强自身抵抗力。

该患者为什么会出现左眼视力下降，应如何护理？

答：（1）肿瘤发展至左侧的海绵窦及眶上裂等部位，使其他脑神经受累，导致左侧眼球运动障碍、复视及视力下降。

（2）肿瘤向前发展压迫视神经和视交叉，导致视神经原发性萎缩、使患者视力减退。

护理上应特别注意：①手术后及时、准确地评估患者的视力、视野情况，与术前进行详细的对比，在手术 3 天之内每 2～4h 评估一次；②向患者做好解释，予以心理安慰，并将患者的日用品放于视力好的一侧，便于患者拿取；③做好患者的安全护理，外出时有人陪伴，防止患者跌倒、烫伤。

该患者出院时，责任护士应给予患者哪些健康指导？

答：（1）指导患者合理休息，避免重体力劳动。

（2）加强营养，进食高蛋白、高热量、高维生素食物以增强机体的抵抗力，促进身体康复。

（3）继续口服尼莫地平 40mg、tid，复合维生素 B 片 2 片、

tid，三磷腺苷片2片、tid，复方丹参滴丸5粒、tid，3～6个月以改善微循环，促进神经功能的恢复。

(4) 做好患者的安全指导，外出时有人陪伴，防止患者跌倒、烫伤。进食应缓慢，食物从右侧进入防止患者误吸、烫伤。加强左侧眼角膜的护理，及时滴眼药液、涂眼膏，防止眼角膜感染。指导患者进行吞咽功能的康复训练。

(5) 3个月后回医院复查头颅MRI，如患者出现剧烈头痛、呕吐、寒战高热、伤口溢脓、脑脊液漏等情况需紧急就医。

【护理查房总结】

三叉神经鞘瘤在临床上并不多见，占颅内肿瘤的0.2%～0.5%，其特点在于临床表现及预后与肿瘤的发生部位密切相关。由于其解剖位置深而复杂、临床表现多样、手术难度大，且手术后易复发，多次手术后会恶变。给患者造成沉重的心理负担，加上术后继发颅内高压、脑神经功能损伤、癫痫发作等严重影响患者的生活质量。因此，我们在护理这类患者应特别注意观察病情，预防颅内出血、脑疝发生，以最大的限度降低患者脑神经的损伤，提高患者的生存质量。同时做好健康指导，防止误吸、窒息。患者吞咽障碍时要及时评估吞咽功能的级别，及早留置胃管鼻饲并指导患者进行吞咽功能的训练。咳嗽反射弱者要保持呼吸道的通畅，必要时进行气管插管或气管切开术。

（唐运姣）

查房笔记

病例 7 • 颈静脉孔区肿瘤

【病历汇报】

病情 患者，女性，54 岁，因听力障碍、发音含糊、声音嘶哑、饮水呛咳、吞咽障碍 1 年余，持续加重 2 个月于 2012 年 4 月 15 日步行入院。起病以来，患者精神可，大小便正常，体重（50kg）无明显减轻，否认“肝炎”“结核”等传染性疾病及家族性疾病史，无不良嗜好，无高血压、糖尿病史，无手术外伤史，无输血史，无药物及食物过敏史，无“阿司匹林”服用史。

护理体查 T 37℃，P 88 次/分，R 20 次/分，BP 138/79mmHg。意识清楚，瞳孔等大等圆，约 2mm 大小，对光反射灵敏。神经系统体查：发音含糊、声音嘶哑、饮水呛咳、吞咽障碍（30mL 水分三次咽下，无呛咳），软腭麻痹，咽反射消失，鼻唇沟变浅，闭目障碍，右侧听力下降，步态不稳，视力下降，面肌轻度无力，可有非常轻的联带运动。静止：面部对称，肌张力正常。运动：额部正常；眼，稍用力闭眼完全；口，轻度不对称。无头晕、呕吐、面部疼痛等其他不适。头颅大小及形态正常，鼻腔及外耳道无异常分泌物，呼吸规则，双肺呼吸音正常，无啰音及哮鸣音，心律齐，心音正常，腹部外形正常，无包块、压痛及反跳痛，肝、脾、胆囊未扪及，肾区无叩击痛，肠鸣音正常，腹部无移动性包块，脊柱、外生殖器正常，浅反射及腱反射正常，双下肢肌力、肌张力正常，病理征阴性。语言含糊，思维、定向、理解、计算力下降。

辅助检查 CT 示颈静脉孔区不均匀高密度影，边界不清。MRI 示肿瘤等 T1 和长 T2 不均信号影，轮廓不规则。实验室检查无阳性发现。

入院诊断 颈静脉孔区占位病变，考虑颈静脉球瘤。

主要护理问题 进食困难，营养失调——低于机体需要，自理缺陷，潜在并发症——角膜溃疡。

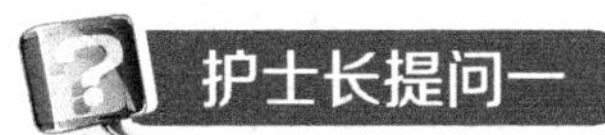

卧床休息、训练吞咽功能、预防角膜溃疡、观察病情变化、完善术前准备。

护士长提问一

颈静脉孔的解剖特点是什么？

答：颈静脉孔区位于颅后窝，位置深，毗邻解剖关系复杂。颈静脉孔内有舌咽神经、岩下窦、迷走神经、副神经、乙状窦末端及脑膜后动脉通过，周围毗邻乙状窦、内听道、第Ⅶ、Ⅷ对脑神经、舌下神经、颈内动脉等重要结构。颈静脉孔通常分为三个部分，两个静脉部和一个神经部或颈静脉孔中间部。静脉部包括一个较大的后外侧静脉通道、乙状部，接受来自乙状窦的血液回流。岩部形成

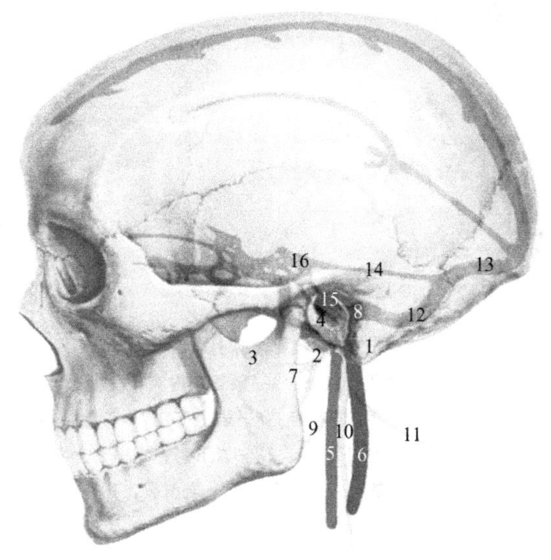

图 2-38　颈静脉孔示意（侧面）

1—乳突；2—茎突；3—下颌骨；4—外耳门；5—颈内动脉；6—颈内静脉；7—面神经；8—颈静脉球；9—舌咽神经；10—迷走神经；11—副神经；12—乙状窦；13—横窦；14—岩上窦；15—岩下窦；16—海绵窦

特性的静脉汇合，接受来自舌下的神经管、岩斜裂的静脉属支和椎静脉丛。岩部经颈静脉球内侧壁的位于前方舌咽神经和后方的迷走神经、副神经之间的开口注入乙状部。颈静脉孔中间部或称神经部，有舌咽神经、迷走神经和副神经经过，位于乙状部或岩部之间，相当于颞骨或枕骨内突的位置，两个突起之间由纤维或骨桥连接。舌咽神经、迷走神经和副神经在颞骨内突的内侧穿过硬膜，到达颈内静脉的内侧壁（图 2-38、图 2-39）。

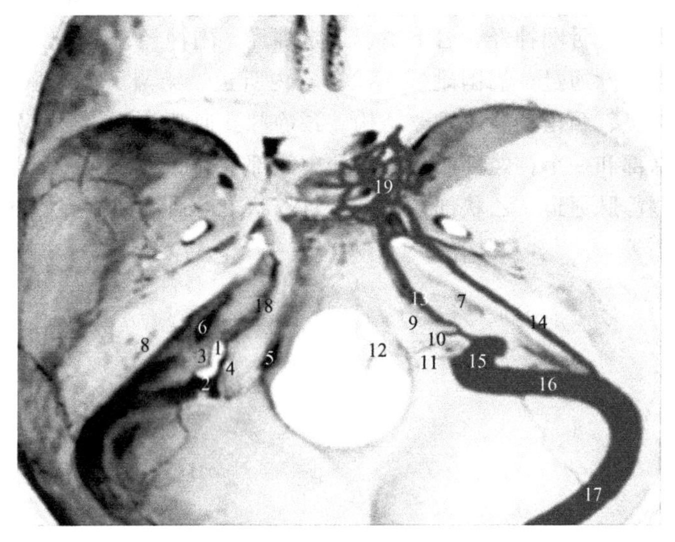

图 2-39　颈静脉孔示意

1—颈静脉孔岩部；2—颈静脉孔乙状部；3—颞骨颈内突；4—枕骨颈内突；5—舌下神经管内口；6—内耳门；7—面听神经；8—岩上窦沟；9—舌咽神经；10—迷走神经；11—副神经；12—舌下神经；13—岩下窦；14—岩上窦；15—颈静脉球；16—乙状窦；17—横窦；18—岩斜裂；19—海绵窦

专科知识问答一

颈静脉孔区肿瘤是指什么？主要有哪些临床表现？

答：颈静脉孔区肿瘤是指发生在颈静脉孔区及其附近的肿瘤。

颈静脉孔位于颅后窝，外耳道后方，颈内静脉和舌咽神经、迷走神经、副神经穿过颈静脉孔。

颈静脉孔区肿瘤主要表现：眩晕、外耳道反复出血、耳鸣、进行性聋、面瘫、视物重影、声音嘶哑、饮水呛咳、吞咽反射消失等脑神经受累表现。

颈静脉孔区的肿瘤病理分型有哪些？最常见的肿瘤是什么？

答：颈静脉孔及其周围区域肿瘤可分为原发性和继发性两类。前者病理分型包括神经鞘瘤、副神经节瘤、脑膜瘤、脊索瘤等，后者病理分型包括转移瘤、鼻咽瘤、颞骨恶性肿瘤等。副神经节瘤又称颈静脉球瘤是颈静脉孔区最常见的肿瘤，起源于沿舌咽、迷走等神经分布的“副神经节组织”。颈静脉孔区神经鞘瘤起自舌咽神经、迷走神经或副神经，囊性变者可占20%。

颈静脉孔区的肿瘤临床怎样分型？

答：为方便手术入路的选择，临床上常依据肿瘤的性质、起源及生长方向将颈静脉孔区肿瘤分为四型。Samii 根据肿瘤的影像学特征及手术所见将颈静脉孔区神经鞘瘤分为 A（主要位于颅内）、B（原发于颈静脉孔向颅内生长）、C（原发于颅外累及颈静脉孔）、D（颅内外沟通肿瘤）四型。

后组脑神经是指哪些神经？后组脑神经受损后会出现什么临床表现？

答：后组脑神经包括舌咽神经、迷走神经、副神经、舌下神经。

后组脑神经损伤后的主要表现为误咽呛咳、吞咽困难、声音嘶哑、构音障碍。

哪些神经参与吞咽过程？

答：舌咽、迷走、舌下神经是维持正常吞咽的主要神经，面神经和三叉神经的分支也参与正常的吞咽过程。

颈静脉孔区的肿瘤术前为什么要做数字减影血管造影（DSA）？

答：因为颈动脉和椎动脉造影不仅显示颈静脉球和颈内动脉血流情况，还有助于了解肿瘤的供血情况及相邻血管的移位。有助于鉴别颈静脉球瘤（血管丰富）和雪旺细胞瘤（颈静脉孔区非颈静脉球瘤中的较常见的肿瘤之一，血管成分较少）。明确肿瘤的血供来源，并可实施栓塞，有效减少肿瘤切除时的出血，为全切肿瘤减少术中损伤重要神经、血管提供了重要保证。

颈静脉球瘤的治疗方法有哪些？

答：颈静脉球瘤的治疗方法包括放射治疗、栓塞治疗和手术治疗。三种治疗方法可单独应用，也可结合治疗。

(1) 放射治疗　有单纯放射治疗、术前放射治疗和术后放射治疗三种。单纯放射治疗主要适应于年老体弱、有其他严重脏器疾病而不能承受手术的患者。术前放射治疗主要针对肿瘤较大、估计术中出血较多的单纯手术切除肿瘤困难者，其目的是使肿瘤缩小，供血减少，有利于手术切除。术后放射治疗用于肿瘤术后残留，特别是附在颈内动脉上的肿瘤，手术切除困难者。常用的放射源为Co或直线加速器，一般剂量为45～50Gy，治疗5周，术前放射治疗者在放疗后3～4个月再行手术切除。

(2) 栓塞治疗

① 栓塞目的：术前栓塞减少肿瘤术中出血；对不能耐受手术患者通过栓塞肿瘤血管可延缓肿瘤生长。

② 栓塞方法：颈动脉插管到肿瘤供血动脉，注入栓塞剂。常用的栓塞材料有肌肉组织凝血块聚乙烯醇颗粒（Ivalon）、明胶海绵和氰基丙烯异丁酯（IBCA）。栓塞前行同侧颈内动脉、椎动脉和颈外动脉分支造影，肿瘤中来自颈内动脉和椎动脉分支的供血小支，因血管较细，并有误栓脑内血管的可能，故很少做靶血管栓塞。栓塞肿瘤供血血管主要是指颈外动脉的肿瘤供血动脉，颈外动脉在头颈部有广泛的吻合支，单纯栓塞颈外动脉很少产生脑缺血现象。栓塞材料选择以不能经肿瘤血管流入静脉循环为宜，目前认为

较好的栓塞材料为 Ivalon，而吸收性明胶海绵和 IBCA 不宜进入肿瘤实质内血管，并且后者有黏附导管滞留体内的危险。

（3）手术治疗　对较小的肿瘤手术只局限于静脉球瘤附近。如果肿瘤只限于颈静脉球顶部及颈静脉球管内，切开鼓室下部则可将肿瘤切除，手术入路不需要切除外耳道后壁并保留中耳结构。这种情况下，只需要暂时将乳突段面神经分离即可。若肿瘤较大、向前累及颈内动脉，则手术最好到颞下窝暴露在肿瘤向后侵犯到斜坡前水平时，可通过迷路入路扩大颅底切口，增大暴露。

DSA 中文全称是什么？术前及术后的护理措施有哪些？

答：DSA 的中文全称是数字血管造影（digital substraction angiography）。

（1）术前护理措施如下。

① 检查凝血全套，使用碘时做过敏试验，使用碘帕醇不需要做过敏试验。有出血性疾病、凝血性障碍疾病等禁忌检查。

② 皮肤准备：保持穿刺部位皮肤清洁。

③ 详细介绍检查的必要性、过程及造影可能发生的反应，消除患者的紧张情绪。检查前需家属或患者签字同意。儿童和躁动者应适当使用镇静药或在全身麻醉气管插管下进行。

④ 肠道准备：检查前禁食 4～6h，检查前 30min 排空大小便。

⑤ 用物准备：备 1kg 的沙袋、对比剂、麻醉药、生理盐水、肝素、动脉穿刺包、无菌手套及抢救药物等，防止意外发生。

⑥ 遵医嘱术前用药。

（2）DSA 术后护理措施如下。

① 密切观察意识、瞳孔、生命体征等情况，有异常时及时报告医师处理。

② 穿刺部位加压包扎，股动脉穿刺侧肢体制动 6～12h，1kg 沙袋压迫穿刺处 4～6h，一般术后 24h 可下床活动。

③ 注意穿刺部位有无渗血、血肿；观察穿刺侧的足背动脉搏动和远端皮肤温度、颜色等与健侧比较有无明显差异。

④ 术后嘱患者多饮水，尤其是术后 2h 内，以促进对比剂的排

泄，全麻患者应在检查后4～6h饮水。

⑤ 观察患者有无对比剂引起的不良反应并及时处理。

⑥ 术后24h拆除绷带，取下敷料；术后3～4天内穿刺部位不宜水洗，叮嘱患者不要抓伤口，以免引起伤口感染。

⑦ 协助做好生活护理。

如果你是责任护士，应对其采取哪些措施（手术前护理）？

答：（1）严密观察病情变化

① 严密动态监测意识、瞳孔、生命体征等，如有颅内压增高时立即报告医师及早处理，防止发生脑危象。

② 记录24h出入水量，保证出入平衡，遵医嘱按时按量使用脱水剂。

③ 防止感冒、呼吸道感染，避免剧烈咳嗽；防止便秘，必要时给予轻泻药或开塞露，不可用力排便或高压灌肠，以免颅内压增高。

（2）心理护理　由于病程较长，症状明显，患者易产生紧张、焦虑及恐惧心理，故应耐心向患者及家属解释手术的必要性、可能出现的并发症及治疗效果，安慰患者，指导家属共同解除患者的思想顾虑，消除悲观失望心理。

（3）饮食　由于患者吞咽功能为Ⅱ级，宜选择糊状或半流质食物，进食时宜慢、不能急躁，待患者完全咽下后再进下一口。

（4）体位　进食时采取半坐卧位，防止食物误吸入气管内。

（5）症状护理

① 步态不稳的护理：a. 尽量卧床休息；b. 不单独外出，指导陪人不让患者独处；c. 病房设置简洁，保持地面干燥，以防患者跌倒或碰伤；d. 行走时，使用助行器或陪人搀扶。

② 听力下降的护理：a. 保持环境安静，减少或避免噪声；b. 关心、安慰患者，主动与其交流；c. 帮助患者正确评价自己的听力水平，听力中重度障碍时，指导其到耳鼻喉科测试听力并佩戴助听器；d. 与患者交谈时应有耐心，尽量靠近患者，并站在其健侧，必要时重复谈话内容。

③ 吞咽障碍的护理：a. 有针对性开展口咽部肌群功能训练。ⓐ增强面部肌群运动，舌体运动和下颌骨的张合运动，让患者空咀嚼、皱眉、闭眼、鼓腮、吹气、微笑、张颌运动、伸舌做左右前后、舌背抬高或阻力运动。ⓑ咽部冷刺激，用冰冻的棉棒轻轻刺激患者软腭、腭弓、舌根及咽后壁，提高其敏感性。ⓒ空吞咽训练，让患者做空咽口水，以后再以温开水1～2mL开始训练，每天3次，每次20min，反复训练，逐渐到能吞咽食物和正常进食。b. 制定训练计划，督促家属鼓励、协助患者完成。c. 定期评价患者的吞咽功能，对患者的进步予以肯定和表扬。

（6）术前准备

① 术前1天做抗生素皮试、抽血合血；术前做好肠道准备、皮肤准备。剃光头后用肥皂水或热水洗净并用络合碘消毒，减少术后伤口或颅内感染；天冷时，备皮后戴帽以防感冒。

② 下列情况不宜手术：术前半月内服用阿司匹林类药物，以免导致术中出血不止；术后伤口或颅内继发性感染；感冒、发热使机体抵抗力降低，呼吸道分泌物增加，易导致术后肺部感染；女性患者月经来潮。

③ 术晨护理取下活动义齿或贵重物品并妥善保管；指导患者排空大小便；备好术中用药、合血单、影像学检查、病历等用物；戴好腕带；术前30min执行术前用药。

【病情进展】

患者入院3天后，在全麻插管下行开颅探查+病灶切除术，术后带气管插管返回病房。立即予以上心电监护、妥善固定导尿管和头部硬膜外伤口引流管。回病房时：GCS E2V1M5=8分，双瞳孔等大等圆，约2mm大小，对光反射迟钝。T 36.2℃，P 95次/分，R 10次/分，BP 138/79mmHg。术后诊断为颈静脉球瘤。患者术后第2天意识转为清醒，双瞳孔等大等圆，约2mm大小，对光反射灵敏，生命体征正常，眼睑闭合不全，吞咽咳嗽反射差，饮水呛咳，痰多、不易抽吸，予以留置空肠管进行幽门后喂养、行气管切开术。手术后第 3 天，患者突然出现心率 120 次/分、呼吸 35 次/分、血氧饱和度下降至 80%，立即予以加大氧流量、翻身、拍背、吸痰（痰液黏稠度为三度）等处理后血氧饱和度仍未见好转，查血气结果报告：pH 7.30，PaO_2 59mmHg，$PaCO_2$ 48mmHg，BE +2mmol/L，立即遵医嘱予呼吸机辅助呼吸，模式为：SIMV，氧浓度为 100%（血氧饱和度正常后调至 40%），呼吸频率为 15 次/分，潮气量为 500mL，吸气时间为 1.5s，PEEP 为 3cmH_2O。术后经呼吸机辅助呼吸、抗感染、营养支持、止血、营养神经、吞咽功能训练及严密的病情观察、对症治疗、护理于 1 个月后康复出院。出院时患者伤口愈合好，吞咽功能为Ⅲ级，故带胃管出院，声音嘶哑有改善，右侧耳聋，右下肢稍乏力。

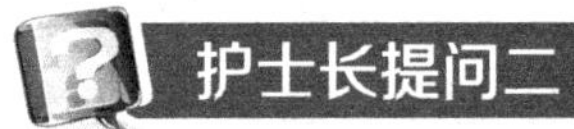

护士长提问二

颈静脉孔区常见并发症有哪些？

答：颈静脉孔区常见并发症有脑神经功能障碍、脑脊液漏、面瘫等。

有创机械通气的适应证和禁忌证有哪些？

答：(1) 适应证　原则上凡是呼吸系统不能维持正常通气、发生呼吸衰竭、经过常规治疗效果不佳且继续发展的患者均宜采用有创机械通气。

① 急性或慢性呼吸衰竭当患者 pH<7.3、呼吸频率>40 次/分、PaO_2<40mmHg，而且出现意识障碍，给予氧气吸入后无改善时应考虑机械通气。

② 急性呼吸窘迫综合征当 $PaCO_2$ > 45mmHg、PaO_2 < 60mmHg、pH<7.3 时，如果采用无创机械通气病情未改善，应立即建立人工气道，使用有创机械通气治疗。

③ 重症哮喘在常规治疗过程出现二氧化碳分压增高、pH 值下

降、意识改变、呼吸肌疲劳时应立即使用有创机械通气进行治疗。

④ 心肺复苏后呼吸中枢控制失调；全身麻醉、手术中等情况都是使用有创机械通气的适应证。

（2）禁忌证　无绝对禁忌证。相对禁忌证如下。

① 肺大疱。

② 大咯血或严重误吸引起的窒息性呼吸衰竭。

③ 未引流的张力性气胸。

④ 急性心肌梗死。

⑤ 休克未纠正前。

使用呼吸机时要重点观察什么？

答：（1）有无人-机对抗，有人-机对抗时应及时查找原因并处理。

（2）严密监测患者生命体征、血氧饱和度、病情等情况是否有改善，随时观察呼吸机报警、监测的数据（主要是潮气量和分钟通气量）是否达到目标值，发现报警、异常时及时查找原因并报告医师进行处理。

（3）严密监测血气，上机 30min 后、试脱机 30min 后、脱机 30min 后各测血气一次，使用呼吸机过程中每 2h 监测血气一次。

（4）湿化器中注射用水的刻度，不够时需及时注入无菌的注射用水或蒸馏水，禁用生理盐水。

（5）呼吸机管路中有无冷凝水，有水时要及时倾倒。

（6）及时动态评估患者是否满足撤机的条件，一旦满足，应及时进行自主呼吸测试，如能耐受应考虑尽早脱机。

撤机应满足哪些条件？

答：（1）导致机械通气的病因好转或被去除。

（2）有自主呼吸的能力。

（3）氧合指标，包括：$PaO_2/FiO_2 \geqslant 150mmHg$；PEEP$\leqslant$5cmH；$FiO_2 \leqslant 40\%$；pH$\geqslant$7.25。对于 COPD 患者：pH$>$7.30；$FiO_2 < 35\%$；$PaO_2 > 50mmHg$。

（4）无心肺等重要器官并发症，带管吸氧 1h 后氧分压>60mmHg。

当呼吸机出现潮气量/分钟通气量过低报警时要怎样处理？

答：要立即从以下方面进行排查并处理。

（1）呼吸机管路是否断开；管路、湿化罐是否连接紧密、是否漏气。如管路断开应立即消毒后连接管路。如湿化罐连接不紧密时应立即将其连接紧密。管路、湿化罐漏气时要立即进行更换。

（2）气囊是否充气或漏气，气囊未充气时立即予以充气；气囊漏气时立即通知医师更换气管导管。

（3）呼出阀及膜片、流量传感器是否清洁，不清洁时立即用酒精予以擦洗。

（4）呼出阀及膜片是否安装正确、密闭，安装不正确或不密闭时重新予以安装。

（5）膜片是否老化，老化时予以更换。

（6）参数及报警是否设置合理，设置不合理时，重新予以设置。

如何预防呼吸机相关性肺炎（VAP）的发生？

答：应对患者实行集束化管理。

（1）体位　予以抬高床头 30°～45°。

（2）呼吸道的管理　加强气道湿化，保证满意的湿化效果，使痰液黏稠度处于Ⅰ～Ⅱ度，按需吸痰，保持呼吸道通畅。吸痰注意遵循无菌操作原则，严格掌握吸痰时间。翻身、拍背，每 2h 1 次。定期监测气囊压力，保持气囊压力 25～30cmH_2O。

（3）加强口腔护理　正确有效的口腔护理，能清除大部分寄居口腔的致病微生物。每天至少给予 2～3 次口腔护理以减少细菌数，防止其向下移行而发生 VAP。

（4）手卫生　医护人员的手是医院感染的最常见的传播途径，而洗手是一种最简单、最基本、最简便易行的有效预防和控制病原体传播的手段。

（5）声门下吸引　减少口咽部细菌、气囊上方分泌物从气管套管周围吸入下呼吸道。

（6）使用中的呼吸机管路有污染时及时更换，湿化罐中注射用水或蒸馏水每天更换，滤水杯放置在管路的最低位置，及时倾倒冷凝水（冷凝水是高污染物，其细菌主要来自患者的口咽部，避免倒流入肺引起逆行感染），呼吸机停用后要及时更换已经消毒的管路备用，以防止交叉感染。

（7）合理应用抗生素　根据药敏试验结果选用有效的抗生素，慎用广谱抗生素。护士要掌握合理用药知识，根据药物的半衰期，自觉按规定给药。

（8）支持治疗，增强免疫功能　机械通气患者大多全身状态较差，消耗大，可根据患者的具体情况进行肠内营养或静脉营养，必要时使用肠内外营养相结合，同时可通过主动和被动免疫提高患者的防御机制，如早期静注免疫球蛋白能降低 VAP 的发生率。

（9）缩短机械通气时间　生命体征稳定后尽早停用呼吸机，认真评估患者的病情后再撤机，避免重复插管的可能。重复插管可使口咽部分泌物中的微生物以及胃内容物直接吸入下呼吸道，是感染 VAP 的危险因素。

专科知识问答二

手术后患者主要的护理问题有哪些？

答：（1）清理呼吸道无效。

（2）有误吸、窒息的危险。

（3）潜在并发症——角膜溃疡的危险，脑脊液漏的危险。

（4）营养失调——低于机体需要。

（5）感染的危险。

（6）有皮肤完整性受损的危险。

该患者为什么选择留置螺旋型空肠管进行幽门后喂养？

答：选择螺旋型鼻肠管的原因是患者有吞咽障碍，反流、误吸风险大，而螺旋型胃肠管可通过胃肠蠕动通过幽门进入十二指肠或空肠，使反流与误吸的发生率降低。

误吸危险因素有哪些？

答：误吸风险因素评估见表 2-13。

表 2-13　误吸风险因素评估表

危险因素	得分/分		
	0	1	2
年龄	□ ＜65	□ 65～79	□ ＞79
意识	□ GCS＜12 分	□ GCS 9～12 分	□ GCS＞12 分
误吸史	□ 无	□ 有	
吞咽	饮水 60mL	饮水 60mL	饮水 5mL
功能	□ 无异常	□ 误吸、咳嗽、喘鸣	□ 气促、水溢出、咳嗽呛咳、无吞咽
咳嗽	□ 正常	□ 减退	□ 消失
呕吐	□ 无	□ 偶尔	□ 频繁
经口进食体位	□ 坐卧位	□ 半卧位	□ ＜30°
	□ 有声门下吸引	□ 无声门下吸引	
人工气道	□ 气囊压力充足	□ 气囊压力不足	
	□ 无机械通气	□ 有机械通气	
鼻胃管营养支持　体位	□ ＞45°	□ 30°～45°	□ ＜30°
方式		□ 营养泵入	□ 直接滴注
胃潴留	□ ＜50mL	□ 50～200mL	□ ＞200mL
翻身、吸痰、拍背		□ 鼻饲前后半小时	□ 鼻饲中

注：分值≥1 分说明存在误吸风险，分值越高误吸风险越大。

留置螺旋形鼻肠管有哪些方法？不同方法的操作步骤及注意事项有哪些？

答：留置螺旋形鼻肠管的方法有盲插、X 线透视下、内窥镜帮助下和外科手术中插入。

（1）本盲插操作步骤采用的主动置管法及注意事项如下。

① 向患者解释插管过程。

② 将引导钢丝完全插入管道，使钢丝末端连接柄与鼻肠管连接头固定（图 2-40）。

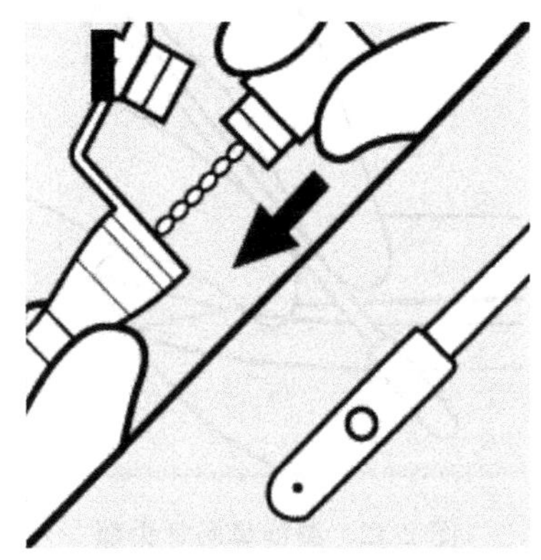

图 2-40　钢丝末端连接柄与鼻肠管连接头固定

③ 清醒患者使其处于坐位或半坐位，意识障碍患者取右侧卧位。测定需要插入的管道长度，方法是：测定胸骨剑突至鼻尖再到耳垂的距离（图 2-41），然后在离管道末端的同样距离处做一记号，另外再在该记号外 25cm 和 50cm 处各做一记号。

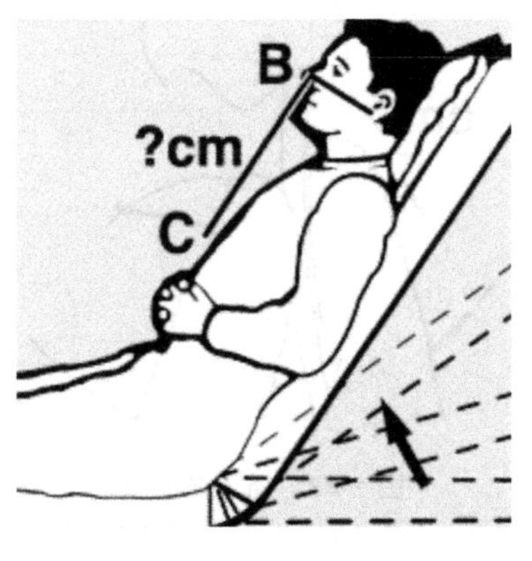

图 2-41　鼻肠管标记

④ 管道头部用无菌生理盐水或灭菌水湿润（Hydromer包裹的鼻肠管头部，经水激活后有润滑作用，使整个操作更便利），以利于插管（图2-42）。

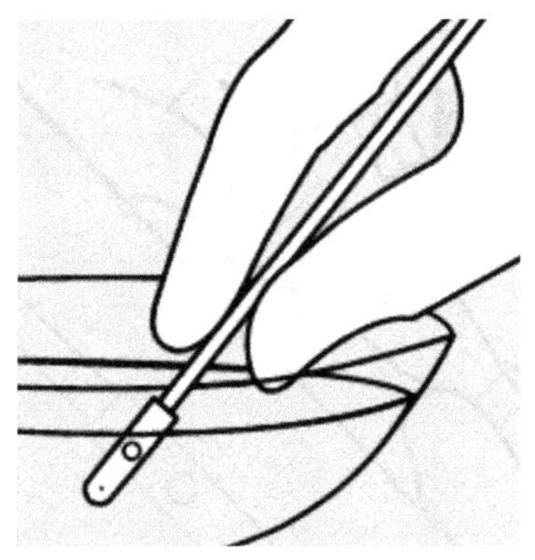

图2-42 湿润鼻肠管头部

⑤ 选择一侧鼻腔，将管道沿鼻腔壁慢慢插入（图2-43）。当管道进入喉部时，将患者的头轻轻向前弯曲，清醒患者嘱尽量多做吞咽动作，同时将管道轻轻推进，不应强行插入，注意避免误插入气管，继续插管至做的第一个记号处。

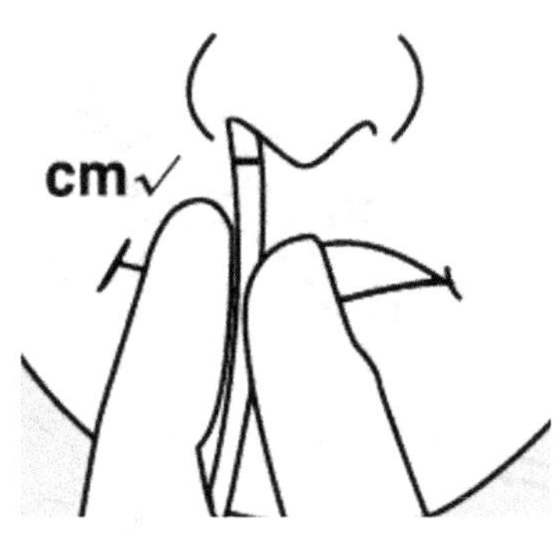

图2-43 插入鼻肠管

⑥ 清醒患者更改为右侧卧位，注入生理盐水50mL左右，继

续送管至 25cm 标记处。

⑦ 抽取胃液、听气过水声、检查是否有气泡、测 pH 值（胃液 pH 值 3～5）（图 2-44），进行床旁位置判断。判断在胃内，继续推送至 50cm 标记处。抽取液体测 pH 值（到达肠部 pH 值>7）听气过水声往右下腹移动且回抽有明显负压基本可判断肠管在肠内。

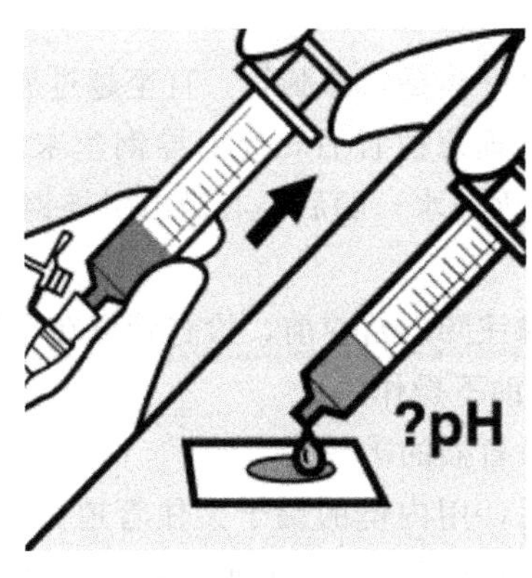

图 2-44　测 pH 值

⑧ 向管道内注入至少 20mL 无菌生理盐水或灭菌水（图 2-45）。

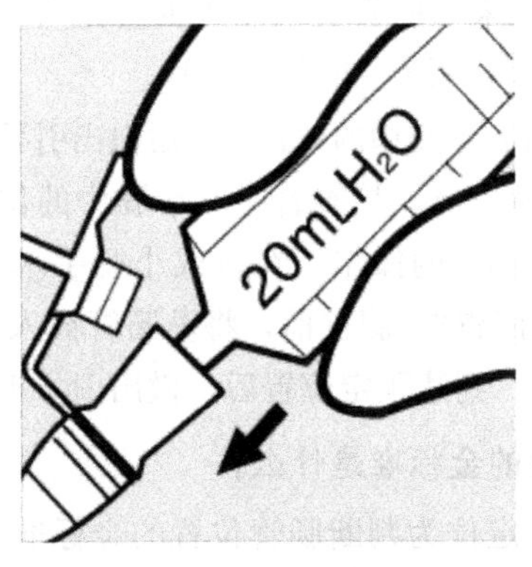

图 2-45　注入 20mL 无菌生理盐水

⑨ 申请 X 线检查以确定管道的位置是否到达目标位，确认管

道的位置正确后方可开始输注药物及肠内营养液。

（2）在X线透视下的操作

①～⑤ 请参考盲插的①～⑤。

⑥ 在X线透视下检查管道头部在胃中的位置，并调整管道，使其头部朝向幽门方向。将引导钢丝向外退出2～3cm，使管道头部易于弯曲，便于其通过幽门。当管道通过幽门后，推进钢丝使其归于原位。

⑦ 根据需要进一步插入鼻肠管，直至越过屈氏韧带。

⑧ 鼻肠管到达理想位置后，经引导钢丝末端向管道内注入少量无菌生理盐水或灭菌水，随后小心撤出引导钢丝。

⑨ 固定管道。

⑩ 每次开始输注肠内营养前，检查管道在小肠中的位置。

（3）在内镜帮助下操作

①～⑤ 请参考盲插的①～⑤。

⑥ 插入内镜后，用内镜的镊子夹住管道头部，随内镜一起通过幽门进入小肠，并尽可能深入至屈氏韧带附近。

⑦ 将镊子与鼻肠管停留在原地，内镜尽可能向外退出一段距离。

⑧ 经引导钢丝末端向管道内注入少量无菌生理盐水或灭菌水，随后撤出镊子，再与内镜一起小心退出。

⑨ 确认鼻肠管在小肠中的位置，最后撤出引导钢丝，固定管道。

⑩ 每次开始输液前，检查管道在小肠中的位置。

（4）在外科手术中的操作　在胃或小肠手术的情况下，可以在手术最后阶段，关闭胃壁/腹壁前，将鼻肠管插入在理想的位置，同样也通过鼻腔插入。到达预定位置后，撤出引导钢丝，固定导管。

判断肠管位置的金标准是什么？

答：X线摄片定位为判断肠管位置的金标准。

缺乏胃动力的患者留置鼻肠管时应注意什么？

答：无胃动力患者留置螺旋形鼻肠管时，如采取盲插法，在置管前应使用药物辅助激发胃动力。可在置管前 10min 静脉注射甲氧氯普胺 10～20mg 或置管前 1h 内静脉注射红霉素 3mg/kg。有条件者可以在 X 线透视下或内镜的帮助下插入，行胃肠手术的患者可在手术后最后阶段插入。

为患者进行鼻饲流质时的注意事项有哪些？

答：(1) 鼻饲前应确保气囊压力正常，吸尽痰液。

(2) 鼻饲前证明管道在正确的位置。

(3) 体位　鼻饲时始终使抬高床头 30°～45°，防止误吸。

(4) 保持管道通畅　间断注入法每次鼻饲前后用 20～30mL 温开水冲洗管道，每次鼻饲前测定潴留量。持续输注肠内营养液时，应 4h 测定潴留量并冲洗管道一次。泵入时应从小剂量、低浓度开始匀速泵入，一般前 2 天喂糖水或糖盐水 500mL，以后过渡到肠内营养液，每天 500mL，25mL/h，2～3 天后无腹泻等并发症，每天增加速度 25～50mL，逐渐增加浓度，待患者适应直至全量，减少腹泻的发生。

(5) 鼻饲中及鼻饲后 30min 内尽量不翻身、拍背、吸痰，以免刺激患者呕吐，引起误吸，造成窒息。

(6) 喂养过程中要动态的评估患者的胃肠功能、误吸风险、肠内营养耐受性、能量目标、蛋白目标、营养实际摄入量，蛋白摄入量及血流动力学等，异常时及时报告医师，根据情况及时调整营养治疗方案。

(7) 当患者意识清楚、吞咽功能达到Ⅰ～Ⅱ级后要鼓励患者从口进食，尽早拔除胃管。

一般当胃内容物积贮达多少毫升时就认为是胃潴留（GRV）？患者发生 GRV 时应该怎么处理？

答：不同的国家不同的指南对胃潴留的标准各不相同。国内各医院 ICU 监测 GRV 的标准也各不相同，较一致的观点界限为≥200mL。

患者发生 GRV 后，应及时报告医师，并遵医嘱使用胃动力药

(甲氧氯普胺 10mg、iv、qid)，使用药物后，动态监测胃潴留量，当潴留量＞200mL 或连续 2 次＞200mL，应减慢输注速度至 20mL/h 或调为原速度的 1/2，再次评估仍有 GRV，调整为原速度的 1/2，24h 未改善者，要考虑进行幽门后喂养。

此患者最好采用什么吸痰管进行吸痰？为什么？

答：采用密闭式吸痰管。原因如下。

(1) 无须终止机械通气，密闭式吸痰管通过透明三通与人工气道、机械通气相连成一密闭系统，气道压力不受影响，改变了传统吸痰致使患者缺氧的状态。

(2) 避免污染和交叉感染，密闭式吸痰管减少外源性感染机会，避免了开放式吸痰管操作不慎时的污染，从而降低肺部感染的发生率，而且也可避免吸痰时引起患者呛咳所致的痰液喷溅，污染医护人员的手及床单位、空气，以减少交叉感染，尤其是传染性疾病。

(3) 操作简单、方便、省时、及时满足患者需求，使用密闭式吸痰管可在 24h 内连续反复多次使用，不需每次更换吸痰管，一个人即可完成吸痰过程，可减轻护理人员劳动强度，同时也降低呼吸机相关肺炎的发生率，减少患者住院天数。

痰液黏稠度怎么分度？吸痰的注意事项有哪些？

答：痰液黏稠度是根据痰液的性状及吸痰后吸痰管是否有痰存留进行分级的，共分三级（表 2-14）。

表 2-14　痰液黏稠度分级

分级	痰液性状	吸痰后吸痰管是否有痰存留
Ⅰ	痰如米汤或白色泡沫样	吸痰后玻璃接头内壁上无痰液滞留
Ⅱ	痰的外观较Ⅰ度黏稠	吸痰后少量痰液在玻璃接头内壁滞留，但易被水冲洗干净
Ⅲ	痰的外观明显黏稠，呈黄色并伴血痂	吸痰时，吸痰管常因负压过大而塌陷，玻璃接头内壁滞留大量痰液，且不易用水冲洗干净

注意事项：吸痰前后均需加大氧流量，吸入 2～3min；吸痰

前，湿润吸痰管前端；吸痰动作要轻柔；插管深度以超出导管前端1～2cm为宜，过浅则吸痰不彻底，导管前端形成痰痂的概率增加，过深则容易损伤黏膜；避免固定在一处吸引；每次吸引时间不超过15s；吸引负压＜20kPa（150mmHg）；吸痰管外径不超过气管导管内径的1/2；严格无菌操作；每次吸痰要评估痰液的黏稠度，根据评估的结果决定湿化方案。

该患者术后如何护理？

答：(1) 严密监测病情　严密监测患者意识、瞳孔、生命体征等，尤其是患者的自主呼吸、吞咽功能、血氧饱和度及血气的变化，血氧饱和度维持在95%～100%，氧分压维持在80mmHg以上。如患者的血氧饱和度和氧分压低，应加强翻身、拍背并予充分吸痰，保持呼吸道通畅，加大吸氧浓度，并通知医师进行处理。病情变化时及时报告医师处理。

(2) 气道的护理

① 环境控制：保持病房清洁，维持室温为18～22℃，湿度为50%～60%。

② 保持呼吸道通畅：护理人员应鼓励并指导患者有效咳嗽和排痰；每2h翻身拍背一次；动态评估痰液的黏稠度并根据情况及时调整湿化方案；加强体位引流；及时清理呼吸道，保持呼吸道通畅。

③ 记录出入水量，保证出入量的平衡。

④ 保持气管导管及气管切开周围皮肤和敷料的清洁干燥，每天用0.05%的碘伏消毒，纱布每班更换1次，美皮康敷料每周更换2～3次，分泌物较多浸湿时及时更换。

⑤ 定期做痰培养+药敏实验。

⑥ 保持气囊压力在25～30cmH_2O，监测气囊压力每4h一次，避免反流、误吸。

⑦ 气管切开套管系带下方要垫纱布或贴敷料，避免器械相关性压力性损伤的发生；要经常检查套管系带的松紧度及系带下的皮肤情况，松紧度以能伸进一指为宜，防止脱管。

⑧ 监测血气分析的变化，血气分析异常时及时报告医师根据血气分析结果调节呼吸机的参数。

⑨ 抬高床头 30°～45°。

（3）心理护理　由于气管切开给患者言语交流带来极大障碍，护理人员应密切注意患者的任何行为和面部表情，鼓励并教会其使用手语、表情、写字板或护患沟通图等方式来表达自己的需要。由于患者有饮水呛咳、吞咽障碍、眼睑闭合不全及行气管切开术等，患者会产生焦虑、悲观甚至恐惧的情绪，护士应主动关心患者，细心观察、耐心了解患者的需要并尽可能及时满足患者的需求，有针对性地做好健康宣教，消除患者心理负担，使其处于良好的精神状态，增强战胜疾病的信心，积极主动配合术后的治疗及护理工作，促进疾病的早日康复同时有利于建立良好的护患关系，起到事半功倍的效果。

（4）饮食的护理　患者有吞咽障碍，予以螺旋型鼻胃肠管进行肠内营养，鼻饲时注意事项详见前文。

（5）吞咽功能的训练

① 有针对性开展口咽部肌群功能训练。增强面部肌群运动，舌体运动和下颌骨的张合运动，让患者空咀嚼、皱眉、闭眼、鼓腮、吹气、微笑、张颌运动及伸舌做左右前后、舌背抬高或阻力运动。

② 咽部冷刺激，用冰冻的棉棒轻轻刺激患者软腭、腭弓、舌根及咽后壁，提高其敏感性。

③ 空吞咽训练，让患者做空咽口水动作，以后再以温开水 1～2mL 开始训练，每天 3 次，每次 20min，反复训练，逐渐到能吞咽食物和正常进食。

（6）暴露性角膜炎的预防　面神经麻痹时，患侧的眼睑无法闭合或闭合不全。因此异物易侵入眼睑，使眼睛发炎及感觉不适。如发现患者结膜充血、角膜浑浊应及时汇报医师。

① 保持环境清洁、温度适宜，避免与化脓性感染患者同住一个病房。

② 预防角膜炎：患者在流眼泪时，可用干净的卫生纸或手帕擦拭，勿用不洁之手揉擦或触摸眼部。

③ 防止角膜干燥：遵医嘱定时使用眼药液及眼药膏，睡前涂眼膏并用胶布或保鲜膜从上眼睑往下眼睑稍用力贴好，或使用避光眼罩遮盖眼睛，严重眼睑闭合不全的可请眼科医师缝合上下眼睑。

④ 向患者讲解易引起角膜溃疡的原因，引起患者的重视和配合。

（7）引流管的护理

① 妥善固定各种管道，硬膜外引流管低于创腔水平，尿袋挂放要低于耻骨联合，用胶布将引流管用高举平台法固定在大腿内侧，防止管道脱出并减少感染的发生。

② 防止管道打折、扭曲、受压，避免牵拉，适当限制患者头部活动，躁动不配合时使用约束带，必要时镇静。

③ 引流装置始终要保持密闭、无菌、通畅，定期更换各引流袋。

④ 仔细观察患者伤口敷料是否清洁、有无渗出；包扎是否牢固、松紧是否合适；引流液的颜色、性质和量；引流是否通畅；管路有无脱出；异常时及时报告医师处理。如发现敷料渗湿、松脱；管道脱出；头部引流管中流出新鲜血或血性色逐渐加深或变浑浊或引流量突然猛增，提示有活动性出血或感染；发现尿液混浊、沉淀、结晶应立即报告医师处理。

⑤ 转运途中或外出检查时要夹闭引流管，避免返流，检查完毕到达病房后要及时打开夹子，保持引流通畅。

⑥ 评估患者的病情，及时尽早拔除各种管道。

（8）安全及基础护理

① 皮肤、口腔、会阴护理：患者长期卧床，为了预防和减少压力性损伤的发生，要保持床单位清洁干燥，用气垫床，定期翻身、拍背，温水擦浴 1～2 次/天，还应特别加强口腔护理和会阴护理，以保持清洁，减少感染。

② 保持大便通畅：患者因长期卧床活动减少，易出现便秘。

为此，排便困难时，应按医嘱给予缓泻药、开塞露塞肛或灌肠。

③ 及时修剪指甲，避免抓伤。

④ 患者出现躁动时，使用约束带、床栏，必要时使用镇静药物，避免坠床及非计划性拔管的发生。

⑤ 做好 DVT（深静脉血栓）的评估并落实各项预防措施，防止 DVT 的发生。

如果患者有脑脊液漏，应如何护理？

答：(1) 保持病室空气新鲜，每日定时通风，减少人员的流动，减少外源性感染因素，每日用紫外线照射消毒 2 次。

(2) 局部清洁，有脑脊液时，应及时用生理盐水棉球仔细擦洗耳朵、鼻部周围血迹及漏出液，用碘伏消毒周围皮肤，防止液体逆流。

(3) 观察并记录脑脊液外漏量、性质、色，定期做脑脊液培养。估计漏出液量的方法：于耳朵处或鼻孔下方轻放棉球，要松，当脑脊液渗透后及时更换，24h 计算棉球数，估计或称重计算漏出量。

(4) 避免颅内压增高的一切因素，注意保暖，预防感冒，避免咳嗽、打喷嚏等高压气流的冲击，以免加重漏口损伤，保持大小便通畅，必要时给予开塞露或缓泻药，以免颅内压升高。

(5) 密切观察有无颅内感染的发生，监测患者的体温变化，每 6h 一次，并及时记录。

(6) 观察患者有无头痛、呕吐、颈项强直等脑膜刺激征，颅内压增高时及时有效地降低颅压，遵医嘱及时准确地给予脱水药。

(7) 枕下铺无菌小巾，定时更换，勿掏鼻、掏耳朵，不要填塞棉球，不要滴药，不从鼻腔插胃管等，以免导致逆行感染。每日口腔护理 2 次。

(8) 绝对卧床休息，抬高床头 30°～60°使脑组织移向颅底而封闭漏口，减少脑脊液的流出。

责任护士应做哪些出院指导？

答：(1) 安慰患者正视存在的现实，克服依赖心理，指导家属耐心教会患者最大限度地自我护理。

（2）告知每次鼻饲量、鼻饲间隔时间、每日喂的次数、鼻饲温度、流质的制作、鼻饲管更换的时间及鼻饲的注意事项。

（3）教会患者及家属吞咽功能的训练方法及肢体康复训练的方法，制定康复训练计划，要求患者每天按计划完成康复计划，家属鼓励、督查、督促患者按时完成。鼓励患者尽可能自理日常生活和参加力所能及的活动，注意劳逸结合。

（4）指导患者出院带药的用法、用量及注意事项。

（5）做好复诊的宣教。告知其主管医师的门诊时间，科室的电话，复诊前电话联系、预约挂号。3～6 个月后携影像学资料及病历来院复诊。出院后出现头痛、听力下降、脑脊液漏等要及时来医院就诊。

【护理查房总结】

颈静脉孔区肿瘤位置深，位于颅后窝，毗邻解剖关系复杂，颈静脉孔内有舌咽神经、岩下窦、迷走神经、副神经、乙状窦末端及脑膜后动脉通过，周围毗邻乙状窦、内听道、第Ⅶ、Ⅷ脑神经、舌下神经、颈内动脉等重要结构。手术后常有脑神经损伤的表现、面瘫及脑脊液漏。在护理方面，患者术前术后宣教都很重要，术前让患者对术后情况有一定了解；术后要告诉患者神经麻痹如果术中做到神经保留，术后一般都有希望能恢复，让患者对自己有信心，配合治疗。针对术后可能出现的问题及可能产生并发症的潜在因素，对患者进行全方位、严密地护理至关重要；尤其做好术后气道护理及合理饮食和心理护理，对有效地预防术后并发症，促进患者的康复，确保手术的治疗效果具有极其重要的作用。

（1）提高医护人员急救意识，加强急救能力的培训，熟练掌握各种急救技能是抢救成功的有力保证。

（2）严密观察患者生命体征（尤其是呼吸）、吞咽、咳嗽反射及血氧饱等的变化，当患者出现呼吸困难、血氧饱和度下降时应积极处理，通过翻身、拍背、加大氧流量等处理后患者的呼吸情况无改善，吞咽、咳嗽反射差时应尽早行气管切开术，必要时使用呼吸机。使用呼吸机要严密监测血气分析结果及患者的病情，根据血气分析结果、病情及时调整呼吸机的参数、试脱机，尽早脱呼吸机，减少肺部感染的发生。

（3）使用呼吸机的患者，预防 VAP 成为最关键的问题。加强手卫生、口腔护理、保持合适的体位、遵医嘱合理使用抗生素、严格无菌吸痰操作是预防 VAP 的重要措施。

（4）做好患者的心理护理，掌握吞咽功能的分级、面神经功能的分级及吞咽功能的训练、肢体康复训练是神经外科护士的必备技能，对促进患者的康复、提高患者的生存质量具有极其重要的作用。

（曹浪平）

查房笔记

病例 8 • 生殖细胞瘤

【病历汇报】

病情 患者，男性，14 岁，因头痛半年、加重 1 周伴呕吐数次入院。患者诉半年前无明显诱因出现头痛，早期表现为全脑阵发性胀痛，加重时伴有视物模糊，近 1 周来感头痛程度加剧，出现呕吐数次，并诉近半年来饮水及尿量较前明显增加。其母孕 1 产 1，足月剖宫产，生长发育史正常，既往体健，否认药物及食物过敏史，否认家族遗传病史。

护理体查 T 37.1℃，P 85 次/分，R 21 次/分，BP 131/85mmHg，意识清楚，语言流利，发育迟缓，第二性征不明显，双侧瞳孔不等大，左侧约 3mm，对光反射灵敏，右侧约 5mm，对光反射消失，右侧眼球上视不能，右侧眼球水平震颤，视力粗测左侧 1.0、右侧 0.1，口角无歪斜，双侧鼻唇沟对称，双侧额纹对称无变浅，伸舌居中，咽反射灵敏。颈软，心、肺、腹无异常，四肢肌力、肌张力正常，右手精细活动不能，右侧指鼻试验、跟膝胫试验、轮替试验均为阳性，闭目直立征阳性，一字步不能，双侧膝踝反射正常，双侧巴宾斯基征阴性。

辅助检查 头部 CT 检查示松果体区可见分叶状混杂密度影，局部有钙化，双侧侧脑室扩大。头颅 MRI 平扫增强检查示松果体区可见形态不规则、分叶状长 T1、长 T2 信号，以右侧为主，小脑蚓部受压，增强后强化明显。双侧侧脑室扩大。激素检查示 TSH、雄性激素降低。肿瘤标记物示 AFP 无异常，HCG 升高。

入院诊断 松果体区占位病变，生殖细胞瘤可能，梗阻性脑积水。

主要护理问题 有受伤的危险、体液不足、潜在并发症——脑疝。

目前主要的治疗措施 严格卧床休息，脱水、营养支持治疗，严密观察病情变化，谨防脑疝形成，完善术前准备，尽早手术治疗。

护士长提问一

如何观察患者瞳孔的对光反射？

答：首先应注意瞳孔的位置、大小、边缘、形状等。正常瞳孔位置居中，圆形，边缘整齐，直径为3～4mm，两侧等大。瞳孔对光反射的检查，可用电筒光从侧面分别照射眼睛，可见瞳孔收缩，除去电筒后瞳孔扩大。瞳孔的对光反射具体又分为：直接对光反射及间接对光反射。直径对光反射是指正常时感光的瞳孔缩小。间接对光反射是指对侧未直接感光的瞳孔也同时缩小。

什么是指鼻试验？

答：要求患者将一上肢外展，然后用伸直的示指尖触及自己的鼻尖。先睁眼做，然后再闭眼重复，两侧分别试验。观察动作是否平衡准确。如不能正确完成系列动作即为阳性。感觉性共济失调的患者睁眼时无困难，闭眼后则发生障碍。小脑性共济失调则睁眼闭眼均有困难。生殖细胞瘤患者出现的指鼻试验阳性通常是小脑性共济失调所致。

什么是跟膝胫试验？

答：嘱患者仰卧，将一侧下肢抬起，然后将足跟置于对侧下肢的膝盖上，最后沿其胫骨前缘下滑，要求动作准确并无明显停顿。小脑性共济失调患者在抬腿和触膝时呈现辨距不良，下滑时常摇晃不稳；感觉性共济失调患者足跟很难寻到膝盖，下滑时难以和胫骨前缘保持接触。

什么是闭目难立征？

答：又称为Romberg征，嘱患者双足并拢站立，双手向前平伸，闭目后倾斜欲倒，小脑性共济失调者睁眼闭眼都站立不稳，闭眼稍明显，蚓部病变易向后倾，一侧小脑半球病变或一侧前庭损害向病侧倾倒。感觉性共济失调患者只是在闭眼时站立不稳。

什么是生殖细胞瘤？

答：生殖细胞瘤又称胚生殖细胞瘤，是最常见的生殖细胞起源的肿瘤（图 2-46、图 2-47），多见于脑的中线部位，好发于松果体区，约占 50％；其次为鞍上区、丘脑和基底核区、小脑、脑叶等部位。任何年龄段均可发生，但主要发生在小儿和青年，以 10～20 岁多见。其临床和病理表现均为恶性，对放疗敏感，疗效显著。

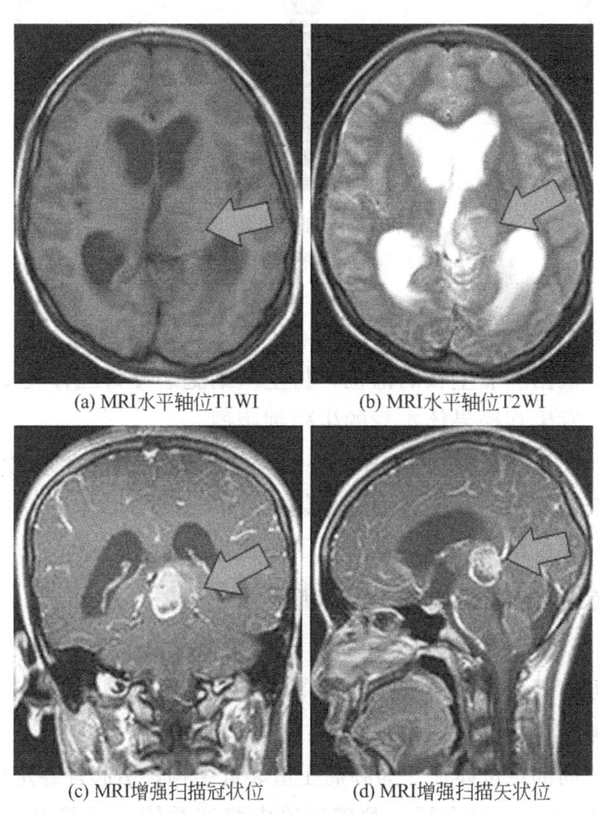

(a) MRI水平轴位T1WI　(b) MRI水平轴位T2WI

(c) MRI增强扫描冠状位　(d) MRI增强扫描矢状位

图 2-46 生殖细胞瘤的 MRI 表现

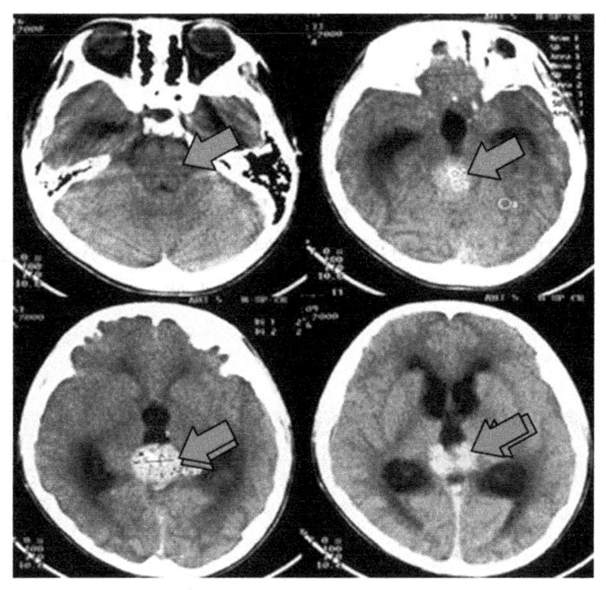

图 2-47 生殖细胞瘤的 CT 表现

边界清楚，周围无水肿带的均匀稍高密度影

生殖细胞瘤是如何分型的？

答：根据肿瘤生长的部位，将生殖细胞瘤分为三种类型。

(1) 发生在松果体本身的生殖细胞瘤。

(2) 发生在松果体区的生殖细胞瘤，即肿瘤发生在松果体邻近，将松果体挤向一侧，而松果体本身不受破坏。

(3) 异位松果体瘤，指发生于非松果体区者。

生殖细胞瘤常见临床表现有哪些？

答：(1) 颅内压增高症状　主要表现为头痛、呕吐、视盘水肿，亦可出现展神经麻痹、复视等，小儿可有头围增大等。后期可继发视神经萎缩。

(2) 局部定位体征　为肿瘤压迫邻近结构，引起神经定位体征。

① Parinaud 综合征：肿瘤压迫中脑四叠体，引起 Parinaud 综合征，表现为上视不能、瞳孔散大或不等大、对光反射消失而调节

反应存在；其中部分患者同时合并下视不能，这是生殖细胞瘤的重要体征。

② 小脑症状：肿瘤压迫小脑上蚓和小脑上脚，引起躯干性共济失调以及眼球震颤等，表现为步态不稳、协调动作迟缓、闭目难立征阳性等。

③ 听力障碍：肿瘤压迫下丘脑及内侧膝状体，引起双侧耳鸣及听力下降。

④ 下丘脑损害：表现为尿崩症、嗜睡、肥胖、发音障碍等。

(3) 内分泌症状 性早熟是本病突出的内分泌症状，具有较大的诊断价值。

(4) 肿瘤转移引起的症状 生殖细胞瘤组织松散，易于脱落，有种植性转移倾向，肿瘤沿蛛网膜下隙向基底池、脑室系统、脑膜和脊髓转移可引起相应的临床症状。

专科知识问答一

该患者为什么会出现头痛、呕吐等颅内高压症状？

答：几乎所有生殖细胞瘤都有颅内高压增高的症状及体征。生殖细胞瘤肿瘤突向第三脑室后部阻塞导水管上口，或向前下发展使导水管狭窄及闭锁，早期即可引起梗阻性脑积水，进而导致颅内压增高，而且随着肿瘤进一步增大时，脑积水致颅内高压症状更为突出。

当患者出现头痛、呕吐时怎么办？

答：(1) 将床头抬高 15°～30°，给予半坐位，增加静脉回流，减轻脑水肿，降低颅内压。

(2) 遵医嘱使用脱水疗法降低颅内压。

(3) 严密观察意识、瞳孔、生命体征的变化，及时发现脑疝早期征象。

(4) 当患者呕吐时应立即协助头偏向健侧卧位，防止误吸引起的呼吸道梗阻；观察呕吐物的性质，排除应激性消化道溃疡。

如果你是责任护士，应对患者采取哪些护理措施？

答：(1) 密切观察病情　遵医嘱监测意识、瞳孔、生命体征及颅内高压症状，及时发现病情变化。

(2) 体位　嘱患者卧床休息，防止因视力下降和步态不稳引起的跌倒。

(3) 营养支持　患者因头痛、呕吐等颅内高压症状导致精神差，进食少。应鼓励患者少食多餐，必要时遵医嘱补充营养。

(4) 给予适当的心理支持　头痛、呕吐、视力下降、第二性征改变及手术对生命的威胁，这些因素导致患者及家属产生焦虑、恐惧甚至绝望的心理反应。应通过与其交流，观察了解其心理反应，针对不同的原因给予相应的心理干预。

该患者目前首优的护理问题是什么？目标是什么？应采取哪些护理措施？

答：(1) 首要的护理问题　有脑疝发生的可能，与梗阻性脑积水、颅内压增高有关。

(2) 护理的目标　及时发现和处理脑疝。

(3) 护理措施的关键　密切观察意识、瞳孔及生命体征的变化，及时发现颅内高压征象，并及时报告医师处理，防止脑疝的发生。

① 密切观察患者的意识、瞳孔、生命体征及颅高压症状，及时报告。

② 对颅高压的患者需遵循补液原则：每天输液总量要少，一般成人总量为1500～2000mL/d；输液速度要慢，以预防颅内压骤然升高；静脉输入的液体，宜采用高渗葡萄糖溶液，一般采用10%葡萄糖溶液为主。

③ 运送和搬运患者应尽量防止震动，检查患者时防止用力过大。

④ 体位：颅压增高患者宜采用头高位，一般头抬高15°～30°，

以利于颅内静脉回流。

⑤ 腰椎穿刺不要快速大量放出脑脊液。颅内压增高患者腰椎穿刺时应当谨慎，最好采用细针并密闭测量颅压。

【病情进展】

入院后45h，晚班护士观察病情时，发现患者意识变差，呈昏睡状，GCS评分E2V3M5＝10分，右侧瞳孔5mm、对光反射消失，左侧瞳孔5mm、对光反射迟钝，T 36.5℃，P 90次/分，R 25次/分，BP 170/95mmHg。立即报告医师，急查头部CT显示幕上脑室系统较前明显扩大，遵医嘱急予以甘露醇脱水并床旁行侧脑室穿刺外引流术，术后患者意识好转，呈嗜睡样，右侧瞳孔5mm、对光反射消失，左侧瞳孔3mm、对光反射灵敏。完善术前准备，于第二天上午在全麻下行开颅探查生殖细胞瘤切除术，术后患者意识浅昏迷，GCS评分E2V2M4＝8分，T 37.1℃，P 80次/分，R 22次/分，BP 116/75mmHg，SpO_2 98%，右侧瞳孔3mm、对光反射迟钝，左侧瞳孔3mm、对光反射迟钝，予以心电监测，留置导尿，留置胃管，医嘱予以脱水、消肿、镇静、抗癫痫、抗感染、营养支持等对症治疗。

护士长提问二

什么是脑疝？

答：当颅内压升高到一定程度，部分脑组织从高压力向低压力区移位，导致脑组织、血管及脑神经等重要结构受压和移位，有时被挤入硬脑膜的间隙或孔道中，从而出现一系列严重临床症状和体征，称为脑疝。

脑疝的具体分型有哪些？

答：临床上根据脑疝发生的部位和疝出的脑组织不同分为大脑

镰疝、小脑幕切迹疝、枕骨大孔疝（表 2-15）。其中小脑幕切迹疝和枕骨大孔疝最常见，且易危及患者生命。该患者最可能发生的脑疝为小脑幕切迹疝。

表 2-15 小脑幕切迹疝与枕骨大孔疝的比较

项目	小脑幕切迹疝	枕骨大孔疝
病变部位	大脑半球病变	后颅凹及小脑病变
意识障碍	早期出现	出现较晚
瞳孔改变	早期出现，一侧散大	晚期出现，双侧瞳孔散大
呼吸障碍	晚期出现呼吸不规则	早期出现，以呼吸障碍为主征
对侧偏瘫	有	无，有时疝后出现

（1）小脑幕切迹疝（又称颞叶钩回疝） 颞叶的海马沟回和海马回被挤入小脑幕切迹游离缘，同侧的动眼神经及大脑脚受压，出现同侧动眼神经麻痹，表现为眼睑下垂，瞳孔扩大，对光反射迟钝或消失，不同程度的意识障碍，生命体征变化，对侧肢体瘫痪和病理反射。晚期可因脑干功能衰竭，导致呼吸停止、心跳停搏。

（2）枕骨大孔疝（又称小脑扁桃体疝） 小脑扁桃体体嵌入枕骨大孔，压迫延髓，表现为后颈及枕部疼痛，颈项强直，强迫头位，意识障碍，大小便失禁，甚至出现深昏迷，双瞳孔散大，对光反射迟钝或消失。由于呼吸中区受压，呼吸衰竭的表现更为突出。呼吸可急促，也可深慢并可突然停止。

脑疝分为几期?

答：无论是小脑幕切迹疝还是枕骨大孔疝，其共同点是干扰和损害脑干功能。根据脑疝的发展规律，可将脑疝分为三期。脑疝各期之间无明显界限。

（1）脑疝前驱期（脑疝初期） 系指脑疝形成前的阶段，为颅内压增高促使脑缺氧加重所致。主要症状是：患者突然或逐渐发生意识障碍，剧烈头痛，烦躁不安，频繁呕吐，呼吸深而快，脉搏增快，血压增高，体温上升等。

（2）脑疝代偿期（脑疝中期）　脑疝已经形成，脑干受压迫，但机体尚能通过一系列的调节代偿作用，勉强维持生命的阶段。此期表现为全脑损害症状：患者昏迷加深，呼吸深而慢，脉搏迟缓，脉压增大，体温和血压升高等。脑干受压引起的局灶性体征有一侧瞳孔散大、偏瘫和锥体束征阳性等。

（3）脑疝衰竭期（脑疝晚期）　脑干持续受压，代偿功能耗尽，出现功能衰竭。症状：深度昏迷，呼吸不规律，血压急速波动并逐渐下降，双侧瞳孔散大而固定，体温下降，四肢肌张力消失，终因脑干功能衰竭而死亡。

颅内生殖细胞瘤还有哪些治疗手段？

答：除了神经外科手术治疗以外，放化疗也是生殖细胞瘤治疗的重要手段，甚至有学者认为放化疗联合治疗是生殖细胞瘤的最佳治疗方案，目前国内一些先进的医疗中心通常采用多学科协作下放化疗联合治疗。但该治疗方案也存在不少的并发症，包括颅内高压、骨髓抑制、智力障碍、生长发育迟缓、内分泌功能失常以及行为状态下降等，而这些并发症同样是护理工作的难点。

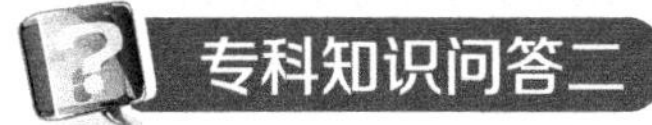

专科知识问答二

什么是侧脑室外引流术？

答：侧脑室外引流术是指经颅骨钻孔穿刺侧脑室，放置引流管将脑脊液引流出体外的医疗措施，通过脑室外引流可达到降低颅内压的目的。

患者行脑室外引流术后有哪些护理要点？

答：（1）取平卧位，保持安静　对意识不清、躁动不安、有精神症状和小儿患者，应予约束，防止患者自行拔出引流管而发生意外。

（2）引流装置应高出床头 10～15cm（距侧脑室前角水平约 15cm）。脑室引流早期要特别注意引流速度，切忌引流过速、过多。因患者原处于颅内高压状态，骤然减压会使脑室塌陷，导致硬脑膜下血肿；对于颅后窝占位病变者，幕下压力本已偏高，幕上压力骤然减低，小脑中央叶可向上疝入小脑幕裂孔，发生小脑幕裂孔上疝等严重并发症。

(3) 严格保持整个引流装置及管道的清洁和无菌　各接头处应用无菌敷料包裹，不能任意拆卸皮管及在引流管上任意穿刺，以免造成脑脊液漏。

(4) 保持头部创口或穿刺点敷料干燥，如发现敷料潮湿，应立即查明原因，并及时更换。

(5) 观察并记录引流液性状、色、质、量　正常脑脊液无色透明，术后1～2天脑脊液可带血性，以后转为橙黄色。若术后脑脊液中有大量鲜红或术后血性脑脊液的颜色逐渐加深，常提示有脑室内出血，要告知医师处理。

(6) 定时巡回观察引流管是否通畅　引流管不可受压、扭曲、成角、折叠。如发现堵塞，应及时查找原因，及时处理。

(7) 脑脊液细菌培养需每周一次。脑室引流时间不可过久。脑室引流过久者有可能发生颅内感染，感染后的脑脊液混浊，呈毛玻璃状或悬有絮状物，患者有颅内感染现象或局部征象。故脑室引流时间一般不超过7～10天。

(8) 拔管前一日，可试行抬高引流瓶或夹闭引流管，以便了解脑脊液循环是否通畅、颅内压是否有再次升高的情况。夹管后初期应密切观察，如患者出现头痛、呕吐等颅内压增高症状，应立即开放夹闭的引流管，通知医师。拔管后切口处如发现有脑脊液漏出，要及时告知医师予以缝合，以免引起颅内感染。

患者行开颅术后应如何护理？

答：(1) 吸氧，保持呼吸道通畅，床旁备好吸痰装置，及时吸痰，有效清除呼吸道分泌物。

(2) 体位

① 麻醉未清醒前去枕平卧，头偏向健侧，以防呕吐物吸入呼吸道。

② 麻醉清醒后，血压平稳者，抬高床头 15°～30°，以利于颅内静脉回流。

(3) 管道护理　术后患者常有氧气管、创腔引流管、气管插管、导尿管，应保持各种管道的通畅，防止外源性感染的发生。

① 气管插管：应随时吸痰保持呼吸道通畅，预防和减轻拔管后喉头水肿，可行雾化吸入。麻醉清醒，呼吸平稳可尽早拔除气管导管。

② 创腔引流管：引流袋内口应低于引流管出口位置，以免逆行感染；适当制动头部，防止引流管扭曲、脱出，注意引流袋是否通畅，观察色、质、量并记录；引流管一般术后 2～3 天拔除，以免引起感染。注意伤口渗血、渗液，一旦发现头部伤口渗湿，应及时报告医师处理。

③ 导尿管：每天行会阴冲洗 2 次。原则上应尽早拔除导尿管，拔管前先试夹管。

(4) 密切观察病情　麻醉未清醒时，进行意识、瞳孔、生命体征的观察，每 15～30min 一次；清醒后每 1～2h 一次。当患者出现意识障碍、瞳孔不等大、呼吸浅慢、血压升高等颅内压增高现象时立即报告医师，协助医师处理。观察术后患者头痛的部位、性质，呕吐的特点是否为喷射性呕吐。注意术后患者听力或视力障碍有无加重，以及时发现颅内血肿。

如果该患者术后出现尿崩应如何护理？

答：尿崩症是指血管升压素（抗利尿激素，ADH）分泌不足或肾脏对 ADH 反应缺陷所引起的症状，其特点是多尿、烦渴、低比重尿和低渗尿，常因为肿瘤或手术操作累及下丘脑或视上核到神经垂体的纤维束所致。应准确记录 24h 出入水量，必要时应记录每小时尿量。患者连续 2h 尿量超过 300mL/h，儿童超过 150mL/h，尿比重＜1.005 时，应通知医师并遵医嘱用药，观察用药后效果，以及时控制尿崩症。常用治疗方法有以下三种。①鞣酸加压素（长效尿崩停）注射液，首次可用 0.2mL 肌内注射，视病情决定剂量和间歇时间。长效尿崩停为油剂，注射前应摇匀，肌内深部注射。

②使用去氨加压素，片剂，每次0.1～0.2mg，每天3次，每天总剂量0.2～1.2mg。③垂体后叶素6U加入50mL液体中持续静脉泵推，根据每小时尿量调节每小时泵内推注速度。低钠血症时，鼓励患者多饮盐开水及含钾、钠高的食物，如橙汁、咸菜，以补充丢失的钾、钠和水分。禁止经胃肠道或静脉摄入糖类物质，以免血糖增高产生渗透性利尿而加重尿崩症。密切观察患者的意识、生命体征及皮肤弹性。

如果患者出现高热时如何护理？

答：(1) 定时测量体温，观察热型并记录。高热患者每4h测量1次，给予降温措施后30min再次复测。

(2) 高热患者应卧床休息，减少活动。

(3) 注意水、电解质平衡。鼓励患者多饮水，以果汁及盐水为宜，必要时静脉输液。

(4) 保持室温于28～30℃、室内空气流通，并定时进行空气消毒。

(5) 加强口腔护理和皮肤护理。

(6) 采用合理降温措施　高热开始发生时应注意保暖。寒战后体温迅速上升，此时应给予降温，并以物理降温为主，如用冰袋置于腋下、腹股沟等大血管处，或用冰帽降温。乙醇擦浴等。药物降温应注意大量出汗可引起虚脱。

(7) 查明感染病灶。有明显传染倾向的感染，应做好隔离措施，以防发生交叉感染。

(8) 对持续感染患者，应查血象及做血培养，同时注意观察意识、瞳孔、生命体征等，防止严重并发症，如败血症、感染性休克的发生。

(9) 引起颅内压增高的一切因素都应该避免，如剧烈咳嗽、用力排便等。

患者出现肺部感染如何护理？

答：该类患者由于术后恢复慢，病情重，需长期卧床，容易导致肺部感染。除了相关的药物治疗外，对患者的护理也直接决定着肺部感染的治愈率。具体护理的要点如下。

（1）洗手　在检查护理患者前后应洗手。

（2）患者及病原体携带者的隔离　建议对耐甲氧西林金黄色葡萄球菌（MRSA）、铜绿假单胞菌（PA）患者在积极治疗的同时予以隔离，耐万古霉素肠球菌感染者必须隔离。

（3）体位摆放　使患者侧卧位或平卧位，头侧向一侧或保持在头颈部稍后仰的位置。

（4）保持呼吸道通畅，严格掌握吸痰指征，及时有效吸痰。每2h翻身叩背一次，改善肺泡通气量。舌后坠严重患者应使颈部抬高，必要时置口咽通气。每日口腔护理2次，雾化吸入，促进痰液稀释。若有频繁呕吐者，应行胃肠减压，防止误吸及胃液的反流。如果痰多不易吸出，应早期气管切开。病室严格消毒隔离，保持一定温度和湿度。吸痰时严格无菌操作，杜绝一管多用，并观察痰液性质、颜色、量、有无臭味等，定期做痰培养。气道内持续滴入湿化药液，增加雾化次数。保持切口周围清洁干燥，及时更换局部敷料，防止交叉感染。

患者术后出现视力视野障碍的原因是什么？应如何护理？

答：（1）原因

① 视力障碍是由于肿瘤位于蝶鞍前上方直接或间接累及视神经或视交叉，引起一眼视力明显减退或失明，另一眼视力正常或轻度减退。

② 视野改变：鞍区肿瘤依性质、位置不同，所致视野改变有所差异。即使是鞍内微小肿瘤，也可因为供给垂体前叶的垂体上动脉受累，而导致视交叉腹面中央供血障碍，出现双眼颞上象限相对视野缺损。

（2）护理　做好各种安全保护，床头桌上不放置暖水瓶或热水杯等，防止患者烫伤。若患者因检查需要外出，需设专人陪同，防止外伤的发生。协助患者进行刷牙、漱口、进食等日常生活处理。

患者术后出现肢体运动障碍应如何护理？

答：早期锻炼，保持良肢体位，进行按摩和被动运动等锻炼，每天进行肢体被动活动3次，每次不少于20～30min。肌力在3级、4级的患者鼓励其做主动肢体运动，每2h进行1次，每次不少于20～30min，以恢复肢体的运动功能，保证患者的生活质量。

患者在放化疗期间有哪些特殊护理？

答：(1) 心理护理　生殖细胞瘤的患者大部分为青少年，且一般有早熟表现，对周围事物的认知及理解能力良好，且心理较敏感，治疗期间的心理护理特别重要。第一步需建立责任护士与患儿亲密友好的护患关系，可采用音乐疗法及阅读疗法，以稳定其情绪，消除焦虑。第二步采取目前国际上比较流行的叙事疗法，通过患者讲述自身经历过的疾病、创伤事件，表达出自己生理上的痛苦，更达到消除自身心理层面的困扰，如恐惧、焦虑、自我接纳障碍等，为患者创造一个情感宣泄的出口；具体包括讲述患者自身的故事以及借鉴他人的故事。

(2) 放疗护理

① 保证体表定位标记的完整清晰，切记勿自行描画或更改。

② 保持照射部位清洁干燥，要求穿全棉宽大内衣，局部使用柔软毛巾和温水轻轻沾洗，避免用力擦洗，禁用肥皂、药剂、碘油、酒精等刺激性消毒剂，避免冷热刺激及日光照晒。

③ 放疗后可能出现的不良反应及应对方法；放疗中，将患者妥善安置于治疗床上，注意保护好患儿的隐私及保暖工作；放疗后，注意观察不良反应，如骨髓抑制、皮肤黏膜不良反应等。

(3) 化疗护理

① 建立有效的静脉通路，患者术后给予留置完全植入式输液港，其优点是避免反复穿刺带来的痛苦和难度，迅速稀释药物、防止刺激性药物对外周静脉的损伤，可作为患者静脉输液的永久性通道；其安全性、感染发生率及患者对输液装置的接受程度明显优于外周静脉置入中心静脉导管等方法。

② 化疗中观察输液通路是否通畅，注意观察患者的反应，如胃肠道反应、过敏反应、输液反应等。

③ 化疗后应详细记录24h出入量，同时严密监测肾功能化验结果。

（4）饮食指导　化疗前应进食营养价值高、维生素含量高的食物，提高机体抵抗力。化疗期间应进食易消化、易吸收、高热量、高维生素的流食或半流质饮食，进食含钾等电解质高的食物，如香蕉、橙子等。饮水中加入少量的糖、盐等，避免食用油腻食物。如患者大便干燥、量少时，可多食富含粗纤维的食物。

【护理查房总结】

生殖细胞瘤在颅内肿瘤的所占比例并不高，为0.5%～2%，但其临床症状、体征复杂，病情进展快，容易出现脑疝危象。

（1）护理工作特别需要加强对患者的病情观察，做好患者心理上护理支持，谨防脑积水的加重，甚至脑疝形成。

（2）术后应加强引流管的护理、呼吸道的护理、出入水量的记录，应谨防颅内感染、肺部感染等。

（3）住院期间应注意水电解质的平衡，注意下床活动的安全等。

（4）注意患者放化疗期间护理的特殊性和重要性，做到全程心理护理，提高患者治愈疾病的信心和勇气。

（熊　葵）

查房笔记

病例 9 · 脑干肿瘤

【病历汇报】

病情 患者，女，41 岁，因左上肢麻木 10 年余，左下肢麻木 4 个月余，门诊以“延髓占位病变”收入院。患者既往体健，否认传染病及家族性疾病史，无药物或食物过敏史。

护理体查 T 37.0℃，P 107 次/分，R 18 次/分，BP 127/70mmHg，慢性病容，意识清楚，语言流利，双侧瞳孔等大等圆，左、右为 3mm，对光反射灵敏。面纹对称，听力可，伸舌居中，无吞咽困难，颈软，上下肢肌力、肌张力正常，腱反射正常，双侧病理征（—）。

辅助检查 MRI 检查结果提示延髓至颈 3 脊髓占位病变（怀疑血管母细胞瘤）；延髓至颈 2 水平占位病变伴脊髓空洞。入院后第 3 天行脑血管造影术，结果提示“延髓异常染色”。

入院诊断 延髓占位病变，血管母细胞瘤可能性大。

主要护理问题 有低效性呼吸型态的危险、有受伤的危险、出血倾向、知识缺乏——脑血管造影知识缺乏。

目前主要的治疗措施 完善入院检查及术前准备，择期手术。

护士长提问一

延髓占位病变患者为什么可能出现呼吸困难？

答：(1) 病变位置　脑组织位于颅腔内，分为大脑（端脑）、间脑、小脑和脑干，其中脑干是人体的生命中枢，由中脑、脑桥、延髓组成（图 2-48）。患者病变位于延髓至颈 3 脊髓，由于中枢神经系统中产生和调节呼吸运动的神经元群，分布于脊髓、脑干、间

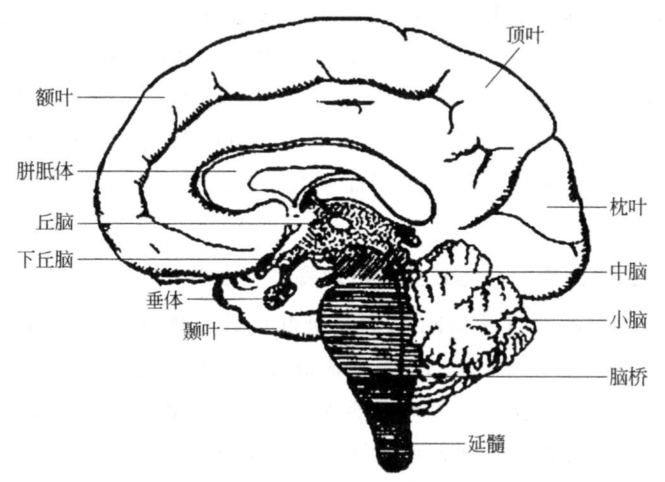

图 2-48　大脑、小脑及脑干示意

脑、大脑皮质等部位。脑干和脊髓在呼吸调节中的作用：延髓是构成脑干的一部分，延髓中有产生节律性呼吸的基本中枢；刺激呼气中枢，引起持续呼气动作；刺激吸气中枢，引起持续吸气动作；交替刺激可引起相应呼气和吸气交替出现；脊髓颈、胸节段灰质前角有呼吸运动神经元；延髓中枢与脊髓之间具有相互抑制现象。所以当患者延髓至脊髓发生病变时会出现呼吸功能障碍。

（2）病变性质　由于血管母细胞瘤由不规则的毛细血管和基质细胞组成，毛细血管网构成“支架”，管腔内充满红细胞，部分视野见到薄壁血窦，一旦肿瘤出血会造成患者突然起病，导致延髓及脊髓功能受损严重，出现呼吸困难症状。

延髓占位病变的主要表现有哪些？

答：延髓发出第Ⅸ至第Ⅻ对脑神经，经枕骨大孔与颈髓相延续，调节呼吸、血管舒缩和心脏功能，是控制呕吐、咳嗽、呃逆反射的中枢。当延髓发生病变时，患者的临床表现取决于病变部位及肿瘤大小，病变性质和起病缓急程度亦是主要影响因素，概括起来主要有五类症状与体征：①后组脑神经核团症状，如吞咽困难、呛咳、声音嘶哑；②长束症状（运动及感觉功能），以发生感觉功能改变者较为多见；③小脑脚及小脑症状（影响共济失调）；④颅内高压症状（肿瘤向第四脑室生长，引起梗阻性脑积水）；⑤病变涉及呼吸中枢、循环中枢及呕吐中枢等，以呼吸功能障碍为突出表现，循环功能紊乱表现为脉弱而频数、心跳节律异常和血压下降，严重者最终呼吸和心搏骤停。

脑血管造影术易导致患者出现哪些并发症？

答：患者术前行 MRI 考虑为延髓血管母细胞瘤，行脑血管造影方可进一步明确供血动脉及回流静脉及肿瘤染色情况。脑血管造影术后因操作、止血、凝血功能等原因，可导致穿刺部位血肿、血管痉挛、动脉夹层、血栓或栓塞、血管穿孔或血管壁撕裂、假性动脉瘤、血栓性静脉炎等并发症。因此，患者行脑血管造影术后，护士应加强病情观察，认真执行医嘱，及时发现并发症并配合医师及时给予救治。

专科知识问答一

责任护士应对延髓病变患者进行哪些方面的病情观察和应急准备？

答：延髓病变使呼吸、循环等生命中枢活动受影响。责任护士需要从以下几方面入手进行病情观察。

（1）监测呼吸功能　虽然瞳孔及意识对于神经外科患者尤为重要，但由于延髓为呼吸中枢所在地，当延髓发生病变时，常导致呼吸功能紊乱，主要表现为呼吸频率、节律和幅度的变化，出现急性呼吸功能障碍，甚至出现潮式呼吸。因此应严密监测、早期发现呼吸异常。当护士发现患者呼吸浅快或深缓时应立即通知医师，遵医嘱给予面罩高流量给氧，必要时气管插管以机械通气作为呼吸支持，以改善其呼吸功能，同时采取排痰机叩背、吸痰等护理措施保持呼吸道通畅。必要时行 X 线片检查，以确定肺功能情况。

（2）监测血氧饱和度　当护士发现患者血氧饱和度降低时，应排除机械梗阻或痰液阻塞，及时清理呼吸道；若血氧饱和度持续降低，应遵医嘱加大氧流量，进行血气分析，随时做好呼吸机辅助通气准备。

（3）关注血气分析结果　患者的酸碱平衡失调、电解质代谢紊乱及气体交换障碍能够加剧病情变化，成为导致患者死亡的重要原因。需遵医嘱及时行血气分析，关注血气分析结果中的 PaO_2、$PaCO_2$ 和 pH 值水平，配合医师决定是否采用呼吸机支持治疗并采取适当的通气模式。

（4）电解质　电解质异常是加重患者突发呼吸功能异常的一个重要原因。应准确记录出入量，观察尿量、尿色、皮肤情况等，如有异常及时通知医师。

（5）血压　延髓功能严重损害累及脑干、心血管运动中枢时，出现血压波动，在护理过程中需要密切注意血压的变化。

在护理过程中如何防范患者跌倒？

答：患者跌倒的原因与肢体麻木、环境改变有关，在患者入院时护士需动态评估患者状况，告知患者防范跌倒的相关知识，在床头放置安全提示标识，并加强交接班，以提示医护人员加强防护。每 30min 或 1h 巡视 1 次，及时了解并满足患者的需求，如协助患者取饭、洗漱、如厕等。注意保持病房地面清洁、干燥，病室物品放置有序，无障碍物，指导患者穿防滑鞋。

如果你是患者的责任护士，在患者造影前应做哪些准备？

答：评估患者的文化水平和对造影检查知识的知晓程度，指导患者及家属了解脑血管造影的目的、注意事项、造影过程中可能发生的危险与并发症，消除紧张、恐惧心理，征得家属的签字同意和患者的合作。了解患者的肝肾功能、凝血象各项时间、血小板计数结果，按外科术前要求在穿刺侧腹股沟部位备皮。患者术前 4～6h 禁食、禁饮，术前 30min 排空大小便，必要时建立静脉通道和留置导尿管等。

患者造影后应怎样护理？

答：密切观察患者意识、瞳孔、血压、脉搏、呼吸以及神经功能的变化，当患者出现意识障碍、血压增高、呼吸异常、肢体或语音障碍等症状时需及时报告医师处理。为防止皮下血肿，穿刺部位以止血带压迫器或沙袋加压压迫6～8h，每30min观察双侧足背动脉搏动和肢体远端皮肤颜色、温度1次，连续观察4次，同时进行双侧足背动脉搏动的对比。注意观察穿刺局部有无渗血、血肿现象。指导患者平卧8h，穿刺侧下肢伸直，不要弯曲及活动，患者咳嗽或呕吐时协助按压穿刺伤口，防止穿刺部位出血。患者卧床24h期间协助翻身及生活护理，指导患者多饮水，以促进对比剂排泄。

在手术前需要做哪些护理准备？

答：(1) 心理护理　延髓肿瘤患者病情复杂、手术难度大，患者往往对手术的安全性、疾病的预后常会感到担心，特别在手术前患者的担心与紧张往往增加，需要护士提供心理安抚。护士需要根据患者家庭经济情况、文化教育背景，给予个体化的关心和照顾，耐心倾听患者主诉，运用语言技巧耐心给予疏导、解释、安慰，结合成功病例介绍手术效果，从而减轻患者紧张心理。患者因紧张情绪造成睡眠困难时，护士可与医师沟通给予镇静药物，促进睡眠、减轻焦虑心理。

(2) 手术区的准备　根据手术部位准备手术区皮肤、手术前一天剃去毛发后，检查有无疖肿、毛囊炎，进行头部清洁，医生标记手术切口。

(3) 健康宣教　患者预约住院手术时告知要戒烟、戒酒2～4周。护士要向患者交代手术前准备的重要性，需要配合的事项，嘱患者夜间12点以后严格禁食、禁饮。向患者讲明术后为保证安全可能会留置气管插管甚至进行气管切开，嘱患者千万不要擅自拔除管路，实施保护性约束评估，评分等级在风险范围内者，实施保护性约束，以免造成致命性的伤害。告知患者家属，患者手术后有可能出现饮食呛咳，为避免误吸发生，家属不可擅自为患者进食。

（4）物品准备　按医嘱做好手术前各项准备及检查工作，向医师了解手术方式，根据手术方式与疾病部位、性质，预知手术后可能导致的并发症，如呼吸障碍、饮食呛咳、颅内出血等，准备好呼吸机、监护仪、吸痰设备、气管插管及气管切开设备等物品，以备急用。

【病情进展】

该患者入院 10 天后在全麻下行枕下后正中开颅延髓肿瘤切除术，全切除 23mm×18mm×18mm 肿瘤，肿瘤为实性、呈红色、质地中等、血运极丰富、伴有粗大的引流静脉及供血动脉，与延髓紧密粘连，手术历时 4h，出血 100mL。患者保留经鼻气管插管、留置导尿管回病房，4h 后意识清楚，T 37.40℃，P 92 次/分，R 20 次/分，血压 112/64mmHg，遵医嘱留置鼻饲管。术后第 3 天，医师查体患者咳嗽反射好、吞咽反射佳，随将气管插管拔除。手术后第 5 天，患者饮食、饮水无呛咳，将留置胃管拔除。病理结果回报为血管母细胞瘤（WHO Ⅰ级）。

护士长提问二

延髓血管母细胞瘤患者手术后的主要护理问题有哪些？

答：因手术创伤，肿瘤血运丰富、与延髓及颈髓粘连紧密等原因，患者手术后主要的护理问题有：有误吸的危险、潜在并发症——颅内出血、潜在并发症——消化道应急性溃疡、潜在并发症——脑干血管痉挛、有低效性呼吸型态的危险、有皮肤完整受损的危险、有营养失调的危险、自理能力缺陷、下肢深静脉血栓等。

手术后患者为什么会有误吸的危险？

答：舌咽神经核发出运动纤维支配中间咽缩肌和茎突咽肌，迷走神经核的运动纤维支配软腭和咽。舌咽神经、迷走神经受双侧皮质延髓纤维支配，如果传导路出现病变或损伤可引起吞咽困难，吞咽困难时可造成患者发生误吸。

如何判断该患者能够拔除气管插管？

答：患者手术后留置经鼻气管插管，根据北京天坛医院武元星、王强医生《神经外科术后患者拔除气管插管评分系统介绍》(Tiantan Extubation Scale，TES)，见表 2-16，分为三步实施拔除气管插管评估。①评估患者的呼吸节律及通气氧合状态；②评估患者意识状态是否清醒，GCS 评分≥8 分（默认语言 1 分，呼唤睁眼 3 分)；③评估患者气道保护性反射功能，因脑干及周围病变术后患者，气道保护性反射功能常常受损，被动咳嗽反射常常不能达到 4 分，需与遵嘱咳嗽、张口伸舌、吞咽动作共同评估。当患者吞咽、伸舌功能受损为 0 分，被动咳嗽反射和遵嘱咳嗽各 2 分时，拔管后可能出现急性上呼吸道梗阻导致拔管失败需要慎重拔管。评估达到拔管≥6 分推荐标准。护士应协助医师进行拔管操作时，需准备好吸痰、气管插管等急救物品，保证拔管过程安全。

表 2-16　神经外科术后患者拔除气管插管评分系统

评估项目	评估内容	分值
评估呼吸节律及通气氧合状态	呼吸节律稳定，氧分压二氧化碳分压恢复到基础水平；或 $PaO_2 \geq 70mmHg$，$PaCO_2 \leq 50mmHg$	1 分
评估神志状态	神志好转，GCS≥8 分（默认语言项 1 分；呼唤名字能配合睁闭眼为呼唤睁眼记 3 分）	1 分
评估保护性反射功能状态	1. 被动咳嗽反射（吸痰刺激）	
	吸痰刺激时动作极微弱（咳嗽气流的声音极微弱）	0 分
	吸痰刺激时动作稍弱（咳嗽气流的声音中等）	1 分
	吸痰刺激时动作基本正常（咳嗽气流的声音响亮）	2 分
	躁动不耐管同时，轻微刺激即可引起，甚至自发剧烈咳嗽	4 分
	2. 遵嘱咳嗽（嘱患者以最大力量咳嗽）	
	动作极微弱（咳嗽气流的声音极微弱）	0 分
	动作稍弱（咳嗽气流的声音中等）	1 分
	动作基本正常（咳嗽气流的声音响亮）	2 分

续表

评估项目	评估内容	分值
	3. 张口伸舌(协助放松口周粘贴的胶布等束缚)	
	动作极微弱	0分
	动作稍弱(舌尖可伸达门齿内侧)	1分
	动作基本正常(舌尖可伸到门齿外)	2分
	4. 吞咽困难(嘱患者做吞咽动作,观察或以手感知喉结上提动作)	
	动作极微弱,口腔分泌物潴留多,流涎	0分
	动作稍弱,口腔分泌物潴留少	1分
	动作基本正常	2分

注：推荐标准：推荐术后患者≥6分可以拔管。

为什么患者手术后易发生下肢深静脉血栓？

答：形成静脉血栓的原因是血流缓慢、静脉内膜受损、血液的高凝状态。患者因疾病及手术原因具有导致下肢深静脉血栓的高危因素，具体原因如下。

（1）血流缓慢

① 脑肿瘤手术易造成血管痉挛，血管变细，血流缓慢。

② 手术后患者长期卧床，肢体瘫痪，肌肉泵血功能下降，血液淤滞在血管内。

（2）静脉内膜受损　手术中留置深静脉输液管，注射刺激性药物，容易造成血管内膜损伤。

（3）血液的高凝状态

① 脑肿瘤可以释放纤溶酶抑制因子和促凝血酶原激酶等促进血栓形成因子，手术创伤可引起血小板反应性改变，具有强烈抗凝作用的蛋白质减少，造成血液高凝状态。

② 脑肿瘤患者术后血小板计数增加，血红蛋白增加，血浆纤维蛋白水平升高。

③ 手术中血细胞比容一过性增高，增加了血栓形成的机会。

专科知识问答二

患者手术后护理重点有哪些？

答：(1) 病情监测　延髓为呼吸中枢所在地，肿瘤切除后由于手术牵拉、水肿、缺血、出血等对呼吸中枢的影响，常导致呼吸肌力量不足，引起呼吸功能障碍。术后要密切观察患者的生命体征及意识、瞳孔的变化，尤其是呼吸的频率、节律、幅度以及血氧饱和度的情况。遵医嘱监测血气。脑干损伤可使患者呼吸变慢而浅，因此，术后早期要特别注意睡眠中的呼吸形态，观察患者口唇、甲床、皮肤的色泽，以及时发现疾病的早期变化。

(2) 体位和翻身　患者手术为枕下入路，为减轻伤口疼痛，护士需为患者提供“V”形枕，取侧卧位。气管插管拔除后可将床头抬高 15°～30°，以利于静脉回流和脑脊液的吸收，降低颅内压，同时改善呼吸状况。翻身时注意轴式翻身，保持头、颈、躯干在同一水平线上，防止扭曲颈部，翻身前后注意呼吸频率、脉搏和血氧饱和度的变化，保证呼吸道的通畅。

(3) 气管插管的护理　患者术后留置经鼻气管插管返病房，保持呼吸道的通畅至关重要。

① 防止低氧血症和呼吸困难：由于机体代谢需要氧供，当气道阻塞、氧供停止，气流通过呼吸系统任何狭窄的气道时，产生鼾声，高调杂音，患者出现低氧血症和呼吸困难的表现。

② 维持正常的通气：在患者麻醉未醒期间，为减轻插管对咽后壁的压迫，防止气道阻塞，护士需将患者头部向后仰，维持插管位置，保持导管气囊的小容量充气和正常的通气进行，吸入气应充分湿化。

③ 防止意外拔管：对患者四肢进行保护性约束，防止患者意识不清时拔除气管插管而造成通气障碍。患者麻醉清醒后，向其做好解释工作，取得患者合作避免其拔管。若患者出现不耐管或躁动症状，为避免气管插管脱出，将症状汇报给医师，通过泵入小量镇静药进行控制，同时护士要严密观察呼吸、脉搏、氧饱和度情况，

交接班时注意交接气管外露长度，关注气囊压力。

④ 及时清理呼吸道：手术后由于气管插管、麻醉药物的刺激引起呼吸道分泌物增多，护士要及时清理呼吸道和做好呼吸道的湿化，吸痰前后应加大氧流量和注意血氧饱和度和心率情况，至少每2h叩背一次。

(4) 留置尿管的护理　手术次日晨使用0.05%碘伏消毒尿道口，夹闭留置尿管，待患者有排尿感觉后拔除留置导尿管。

(5) 肠内营养　延髓患者因手术当日禁食，手术后机体又处于高代谢状态，护士需要通过鼻饲方法及时为患者补充营养。鼻饲前需评估患者病情、意识、合作程度、营养液种类等。鼻饲护理中需做好温度、角度、浓度、深度、速度、清洁度“六度”管理。鼻饲液接近人体正常体温；床头抬高30°～45°，维持上胸部呈半卧位，若患者不能坐起的患者取右侧卧位；根据医嘱给予适当浓度的营养液；查看鼻饲管刻度，管路深度＞55cm，推荐鼻饲管尖端在幽门以下部位；使用营养泵24h持续泵入营养液，速度从慢到快，护士需注意患者的耐受性；注意鼻饲器具、营养液以及护士手卫生，保持清洁。每4h检查胃内残留量，胃残余量＞50mL弃去，≤50mL打回胃内。①残留量＜150mL，继续鼻饲；②胃残余量150～250mL，停止鼻饲，4h后再次评估；③胃残余量＞250mL，丢弃回抽出来的胃内容物，停止4h，再次回抽评估。病情允许，鼻饲后保持半卧位30～60min。每日至少进行2次口腔护理，检查鼻饲管的深度、位置及固定情况。配制后的营养液放置在4℃以下的冰箱内冷藏，24h内用完。

营养泵输注：长期鼻饲患者；不耐受间歇喂养的患者；老年卧床患者进行鼻饲时；血糖波动大的患者；危重、大手术后患者；或输注的营养液需要严格控制输注速度等均推荐使用营养泵。鼻饲前完成翻身、叩背、吸净呼吸道分泌物，减少误吸的风险。患者气管插管期间接受鼻饲时，每4h行1次声门下吸引。鼻饲前后及时冲洗管道，防止挂壁物质变质，引起腹泻。

患者撤除人工气道后如何进行护理？

答：(1) 保持呼吸道通畅　根据病情抬高床头30°，指导患者正确呼吸；病情不允许半坐位时可将患者头偏向一侧托起下颌或放置口咽通气道，给予面罩高流量吸氧，同时随时进行呼吸道和口腔分泌物的清理，避免痰液的堵塞。

(2) 维持氧合功能　拔管前需给予患者充分的氧合，拔管时要求患者用力有效咳嗽，排出痰液后嘱患者深吸气，然后呼气，在拔管后立即给予患者使用面罩高流量吸氧，提供湿润气体。当患者呼吸慢而浅或血氧分压降低时，应嘱患者深呼吸，或予以间断人工呼吸。

(3) 病情监测　严密观察病情，当患者出现昏迷、咽喉部保护性反射丧失，呼吸节律不整，未经控制的持续癫痫，肺氧合功能衰竭（$PaO_2 < 60mmHg$，$PaCO_2 > 50mmHg$）等症状时，护士需要立即通知医师进行紧急插管。

如果患者给予呼吸机支持通气，应如何进行临床护理？

答：(1) 病情观察　呼吸机使用期间，要密切观察病情变化。

① 意识观察：若患者出现兴奋，抽搐等症状，考虑换气过度引起碱中毒，应及时处理。

② 生命体征及血氧饱和度：如正压通气使回心血量减少，血容量不足，容易出现血压下降和心率增快等血流动力学的变化，通气时应及时补充血容量；呼吸频率、节律的改变常提示通气不足或过度；体温轻微升高提示湿化气道不足，体温升高明显者提示感染。

③ 血气分析：动脉血气分析是判断肺通气和氧合情况的重要指标。

(2) 预防肺炎　引起患者发生肺炎通常有两种情况，最常见的是呼吸机相关性肺炎，其次是患者气道控制能力差造成吸入性肺炎。预防患者发生肺炎需采取如下方法有：①将患者头部和上身位置抬高降低误吸的危险，但要关注脑灌注情况。②尽快和规范实施肠内营养。③注意保持各管道的连接完好。无脱落、漏气，湿化器内无菌蒸馏水至水位线，水温在37℃左右为宜。④注意体位引流，吸痰、叩背，能够有效地缓解阻塞，减少肺不张，严重时给予支气管吸痰和气道灌洗，进行吸痰操作时注意无菌操作。⑤加强主动、被动肢体活动。

（3）机械观察　患者机械通气时，若发生阻塞，呼吸机表现出气道高压报警，患者出现肋间肌回缩、努力吸气但没有气体流动，这时需要立即查看外部管路。一旦可疑阻塞，立即通知医师，准备好简易呼吸器，撤离呼吸机，用吸痰管插入气道查看气道内是否堵塞，迅速进行对症处理。出现低压报警，护士需查看外部管路是否连接紧密，通过观察管路的位置、气囊的压力确定管路是否处于封闭状态。

（4）脱机后护理　当患者呼吸功能明显改善，能够进行有效的气体交换，血压、心率等血流动力学指标稳定，全身症状改善时医师考虑给患者脱机。在脱机过程中护士需要执行如下护理。

① 病情观察：医师间断给予患者尝试脱离呼吸机，在试脱机期间，应置呼吸机于床旁，保持备用状态，密切监测各项生命体征，观察呼吸的次数、幅度及有无呼吸三凹征的出现，注意观察患者的口唇、面色、四肢的末梢循环，持续监测血氧饱和度、定期检测动脉血气分析。当血氧饱和度和血氧分压降低时，立即通知医师给予呼吸机辅助呼吸。

② 心理指导：长时间依靠呼吸机支持呼吸的患者，呼吸肌肌力减退。肌力减退往往与疾病的轻重和使用呼吸机的时间有关，一旦脱机，患者往往因对呼吸机的依赖，出现精神紧张等心理问题。护士需要在脱机前向患者进行撤机指导，讲述及时撤机的好处及长期应用呼吸机的弊病，在撤机的同时陪伴在患者身旁，增加交流了解其身心感受，使患者消除紧张情绪。

如何通过护理手段预防下肢深静脉血栓的形成？

答：因多种因素可促使患者深静脉血栓形成，而深静脉血栓形成易导致肺动脉栓塞的严重临床后果。在护理中需要采取非药物手段进行预防。

① 护理人员主动向患者或家属讲述下肢深静脉血栓并发症的危险性，指导并协助患者进行肢体的主动及被动活动，每日3～4次，每次30min。

② 为患者穿着抗血栓梯度压力带，在穿着前正确评估患者双下肢皮肤、肢体肌力情况，测量大腿、小腿、踝部腿围，为患者选择适宜的压力带型号，保持合适的松紧度，以能扪及足背动脉搏动和保持足部正常皮肤温度为宜。

③ 加强静脉输液通路的管理，尽量避免不必要的股静脉穿刺，减少在下肢静脉导管的留置时间，以避免造成静脉壁损伤，促使血栓的形成。

④ 因甘露醇的使用易提高血液黏稠度，诱发血栓形成，护理人员要保证患者的液体出入量平衡，防止血液浓缩。

如果患者出现消化道出血应如何护理？

答：延髓血管母细胞瘤周围有许多扩张如蚯蚓状的血管供应，延髓的部分血液供应被肿瘤盗走，使延髓经常处于低灌注状态，切除肿瘤后，延髓不能恢复到正常灌注压状态，因而发生水肿、出血，使延髓功能恶化，术后易导致消化道应激性溃疡发生胃肠道出血。应激性溃疡可发生在术后第1天，但多在术后4～5天出现。轻者1天即自行停止，重则持续2～3个月，可因大出血导致休克或胃穿孔死亡。当患者发生胃肠道出血时，临床表现为呕吐大量咖啡色内容物、排黑粪、呃逆、血压下降等，严重者可出现失血性休克。护士需防范和及时发现消化道出血倾向，具体护理措施如下。

(1) 病情观察　密切观察患者生命体征，尤其是血压、脉搏、心率变化，注意患者有无面色苍白、冷汗、烦躁不安等失血性休克的表现，观察患者胃管引流液、呕吐物及大便的颜色、量和性质，注意有无出血，准确判断和记录出入量，观察胃内容物的性状与pH值，发现出血征象。

(2) 胃肠减压　给予患者胃肠减压，一方面可以引流出胃内容物减轻胃内张力和胃黏膜缺血，利于胃黏膜修复；另一方面可以观察胃液的颜色、性质、量，以判断出血是否停止。

(3) 营养支持　患者手术后早期可进碱性流质食物，如米汤等，若发生出血需要禁食，给予肠外营养，出血停止24h后可给予温凉、清淡、易消化的高蛋白、高热量、富含维生素的食物，忌酸辣、生冷、油炸、浓茶、烟、酒等刺激性食品。

(4) 保持呼吸道通畅　患者出血呕吐时应将患者头偏向一侧，防止呕吐物吸入呼吸道引起窒息，预防肺部并发症。

(5) 基础护理　患者卧床休息，保持室内清洁，减少外界环境等因素的刺激，注意保暖，避免受凉，防止交叉感染。呕血者要加强口腔护理，排黑粪者要加强肛周皮肤护理。

【护理查房总结】

神经外科护理在临床工作中起到举足轻重的作用，护理需要把握好两大重点问题：一是肿瘤部位；二是肿瘤性质。结合两大特点，通过评估患者手术后可能造成的并发症，方可早期发现患者关键性的疾病变化，建立针对性的护理措施。

脑干是生命中枢，主管呼吸、心跳、意识、运动、感觉等，由于发现脑干具有可塑性，脑干手术也随之开展。延髓位于脑桥和颈髓之间，具有呼吸中枢的结构及感应器、被多种血管和神经包绕，另外血管母细胞瘤供血丰富，延髓血管母细胞瘤手术后容易呼吸功能障碍、吞咽困难、颅内血肿等并发症。因此护士熟练掌握术后护理要点对患者的康复具有重要的意义。

(1) 呼吸障碍　术后需要严密监护与观察病情，随时关注呼吸的频率、节律及幅度和血氧饱和度的变化，必要时进行血气分析。若患者携带呼吸通气管路，给予低流量吸氧的同时，护士一定要做好管道护理，及时清除呼吸道分泌物，同时做好环境维护和气道湿化护理，保持患者呼吸道的通畅，定时翻身、叩背，防止继发性呼吸道感染。切忌呼吸管路滑脱，一旦滑脱将造成对患者致命性的伤害。呼吸机、简易呼吸器、气管插管和气管切开用物等急救物品及设备，随时备好并处于完好、备用状态，以备患者发生呼吸障碍时给予及时的抢救。

（2）吞咽困难　患者疾病或手术损伤后组脑神经，造成吞咽困难而造成误吸的危险，这类患者一般术前即有吞咽困难，术后加重。一旦患者吞咽困难，需要给予鼻饲以维持正常营养，必要时行气管切开术以防范和治疗呼吸道感染。本病例患者虽然未出现吞咽困难症状，但在临床护理中护士需要具有防范警惕性，在患者进食前做好吞咽能力的评估，饮食给予从流食开始逐步过渡，进食时护士要随时观察。

（3）颅内血肿　颅内血肿的发生会导致延髓功能的进一步恶化，随之带来呼吸功能障碍，血压、脉搏以及意识、瞳孔的变化。血管母细胞瘤切除后可出现脑灌注压的变化，在进行意识、瞳孔和生命体征等重点观察时，也需要严密观察神经功能的改变，如运动、语言的改变等。

（贾金秀　尹志科）

查房笔记

病例10・小脑肿瘤

【病历汇报】

病情　患者，女性，13岁，间断性头痛2年，晨起呕吐、头痛加重、行走不稳近1个月而入院。MRI示“右小脑占位，星形细胞瘤可能性大”，否认传染性疾病及家族性疾病史，无药物及食物过敏史。

护理体查　T 36.9℃，P 96次/分，R 20次/分，BP 100/65mmHg。意识清楚，患儿活动可，走路不稳、言语流利。疼痛评分为6分，神经系统查体面纹对称、伸舌居中、双侧瞳孔等大等圆，左、右均为2.5mm，对光反射灵敏，双侧眼底视盘水肿。入院后医嘱给予20%甘露醇200mL静脉滴注，每12h一次，患儿头痛症状有所减轻。

辅助检查　头颅MRI示右侧小脑占位病变，星形细胞瘤可能性大。

入院诊断　右小脑占位病变，星形细胞瘤可能性大。

主要护理问题　潜在并发症——脑疝、小脑危象、有外伤的危险、有误吸的危险。

目前主要的治疗措施　脱水降颅压、完善入院检查及术前准备。

护士长提问一

小脑解剖位置及主要功能有哪些？

答：小脑位于颅后窝内，上方借小脑幕与大脑的枕叶相隔，借上、中、下三对脚与脑干相连。小脑分为蚓部和半球部，蚓部的两侧为小脑半球，半球下方有一对绒球，其后方有小脑扁桃体。扁桃体邻近枕骨大孔，当颅内压增高时，可造成小脑扁桃体疝（图2-49）。小脑接受与运动有关的大量感觉信息和大脑皮层有关运动中枢的信息，其传出纤维直接和间接影响脊髓、脑干及大脑皮质的功能。小脑的主要功能表现在三个方面，即维持身体平衡、维持（调节）肌肉的张力、维持肌肉间运动的协调（共济运动）。

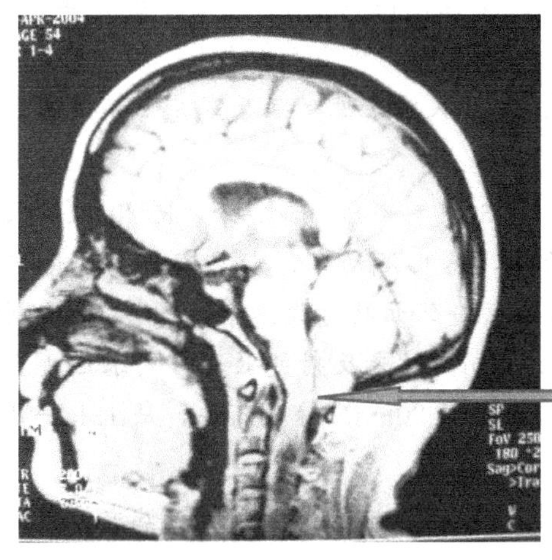

图 2-49　小脑扁桃体疝

小脑星形细胞瘤有哪些特点？

答：小脑星形细胞瘤约占星形细胞瘤的25%，肿瘤多数位于小脑半球，其次为蚓部及第四脑室。小脑星形细胞瘤平均存活14.5年，一半的病例于第一个5年内复发，71%的病例发生在儿童，首发症状出现的平均时间是12岁。儿童星形细胞瘤与成人不同（表2-17）。

表 2-17　儿童与成人星形细胞瘤特点

患者类别	首发症状平均时间/岁	病理性质	平均存活时间/%		
			5年	10年	20年
儿童	12	纤维型星形细胞瘤	85	81	78
成人	52	弥漫型星形细胞瘤	10	5	5

儿童小脑星形细胞瘤有哪些临床表现？

答：小脑星形细胞瘤生长缓慢，病程多数较长，可数周至数年不等，病变在没有造成颅内压增高或未侵及小脑齿状核时患儿可没有明显症状，一旦有症状说明肿瘤体积已经较大。

（1）颅内压增高　头痛及呕吐常为首发症状，开始时为间歇性，进展后变为持续性，头痛可在枕部或额部，多发生在清晨或夜间，小儿语言发育未完善时常烦躁不安或以手击打头部。急性颅内压增高严重者可发生“小脑危象”，即出现昏迷和角弓反张。呕吐者多于头痛。

（2）小脑损害征　病变多在小脑半球，故表现为患侧肢体的共济失调，上肢重于下肢，表现为上肢动作笨拙，持物不稳，不能扣纽扣，右利者用勺进食困难（食物送不到口内）。位于蚓部者可走路蹒跚，闭目难立征阳性。可有粗大水平眼震，如出现旋转或垂直眼震，预示肿物已侵入脑干内，部分患儿可有小脑语言，即构音障碍和呈暴发式语言。

（3）其他表现　有颈部抵抗，常伴有颈部疼痛和不敢转动头部，可能为同侧慢性小脑扁桃体下疝压迫上颈神经根所致。颅内压增高致展神经受限，若肿瘤部分侵入脑干患儿可发生锥体束征。

何谓小脑危象？在护理过程中如何观察与处理？

答：小脑危象是在小脑扁桃体下疝或肿瘤直接压迫脑干的基础上，突然颅内压增高加剧，患儿出现意识障碍、呼吸变慢、血压增高等症状，伴有双侧病理反射阳性，甚至去大脑强直等，可在短时间内呼吸迅速停止而死亡。护士在接诊小脑占位患儿时首先要评估其有无发生脑疝的危险性，如患儿出现头痛、呕吐、视盘水肿等颅内压增高的表现时，需要增加观察患儿的频次，同时遵医嘱按时给予脱水药，以减轻颅内高压。一旦发现患儿出现小脑危象的表现时，立即通知医师，准备脑室穿刺用物，协助医师进行脑室穿刺，降低颅内压力。

专科知识问答一

小脑病变有哪些表现？

答：根据小脑病变所在位置不同，临床表现有所差异(表 2-18)。

表 2-18 小脑损害的临床表现

<table>
<tr><th colspan="2">病变部位</th><th>临床表现</th></tr>
<tr><td colspan="2">小脑半球</td><td>同侧四肢共济失调，粗大的水平眼震，辨距不良，轮替障碍，指鼻试验和跟膝胫试验阳性，搜索样语言，同侧半身肌张力降低</td></tr>
<tr><td colspan="2">小脑蚓部</td><td>躯干性共济障碍，小脑暴发性语言，少有肌张力和肢体异常</td></tr>
<tr><td colspan="2">齿状核</td><td>运动过多、肌痉挛</td></tr>
<tr><td rowspan="3">小脑脚</td><td>上脚(结合臂)</td><td>同侧小脑性共济障碍，对侧红核受累引起不自主运动，头偏向病侧</td></tr>
<tr><td>中脚(脑桥臂)</td><td>额叶性共济失调障碍</td></tr>
<tr><td>下脚(绳状体)</td><td>同侧小脑性共济、平衡障碍，眼震及书写障碍</td></tr>
</table>

患儿目前首优的护理问题是什么？其护理目标是什么？应采取哪些护理措施？

答：(1) 由于患儿因头痛、晨起呕吐入院，神经系统查体双侧眼底视盘水肿等颅内压增高的表现，目前首优的护理问题是潜在并发症——脑疝。

(2) 护理目标　加强病情观察，预防和及早发现脑疝症状，积极配合医师处理。

(3) 具体护理措施

① 密切观察病情变化：预见性观察患儿的病情变化。定时巡视，结合 GCS 评分，严密观察患儿意识、瞳孔、生命体征的变化，评估头痛部位和程度，呕吐物的性质、颜色、量，发现异常及时报告医师。

② 保持呼吸道通畅：防止患儿呕吐导致误吸。呕吐时头偏向一侧，及时清理口鼻腔分泌物，必要时给予吸痰。

③ 吸氧：以维持适当的血氧浓度，评估患者末梢循环、监测患者

血氧饱和度，根据病情调节氧流量、氧浓度，必要时查血气分析。

④ 抬高床头 15°～30°，以利于颅内静脉回流，减轻脑水肿。保持病室内安静，保证患儿睡眠充足，尽量集中治疗和护理时间，避免各种不良刺激引起颅内压升高。

⑤ 遵医嘱应用脱水、利尿药物：如应用 20%甘露醇溶液降低颅压，应注意药物对肾脏的副作用，观察患儿的尿量，同时注意妥善固定、加强巡视与宣教，避免药物漏出血管，导致组织损伤。

⑥ 备脑室穿刺包、吸痰器等急救用物于床旁。

作为责任护士，你如何对患儿进行心理安抚？

答：患儿年龄较小，进入陌生的环境，心情紧张，责任护士在初次接触患儿及其家长时，要主动介绍自己，向家长询问一些患儿的生活习惯，同时鼓励患儿介绍自己或提出疑问；采取鼓励、肯定的谈话方式及孩子熟悉的词句与患儿交谈，消除护患之间的陌生感；用充足的时间接触和护理患儿，通过观察其言行了解心理活动，并从其生活习惯、感兴趣的游戏入手，与其建立亲情般的关系，以便给予适合于患儿个体心理需求的生活照顾。

【病情进展】

患儿于入院第 5 天在全麻下行右枕下乙状窦后开颅小脑星形细胞瘤切除术。手术后回病房时，患儿全麻未醒，气管插管通畅，生命体征平稳，T 36.1℃，P 104 次/分，R 20 次/分，BP 99/63mmHg，留置导尿管。术后第 2 天，患儿意识清楚，拔除气管插管，呼吸平稳。术后出现吞咽障碍、共济运动障碍（共济失调、肌肉运动不协调）等症状。

护士长提问二

何谓小脑性缄默症？典型性的表现有哪些？

答：儿童颅后窝肿瘤切除术后，出现罕见的完全性语言丧失，称为小脑缄默症。表现为手术清醒后言语正常，手术18～72h后逐渐变得缄默，意识水平不受影响，语言理解正常，患儿可用一种非言语方式与他人沟通，与术前状态相比，没有新的脑干、脑神经或小脑功能障碍，无颅内压增高症状。这种缄默可持续4天至12周。

如何判断患儿是否有后组脑神经损伤？

答：判断后组脑神经受损伤的简易方法包括咳嗽反射减弱、声音嘶哑、饮水呛咳、吞咽困难、伸舌不能或偏向一侧。符合一项或一项以上者，即可判断为后组脑神经损伤。

什么是共济失调？共济失调包括几种类型？

答：共济失调指由本体感觉、前庭迷路、小脑系统损害所引起的机体维持平衡和协调不良所产生的临床综合征。根据病变部位，共济失调可分为以下三种类型。

（1）小脑性共济失调　由小脑病变引起，小脑蚓部病变出现躯干性共济失调，小脑半球病变表现为肢体性共济失调。多伴有眼球震颤、肌张力低下、言语不清等小脑症状，但闭目或黑暗环境中不加重共济失调的症状。

（2）大脑性共济失调　由大脑半球额叶病变引起，经脑桥、小脑通路的影响而产生共济失调的症状。临床表现与小脑性共济失调十分类似，但症状较轻；顶叶、颞叶病变亦可产生共济失调，其症状更轻，其区别除共济失调外，主要为分别伴有额叶、顶叶和颞叶损害的其他临床症状。

（3）脊髓性共济失调　脊髓后索病变可引起共济失调，主要临床特点为双下肢位置觉、压觉、振动觉等消失，以致走路时呈“醉汉”步态，闭目和在黑暗中站立不稳。

该患儿的共济失调属于什么类型？

答：患儿术后出现共济运动障碍、共济失调、指鼻不准、肌肉运动不协调等症状，属于四肢协调性共济失调（肢体性小脑共济失调）。主要表现为患儿的肢体完成各项动作的平衡障碍，如指鼻试验（图2-50）、跟膝胫试验不准（图2-51）、辨距不良、轮替运动

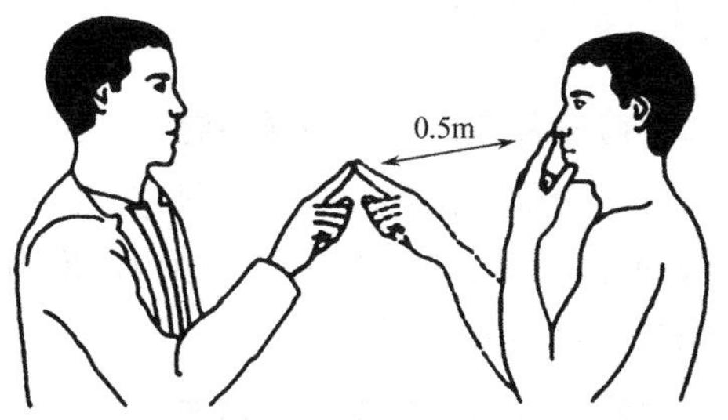

图 2-50　指鼻试验

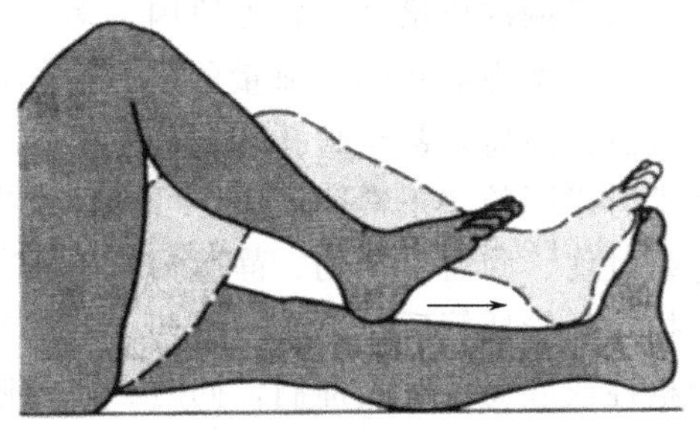

图 2-51　跟膝胫试验

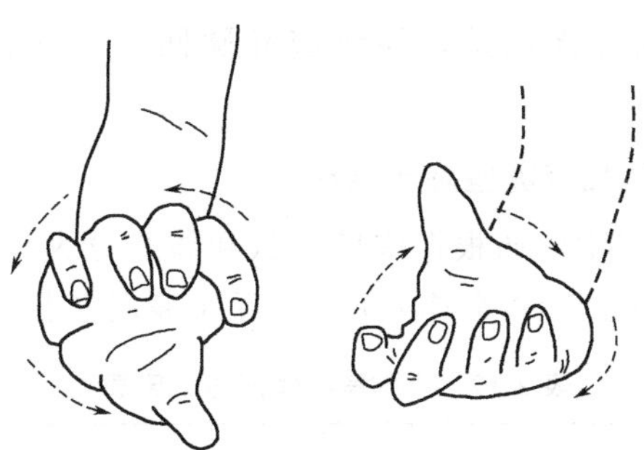

图 2-52　轮替运动

差（图 2-52）、误指试验偏向患侧，眼球震颤较多见（粗大），步态不稳等。一般上肢比下肢的共济失调严重。定位诊断主要在小脑半球（新小脑）受损害。

专科知识问答二

手术后患儿目前主要存在哪些护理问题?

答：根据首优、中优、次优护理问题排序，患者术后主要的护理问题是有误吸的危险、潜在并发症——颅内压增高、有外伤的危险、有皮肤完整性受损的危险等。

造成患儿术后颅内压增高的原因有哪些?

答：患儿开颅手术后导致颅内压增高的原因主要有四种。①颅内血肿：为术后颅内压增高的常见原因，多发生在术后数小时至数天内，颅内压增高症状因出血量的多少而异，如头痛、呕吐，严重者出现意识障碍，甚至瞳孔变化和生命体征改变。②脑水肿：开颅手术时术野的“正常”反应，可与手术中暴露时间过长、牵拉脑组织过度、脑血管损伤、静脉回流不畅等有关。③二氧化碳潴留：拔除气管插管后，由于麻醉药、麻醉性镇痛药和肌松药等产生中枢性或外周性呼吸抑制，同时自主呼吸或辅助呼吸不够，有可能发生通气不足，导致血二氧化碳浓度升高，引起脑血管扩张、颅内压升高。④静脉回流受阻：术中或术后患儿头位不当或颈静脉局部压迫，导致脑静脉回流不畅而产生颅内压增高。

小脑扁桃体疝有哪些临床表现?

答：小脑扁桃体疝根据临床症状和体征分为早期、中期和晚期，每期具有不同的生命体征和神经系统表现（表 2-19）。

表 2-19 小脑扁桃体疝的临床表现

分期	意识	瞳孔	对光反射	生命体征	神经损害症状
早期	清醒→嗜睡、蒙眬	瞳孔缩小(短暂)→患侧逐步散大	迟钝	轻微的脉搏、呼吸减慢	轻度对侧上下肢肌力稍弱和肌张力增高

续表

分期	意识	瞳孔	对光反射	生命体征	神经损害症状
中期	嗜睡→半昏迷	同侧瞳孔明显散大	消失	呼吸深而慢，脉搏慢而有力，血压升高，体温稍上升	中枢性面瘫、肌张力高、腱反射亢进和病理反射阳性
晚期	深昏迷	双侧散大	消失	潮式或叹息样呼吸，脉搏频而微弱，血压和体温下降，甚至呼吸停止	一切刺激无反应

该患儿手术后的护理重点有哪些？

答：(1) 病情观察　严密观察患儿意识、瞳孔、生命体征、血氧饱和度变化，对判断病情有重要的意义。一旦发现意识障碍逐渐加重，一侧瞳孔散大，对光反射迟钝或消失，应立即报告医师。即刻给予脱水药降低颅内压，复查头颅 CT，确定是否有继发颅内血肿或严重脑水肿压迫脑干，对症处理。

(2) 卧位　术后搬动患儿时动作必须轻柔平稳，需一人双手托住患儿头部，防止头颈部扭曲或震动。全麻未清醒时取平卧位，头偏向健侧，待患儿清醒、血压平稳后，床头抬高 15°～30°，以利于颅内静脉回流，减轻脑水肿，降低颅内压。翻身时应做到用力均匀，动作协调呈轴线翻身，保持头部与身体同时转动，避免颈部扭曲或震动。

(3) 呼吸道护理　加强有效吸痰，保持呼吸道通畅，必要时可行气管切开，并加强翻身叩背，雾化吸入，后组脑神经麻痹或损伤(吞咽障碍)，为防止吸入性肺炎和窒息，患儿术后 24～48h 需禁食、禁饮，待咳嗽吞咽反射恢复后，必须在医师和护士的监护及指导下进食。应保持病室内适宜的温湿度，定时给予叩背，防止坠积性肺炎的发生。

(4) 饮食　术后第一次进食应在医师和护士指导下进行，先洼田饮水试验评估观察吞咽能力，根据评估结果选择相应的饮食及饮食方式。进食以半卧位、健侧进食为宜，食物适宜温度 30～50℃，指导并协助缓慢进食，不可操之过急，防止误吸。

（5）安全　患儿存在走路不稳、共济失调，应加强巡视和看护，做好患儿的生活护理与照顾，防止跌倒、坠床等意外发生。

小脑星形细胞瘤手术切除术后是否需要其他治疗？

答：肿瘤能手术全切除者术后不需要放疗，已无争议。但有残余肿瘤是否放疗尚有不同观点：有学者认为，未能完全切除的小脑星形细胞瘤，术后放疗 5 年、10 年生存率分别可达 93%、70%；也有学者认为，小脑星形细胞瘤有残留肿瘤即使不放疗也可长期存活，放疗对儿童有长远的副作用，因此主张不可放疗。未能全切除者，局部接受 40Gy 的放疗，对防止或延缓肿瘤的复发有肯定的作用。

患儿出院前责任护士应该做哪些特别指导？

答：（1）加强营养，多进营养丰富、含粗纤维的食物，防止误吸。

（2）康复期尽量避免到公共场所活动，预防感冒，做好患儿的个人卫生。

（3）告知皮肤过痒时使用无菌生理盐水棉签轻轻涂抹以缓解患儿痒感。

（4）指导循序渐进地进行功能锻炼　可运用 Frenkel 训练法中的站位练习。①侧走：身体质量在双足中轮流转移。②走平行线：将双足分别放在两平行线内侧，在 35cm 宽的平行线之间向前行走，行走 10 步即休息。③向前走：每步都踏在绘好足印的地板上，足印应平行且离中线 5cm，进行 1/4 步、1/2 步、3/4 步及一整步练习。④转弯：向左、向右转弯行走。在运动过程中注意维护良好的环境、让患儿穿着合适跟脚的鞋，避免发生外伤。

（5）指导放射治疗的居家照顾　若患儿出院后需要放射治疗，在放疗过程中，放射线除杀灭癌细胞外，正常组织也受到损伤，常有全身乏力、食欲缺乏、恶心、呕吐、贫血等副作用，照射局部的皮肤也常出现灼痛、瘙痒、渗液、水肿或溃疡等，需要防止照射部位的皮肤摩擦、暴晒及洗洁用品刺激，一旦发现局部皮肤有红、肿、热、痛等现象，积极给予处理。

（6）指导遵医嘱按时服用抗癫痫药 不能私自停服、换药、减量，以有效预防癫痫。如有漏服，两次剂量不能同时服用，应按计量顺延。服用抗癫痫药期间每月查血药浓度、肝肾功能。

【护理查房总结】

小脑肿瘤因位于幕下颅后窝，邻近脑干、后组脑神经，周围毗邻关系重要而复杂，加之手术创伤大，难度高，颅后窝代偿空间狭小，术后若发生术区出血、水肿，极易压迫脑干，造成中枢性呼吸循环衰竭，危及患儿生命。掌握小脑肿瘤的临床特点，术后并发症种类、发生原因、临床表现，制定相应护理措施，加强围手术期的观察、护理和术后康复指导是保证手术成功，提高患儿生存质量的关键。

（1）密切观察意识、瞳孔和生命体征的变化，预防脑干功能障碍引起呼吸骤停，危及患儿生命。

（2）及时发现和处理颅内血肿，预防颅内压增高，当患儿有头痛、恶心、呕吐等情况出现时，立即给予脱水降颅压的药物，必要时复查 CT，清除血肿。

（3）指导进行适当的肢体训练，如交替轻拍、踏步、行走练习等，改善平衡调节，使患儿恢复日常生活能力。如遇患儿后组脑神经损伤者，应在护士指导下进食，及时清除口腔内分泌物，做好口腔护理，防止吸入性肺炎发生。

（4）注意安全和生活护理，防止压力性损伤、泌尿系感染等并发症的发生。

（贾金秀 贺 欣 袁 媛 尹志科）

第三章　脑血管疾病

病例1 • 颅内动脉瘤

【病历汇报】

病情　患者，女，69岁，因突发头痛、头昏4天入院。患者于4天前干农活时突发头痛、头昏，头痛较剧烈，难以忍受，伴有呕吐，呕吐物为胃内容物，无肢体抽搐，无意识障碍改变，当地医院建议上级医院进一步诊治，本院急诊科行头部CTA检查，提示右侧后交通动脉瘤；收治我科拟行手术治疗。入院以来患者无发热、抽搐、失语、无偏瘫及肢体活动障碍，精神欠佳，未进食，大小便正常，体重无明显减轻。既往有糖尿病史6年，长期服用二甲双胍、格列齐特等药物控制血糖，血糖控制尚好。否认“冠心病”“高血压”，否认“肝炎”“结核”，无外伤手术史，无输血史，无药物过敏史，预防接种史不详，否认近期口服“阿司匹林”等抗凝药物。

护理体查　意识清楚，GCS评分15分，MEWS评分1分，T 36.7℃，P 80次/分，R 20次/分，BP 110/70mmHg，随机血糖4.8mmol/L。检查合作，自动体位，双瞳孔等大等圆、直径2mm大小，对光反射灵敏。头颅大小及形态正常，鼻腔及外耳道无异常分泌物。眼球活动可，无眼睑下垂，视力、视野粗测正常，听力正常，口角无歪斜，咽反射正常，颈部抵抗感，呼吸规则，双肺呼吸音正常，无啰音及哮鸣音，心律齐，心音正常，腹部外形正常，无包块、压痛及反跳痛，肝、脾、胆囊未扪及，肾区无扣击痛，肠鸣音正常，腹部无移动性包块，脊柱、外生殖器正常，浅反射及腱反射正常，四肢肌力、肌张力正常，病理征阴性。

辅助检查　DSA示蛛网膜下腔出血、右侧后交通动脉瘤。

实验室检查无阳性发现。

入院诊断 右侧后交通动脉瘤破裂伴蛛网膜下腔出血，糖尿病（2型）。

主要护理问题

（1）疼痛 与蛛网膜下腔出血、颅内压增高有关。

（2）潜在并发症 颅内出血（再出血）、脑血管痉挛、深静脉血栓、上消化道出血、低血糖。

（3）有出血的危险。

（4）知识缺乏。

（5）焦虑、恐惧。

（6）有便秘的可能。

目前主要的治疗措施

（1）绝对卧床。

（2）控制血压、血糖，止痛，解痉（尼莫地平），镇静，通便等对症处理。

（3）密切观察病情，积极做好术前准备。

护士长提问一

什么是颅内动脉瘤？其好发于什么部位？

答：颅内动脉瘤（intracranial aneurysm，IA）是颅内动脉（图 3-1）由于先天发育异常或后天损伤等因素导致局部的血管壁损害，在血流动力学负荷和其他因素作用下，逐渐扩张形成的血管壁局限性异常膨出。颅内动脉瘤破裂后导致蛛网膜下腔出血（subarachnoid hemorrhage，SAH），初次破裂出血患者的病死率高达43%，再出血的病死率是52%，约33%的临床患者可发生脑积水，且可不同程度地出现脑血管痉挛，严重者可导致脑缺血或脑梗死，幸存者常遗留程度不一的不可逆的脑功能损害。本病例患者是颅内动脉瘤性蛛网膜下腔出血（aneurysmal subarachnoidhemorrhage，

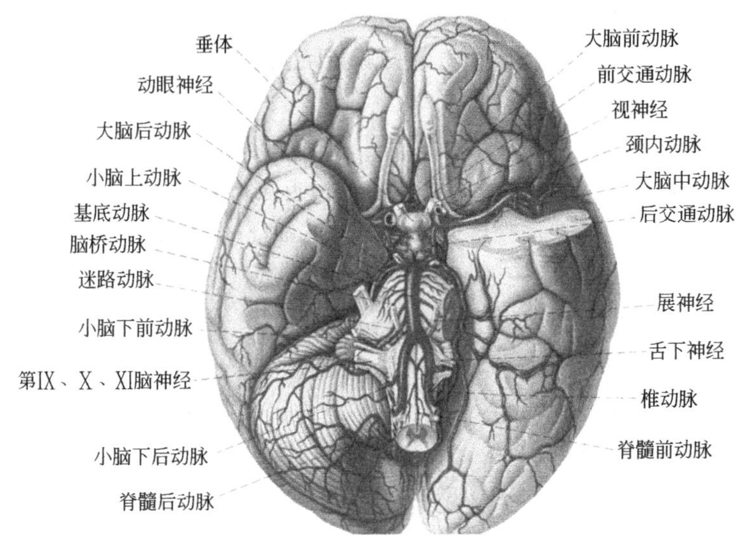

图 3-1　颅内动脉

aSAH)，aSAH 是严重损伤中枢神经系统并对全身多个器官产生病理影响的急性脑血管疾病。颅内动脉瘤好发于脑底大动脉环（Willis 环）的动脉分叉和主干的分支处，由于此处脑动脉壁的肌层先天发育缺陷，同时又是脑血管中受到最大血液冲击的部位，长期血流的压力和冲击力的作用，易使此处脑动脉壁的薄弱点向外凸出，逐渐扩张，从而形成颅内动脉瘤。大脑动脉环位于脑底面，围绕视交叉、灰结节和脚间窝，它由一条大脑前交通动脉和成对的大脑前、后动脉的起始段、颈内动脉的末段及后交通动脉组成。

后交通动脉的解剖位置在哪儿？

答：后交通动脉从颈内动脉的后外侧壁发出，在颈内动脉下方向内后方走行，在大脑后动脉的 P1 和 P2 段交界处与大脑后动脉汇合（图 3-2、图 3-3）。

颅内动脉瘤的病因有哪些？

答：颅内动脉瘤的病因复杂，至今尚未完全清楚，目前认为其主要病因有先天因素和后天因素。

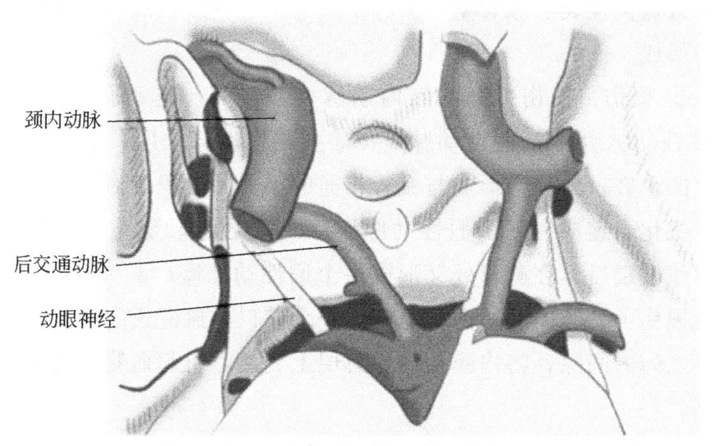

图 3-2　后交通动脉正位解剖

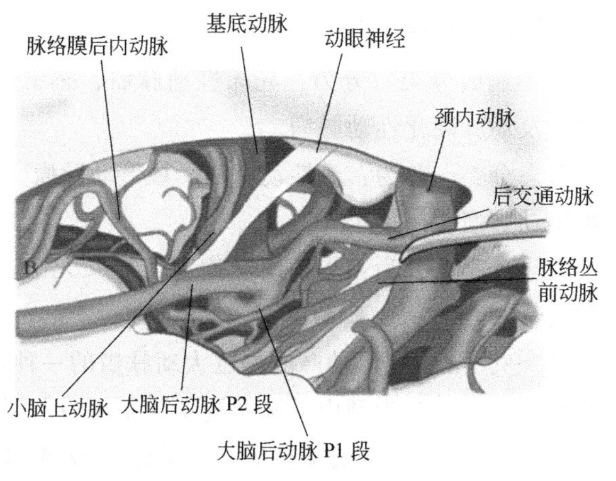

图 3-3　后交通动脉侧位解剖

（1）先天因素　最常见于动脉分叉和主干的分支处，此处动脉最薄弱，易受血流冲击，易形成颅内动脉瘤；颅内动脉瘤有家庭遗传因素。

（2）后天因素

① 细菌感染：最为常见的致病菌是毒性较低的链球菌和葡萄

菌。致病菌侵袭动脉管壁，引起动脉管壁的炎症和破坏，导致动脉瘤的形成。

② 损伤：损伤引起的颅内动脉瘤较少见。其动脉瘤有四种：a. 真性动脉瘤；b. 假性动脉瘤，破损累及血管全层，血液从血管壁上的小破口外溢，形成与血管相通的小血肿，积压血肿周边部分逐渐机化，遂成为一个假性动脉瘤；c. 混合性动脉瘤，这是真性动脉瘤破裂后，在破口处又形成一个假性动脉瘤；d. 夹层动脉瘤，主要损伤了动脉内膜，内膜上产生一个破口，血液进入内膜与内弹力层之间的间隙，将内膜从内弹力层上剥离，引起血管腔的狭窄或阻塞。

③ 动脉硬化：动脉硬化引起的动脉瘤多发生在脑底部的基底动脉、颈内动脉和椎动脉等，常呈菱形扩张，以老年人多见。

颅内动脉瘤如何分类？

答：（1）按病因分类　分为：先天性动脉瘤、感染性动脉瘤、外伤性动脉瘤及动脉硬化性动脉瘤。

（2）按形态分类　分为：囊性动脉瘤、梭形动脉瘤、夹层动脉瘤及不规则型动脉瘤。

（3）按大小分类　分为：小型动脉瘤（直径＜5mm）、中型动脉瘤（直径 5～10mm）、大型动脉瘤（直径 11～25mm）、巨大型动脉瘤（直径＞25mm，蛇形动脉瘤是巨大动脉瘤的一种亚型）。

（4）按位置分类　分为颈内动脉系统动脉瘤（约占颅内动脉瘤的 90%，包括颈内动脉-后交通动脉瘤，前动脉-前交通动脉瘤，中动脉动脉瘤）和椎-基底动脉系统动脉瘤（约占颅内动脉瘤的 10%，包括椎动脉瘤、基底动脉瘤和大脑后动脉瘤）。

颅内动脉瘤性蛛网膜下腔出血应如何分级？该患者属于哪一临床分级？

答：本病例患者属于 Hunt-Hess Ⅱ级。临床通常采用 Hunt-Hess 分级法和世界神经外科医师联盟（WFNS）分级标准

（表 3-1），对 aSAH 患者的严重程度进行分级，分级越高，病情越严重。

表 3-1　颅内动脉瘤性蛛网膜下腔出血的临床分级

分级	Hunt-Hess 分级法	WFNS 量表
Ⅰ级	无症状或有轻度头痛、颈项强直	Glasgow 昏迷评分 15 分，无运动功能障碍
Ⅱ级	中度至重度头痛、颈硬，脑神经麻痹	Glasgow 昏迷评分 13～14 分，无运动功能障碍
Ⅲ级	轻度局灶性神经障碍，嗜睡或意识错乱	Glasgow 昏迷评分 13～14 分，有运动功能障碍
Ⅳ级	昏迷，中度至重度偏瘫，去大脑强直早期	Glasgow 昏迷评分 7～12 分，有或无运动功能障碍
Ⅴ级	深昏迷，去大脑强直，濒死	Glasgow 昏迷评分 3～6 分，有或无运动功能障碍

注：1. 伴有严重系统疾病（如动脉粥样硬化、高血压等）或血管造影证实严重脑血管痉挛者，加 1 级。

2. 将未破裂动脉瘤归为 0 级，将仅有脑神经麻痹而无急性脑膜刺激征者列为Ⅰa 级。

颅内动脉瘤的临床表现有哪些？

答：动脉瘤巨大者因占位可引起颅内压增高或神经受压体征，除此之外，一般没有症状和体征。

（1）非出血性症状

① 未破裂时的表现：少数患者有症状，取决于动脉瘤的部位、大小、形状和扩张方向。比如后交通动脉瘤压迫动眼神经可产生动眼神经麻痹症状；椎动脉瘤患者会出现延髓症状；巨型动脉瘤压迫视路，患者有视力视野障碍。

② 动脉瘤破裂前的症状：有些颅内动脉瘤的患者在动脉瘤破裂前有先兆表现，其症状和体征可分为三类。a. 血管源性症状：包括局部头痛、眼痛和睑痛，视力减退，视野缺损和眼球外肌麻痹等。b. 动脉瘤少量漏血症状：出现头痛、恶心、颈部僵痛、腰背痛、畏光、倦睡等。c. 缺血性症状：可能与动脉痉挛有关，也可能是血管的闭塞或栓塞而致，表现为运动或感觉障碍、视幻觉、平

衡失调、眩晕等。

（2）出血症状　约有八九成的颅内动脉瘤患者是以自发性的蛛网膜下腔出血起病，症状的轻重因出血程度而异，患者多数是突然发病，常发生在体力活动、情绪激动或用力排便时。常见症状是剧烈头痛、恶心、呕吐，可有局限性或全身性抽搐、短暂意识不清甚至昏迷。主要体征是脑膜刺激征。

诊断颅内动脉瘤需要做哪些检查？

答：（1）CTA 扫描　动脉瘤破裂当天 CTA 扫描的阳性率高达 95%，到发病后第 3 天阳性率为 70%～80%，1 周后则降低到 50%。CTA 能显示动脉瘤形态、与载瘤动脉及骨性结构的关系，可以指导治疗方式的选择、夹闭手术计划的制定。动脉瘤性蛛网膜下腔出血出血程度的评估通常采用 Fisher 分级（表 3-2），分级越高，脑血管痉挛的发生率越高。

表 3-2　头部 CTA 表现的 Fisher 分级

分级	CTA 表现
Ⅰ级	蛛网膜下腔未见血液
Ⅱ级	纵裂、脑岛池等各扫描层面有薄层血液，厚度＜1mm，或血液弥漫分布于蛛网膜下腔
Ⅲ级	蛛网膜下腔有局限血凝块，或垂直各层面血块厚度≥1mm
Ⅳ级	脑内或脑室内有血块，无或有弥漫性蛛网膜下腔出血

（2）磁共振成像（MRI）　对于动脉瘤破裂出血的诊断，MRI 与 CT 同样有价值，MRI 还可提供更多的情况，如动脉瘤的位置、大小、形状、瘤周脑组织情况和动脉瘤内血栓情况。磁共振血管显像（MRA）对动脉分辨率和清晰度低，不能用来替代脑血管造影，更不能用作手术参考，但可以粗略估计血管痉挛。

（3）脑血管造影（DSA）　脑血管造影仍是诊断动脉瘤的金标准，它可对动脉瘤进行定位，了解其形状，评价对侧循环情况，发现先天性异常，同时对血管痉挛的诊断和治疗有重要价值。另外，术前造影还能帮助明确解剖入路的问题。首次脑血管造影未发现动脉瘤，2 周左右或 6～8 周可复查 DSA，因为一些微小的动脉瘤容易漏诊，尤其是前交通动脉或椎-基底动脉的动脉瘤，DSA 三维成像是防止漏诊的关键。但目前也有观点认为如果首次血管造影未发现动脉瘤的征象，那么再次检查的阳性率非常低。造影时应避开脑血管痉挛和再出血的好发时间（本患者术前 DSA 见图 3-4）。

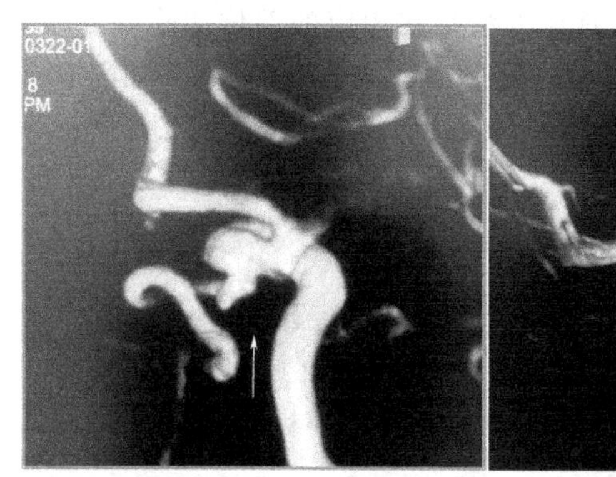

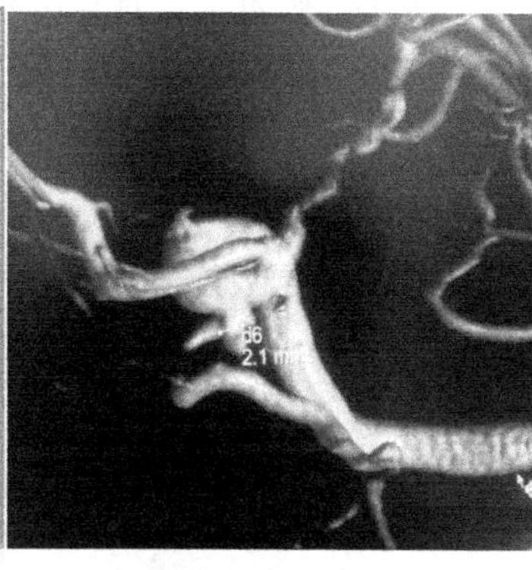

图 3-4 患者术前 DSA

颅内动脉瘤如何治疗？

答：动脉瘤一旦发生破裂出血，24h 内再次破裂出血的发生率为 4.0%～13.6%，发生再出血的患者，80%以上预后不良，并且再出血发生越早，预后越差。

（1）治疗时机选择 病情Ⅰ、Ⅱ、Ⅲ级者，应尽早造影，争取在 1 周内手术。病情属Ⅲ级以上，提示出血严重，可能有脑血管痉挛和脑积水，此时手术危险性大，但也要尽早手术。早期手术已逐渐被认为是避免再破裂出血，提高治愈率和降低病死率及致残率的关键。

（2）治疗方法 动脉瘤的外科治疗方法主要分为开颅夹闭及血管内介入栓塞两大类技术，如患者患有严重基础疾病，和（或）动脉瘤本身构筑复杂，开颅夹闭和血管内介入栓塞均无法进行，可以对症保守治疗。

指南认为对技术上同时适合开颅夹闭和血管内介入治疗两种方法的患者，推荐进行血管内介入治疗；后循环动脉瘤；高龄（>70

岁)、Sa SAH (Hunt-Hess Ⅳ～Ⅴ级) 以及处于脑血管痉挛期患者，应优先考虑介入治疗；脑实质内血肿量较大 (>30mL)、严重ICP增高及大脑中动脉瘤患者，优先考虑选择手术夹闭清除血肿，同时根据手术情况，判断是否进行去骨瓣减压手术。

① 动脉瘤夹闭术：具体方法是在相应的部位切除部分颅骨，探查脑和血管的情况，在发现动脉瘤后，小心地将它与周围地脑组织分离开来，然后用动脉瘤夹夹在动脉瘤的颈部，使之与供血动脉隔离 (图 3-5、图 3-6)。

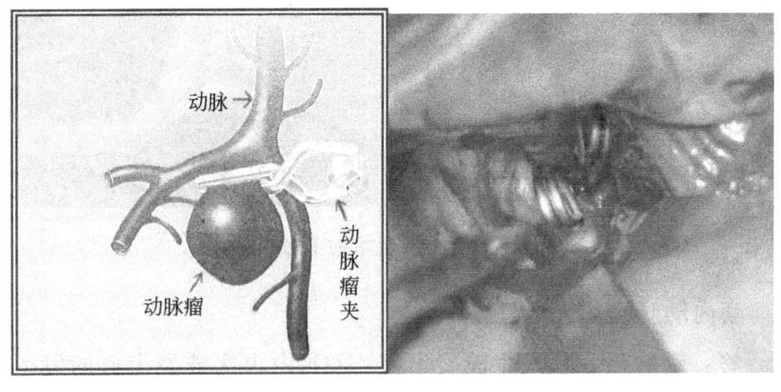

图 3-5 动脉瘤夹闭

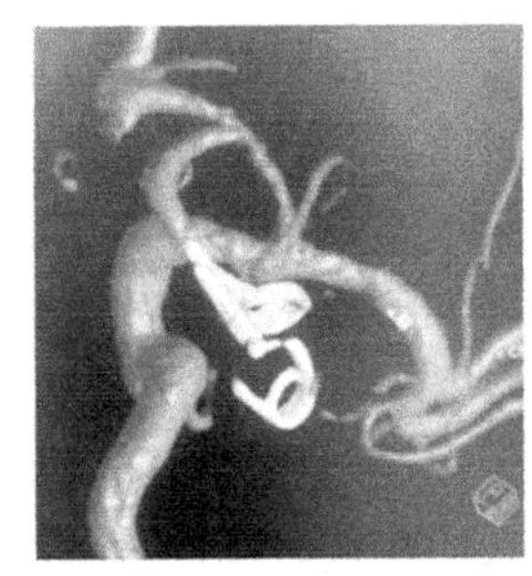
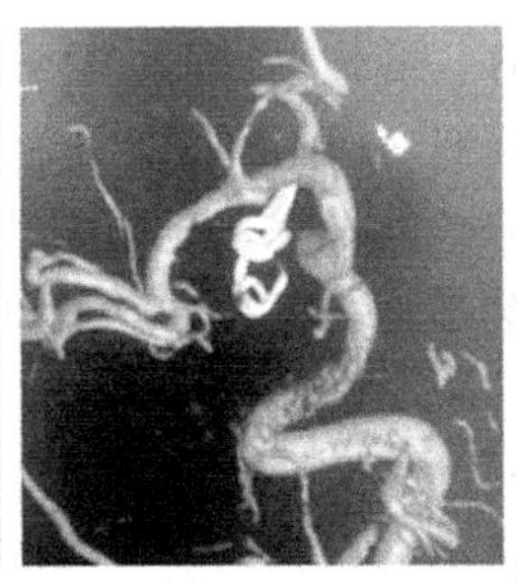
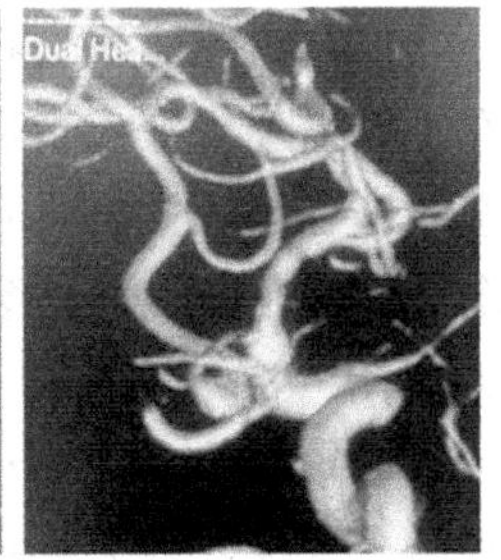

图 3-6 动脉瘤夹闭后 (DSA)

② 血管内弹簧圈 (GDC) 栓塞：GDC是一种由钛合金制成的柔软的金属螺旋线圈。首先在腹股沟部位做一小切口，经股动脉插

入导管，导管沿血管延伸到颅内动脉瘤的部位，通过导管将 GDC 放入动脉瘤腔内（图 3-7）。这时，瘤腔内的血流速度明显减慢和停滞，逐渐形成血栓而阻塞动脉瘤腔。

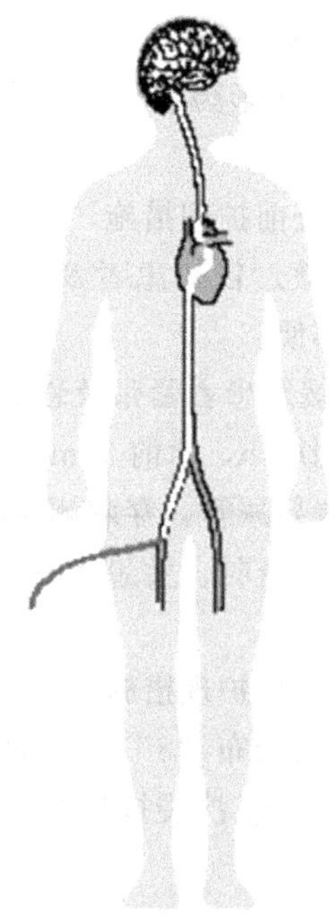

图 3-7　血管内弹簧圈栓塞

哪种类型颅内动脉瘤需要行颈动脉压迫试验？如何做颈动脉压迫试验？

答：对于颈内动脉巨大动脉瘤的患者，术中可能无法夹闭动脉瘤，需行孤立术或行血管搭桥术，应在术前进行颈动脉压迫试验及练习，以建立侧支循环。颈动脉压迫试验是用特制的颈动脉压迫装置或手指按压患侧颈总动脉，直到同侧颞浅动脉搏动消失。开始每次压迫 5min，以后逐渐延长压迫时间，直至持续压迫 20～30min 患者仍能耐受，不出现头昏、眼黑、对侧肢体无力和发麻等表现时，方可实施手术。

专科知识问答一

何谓 DSA？患者行脑血管 DSA 检查前后如何护理？

答：数字减影血管造影（DSA）是经股动脉插管，送入微导管分别选择动脉或椎动脉显影药物后 X 线拍片，从而显示脑部病变性质的定位和定性诊断。

（1）脑血管 DSA 检查前护理措施

① 做好健康知识宣教。告知患者及其家属 DSA 检查的必要性，训练患者在床上大小便。

② 做好心理护理，缓解患者紧张及恐惧情绪。

③ 全麻禁食 6h、禁饮 4h，术前 30min 排空大小便，建立静脉通道（一般左侧）和留置导尿管，穿刺侧腹股沟部位备皮。

④ 发热、休克、极度衰弱、女患者月经期间、出凝血时间不正常等情况不宜行此检查。

（2）脑血管 DSA 检查后护理措施

① 检查后予纱布卷及胶布“8”字型固定、加压包扎穿刺处。先用手压迫 30min，再用 1kg 沙袋按压穿刺点 6h（图 3-8），按压

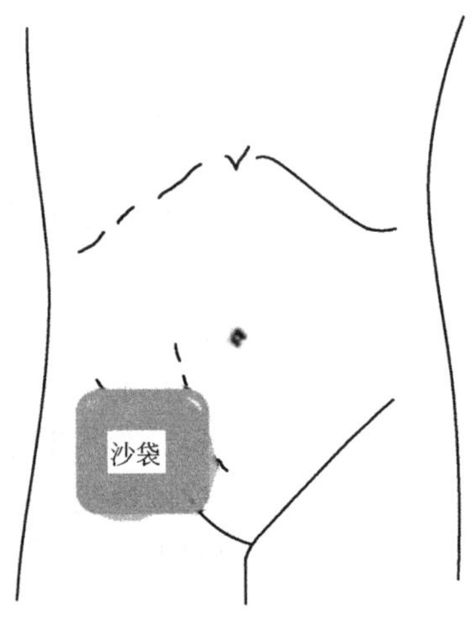

图 3-8　沙袋按压穿刺处

力度要适宜，以不出血及不影响下肢血液循环为宜。

② 检查后卧床休息。穿刺侧的下肢伸直，适当用约束带固定，不能行屈肢活动，以免造成活动性出血。制动 2h 后，穿刺侧肢体可在床面行左右平移活动。协助患者翻身时，应向患侧翻身 60°或向健侧 20°～30°，翻身时勿屈曲髋关节，原则上 24h 后下床活动较安全。临床部分患者卧床 12h 后穿刺点局部无渗血，患者也可下床活动。

③ 监测双侧足背动脉搏动情况，每 30min 测量一次，连续测量 4 次。

④ 观察穿刺部位有无皮下淤血、皮下血肿，及时发现有无下肢动脉栓塞。

⑤ 观察穿刺侧肢体的颜色、温度及搏动情况，是否疼痛，与健侧相比较，有无明显差异。

⑥ 观察患者有无头痛、呕吐及意识障碍等情况，若有异常及时报告医师，遵医嘱给予脱水、解痉、扩血管药物的治疗。

⑦ 嘱患者多饮水，以利于对比剂的排出，注意观察有无皮肤等过敏反应。

⑧ 术后 24h 拆除敷料。指导患者术后 1～2 天内穿刺部位不宜水浴，不要抓挠伤口，以免引起感染。

引起颅内动脉瘤再破裂出血的因素有哪些？

答：本患者为后交通动脉瘤，其再出血率比前交通动脉和椎-基底动脉动脉瘤高。引起颅内动脉瘤破裂的原因与动脉瘤的大小、部位等有密切关系，合并高血压者动脉瘤出血风险更高，较大动脉瘤、高血压等高危人群应该注意控制血压。此外，在精神紧张、情绪激动、劳累、头部剧烈摆动、猛弯腰、急起身、饮酒、用力排便、举重物等诱发因素下，引起血压突然增高，很容易诱发动脉瘤再破裂出血，对患者生命造成威胁。由于动脉瘤破裂引起脑出血的患者有 30%左右可能来不及救治而导致死亡，所以，在预防和前期检查的时候应该十分小心。

如果你是患者的责任护士，应对其采取哪些护理措施（术前护理）?

答：(1) 严密观察病情变化　当患者在病情稳定或好转情况下，突然再发剧烈头痛、呕吐、抽搐、昏迷甚至去大脑皮质强直及脑膜刺激征明显加重等，多为再出血，应密切观察患者意识、瞳孔及生命体征变化，及早发现再出血征象。

(2) 患者绝对卧床休息　出血急性期卧床时间至少 2 周，抬高床头 15°～30°，利于静脉回流，减少不必要的活动，减少探视人员，保持病房安静，尽量少搬动患者，避免情绪激动、过度劳累、咳嗽、用力排便等诱发再出血的因素。

(3) 遵医嘱控制血压　密切观察患者血压情况。防止因躁动不安而使血压升高，增加再出血的可能；血压不能下降过多、过快，以免引起脑缺血。

(4) 遵医嘱严格控制血糖，同时预防低血糖的发生，低血糖使脑血管痉挛的发生率大大提高，目前最大限度减少继发脑损伤的血糖范围尚不确定，推荐血糖水平维持在 8～10mmol/L，避免较低血糖水平（血糖＜4.44mmol/L）。

(5) 遵医嘱合理镇痛镇静，可以降低患者机体应激反应，关键是可降低脑代谢率，减少由于颅高压和血管痉挛等因素引起脑血流不足导致的脑缺血。

(6) 给予合理饮食　勿食用易导致便秘的食物，必要时给予缓泻药，给予清淡宜消化的、含丰富维生素和蛋白质的食物，避免辛辣等刺激性强的食物，戒烟酒。

(7) 做好心理护理　应介绍疾病相关知识，解释出现头痛、呕吐等症状是颅内动脉瘤出血所致，消除其恐惧心理，使其了解手术的目的和意义，了解术前准备的内容，以达到配合好手术的目的。

患者为什么要采取控制性低血压的降压措施?

答：控制性低血压是预防和减少动脉瘤再次出血的主要措施之一，由于患者血压波动与颅内压及脑灌注压的变化密切相关，而颅内压及脑灌注压又直接关系到患者的预后及生存质量，所以血压的控制在颅内动脉瘤的治疗及护理中尤为重要。

血压过高可能导致血管破裂出血，血压过低可能导致脑组织供血不足出现其他缺血症状。因此，控制性低血压不是单纯的降血压而是使血压维持在一个较稳定的水平，降压不宜过多，以免造成脑供血不足而引起损害。控制性降压过程中应加强病情监测，当患者出现头晕、意识障碍或意识障碍加重等脑供血不足表现应适当回升血压。

如何评估患者的疼痛程度？镇痛处理原则有哪些？

答：(1) 具体评估方法　见表 3-3。

表 3-3　疼痛评估方法

疼痛等级	评分/分	临床表现	
无痛	0	无痛	
轻度疼痛	1～3	安静平卧不痛	1 分：安静平卧时不痛，翻身咳嗽时偶有疼痛
		翻身、咳嗽	2 分：咳嗽疼痛，深呼吸不痛
		深呼吸时疼痛	3 分：安静平卧不痛，咳嗽深呼吸痛
中度疼痛	4～6	安静平卧时疼	4 分：安静平卧时间断疼痛(开始影响生活质量)
		影响睡眠	5 分：安静平卧持续疼痛
			6 分：安静平卧疼痛较重
重度疼痛	7～10	辗转不安	7 分：疼痛较重。不安，疲乏，无法入睡
		无法入睡	8 分：持续疼痛难忍，全身大汗
		全身大汗	9 分：剧烈疼痛无法忍受
		无法忍受	10 分：最疼痛，生不如死

(2) 处理原则如下。

① 无痛：继续观察。

② 轻度疼痛：尽早采取非药物镇痛方法或遵医嘱使用非阿片类镇痛药±辅助药。

③ 中度疼痛：积极采取非药物镇痛方法并遵医嘱使用弱阿片类镇痛药±辅助药。

④ 重度疼痛：尽可能采取非药物镇痛方法并遵医嘱使用阿片类镇痛药±辅助药。

患者术前如何调控血压?

答：一般认为脑出血后的血压升高是对颅内压升高的一种反射性自我调节，随着颅内压的下降血压也有所下降，因此降低血压应首先以脱水降颅内压治疗为基础，但是如果血压过高，又会增加再出血的风险，必要时宜及时控制血压，但快速降压可能引起脑灌注压下降，加重脑组织缺血性损害，因此，应先降颅内压后，再根据血压情况决定是否进行降血压治疗。维持血压的标准应根据患者血压情况制定，无高血压者通常收缩压降低10%～20%即可。血压过低时应升压治疗，保持脑灌注压。

患者目前首要的护理问题是什么？目标是什么？应采取哪些护理措施?

答：(1) 患者目前首要的护理问题　潜在并发症——颅内动脉瘤破裂再出血。

(2) 目标　及时治疗，避免再出血。患者血压、颅内压应维持正常，使再出血的可能性降到最低。

(3) 护理措施　关键是密切监测意识、瞳孔及生命体征变化，及时发现再出血征象，及时报告医师处理，防止脑疝发生。

如果患者发生脑疝，如何紧急救护?

答：(1) 立即置患者侧卧或仰卧位，头偏向一侧，同时立即通知医生，准备抢救车，并建立静脉通路。

(2) 遵医嘱给予脱水、降低颅内压的药物，防坠床。

(3) 吸氧，备好吸痰器、吸痰盘，上心电监护，监测血氧饱和度、血压等，导尿。

(4) 严密观察神志瞳孔、呼吸、血压、心率、血氧饱和度的变化。

(5) 患者出现呼吸、心跳停止时，采取心外按压、气管插管等心肺复苏措施。在气管插管未行之前开放气道，使用鼻咽通气管或口咽通气管，以配合使用气囊辅助呼吸。

（6）根据病情遵医嘱予以呼吸兴奋药及强心药等药物治疗。

（7）允许情况下头部置冰袋或冰帽。

（8）病情好转后，做好基础护理，心理护理。

（9）抢救后 6h 内补写抢救记录。

【病情进展】

患者行急诊手术准备后，送入复合手术室（见图 3-9），在全麻下行 DSA 造影后，行翼点入路动脉瘤夹闭术后回病房，患者神志昏睡，瞳孔等大等圆约 2mm，对光反射迟钝，头部留置硬膜外引流管，伤口敷料干燥，留置导尿管，各管道通畅，MEWS 评分 4 分，Caprini 评分 10 分，遵医嘱予药物脱水降颅压、三高疗法、保护胃黏膜、维护脑功能等，测快速血糖 4 次/日，记 24h 出入水量。术后第 2 日晚上突然躁动不安，诉头痛胀痛厉害，疼痛评分 6 分，颈抵抗感，体温持续≥39℃，随机测患者动脉血气示 pH 7.432，PCO_2 31.9mmHg，PO_2 147mmHg，Na^+ 145mmol/L，K^+ 3.0mmol/L，遵医嘱予抽血培养，术后第 3 天拔除硬膜外引流管后行腰椎穿刺测压，压力 180mmH_2O，放出脑脊液约 28mL，

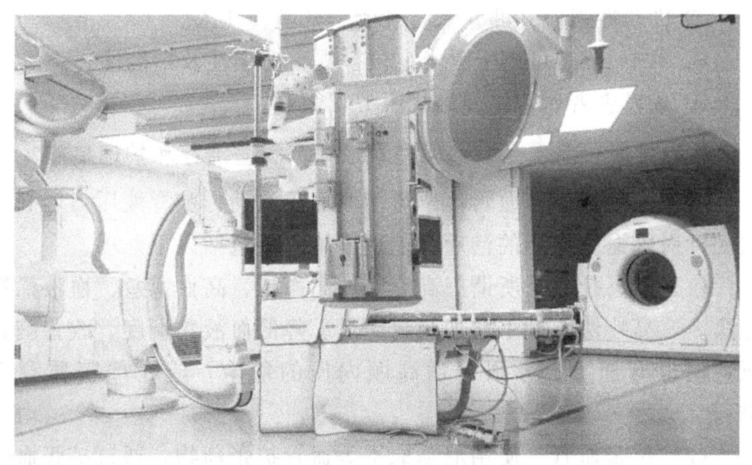

图 3-9　复合手术室

为淡红色血性脑脊液。目前患者嗜睡，瞳孔等大等圆约 2mm，对光反射迟钝，体温正常，左侧肢体肌力Ⅲ级，右侧肢体肌力正常。

护士长提问二

本病例患者行复合手术是什么样的手术方式？相对于传统手术方式，有哪些优势？

答：(1) 复合手术过程

① 全麻后穿刺股动脉留置导管鞘，持续生理盐水加压滴注(不全身肝素化)，选择性血管造影后，根据病情选择治疗方案。

② 碳素纤维头架固定头部，行翼点或额下结合翼点或额下锁孔入路夹闭动脉瘤。

③ 动脉瘤夹闭后即刻 DSA 评估夹闭效果，必要时调整瘤夹。

④ 关颅，拔除导管、导管鞘。

⑤ 滑轨 CT 行复查颅脑 CT 平扫。

(2) 优势

① 同时进行显微手术和血管内治疗，便捷安全高效。

② 机动性强，立即介入转开颅、开颅转介入。

③ 术中 DSA 可用于手术定位，提高安全性及精准性。

④ 减轻患者痛苦，一站式服务，微创。

患者术后一旦发生脑血管痉挛应采取哪些治疗和护理措施？

答：术后发生脑血管痉挛可能与血压波动、脑脊液压力增高有关。针对脑血管痉挛的治疗和护理措施主要包括以下几项。

(1) 三高疗法　所谓三高疗法即高血压、高血容量、血液稀释疗法。三高疗法有助于增加脑灌注量、降低血液黏稠度、改善脑缺氧，但也有加重脑水肿、增高颅内压的危险，应在严密监测下进行。

(2) 扩张血管　使用尼莫地平等血管扩张药物，通过扩张血管改善脑供血，早期、足量应用是取得疗效的关键。

(3) 脑脊液置换　尽快清除蛛网膜下腔出血是治疗脑血管痉挛的重要措施。包括术中尽量清除颅底脑池积血、术后反复腰椎穿刺、腰池持续引流和脑室外引流等。

(4) 密切监测病情　持续心电监护 24～72h，监测血压维持血压稳定；每 15～30min 观察生命体征和神经功能状态。患者术后血压应控制在 (120～150)/(60～90)mmHg(1mmHg＝0.133kPa)，减少或缓解脑血管痉挛，有利于脑循环和脑功能的恢复。

密切观察头痛的程度、意识状态和肢体活动情况，避免因脑缺血、缺氧时间过长而致脑神经不可逆性损害，出现异常及时报告医师。

(5) 控制血糖　遵医嘱严格控制血糖的同时预防低血糖发生，给予患者糖尿病饮食。

(6) 密切观察病情　重点观察患者有无以下临床表现：五官面部表情僵硬、失语、头痛的程度、意识状态和肢体肌力等情况，避免因脑缺血、缺氧时间过长而致脑神经不可逆性损害，出现异常及时报告医师。

(7) 准确记录 24h 总出入水量，及时评估患者有效循环血容量。

(8) 保持敷料干燥　观察术区敷料有无渗血，如有渗血，在敷料上标记渗血范围，估计渗血程度，及时通知医师。

(9) 防止低碳酸血症的发生，以免引起脑血流量减少。

(10) 加强心理护理，保持情绪稳定，必要时遵医嘱使用镇静药。

(11) 创造良好的环境，强光、强声等各种环境的刺激均可能导致患者脑血管痉挛的发生率增加。护士应提高各项操作的熟练度，减少不必要的操作，在护理工作中做到四轻（说话轻、操作轻、走路轻、关门轻）；患者意识清楚时注意饮食的护理，防止呛咳。

何谓 Kernig 征？何谓 Brudzinski 征？

答：(1) Kernig 征　患者仰卧，医师先将患者一侧髋关节屈成直角，再用手抬高小腿，如在大小腿间夹角不到135°时即发生伸肌受限、疼痛、股后肌群的痉挛，即为阳性（图3-10）。

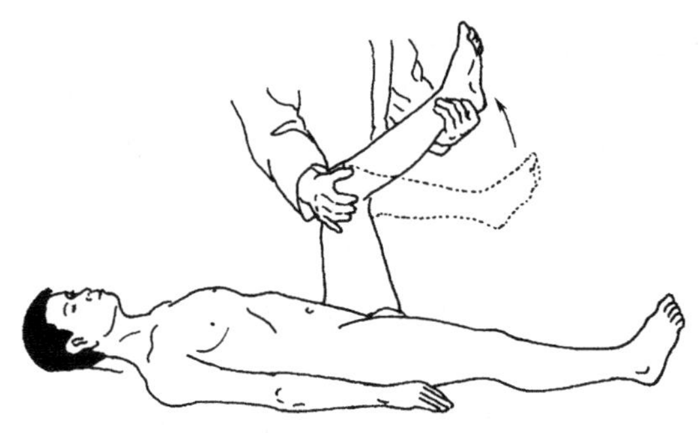

图3-10 Kernig征检查法

（2）Brudzinski征 患者仰卧，双下肢自然伸直，屈颈时出现双侧髂、膝部屈曲（颈部征）（图3-11）；叩击耻骨联合时出现双侧下肢屈曲和内收（耻骨联合征）；一侧下肢膝关节屈曲，医师使该侧下肢向腹部屈曲，对侧下肢亦发生屈曲（下肢征），皆为Brudzinski征阳性。

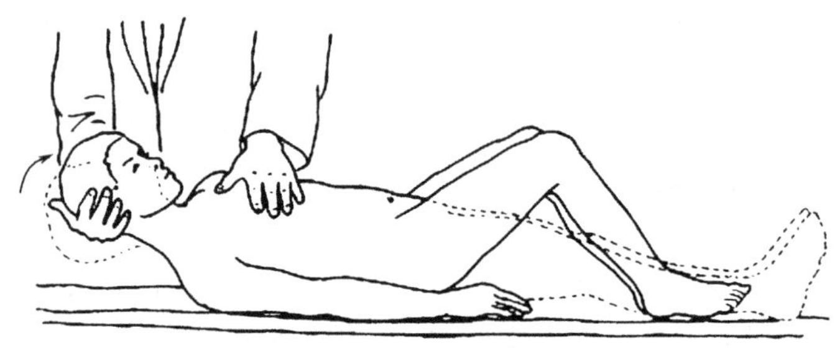

图3-11 Brudzinski征检查法

临床上常用脱水药有哪些？

答：常用脱水药有如下几种。①渗透性脱水药：20%甘露醇、甘油果糖、10%葡萄糖、25%葡萄糖和50%葡萄糖。②利尿性脱水药：呋塞米、氢氯噻嗪。③类固醇激素：地塞米松等。

脱水药的运用原则和注意事项有哪些？

答：(1) 紧急情况下，应选用作用快、功效强的脱水药物，如甘露醇等。

(2) 心、肝、肾功能障碍者使用脱水药时应慎重，可选用呋塞米、甘油果糖等相对安全的药物，并定期检测血、尿液和血浆渗透压。

(3) 消化道溃疡出血者慎用类固醇激素。

(4) 注意水、电解质平衡监测，防止发生水、电解质紊乱。

(5) 休克者应在休克纠正后再使用脱水药。

(6) 限制每天液体的入量，成人每天输液量控制在1500～2000mL，高热、多汗或气管切开者酌情增加液体量。

(7) 去除脑水肿和颅内压增高的病因。

使用20%甘露醇溶液时应注意什么？

答：由于20%甘露醇是高渗性溶液，注射时容易出现局部疼痛，严重者出现静脉炎，导致血管变硬、结节、闭塞等症状。一旦漏出血管外，可导致组织损伤。因此，经外周静脉留置针输注时要及时更换注射部位，对于使用时间较长的患者，尽量给予中心静脉置管或者在B超引导下行PICC置管。用药过程中，若出现局部疼痛、发红等情况，应立即更换注射部位，局部给予七叶皂苷凝胶20g＋地塞米松5mg外涂或贴透明敷料、抬高患肢，以控制静脉炎。此外，在静脉滴注过程中应勤巡视、勤观察，并加强药物知识宣教，特别对意识障碍、反应迟钝或烦躁不安等患者更要重视，一旦发现渗漏，立即停止输入，局部予以封闭、湿敷等处理。

术后常规抗脑血管痉挛药物是哪些？

答：目前常用的抗脑血管痉挛药物有钙通道阻滞药尼莫地平和Rho激酶抑制剂法舒地尔。2012版ASA/AHA指南推荐所有动脉瘤性蛛网膜下腔出血患者均应口服尼莫地平（Ⅰ级推荐，A类证据）。若患者无法口服时，可考虑静脉用药。法舒地尔是选择性Rho激酶抑制剂，能够阻断Rho激酶介导的血管平滑肌收缩，从而缓解脑血管痉挛。由于其药理作用是阻断血管平滑肌非钙依赖调节通路，因此其作用与尼莫地平是独立的，已有随机对照临床试验证实其疗效，并成为临床抗脑血管痉挛的常规疗法。

患者手术前后应使用尼莫地平治疗，该药物有什么作用？使用时应注意什么？

答：尼莫地平可抑制钙进入脑血管平滑肌细胞，解除脑血管痉挛，增加脑血流量，具有改善脑循环和脑代谢、保护脑组织的作用。使用尼莫地平要做到早期、足量、全程。一般采用24h持续微量泵入，体重<70kg者每小时泵入1mg，体重>70kg则每小时泵入1.5mg。术后使用尼莫地平静脉泵入2周后，可改尼莫地平片口服1周。

使用该药物时要注意做到：①现配现用，注意避光；②输注的速度要慢，输入速度过快或者剂量过大可引起血压下降，使用过程中应密切观察血压变化；③密切观察病情变化，注意有无心率增快、面部潮红、胸闷不适等症状，一旦出现不良反应，立即减慢滴液速度或者停止用药；④尼莫地平对血管有一定的刺激性，同时注意有无静脉炎，防止药物外渗引起肢体肿胀、皮肤坏死等情况产生。

专科知识问答二

患者行动脉瘤夹闭术后常见症状、发生原因及处理方法有哪些？

答：动脉瘤夹闭术后常见的症状、发生原因及处理方法见表3-4。

表 3-4 动脉瘤夹闭术后症状、原因及处理

常见症状	原因	伴随症状	处理方法
头痛	颅内出血 颅内压增高	呕吐 呼之不应 打鼾	脱水降压、必要时再次手术清除血块,去除颅骨减压,血压稳定后抬高床头 15°～30°,保持呼吸道通畅,保持大便通畅,保持情绪稳定,保持病房安静
	原颅内出血引起的血性脑脊液刺激	发热、颈强直	做腰椎穿刺脑脊液置换,必要时遵医嘱用镇痛药
发热	手术热	一般不高于 38℃	温水擦浴
	血性脑脊液刺激	颈强直、头痛	腰椎穿刺脑脊液置换,酒精加温水擦浴或冰敷,使用退热药
	颅内感染	头痛、颈强直、脑脊液浑浊或黄色	退热药
	体温调节中枢功能减退	持续高热	物理降温＋药物降温,如病情允许应多喝水,必要时用降温毯
呕吐	颅内压增高	头痛	脱水降压,呕吐时头偏向一侧,防误吸
	麻醉药物引起的反应	麻醉未完全清醒	暂不进食,有恶心感时深呼吸,必要时注射镇吐药
	电解质紊乱	疲乏无力,精神不振	饮食中及时补充富含钾、钠的食物,少食多餐,少油腻,必要时静脉补充
	呕吐中枢受刺激	频繁呕吐	使用护胃止呕药物
躁动	一切不舒服的感觉	某动作反复出现	查出原因,如体位、呼吸道梗阻、便秘、尿潴留等,解除引起不舒服的原因
	麻醉或者昏迷患者苏醒前的过程	—	适当使用镇静药物,约束患者,床档保护,防止坠床
癫痫	脑电波异常放电	牙关紧闭、肢体抽动	对症处理(详见癫痫相关内容)
意识障碍	上行网状激活系统或双侧大脑皮质损害	—	加强生活护理、保持呼吸道通畅、营养支持、保持肢体功能位

患者 Caprini 评分高危（10 分），应如何护理？

答：对于卧床患者，可协助其由远及近被动按摩腓肠肌鼓励患者自主行足背伸屈运动，尽最大的努力背伸或屈曲踝关节，每个运动保持 10s，10 次/天，必要时行气压泵治疗（图 3-12，图 3-13）。

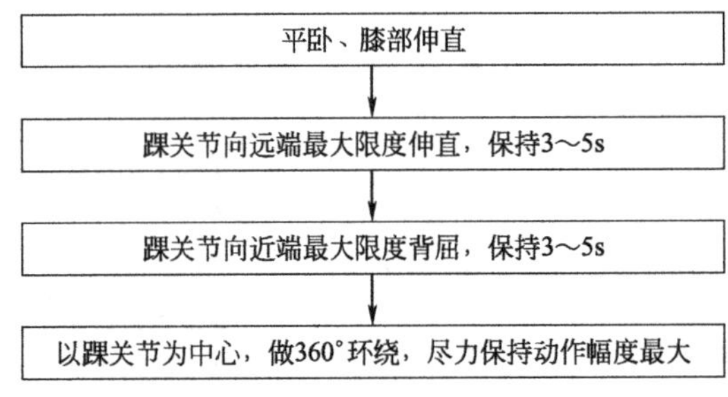

图 3-12　运动

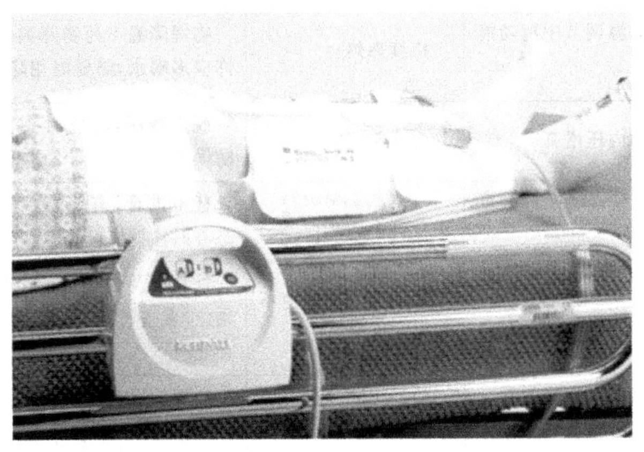

图 3-13　气压泵

详细护理要点参考颅咽管瘤。

患者术后协助翻身拍背的意义、方法及注意事项有哪些？

答：（1）意义　翻身拍背是预防脑血管疾病患者肺部感染、压力性损伤、静脉血栓的重要措施。

（2）方法　患者仰卧，两手放于腹部，两腿屈曲，护士两人站在床的同一侧，一人托住患者颈肩部和腰部，另一人托住臀部和腘窝部，两人同时将患者抬起移向自己，然后分别扶托肩、腰和膝部，轻推，使患者转向对侧。在翻身过程中动作轻稳，使患者头保持中线位，头和颈呈一直线翻转。然后手指并拢，使掌侧呈成杯状，腕部放松，以手腕的力量，迅速而规律地叩击患者背部，从下向上，由两边向中间叩，震动气道，每分钟 120～180 次，叩击时发出一种空而深的拍击音则表明手法正确。

（3）注意事项

① 患者在生命体征稳定情况下予翻身拍背。听诊肺部有无呼吸音异常，明确病变部位。

② 宜用单件衣服保护胸廓部位，避免直接叩击引起皮肤发红，但是覆盖物不宜过厚，以免降低叩击效果。叩击时避开乳房、心脏、骨突部位（如脊椎、肩胛骨、胸骨）及衣服拉链、纽扣等。

③ 叩击力量适中，以患者不感到疼痛为宜；每次叩击时间以 3～5min 为宜，应安排在餐后 1h 或餐前 30min 进行，以避免治疗中发生呕吐；操作中应密切观察患者反应。

④ 操作后患者休息，协助去除痰液，必要时口腔护理；询问患者的感受，观察痰液情况，复查生命体征，肺部呼吸音及啰音变化，评估拍背效果。

该患者血 K^+ 3.0mmol/L，低钾血症的发生原因和处理原则是什么？

答：手术后较长禁食、严重呕吐、腹泻、胃肠减压、肠瘘，长期大量使用脱水利尿药物、大量出汗，碱中毒，使用过量胰岛素等情况下易发生低钾血症。轻症的低钾血症可无症状或者倦怠和全身无力，重症可发生弛缓性麻痹。患者的心电图可见 ST 段压低，T 波低平，U 波增高。

补钾原则：见胶质瘤病例。

正常颅内压及颅内压增高如何划分?

答：正常颅内压范围以及颅内压增高的划分见表 3-5。

表 3-5 颅内压（ICP）正常范围以及颅内压增高的划分

类型		颅内压值
正常	成人	5～15mmHg(70～200mmH_2O)
	儿童	4～7.5mmHg(50～100mmH_2O)
颅内压增高	成年人超过 15mmHg,儿童超过 7.5mmHg,即为颅内压增高	
（成人）	轻度 ICP	15～20mmHg(180～260mmH_2O)
	中度 ICP	20～40mmHg(270～530mmH_2O)
	重度 ICP	>40mmHg(>530mmH_2O)

术后预防患者发生低血糖的具体护理措施有哪些?

答：本患者有糖尿病史，实时监测血糖，遵医嘱选择适合的药物进行治疗，同时跟患者及家属反复强调监测血糖的重要性；责任护士知晓患者服用的各种药物，应进行药物宣教，告知其每日服药时间、剂量以及服药方法和禁忌证、副作用等；饮食方面需少食多餐，确保营养摄入均衡，避免突然发生低血糖；医护人员注重晚夜间血糖的监测，及时发现无症状低血糖；在使用胰岛素治疗时，遵医嘱加强血糖监测。嘱患者常备糖、果糖饮料等食物，发生低血糖时随时服用；指导家属需时刻关注患者病情变化，一旦出现头晕、乏力等现象应立即呼叫医护人员。

患者出院时责任护士应做哪些特别指导?

答：(1) 预防再出血　戒烟、戒酒，保持稳定的情绪，保持大便通畅。

(2) 合理饮食　以低脂肪、低热量、低盐饮食为主，保证高蛋白、高纤维素的摄入，饮食清淡，多食蔬菜水果，限制腌制类食物，不宜药补。

(3) 功能锻炼　加强患者左侧肢体功能锻炼，指导和教会患者使用自助具，康复过程中应鼓励患者使用患侧肢体从事自我照顾的活动，但应避免发生跌倒；教会家属协助患者锻炼的方法及注意事项，使患者保持正确的运动模式；必要时选择理疗、针灸、按摩、作业治疗。

（4）安全教育

① 行动规则：嘱患者站立和卧位起身时动作要缓慢，需要有人搀扶，转身动作宜慢，夜间床旁放置便器，应穿防滑鞋，不宜穿拖鞋。

② 运动规则：提醒患者活动程序做到三个半分钟，即醒后半分钟再坐起，坐起半分钟再站立，站起半分钟后再行走。

③ 教会患者家属正确测量血压的方法。每日早晨监测血压一次，注意血压波动情况。

④ 指导患者有效控制血脂、血黏度。减轻体重，达到正常标准，防止再发脑出血。

（5）加强糖尿病出院教育，让患者及家属了解低血糖的症状、低血糖的危害、预防方法、家庭急救措施、血糖监测的重要性及必要性，并告之及时就诊的重要性，运用 Teach-back 的方式获得反馈等。

（6）加强访视　出院后 1 周进行电话回访，指导家庭护理。

（7）复诊指导　1～3 个月后携影像学资料及病历来院复诊，如原有症状加重，如头痛、呕吐、抽搐、手术部位红肿痛等，应及时来院就诊。

【护理查房总结】

颅内动脉瘤发病率占脑血管意外的第三位，仅次于脑血栓及高血压脑出血。多见于 40～60 岁中老年人。由于动脉瘤破裂出血对患者的生命威胁大。因此为了预防再次出血，在临床护理工作中，我们要密切观察患者的意识、瞳孔及生命体征情况，完善术前准备，尽早手术，促进康复。

（1）避免一切导致出血的诱发因素，防止再出血的发生，遵医嘱正确使用药物控制血压及镇静。

（2）蛛网膜下腔出血可诱发颅内动脉痉挛，动脉痉挛是动脉瘤破裂出血后发生脑缺血的重要原因，应密切观察病情变化，如患者出现头痛、失语、偏瘫等表现，及时报告医师处理。

（3）做好基础护理，落实安全护理，防止压力性损伤、坠床、深静脉血栓、泌尿系感染等并发症发生，指导患者进行肢体及语言功能锻炼。

（4）做好围术期的心理护理，颅内动脉瘤患者及家属存在不同程度的恐惧、焦虑心理，围术期动态关注其心理变化，适时讲解相关知识，做好心理抚慰，缓解患者和家属的心理压力；手术风险较大的患者，协助医生开展高风险谈话。

（5）宣教脑血管病患者的三级预防知识。一级预防是对有脑血管病倾向、尚无脑血管病史的高危人群进行早期干预，通过改变不良的生活习惯，积极寻找并控制危险因素，达到脑血管病不发生或推迟发生的目的。二级预防如何预防再次发病。三级预防对已患病的患者，早期或超早期治疗，提高治疗效果，降低致残程度。

（唐云红　刘　佩）

查房笔记

病例 2 • 脑血管畸形

【病历汇报】

病情　患者，男，39 岁，因头痛 1 个月，突发意识障碍 4 天，伴呕吐、左侧肢体乏力，于 2013 年 2 月 1 日抬送入院。既往有高血压史，吸烟史十余年，否认传染病病史，无食物及药物过敏史。

护理体查　T 38.0℃，P 99 次/分，R 22 次/分，BP 132/80mmHg，意识浅昏迷，GCS 评分 E2V3M5＝10 分，双侧瞳孔等大等圆 2mm，对光反射迟钝，皮肤、黏膜色泽正常，无水肿、无皮疹、无出血，全身浅表淋巴结未触及肿大，耳、鼻无分泌物，双肺呼吸音粗，无干湿啰音，心律齐，心音正常，无杂音，腹部外形正常，无压痛、无反跳痛、无包块，肠鸣音正常，无移动性浊音，无肾区叩击痛，肝、脾、胆囊未扪及，外生殖器、脊柱正常，四肢肌张力正常、右侧肌力Ⅲ级，各浅反射及膝腱反射正常，病理反射阴性。

辅助检查　头部 CTA 示颅内动静脉畸形，CT 示颅内出血并破入脑室（图 3-14）。

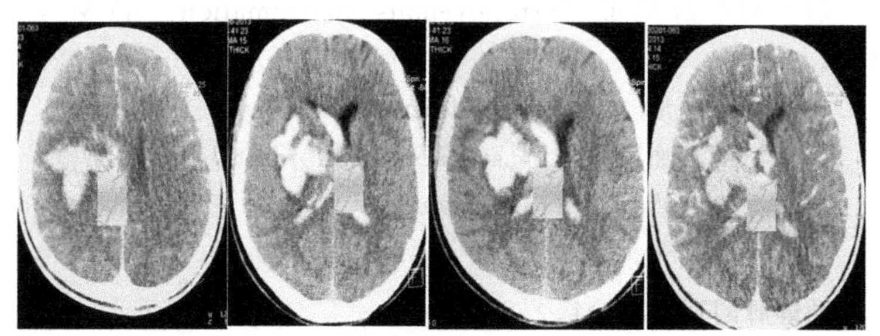

图 3-14　颅内出血并破入脑室

入院诊断　颅内右侧基底节区动静脉畸形。

主要护理问题

(1) 有外伤的可能——与癫痫发作有关。

(2) 潜在并发症——颅内再出血、血管痉挛至脑缺血的可能、皮肤完整性受损。

(3) 舒适的改变——与头痛有关。

(4) 体温过高。

目前主要的治疗措施

(1) 卧床休息。

(2) 控制血压、抗癫痫、镇静、镇痛、保持大小便通畅。

(3) 密切观察病情变化及完善术前准备。

护士长提问一

什么是脑血管畸形?

答：脑血管畸形（intracranial vascular malformations）是指脑血管发育障碍引起的脑局部血管数量和结构异常的一种先天性疾病，发病年龄多在20～30岁，男性稍多于女性。

脑血管畸形的分类有哪些?

答：脑血管畸形的McCormick分类法如下（图3-15）。

(1) 动静脉畸形（arteriovenous malformation，AVM），最常见。

(2) 静脉畸形（venous malformation）。

(3) 海绵状血管畸形（cavernous malformation）。

(4) 毛细血管扩张（telangiectasis）。

(5) 血管曲张。

动静脉畸形如何分级?

答：动静脉畸形（AVM）的Spetzler分级法分级如下。

(1) AVM直径＜3cm为1分，3～6cm为2分，＞6cm为3分。

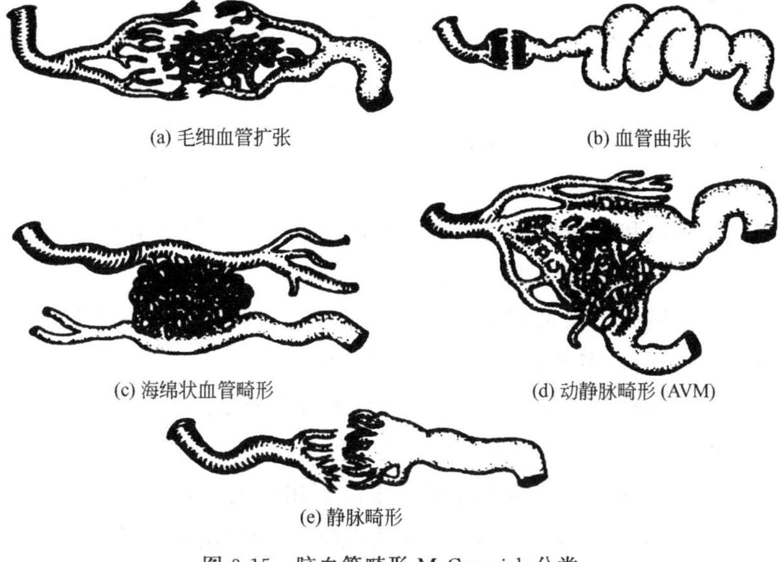

图 3-15 脑血管畸形 McCormick 分类

（2）AVM 位于非功能区 0 分，位于功能区 1 分。

（3）AVM 表浅静脉引流 1 分，深部静脉引流 1 分。根据 AVM 大小、是否在功能区、有无深部静脉引流三项得分相加，以其结果数值定级，级别越高手术难度越大，预后越差，完全位于功能区、巨大 AVM 或累及下丘脑和脑干的 AVM 视为 6 级，任何方法治疗危险性极大。

脑血管畸形的诊断要点有哪些？

答：（1）青少年患者，有头痛、癫痫和蛛网腔下腔出血史。

（2）临床表现　有急性颅内自发性出血或癫痫发作或明显局源体征者。

（3）头部 CT　平扫病变常为低密度，周围亦有低密度，若脑内出血可见高密度，增强后血管区呈高密度，有时可见供血动脉和引流静脉。

（4）头部 MRI　优于 CT，不仅能显示畸形血管及其周围脑组织，还可区别出血与钙化，MRI 血管造影相可提高畸形血管团的诊断率。

(5) 脑血管造影　是最可靠、最重要的诊断方法，动脉期可见血管团、供血动脉及早期显现的引流静脉。

脑血管畸形有哪些临床表现?

答：(1) 出血　是最常见的首发症状，畸形血管破裂可导致脑内、脑室内和蛛网膜下腔出血，出现意识障碍，头痛呕吐等症状，但出血量小时临床症状不明显。

(2) 癫痫　成人21%～67%以抽搐为首发症状，一半以上发生在30岁前，多见于额、颞部动静脉畸形。

(3) 头痛　一半动静脉畸形患者曾有头痛史，头痛可呈单侧局部，也可全头痛、间断性头痛或迁移性头痛。

(4) 进行性神经功能障碍　未破裂出血的动静脉畸形中，有4%～12%为急性或进行性神经功能障碍，脑内出血可致急性神经功能障碍。

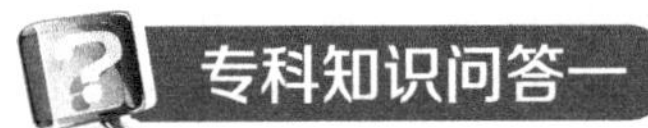

脑血管畸形的治疗方法有哪些?

答：大多数脑静脉畸形患者无临床症状，而且自然预后良好，不需要手术，其他类型颅内血管畸形均需手术治疗。血管畸形的类型不同，治疗方法也有所不同。

(1) AVM　手术的目的是阻断供血动脉及切除畸形血管团，解决及预防出血，治疗癫痫，消除头痛，解决盗血，恢复神经功能。治疗方法：①动静脉畸形摘除术；②对血流丰富，体积较大者可行栓塞术；③供血动脉结扎术；④对位于脑深部或重要功能区的直径小于3cm的AVM可采用立体定向放射外科治疗。

(2) 硬脑膜动静脉畸形　栓塞术和手术切除。

(3) 海绵状血管瘤　手术切除是根本的治疗方法。

患者目前还需进行什么检查？如何护理？

答：需进一步行数字减影血管造影（digital subtraction angiography，DSA）检查，它是一种以电子计算机辅助成像的血管造影检查方法。应用数字计算机程序将人体未做造影时的组织图像信息转变成数字信号输入储存，然后经动脉或静脉将对比剂注入血流，所获得的第二次图像信息也输入计算机，两者数字相减后（此时骨骼和软组织影像被减消）再转变产生一个新的仅充满对比剂的血管图像。

护理措施详见脑动脉瘤。

DSA 的适应证和禁忌证各有哪些？

答：(1) 适应证　颅内血管性疾病（如动脉瘤、血管畸形、动脉粥样硬化、栓塞、动静脉瘘等）和颅内血供丰富的肿瘤等。

(2) 禁忌证　包括：① 对对比剂过敏者；②严重高血压者，舒张压＞110mmHg；③有严重的肝、肾功能损害者；④近期有心肌梗死和严重心肌疾病、心力衰竭及心律失常者；⑤有甲状腺功能亢进及糖尿病未控制者。

DSA 的常见并发症有哪些？如何护理？

答：(1) 心率减慢及低血压　由于颈动脉窦受压、股动脉压迫止血，颈动脉窦冲动抑制交感神经元并降低外周血管的交感神经兴奋性，导致全身血压下降；颈动脉窦压力感受器受到刺激也可能增加迷走神经张力，造成心动过缓。造影后低血压可能是由于对比剂扩张外周血管和抑制心肌收缩共同作用所致，患者常伴有恶心和呕吐，但与一般休克体征不同，其四肢温暖，且对补液治疗反应较佳，仅少数患者需加用缩血管药物治疗。

(2) 过度灌注综合征　过度灌注综合征是造影术后常见且严重的病症之一，常表现为头痛、局部性或全身性震颤。严重者可出现治疗侧脑出血，故在临床护理中应及时观察相应症状、先兆表现等，予心电监测，严密监测血压等变化，将平均动脉压控制在基础血压水平以下10%～20%。做好患者与家属的心理疏导和解释工作，以取得合作。

（3）急性脑梗死　术后脑梗死常因栓子脱落、栓塞致支架内血栓形成而造成在护理时应严密观察患者意识、瞳孔、言语及肢体活动等情况，加强巡视，及早发现及时处理，为溶栓治疗赢得时机。

（4）脑血管痉挛　颈动脉分叉上方的颈内动脉对机械性刺激非常敏感，在介入治疗时，当颈动脉极度迂曲的情况下，支架远端对血管弯曲处的刺激常导致血管痉挛，带来严重后果。护理中应密切观察患者的意识，询问有无头痛、头晕等症状，有利于判断脑血管痉挛是否存在，为配合医师处理，积极做好准备。一般临床对血管痉挛常规采用预防性用药，通常尼莫地平微泵推注及罂粟碱微泵推注，在用药过程中应严格掌握速度及监测血压的变化。

（5）对比剂肾病　对比剂在药物中毒所致的肾功能不全仅次于氨基糖苷类抗生素，通常以血肌酐升高大于或等于20%～50%为标准，可引起血尿、蛋白尿、少尿等情况。因此术后执导患者多饮水，遵医嘱给予补液治疗，以利于对比剂从肾脏中排泄。同时应经常询问患者有无腰酸、腰胀痛的症状，有无全身水肿等，并观察尿色、尿量的变化，准确记录出入量。协助医师定期监测肾功能。

（6）下肢动脉血栓形成　由于术后患肢制动，穿刺处加压包扎、血流缓慢等均可导致血栓形成，如出现肢端苍白、腿刺痛、麻木、皮温下降，则提示动脉血栓的可能。因此，护理中应密切观察足背动脉搏动及穿刺侧肢体温度和色泽，加压包扎的松紧度要适宜，既要达到止血的目的，又要避免血栓形成。

（7）出血的可能　术中、术后常规使用抗凝血药，对于凝血功能差的患者极易引起出血。因此，术后应密切观察有无头痛、呕吐、血压升高、呼吸、脉搏变慢等颅内出血、颅高压等症状。还应密切注意有无局部出血倾向，观察有无鼻出血、齿龈出血、大小便颜色及皮肤、黏膜有无出血点、瘀斑等。协助医师定期监测凝血功能和血生化。

动静脉畸形患者的DSA检查片及MRI检查片对比有何区别？

答：DSA片与MRI片对比见图3-16。

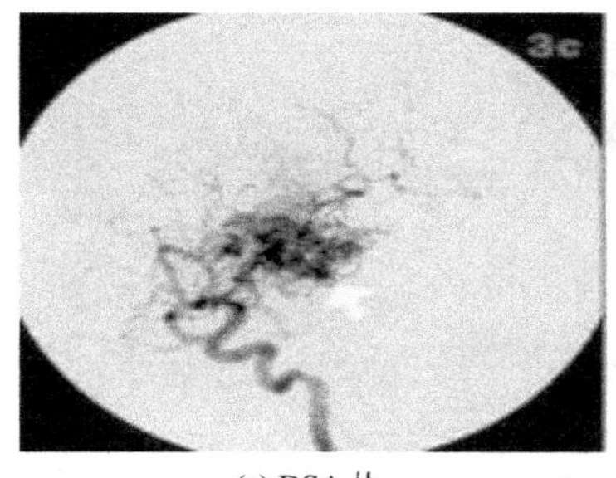

(a) DSA 片

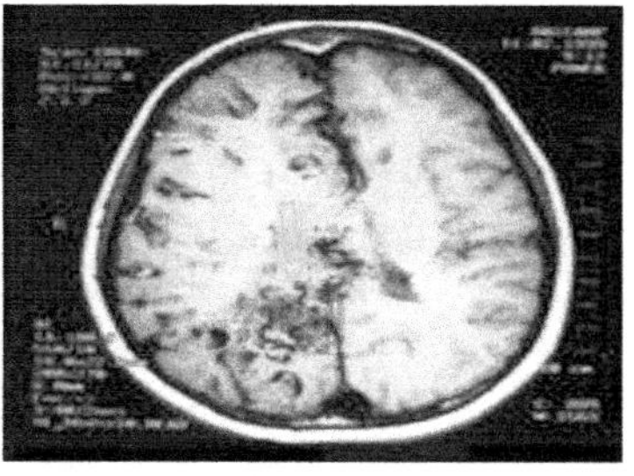

(b) MRI 片

图 3-16　DSA 片与 MRI 片对比

什么是 CTA？其注意事项有哪些？

答：CTA 是一种非创伤性的评价血管系统的检查方法，又称非创伤性血管成像技术（简称 CT 血管造影）。血管造影是一种介入检测方法。对比剂被注入静脉血管里，因为 X 线穿不透对比剂，血管造影正是利用这一特性，通过对比剂在 X 线下的所显示影像来诊断血管病变的。其注意事项如下。

（1）注射对比剂时，有肾功能异常（血清肌酐超过正常上限）的患者，按医师的要求，慎重使用对比剂（因为对比剂有可能导致肾功能进一步恶化）。

（2）检查前禁食 4h 即可，不禁水，而且有条件者应该多喝水，有利于对比剂的快速排泄。

（3）注射部位观察有无外渗、肿胀、静脉炎发生。如对比剂外渗，因及时了解外渗药物并针对性进行处理。CTA 的方法：患者通常是仰卧位进窗，先进行普通扫描，之后经肘部浅静脉穿刺留置套管针，经高压注射器注入对比剂。患者通常感到全身发热，部分患者口腔内有苦味。这是正常现象，不必惊慌。扫描过程中需要配合呼吸。整个检查过程不会超过 10min，CT 扫描本身无任何感觉。检查后要多喝水，促进对比剂的排出，观察尿量情况。

该患者的 CTA 片怎么样？

答：该患者的 CTA 片见图 3-17、图 3-18。

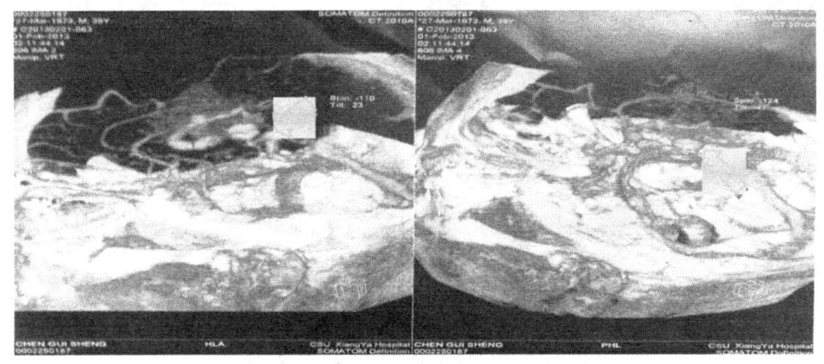

图 3-17 CTA 结果一

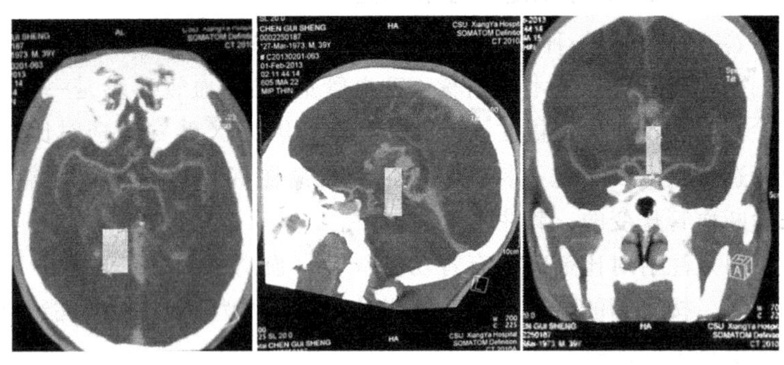

图 3-18 CTA 结果二

【病情进展】

患者入院后第 1 天意识障碍加重，昏迷，GCS 评分 E2V1M3＝6 分，瞳孔右侧 6mm、左侧 4mm，对光反射右侧消失、左侧迟钝，T 37.0℃，P 60 次/分，R 14 次/分，BP 178/110mmHg。左侧肌张力高、肌力Ⅲ级，右侧肌张力、肌力正常，左侧膝反射、踝反射亢进，左侧巴宾斯基征阳性。CT 示：右基底节区及右颞叶硬膜外血肿；幕上脑室系统扩大；脑积水；脑水肿。诊断为右基底节区出血破入脑室、脑疝形成，急诊行血肿清除术＋去骨瓣减压术并右基底节区血管团切除术，手术后患者麻醉未清，瞳孔等大等圆，对光反射迟钝约3mm，T 38.5℃，BP 152/97mmHg，其他生命体征平稳，留置导尿管、胃管、气管插管，医嘱予以降低颅内压（脱水、激素、输氧等）、镇静、抗癫痫、止血、保护胃黏膜、对症治疗及营养支持治疗。

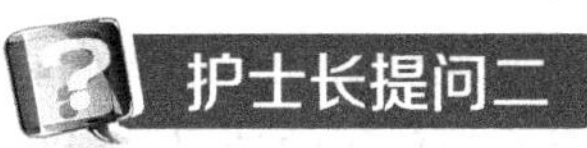

如何确定患者处于昏迷状态？

答：昏迷是指患者意识丧失，对语言无反应，给予疼痛刺激反应迟钝，浅反射消失，深反射减退或消失，角膜和吞咽反射尚存。据此评估患者处于昏迷状态。

当患者出现瞳孔不等大时，应考虑会发生哪些情况？

答：当患者出现瞳孔不等大时可能发生如下情况。①双瞳孔大小多变，为中脑病变。②双瞳孔不等大，缩小侧伴眼睑下垂，是交感神经麻痹所致，即霍纳征。③双瞳孔不等大，恒定，是颞叶钩回疝的表现，也可以是视神经或动眼神经直接受损的结果。

临床上的病理反射主要有哪些？

答：临床上主要的病理反射有以下几种：巴彬斯基征（Babinski征）、戈登征（Gordon征）、查多克征（Chaddock征）、奥本海姆征（Oppenheim征）、霍夫曼征（Hoffmann征）。

专科知识问答二

患者目前存在的护理问题有哪些？

答：(1) 清理呼吸道无效。

(2) 体温过高。

(3) 潜在并发症——颅内压增高、脑疝、颅内出血、癫痫发作、术后血肿。

（4）低于机体需要量。

患者保留的气管插管的护理方法有哪些？

答：（1）妥善固定　术后必须用胶布或系带妥善固定好插管，并在切牙处做好标记，防止插管移位或滑出。对经口气管插管者，应使用牙垫，以防止插管弯曲或被患者咬扁。

（2）保持气道通畅　及时吸痰，选择的吸痰管直径＜插管内直径的1/2，以免堵塞气道。吸痰时将吸痰管不带负压的情况下经气管插管插入气管内，再带负压边旋转吸痰边向管外推出吸痰管，再吸口腔和鼻腔内的痰液。每次吸痰做到一次一管一手套，吸痰管在气道内停留少于15s。当患者咳嗽时，应暂停吸痰。痰液黏稠时，可用0.45％氯化钠溶液或含化痰药物的生理盐水少量经气管插管注入，稀释痰液，便于吸出。

（3）保持气道内湿润　吸氧浓度不可过大，一般以1～2L/min为宜，吸氧管插入气管导管内1/2。痰液黏稠时，每4h雾化吸入一次，或向气管内滴入湿化液每次2～5mL或微泵持续泵入气管内药物2～5mL/h（根据气道的干湿程度调节速度）、24h不超过250mL，防止因气道内分泌物黏稠、结痂而堵塞插管影响通气。

（4）留置时间　一般为72h，如需留置气管插管时间超过此时限时应考虑行气管切开术。

（5）气囊充气适宜　充气后每4h放气5～10min一次，放气前吸尽口咽鼻部及气管内分泌物。气囊充气时压力要适当，避免压力过高并长时间压迫气管内壁黏膜，引起其缺血坏死或以后的气管狭窄。

（6）随时了解气管导管的位置　可通过听诊双肺呼吸音或X线了解导管位置和深度，若发现一侧呼吸音消失，可能是气管插入一侧肺，需及时调整。

（7）拔管程序

① 拔管指征：患者意识清楚，生命体征平稳，呛咳反射恢复，咳痰有力，肌张力正常、血气分析正常即可拔除气管导管。

② 拔管前向患者做好解释工作，备好吸氧面罩或鼻导管及呼吸气囊，将患者侧卧，以免误吸。

③ 吸出口腔、鼻腔分泌物，气管内充分吸痰，并用呼吸气囊加压给氧 1min。

④ 解除固定气管导管的系带、胶布，将气囊充分放气，置吸痰管于气管导管最深处，边拔管边吸痰，拔管后立即面罩或鼻导管给氧。

(8) 拔管后护理

① 观察患者有无鼻翼扇动、呼吸浅促、甲唇发绀、心率加快等缺氧及呼吸困难的临床表现。

② 床旁备气管切开包。严重喉头水肿者，雾化吸入 20min 或静滴地塞米松 5mg 仍无缓解者，则立即行气管切开。

该患者目前的护理措施有哪些？

答：(1) 严密观察病情、生命体征变化　患者意识水平是反映病情轻重的重要指标，严密观察意识、瞳孔及生命体征的变化，必要时复查头部 CT，以便掌握病情变化，及时发现出血和再出血的体征，如脉搏慢而有力、瞳孔不等或散大、呼吸由快变慢、血压升高等，因此要加强巡视，保证患者安全。

(2) 加强呼吸道管理　吸氧，保持呼吸道通畅，及时清理呼吸道分泌物，床头抬高 30°并偏向一侧，改善脑缺氧。加强翻身拍背，促进患者咳嗽排痰。

(3) 饮食

① 患者术后未清醒，应给予胃管鼻饲流质饮食，以保证营养的供给，并记录好出、入量，保持水、电解质的平衡。

② 胃肠内营养不能满足机体需要时，遵医嘱予静脉营养支持。

(4) 保持大便通畅　了解患者每日大便情况，有便秘患者及时遵医嘱处理，鼓励患者多食粗纤维食物、蔬菜和水果，必要时遵医嘱给予缓泻药，小量灌肠或使用肛门栓剂，以促进排便。避免因大便干燥而用力排便引起颅内压增高，导致脑血管畸形出血的发生。维持规律的排便时间也有利于康复训练。

（5）控制性降低血压　这是预防和减少脑血管畸形出血的重要措施之一，患者血压高将导致颅内压增高，血管痉挛，脑供血减少，而血压降低过多会造成脑灌注不足而引起脑损害。因此血压不宜降低过多，而且需在持续监测血压的指导下进行，将血压控制在发病前所测的或此患者年龄段稍高的水平，以免减少脑血流灌注量而加重脑梗死。在降压的同时，应注意观察患者的病情变化，如有头晕、意识改变等缺血症状，应报告医师。

（6）体位

① 麻醉未醒时取平卧位，头偏向健侧，防止去骨瓣处受压。

② 麻醉醒后血压平稳者则抬高床头15°～30°，以利于静脉回流，减轻脑水肿。

③ 伴有呕吐、咳嗽、吞咽障碍者，宜取头偏向一侧卧位，有利于咽喉部及口鼻分泌物的引流，防止误吸及窒息。

（7）发热的护理　重点是头部降温，能减少脑耗氧量保护脑细胞及防止脑血管痉挛，以物理降温的方法（如降温毯、冰敷、温水擦浴、酒精擦浴、冰液体静脉输入、冰盐水灌肠）配合药物将体温控制在亚低温状态，足部保暖，适当降低室温，待病情好转或发热控制时将体温逐渐恢复正常。

（8）安全护理　患者去骨瓣处要保护好防止受伤，功能锻炼应尽早进行，生命体征平稳后开始被动运动训练，足底放托足板或垫防足下垂枕，预防各种并发症的发生。

如何了解脑疝患者的预后？

答：脑疝患者的预后关键取决于原发病变性质、严重程度以及对脑疝的早期诊断和治疗。如果能在颅内压增高代偿段除去引起脑疝的病变，则患者预后大多较好；如果患者已失去了“抢在脑疝前面”的机会，临床病变已发展到脑疝阶段，在脑疝的前驱期与脑疝代偿期，能尽快对原发病变作出诊断并积极地采取有效地治疗措施，防治脑血液循环障碍和脑缺氧带来的损害，其预后多半良好；但如果患者已进入脑疝失代偿期，使单发性脑疝发展成多发性脑疝，使脑干受压太久，发生脑血液循环障碍、脑缺氧，已造成不可逆的损害时，虽采取各种措施进行积极抢救，预后仍不理想。因此，密切观察患者病情变化，一旦发生脑出血征象，配合医师做好急诊手术准备。必须树立“时间就是生命”的观念，争分夺秒地救治患者。

【护理查房总结】

脑血管畸形最常见的症状是颅内出血，发生脑出血时，可出现压迫症状，严重者可致脑疝而死亡。本病病程进展迅速，生命体征变化快。为了预防脑疝、颅内压增高等并发症的发生使患者病情加重而危及生命，在临床护理过程中我们应特别注意密切观察、发现并及时处理病情，改善患者的预后。

(1) 加强自身的专科知识的学习并熟练掌握各种急救方法。

(2) 密切观察患者的生命体征变化，有异常时及时报告医师并处理。

(3) 防止颅内再出血并预防脑疝的发生。一旦发生，应立即采取脱水降低颅内压、输氧、保持呼吸道通畅、紧急手术准备等急救措施，控制病情。

(4) 防止压力性损伤、坠床、泌尿系感染、呼吸道感染、肢体挛缩畸形等并发症发生。

(5) 指导患者进行康复训练，做好健康指导，促进患者身心康复。

（罗婉嘉）

查房笔记

病例3 • 颈动脉海绵窦瘘

【病历汇报】

病情 患者，男，39岁，因车祸致头部外伤术后搏动性突眼4个月余步行入院。患者4个月前因车祸致头部外伤行手术治疗后恢复良好，发现双眼结膜充血，双眼球外突，左眼球不能外展，眼睑外翻，视物模糊。否认传染性疾病及家族遗传性疾病史，无药物及食物过敏史。

护理体查 T 36.8℃，P 98次/分，R 20次/分，BP 154/99mmHg，意识清楚，GCS 15分，双眼球外突，双眼结膜充血，视物模糊，左眼球不能外展，右眼视物重影，双瞳等大等圆约2mm，对光反射灵敏，鼻腔及外耳道无异常分泌物。颈软，气管居中，甲状腺无肿大，无颈静脉怒张，颈动脉处可听到血管杂音，呼吸平稳，双肺呼吸音清晰，无啰音及哮鸣音，心律齐、心音正常，腹部外形正常，无包块、压痛及反跳痛，肝、脾、胆囊未扪及，肾区无叩击痛，脊柱、外生殖器正常，浅反射及腱反射正常，病理征阴性，四肢活动可，肌力肌张力正常。

辅助检查 MRI示海绵窦动静脉瘘。实验室检查无阳性发现。

入院诊断 海绵窦动静脉瘘，脑外伤术后。

主要护理问题

(1) 有外伤的危险——与视力下降、视物模糊有关。

(2) 焦虑——与担心疾病预后有关。

(3) 睡眠形态紊乱——与血管杂音有关。

(4) 自我形象紊乱——与疾病引起的突眼有关。

(5) 潜在并发症——角膜溃疡、颅内出血。

目前主要的治疗措施

(1) 完善相关检查，做好术前准备。

(2) 择期行血管内栓塞治疗。

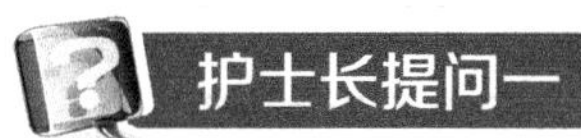

什么是海绵窦动静脉瘘？

答：海绵窦动静脉瘘（carotid-cavernous fistula，CCF），一般是指海绵窦段的颈内动脉壁或颈内动脉海绵窦段的分支发生破裂，以致与海绵窦之间形成异常的动静脉沟通。由于颈内动脉血液涌入海绵窦内，致海绵窦内压力升高，引起在正常情况下本应回流至海绵窦的静脉反流，且静脉窦充满压力高的动脉血液，它们沿眼上下静脉逆流入眶，沿皮质静脉逆流入颅后窝小脑皮质，甚至形成静脉湖，而引起一系列临床表现。

海绵窦区的解剖结构有什么特点？在血管方面有何特殊？

答：海绵窦位于颅中窝蝶鞍的两侧，是两层硬膜之间较宽大而不规则的腔隙，其中有许多纤维小梁，把窦腔分隔成多个相互交通的小腔隙，形似海绵。海绵窦与大脑、小脑、脑干、垂体、面部、眼球、眼眶、鼻咽部、乳突和中耳等结构都有关系，其中含有颈内动脉及其分支，动眼神经、滑车神经、展神经以及三叉神经的眼支。一旦海绵窦有病变必将影响上述神经结构的相应功能。在血管方面，海绵窦内有颈内动脉通过，这是全身唯一一处动脉通过静脉的结构，在身体其他部位必须相邻的动脉及静脉壁同时受伤破裂后才能形成动静脉瘘，而在海绵窦内只需动脉或其分支破裂，就可以形成动静脉之间的沟通。

CCF 的病因和分类有哪些？

答：CCF 根据病因分为外伤性和自发性 CCF。外伤性 CCF 多为直接瘘、高流瘘，自发性 CCF 包括海绵窦硬膜动静脉瘘、海绵窦段颈内动脉瘤破裂、各种遗传病如马方综合征、Ehler-Danlos 综合征、肌纤维组织不良等（表 3-6）。根据血流动力学可分为高流瘘（大多数外伤性 CCF 及海绵窦颈内动脉瘤破裂）及低流瘘。

表 3-6　外伤性和自发性 CCF 的比较

外伤性	自发性
1. 钝性损伤 (1)颅底骨折、骨片刺伤、血管撕伤 (2)血管损伤、继发性动脉瘤破裂 (3)外伤致颅内压力变化、血管破裂 2. 穿通伤(多见于儿童和妇女) 3. 医源性	1. 后天性 (1)继发于海绵窦炎症、血栓形成 (2)继发于药物 (3)海绵窦内动脉瘤破裂 (4)遗传性疾病:FMD、神经纤维瘤病、马方综合征、Ehler-Danlos 综合征 2. 先天性:脑动静脉畸形

CCF 的临床表现有哪些?

答:CCF 的临床表现有以下几点:搏动性突眼、颅内血管杂音、眼结膜充血水肿(图 3-19)、眼球运动受限、视力减退、神经系统功能障碍及 SAH、头晕头痛、致命性鼻出血。

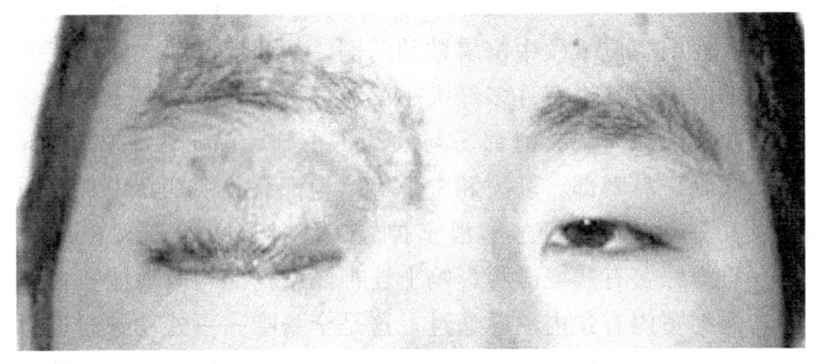

图 3-19　右眼结膜充血水肿

CCF 患者如何诊断?有哪些阳性结果?

答:具有典型症状的 CCF 患者诊断并不困难。缓慢发展的和症状不典型的病例可造成延误诊断。诊断方法如下。

(1) 眼眶部听诊　可听到血管杂音,压迫颈动脉可使杂音消失或减弱。

(2) CT 扫描　CCF 的 CT 表现为:①眼上静脉增粗;②眼球突出;③眼内肌群弥漫性增厚;④鞍旁密度增高;⑤眼球边缘模

糊；⑥结膜肿胀及球结膜水肿。

（3）MRI 静脉引流至皮质时出现脑组织水肿。

（4）脑血管造影（DSA） 是CCF诊断的金标准。通过DSA可见海绵窦内一团对比剂阴影，远端脑血管充盈较差（图3-20）。

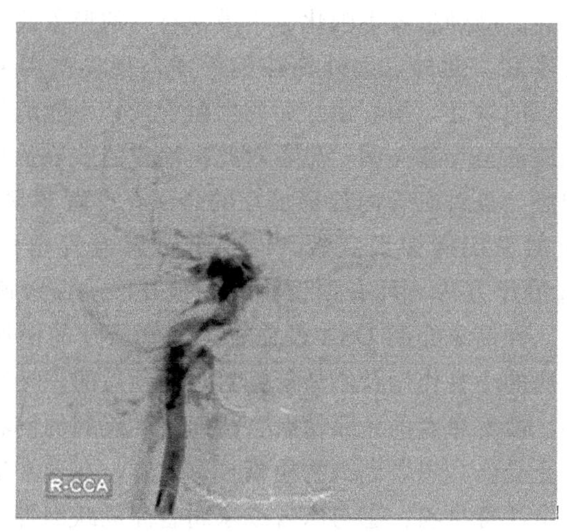

图3-20 脑血管造影

海绵窦对比剂阴影，远端脑血管充盈差

CCF患者行DSA的目的是什么？

答：CCF患者行DSA的目的是明确脑膜支参与供血的情况；掌握瘘口的位置，寻找最佳的治疗方法和途径；了解引流静脉的大小及引流方向。

专科知识问答一

如果你是该患者的责任护士，应对其采取哪些护理措施？

答：（1）密切观察病情变化 遵医嘱监测意识、瞳孔、生命体征、肢体活动，及时发现病情变化。

（2）防止颅内感染 遵医嘱每日用眼药液滴眼，晚间涂眼膏，必要时用无菌纱布覆盖眼睑，以防止颅内感染及角膜干燥。

（3）心理护理　缓解患者不良情绪。因自身形象改变，担心旁人议论或嘲笑自己，患者有自卑感，缺乏自信。责任护士应多关心患者，多和患者沟通。交流中鼓励患者表达自己的情感，多倾听患者的情绪表达。鼓励患者不强化也不漠视自身的形象改变，淡然处之，使心态平和。此外，因外伤住院手术，现再次因 CCF 入院，加上相关知识的缺乏，担心治疗后颅内血管杂音不能消除、凸出的眼球不能回缩甚至导致失明，患者对此次治疗的效果及整个疾病的预后极度担心，且对血管内栓塞治疗的恐惧，患者非常紧张焦虑。责任护士应加强疾病知识宣教，向患者讲解血管内栓塞治疗是 CCF 的首选治疗方法，具有创伤小、无须开颅、疗效确切、成功率高等优点，并简单介绍 DSA 及血管内栓塞治疗的操作程序，说明紧张对疾病的不良作用及心情舒畅对疾病预后的积极影响，并介绍成功病例，缓解患者的紧张情绪，树立战胜疾病的信心。

（4）防止受伤　患者因视物模糊且有重影，在日常生活中容易受伤。护理中注意事项：①与患者或家属签高危跌倒告知书，床头有防跌倒警示标识；②24h 留陪护，患者不单独外出，行走时有人搀扶；③日常生活用品固定放置在患者容易取放的地方，锐器及热水等危险物品应远离患者；④地面应有防滑设置，浴室卫生间及病室走廊应有扶手及紧急呼叫器；⑤睡觉时上床档。

（5）颈总动脉压迫训练　海绵窦动静脉瘘血管内栓塞术的目的是阻断颈内动脉的瘘口的血流。为了保证患侧颈动脉阻断后不发生脑缺血，治疗前需进行颈总动脉压迫训练，即为了促进患侧颈动脉对结扎术的耐受性，一旦在治疗过程中阻断患侧入颅血供仍可通过健侧血供代偿，保证患侧大脑生理功能所必需的最低供血量，以防止偏瘫等脑缺血并发症。应教会患者用对侧的手压迫患侧颈总动脉。压迫时应注意：①不可压在第六颈椎横突，以防止压迫锥动脉；②压迫时若出现患侧视力障碍、失语、对侧肢体麻木无力甚至意识障碍等急性脑缺血症状时应立即停止压迫；③初次压迫时可能会出现头晕目眩恶心，向患者解释此为正常反应且会逐渐适应；

④第一次压迫时间为5～10min，耐受力差者30s至3min，以后逐渐延长压迫时间，达到压迫30min而不出现脑缺血症状则表示侧支循环代偿性供血能力良好，每次30min，3周见效。在多普勒监测下压迫患侧颈内动脉颅外段观察前后交通侧支循环，循环良好且患者耐受压颈试验时方能行栓塞术。

CCF患者为何会出现突眼及球结膜充血水肿？如何护理？

答：颈内动脉或其分支破裂后，动脉血进入海绵窦，使窦内血压升高，眼静脉回流受阻，从而导致突眼。眼球突出度可达22～26mm，并可见到与脉搏同步的搏动。突眼又可分为以下几种情况。①如果环窦发达，瘘口较大，一侧CCF的动脉血向双侧海绵窦及眼静脉引流，可引起双侧搏动性突眼。②如果CCF的动脉血主要经环窦向对侧海绵窦及眼静脉引流，突眼则可发生在CCF的对侧。③不经眼静脉回流的CCF则可能无搏动性突眼。此外，因海绵窦内压力增高，眼静脉回流不畅，组织液吸收不良可引起眼球结膜充血水肿，严重者可导致眼睑外翻。

护理时应注意：①做好心理护理；②加强眼部护理以防止角膜溃疡及眼球结膜炎。白天用眼药水滴眼：即嘱患者平卧，头后仰，眼向上看，将下眼睑向下方牵拉，便于药液滴入结膜囊内，滴药后嘱其闭目2～3min，以利于药物充分发挥作用，再覆盖无菌纱布。晚上涂红霉素眼膏并覆盖无菌盐水湿纱布；③平时不用手随意揉搓眼睛，眼内分泌物应用无菌棉签拭去。已有球结膜感染患者，应先用生理盐水清洗分泌物再滴药水。

CCF患者可能发生哪种最危急情况？如何预防及处理？

答：CCF患者最危急的情况是致命性鼻出血。当患者同时伴有假性动脉瘤并侵蚀破入蝶窦或筛窦时患者将会因动脉瘤破裂发生致命性鼻出血。每次出血可达300～800mL，如不及时抢救患者可因休克或窒息而死亡。致命性鼻出血的预防及处理措施如下。

（1）患者绝对卧床休息，保持病房安静，光线暗淡，避免一切外来的刺激引起情绪激动。

(2) 密切监测生命体征、意识及瞳孔的变化。遵医嘱控制性降血压时应监测用药效果与反应，一般将收缩压降低10%～20%即可，降压时波动范围不宜过大。

(3) 防止便秘，观察排便情况，必要时根据医嘱给予缓泻药。

(4) 预防感冒，避免患者咳嗽、打喷嚏等诱因。

(5) 积极完善相关检查，等待栓塞治疗，危重患者做好紧急术前准备。

(6) 患者一旦发生鼻出血，应积极配合医师进行抢救，如进行鼻腔填塞、防止窒息、抗休克治疗。

【病情进展】

患者入院后第3天，完善相关检查后在全麻下行海绵窦动静脉瘘血管内栓塞治疗。治疗后麻醉未清醒，瞳孔等大等圆约2mm，对光反射灵敏，生命体征平稳，留置导尿管。医嘱予以输氧，监测生命体征、意识、瞳孔，镇静，抗感染，促神经功能恢复，对症及营养支持治疗。

护士长提问二

海绵窦动静脉瘘的治疗目的是什么？

答：海绵窦动静脉瘘的治疗目的在于保护视力、消除杂音、使突眼回缩、防止脑缺血或出血。除极少数病例可因颅内出血或大量鼻出血、脑干水肿而致死外，CCF本身很少导致死亡。理想的方法是以最简单的方式可靠地封闭瘘口，同时保持颈内动脉通畅。

哪些海绵窦动静脉瘘需紧急处理？

答：轻度结膜水肿、眼球突出、眼眶部杂音、局部疼痛等表现的海绵窦动静脉瘘，不需要急症处理。但下列情况需要急症处理。

（1）眼部　视力急剧下降；不可控制的眼压升高；眼球严重突出。

（2）颅内出血。

（3）神经系统功能缺损症状。

（4）癫痫。

（5）血管造影或CT、MR显示主要引流静脉为皮质静脉和（或）海绵窦严重扩大，或静脉湖样扩张，严重动脉盗血可能引起脑梗死；引流静脉至脑干和（或）脊髓。

（6）鼻出血　可能为扩大的海绵窦和（或）假性动脉瘤突入蝶窦或筛窦破裂所致。

（7）昏迷和（或）有精神症状。

（8）球囊栓塞后眼部症状加重，说明仅闭塞后部引流静脉，而眼部眼上静脉（SOV）没有闭塞。

海绵窦动静脉瘘的血管内栓塞治疗有哪些途径？

答：有经动脉及经静脉两种途径。

（1）经动脉途径球囊栓塞　是治疗海绵窦动静脉瘘最简单、经济、疗效好的常用方法。

（2）经动脉途径弹簧圈栓塞治疗　主要适用于以下情况：①瘘口过小或多发，球囊不能进入海绵窦；②海绵窦内已充填1个或几个球囊，瘘口仍未闭合，但已无法再送入球囊者；③患者患侧的颈内动脉近端已闭塞，但通过后交通动脉仍有逆行充盈，而后交通动脉又不够粗大，球囊不能通过，即可经椎动脉、后交通动脉将微导管送至海绵窦内用弹簧圈栓塞。

（3）经静脉途径栓塞治疗　静脉入路主要指股静脉穿刺置管，经颈内静脉→乙状窦→岩上窦或岩下窦到海绵窦或侧窦，用弹簧圈栓塞海绵窦或侧窦腔而闭塞瘘口。主要适合以下情况：①瘘口小，经动脉途径导管无法到位；②经动脉途径球囊栓塞，未能将瘘口完全闭合，导管再无法进入瘘口；③多种原因导致球囊闭塞了瘘口近侧的颈内动脉，而远侧仍有血液向瘘口逆向充盈，经动脉导管无法通过前、后交通动脉到达瘘口。

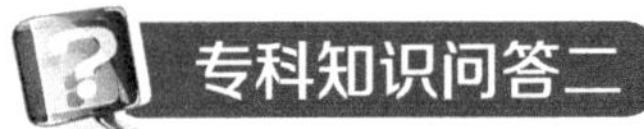

患者经血管内栓塞治疗后可能有哪些护理问题？

答：清理呼吸道无效或低效——与麻醉未醒有关；自理缺陷——与治疗后暂时卧床有关；有皮肤完整性受损的可能——与卧床有关；下肢深静脉血栓——与术后制动、手术创伤有关；潜在并发症——缺血性脑卒中、出血性脑卒中、感染。

该患者术后如何护理？

答：(1) 严密观察病情变化，及时发现颅内出血或缺血表现。遵医嘱监测生命体征及意识、瞳孔、神经系统体征、肢体活动情况。观察双侧足背动脉搏动、皮肤温度、颜色及末梢血运情况，应注意连续动态观察，严格床旁交接班，发现异常立即报告医师，并配合处理或抢救。

(2) 穿刺部位观察　密切观察伤口或穿刺点敷料有无渗血渗液，注意观察穿刺部位有无红肿，若有应及时通知医生。患者手术结束6h后拔除鞘管时，局部先徒手按压15～30min，然后用绷带包扎，并用沙袋压迫止血，手术侧肢体制动6～8h，卧床休息24h。

(3) 预防过敏反应　患者行介入治疗后持续输液，促进排尿，以尽快排出对比剂，减少刺激，密切观察有无对比剂过敏现象，观察有无皮肤红疹、有无呼吸困难、高血压、小便异常等现象，发现异常及时报告医生做好急救处理。

(4) 体位与活动　全麻术后回病房清醒后抬高床头15°～30°，以利于静脉回流。每2h翻身一次，鼓励患者自行翻身，但需保持穿刺侧肢体平直，勿弯曲，同时协助拍背，可有利痰液排出。体位应以患者舒适为宜，如果是被动体位应注意保持患者肢体的功能位置。加强四肢功能锻炼，避免头部剧烈活动，避免剧烈咳嗽，预防球囊移位，必要时进行气压治疗。

（5）饮食 麻醉未清醒时禁食。清醒后4～6h无呕吐且吞咽功能良好则可予以流质，如各种清淡的汤类，并逐渐过渡到普食。避免进食产气多的食物，如甜品及奶制品。保持大便通畅，鼓励患者多饮水，以促进对比剂排出。

（6）眼部护理 湿纱布覆盖，保持眼部清洁，注意眼部卫生，每日按时滴眼药水及涂眼药膏，日间外出用眼罩遮盖。

（7）预防皮肤并发症 及时翻身，保持全身皮肤清洁，注意防止头部、骶尾部及足跟等部位受压，必要时使用波动式防压力性损伤气垫床及皮肤减压敷贴。

海绵窦动静脉瘘患者经血管内栓塞治疗后有可能发生哪些并发症？发生原因是什么？

答：（1）穿刺部位血肿 特别是在应用较粗的导管导入大号球囊时，压迫止血不当，可能形成穿刺部位血肿或形成假性动脉瘤。

（2）脑神经瘫痪 因海绵窦内血栓形成或球囊直接压迫脑神经所致。

（3）假性动脉瘤 发生率较高。多见于用对比剂充盈球囊者，当球囊迅速缩小时在海绵窦内形成一个与球囊大小相同的空腔与动脉相通。球囊自然缩小得越慢假性动脉瘤形成的可能性越小。无症状的假性动脉瘤无须处理，一般不会增大或再次形成CCF，而且有可能自行闭合，有症状者可试用弹簧圈栓塞。

（4）球囊过早脱离造成脑栓塞 瘘口大且血流速度快的患者有可能出现。此时可适当压迫患侧颈动脉，或应用带球囊的双腔导引导管以减慢血流速度，并小心操作。

（5）患侧半球的脑过度灌注 当球囊闭塞住了瘘口又保留了颈内动脉通畅时，患者患侧半球猝然增加了血流量。可引起患者头痛、眼胀等症状，严重时可发生颅内出血。

海绵窦动静脉瘘栓塞治疗的效果是哪些？

答：一般患者在球囊到位后，颅内杂音立即消失，数小时后眼结膜充血水肿明显好转，1周左右眼球突出可恢复正常，DSA复查显示瘘口消失（图3-21）。

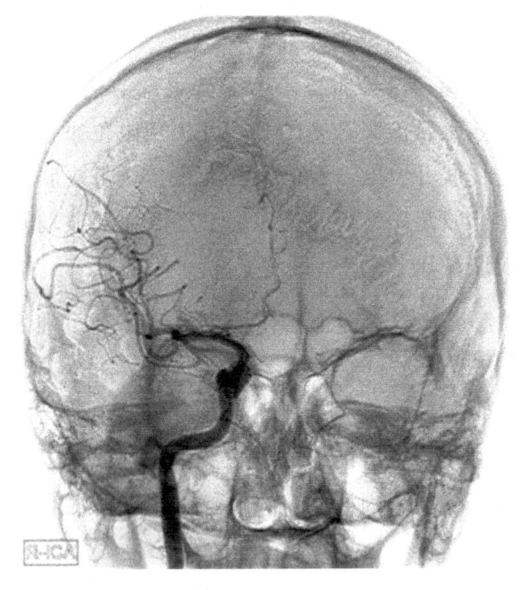

图3-21　DSA复查显示瘘口消失

海绵窦动静脉瘘患者如果栓塞不成功，还有什么治疗方法？

答：血管内栓塞治疗不能奏效的情况下则需要手术处理。

（1）颈动脉结扎术　方法简单，但效果不可靠，且可能造成脑缺血。

（2）孤立术　孤立术的优点：①阻断瘘口近侧、远侧颈内动脉灌注到瘘口的血流，提高治愈率；②阻断瘘口远侧的颈内动脉，避免从对侧半球和椎-基底动脉盗血，减少脑缺血的发生。但孤立术如果不结扎眼动脉则效果较差，因为颈外动脉的血液可通过眼动脉向被孤立的颈内动脉供血。

（3）开颅海绵窦直接栓塞术 当经动脉或静脉入路均失败，引流静脉主要向皮质静脉引流时则需要开颅行海绵窦直接填塞术。填塞物主要有明胶海绵、氧化纤维素或棉片。填塞完全与否主要看侧裂引流的静脉是由动脉化的红色变为静脉化的紫色，必要时可在手术台上行血管造影复查。

该患者潜在的并发症主要有哪些？

答：该患者潜在的并发症主要有脑缺血、脑出血、球囊移位脱落、静脉血栓栓塞症等。

患者出现哪些情况提示脑缺血？

答：患者出现以下情况提示脑缺血：意识改变或原有意识障碍加深，瞳孔改变，生命体征改变，肌力下降，肌张力改变，癫痫发作，精神症状，神经系统功能受损。

患者为何会出现脑缺血？

答：患者出现脑缺血的原因有很多，主要为以下两点。

（1）动脉极度收缩或平滑肌不能弛缓造成脑动脉痉挛。引起血管痉挛的主要诱因有 SAH、穿刺脑动脉、对比剂的注射、手术器械接触等。

（2）海绵窦动静脉瘘经血管内栓塞治疗后侧支循环代偿性供血能力较差。

如何预防脑缺血的发生？

答：（1）去除诱因可有效预防脑缺血的发生 患者行造影检查后嘱其多饮水可促进对比剂的排出。条件允许下检查和治疗可同时进行，避免对比剂的重复注入及动脉的反复穿刺。检查和治疗过程中动作轻柔平稳，小心仔细。

（2）根据医嘱使用扩血管药物缓解脑血管痉挛改善脑供血，如尼莫地平注射液 10mg/50mL 以 5～10mL/h 泵入，使用时注意遮光，避免与钙通道阻滞药合用。

患者出现哪些情况提示可能发生脑出血？怎样护理？

答：(1) 可能发生颅内出血的情况　包括：①意识清楚转为意识障碍；②原有意识障碍加深；③原安静现躁动；④癫痫发作；⑤一侧或双侧瞳孔散大，对光反射迟钝或消失；⑥心率减慢、呼吸深慢、血压升高；⑦血氧饱和度下降。

(2) 护理　包括：①发现异常及时报告医师；②遵医嘱输氧、心电监护、使用药物降低颅内压，输氧；③协助患者外出行 CT 检查；④躁动患者分析躁动的原因，做好安全护理。如装好床栏，适当约束，遵医嘱使用镇静药等；⑤保持呼吸道通畅，必要时头部冰敷以降低氧耗；⑥做好相关记录。

在行血管内栓塞治疗时及治疗后使用肝素抗凝时，护理中应注意哪些方面？

答：在护理中应重点关注患者有无出血症状。

(1) 口腔护理时动作应轻柔，止血钳不接触患者黏膜，观察患者有无牙龈出血。

(2) 观察患者注射部位有无出血点，注射后压迫止血是否较前困难。

(3) 观察患者有无鼻出血，指导患者不挖鼻、不用力擤鼻涕。

(4) 患者如有呕吐，观察呕吐物或留置胃管观察胃液情况，以判断有无胃出血。

(5) 观察患者大便颜色，以初步判断有无下消化道出血。

(6) 观察患者意识、瞳孔、生命体征及脑神经功能，及时发现颅内出血。

(7) 遵医嘱留取血标本动态检测各项相关实验室指标。

患者可能发生球囊移位、脱落的主要原因是什么？应如何预防？

答：(1) 球囊移位、脱落的主要原因　患者栓塞术后血压波动过大，头部过度摆动，剧烈咳嗽，用力排便等均可引起球囊移位、脱落，造成瘘口复发。

（2）预防措施　护理人员应注意观察患者眼眶杂音是否复发以及突眼程度有无改善，术后应嘱患者卧床休息，保持情绪稳定，头部避免剧烈运动，避免用力打喷嚏，保持大便通畅，以免球囊移位。

如何做好患者的出院指导？

答：患者经血管内栓塞治疗或其他手术治疗后，若症状改善，生命体征平稳，无发热等其他并发症可遵医嘱办理出院手续。出院指导包括以下内容。

（1）饮食指导　进食高热量、优质蛋白、富含纤维素及维生素的食物，如鱼、肉、蛋、奶、新鲜水果和蔬菜，以增强机体抵抗力，促进组织修复，有利康复。但不要盲目进补，以免适得其反。平时日常饮食中注意对血管的保护，如少吃动物油脂、动物内脏及蛋黄，戒烟控酒等。

（2）休息与活动　鼓励其尽可能自理日常生活，并进行力所能及的活动，注意劳逸结合，日常作息要健康、有规律。

（3）用药指导　遵医嘱按时按量服用药物，不要随意停药或减量，漏服应及时补上。

如带有抗凝药物出院应指导患者注意观察有无出血倾向，可定期复查出凝血时间。

（4）心理指导　有患者在栓塞治疗后突眼并没有立即回缩，应鼓励患者积极建立健康的人格，告知患者疾病恢复有一定的过程。指导患者进行眼部护理，外出戴有色眼镜，增强自信心，并指导亲友关心鼓励患者，让患者树立康复的信心，提高生活质量。

（5）安全护理　外出需要有人陪同，对有复视者可戴单侧眼罩以减轻症状，眼睛干燥时可用眼药水，多数海绵窦动静脉瘘是继发于外伤，故患者应积极改善外伤引起的其他症状。

（6）复诊指导　术后 3 个月、6 个月、1 年后分别复查，应携带影像学资料及病历。如原有症状未改善或加重，或出现新的症状如头痛、呕吐、抽搐、伤口流液流脓、肢体麻木乏力等均应及时来院就诊。

如患者出院时有脑神经功能损伤如偏瘫，应加强哪些出院指导？

答：如果患者出院时有偏瘫，除常规的出院指导外，应着重注意肢体康复的指导。

（1）制定康复计划　鼓励进行肢体的功能锻炼，锻炼时应循序渐进，避免幅度过大，同时应坚持锻炼不要因疼痛或效果不明显而放弃。

（2）强调患者的日常生活尽可能自理　家属可给予一定的协助，避免家属完全包干而致患者产生依赖，以致出现肢体肌肉的废用性萎缩。

（3）有条件的患者可进行辅助性的治疗　如高压氧、超声波理疗、针灸、电针等。

【护理查房总结】

此病例在脑血管疾病中较为少见，但随着交通事业的发达、交通事故的增多，海绵窦动静脉瘘的收治例也相继增加。此患者是外伤后引起的海绵窦动静脉瘘，为了预防再次出血，减轻患者因血管杂音等症状带来的痛苦，在临床护理工作中，我们要密切观察患者的意识、瞳孔及生命体征情况，完善相关检查，尽早治疗，减轻患者痛苦，促进康复。

（1）避免一切导致出血的诱发因素，防止再出血的发生，遵医嘱正确使用药物控制血压及镇静。

（2）海绵窦动静脉瘘可诱发脑神经功能受损，动脉痉挛是发生脑缺血的重要原因，密切观察病情变化，如患者出现头痛、失语、偏瘫等表现，及时报告医师处理。

（3）做好基础护理，注意眼部卫生，落实安全护理，防止压力性损伤、深静脉血栓、泌尿系感染等并发症发生，指导进行肢体功能锻炼。

(4) 关注患者的生存质量，做好健康指导，促进患者身心健康。

（唐云红 陶子荣）

查房笔记

病例4 • 高血压脑出血

【病历汇报】

病情 患者，男，62岁，2h前在女儿结婚典礼上突发头痛、失语、右侧肢体偏瘫，急诊抬送入院。既往有高血压病史10年，否认“肝炎”“结核”等传染性疾病及家族性疾病史，无不良嗜好，无糖尿病病史，无手术外伤史，无输血史，无药物及食物过敏史，无“阿司匹林”服用史。

护理体查 T 36.7℃，P 80次/分，R 21次/分，BP 194/112mmHg，GCS评分14分，右侧瞳孔直径2.0mm，对光反射灵敏，左侧瞳孔直径3.0mm，对光反射迟钝。头颅大小及形态正常，鼻腔及外耳道无异常分泌物，呼吸规则，双肺呼吸音正常，无啰音及哮鸣音，心律齐，心音正常，腹部外形正常，无包块、压痛及反跳痛，肝、脾、胆囊未扪及，肾区无叩击痛，肠鸣音正常，腹部无移动性包块，脊柱、外生殖器正常。运动功能：右上肢肌力Ⅴ级、右下肢肌力Ⅴ级，左上肢肌力Ⅲ级、左下肢肌力Ⅲ级，颈强直弱阳性，深、浅反射存在，病理征均为阴性。

辅助检查 头颅CT示左侧基底节区脑出血，血肿量15mL。实验室检查无阳性发现。

入院诊断 高血压脑出血（HICH）（左侧基底节区）。

主要护理问题

（1）有再出血的危险。

（2）脑组织灌注量不足

（3）意识障碍、躯体移动障碍、有窒息的危险、应激性溃疡的危险、焦虑、恐惧。

目前主要的治疗措施

（1）卧床休息。

（2）降血压、输液、输氧等对症治疗。

（3）密切观察病情变化，完善相关术前准备。

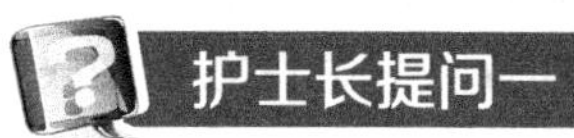

护士长提问一

怎样判断意识？脑出血后意识状态分为哪几级？

答：（1）意识判断方法如下。

① 与患者进行交流：呼唤患者姓名，评估患者对时间、地点、人物的判断力及遵嘱动作的情况。

② 疼痛刺激：用针刺或手捏皮肤（胸大肌外侧、耳垂、压迫眶上神经），观察患者的反应。

③ 观察患者吞咽动作，检查各种反射存在情况。

（2）脑出血后意识状态的分级见表 3-7。

表 3-7　脑出血后意识状态分级

分级	意识状态	主要体征
Ⅰ	清醒或嗜睡	伴不同程度偏瘫和(或)失语
Ⅱ	嗜睡或蒙眬	伴不同程度偏瘫和(或)失语
Ⅲ	浅昏迷	偏瘫、瞳孔等大
Ⅳ	昏迷	偏瘫、瞳孔等大或不等大
Ⅴ	深昏迷	去大脑强直或四肢软瘫，一侧或双侧瞳孔散大

如何评价脑出血后意识状态与 GCS 评分的关系？

答：脑出血后意识状态与 GCS 评分的关系比较见表 3-8。

表 3-8　脑出血后意识状态与 GCS 评分的关系比较

意识状态	GCS 评分/分
Ⅰ级	14～15
Ⅱ级	13
Ⅲ级	10～12
Ⅳ级	6～9
Ⅴ级	3～5

什么是高血压脑出血？最主要的原因是什么？

答：高血压脑出血是发生在原发性高血压患者颅内基底节、脑桥、小脑或其他部位自发性出血，临床表现特点为急性意识丧失、肢体瘫痪。

脑出血的最主要原因是高血压和动脉硬化。

高血压脑出血的主要临床表现有哪些？

答：高血压脑出血常有高血压、头痛病史，寒冷季节发病率高。体力活动或精神激动为常见的诱因。急性期主要表现头痛、头晕、呕吐、意识障碍、瞳孔双侧不等大、脉搏减弱、偏瘫、失语、偏盲、脑膜刺激征阳性、大小便失禁等。不同部位出血的临床表现各异（表 3-9）。

表 3-9　不同部位出血的临床表现比较

部位	昏迷	瞳孔	眼球运动	运动感觉障碍	偏盲	癫痫发作
壳核	较常见	正常	偏病侧	主要为轻偏瘫	常见	不常见
丘脑	常见	小，对光反射迟钝	向下内偏斜	偏身感觉障碍	短暂出现	不常见
脑叶	少见	正常	正常或偏病侧	轻偏瘫或偏身感觉障碍	常见	常见
脑桥	早期出现	针尖样	水平侧视麻痹	四肢瘫	无	无
小脑	延迟出现	小，对光反射存在	晚期受损	共济失调步态	无	无

高血压脑出血的院前急救应注意什么？

答：高血压脑出血的院前急救对患者的预后至关重要。

（1）保持镇静并立即将患者平卧，头部抬高 15°～30°。意识障碍者或呕吐时将其头偏向一侧，以防痰液、呕吐物吸入呼吸道。

（2）迅速松解患者衣领和腰带，保持室内空气流通，天冷时注意保暖，天热时注意降温。

（3）如果患者昏迷并发出强烈鼾声，表示其舌根后坠，可用手帕或纱布包住患者舌头，轻轻向外拉出。

（4）可用冷毛巾覆盖患者头部，因血管在遇冷时收缩，可减少出血量。

（5）患者大小便失禁时，应就地处理，不可随意移动患者身体，以防加重脑出血。

（6）测血压，根据情况进行降压处理，避免一切影响血压增高的因素，如咳嗽、用力排便、情绪激动、变换体位、躁动、呼吸道梗阻等。

（7）清醒患者，要做好心理护理，避免情绪激动、焦虑、恐惧等使血压升高。

（8）迅速就近救治。送往医院途中，车辆应尽量平稳行驶，以减少颠簸震动；同时将患者头部抬高 15°～30°，并随时注意观察病情变化。

专科知识问答一

高血压脑出血最常见于什么部位？

答：高血压脑出血最常见于大脑基底节，约占脑出血的 2/3。

基底节区出血有什么典型临床表现？

答：基底节区出血典型的临床表现呈“凝视病灶状”；患者常有头和眼转向出血病灶侧和“三偏”症状，即偏瘫（出血对侧肢体偏瘫）、偏感觉障碍（出血灶对侧偏身的感觉减退，针刺肢体、面部时无反应或反应较另一侧为迟钝）、偏盲（病灶对侧同向偏盲）；此外，常伴失语。

高血压脑出血后有哪些病理、生理变化？

答：（1）出血继续扩大　通常 80％血肿继续扩大均在 6h 内，其原因多与血压过高、频繁呕吐、呼吸道梗阻、过度脱水等有关，并以 CT 显示血肿深在，形态不规则多见。至于血肿扩大是由于持续出血、再出血或多源性出血，目前尚不清楚。不过它改变了对病后早期神经系统症状体征恶化的传统看法，即单纯由于反应性水肿所致，同时也表明了早期手术干预的必要性。

（2）血肿对脑组织毒性作用　当出现凝血级联反应、血块形成时，凝血酶原被激活转变为凝血酶，而后者具有较强的神经毒性作用，是导致脑水肿的主要原因。

（3）血肿占位效应　除出血部位外，出血量的多少同样是决定预后的重要因素。解除血肿对脑组织的压迫，可降低颅内压，防止危及生命的脑疝发生、提高脑灌注压以及清除血块分解产物、减轻毒性作用及脑水肿。

高血压脑出血的内科、外科治疗适应证是什么？患者目前最好采取保守治疗还是手术治疗？为什么？

答：（1）高血压脑出血手术治疗适应证如下。

① 患者清醒，出血量中等至大量的患者，通常皮质下、壳核出血＞30mL，丘脑出血＞10mL。

② 小脑血肿＞10cm，血肿直径＞3cm，伴有脑干压迫和伴有脑积水的患者。

③ 中等至大量脑叶出血，出血后保留一定程度的意识和神经功能，其后逐渐恶化，应积极手术治疗，挽救生命。

④ 年轻患者。

⑤ 微侵袭血肿清除术仅有微小针道损伤，适应证可适当放宽。

（2）高血压脑出血的非手术治疗适应证如下。

① 清醒、血肿量少（血肿量＜20mL），无须手术可缓解的患者。

② 出血量少或神经功能缺损较轻的患者。

③ 患者处于深昏迷、濒死状态、呼吸骤停、双侧瞳孔散大者，禁忌手术，可非手术治疗。

该患者出血在基底节，位置深，风险大。目前血肿量＜20mL，意识障碍轻，可先行保守治疗，但要严密观察病情变化，如意识障碍加深，血肿扩大则应手术治疗。

高血压脑出血何时手术为宜？

答：高血压脑出血手术时机以发病后 7～24h 为宜。有学者认为，应该尽早手术，以打破恶性循环，减少病死率，提高患者生活质量。

高血压脑出血降血压治疗的要点是什么？

答：高血压脑出血患者在急性期血压往往升高，提高脑灌注压，可增加再次脑出血的危险。美国心脏病协会（AHA）指南推荐：有高血压病史的患者平均动脉压应维持在130mmHg左右；治疗同时应避免情绪激动、躁动、用力大小便、呼吸道不通畅等一切引起血压增高的因素。降压治疗时，2h内降压幅度不能超过25%，并监测颅内压，以保证足够的脑灌注压，防止血压下降过快加重缺血。

止血的目的是什么？应在什么时候采取止血治疗？

答：止血的目的是防止血肿进一步扩大，故止血应越早越好。应在出血6h内采取止血治疗，其中以3h内采取止血治疗效果最好，6～24h后的患者如果存在血肿扩大的危险因素也可采取止血治疗。但24h后止血一般意义不大。

如果你是患者的责任护士，应该采取哪些护理措施（手术前护理)？

答：(1) 密切观察病情　遵医嘱上心电监护仪，监测患者意识、瞳孔、生命体征、血氧饱和度、肢体活动等情况，注意有无颅高压的表现，及时发现病情变化，报告医师并及时处理。

(2) 体位　绝对卧床休息，抬高床头30°，保持头、颈、躯干呈一直线，不扭曲和压迫颈静脉，有利于增加静脉回流，降低颅内压，减轻脑水肿。应尽量避免右侧卧位，患肢摆放功能位，合理利用足下垂防治枕预防足下垂的发生。颅内压增高呕吐时侧卧位或平卧头偏向一侧，防止呕吐物误吸。

(3) 输氧　遵医嘱予以吸氧，增加头部的血氧含量，减轻头部的水肿。

(4) 饮食　给予高蛋白、高维生素、低脂、低盐的清淡食物，选择软饭、半流或糊状、冻状的黏稠食物，需手术时遵医嘱禁食。

(5) 心理护理　安慰患者，使用点头、手势、写字板或护患沟通图耐心地与患者进行沟通，获得患者的信任，创造良好的护患关系，鼓励家属关心患者，满足患者的需求，向患者进行个性化、有针对性的健康宣教，消除患者的紧张、焦虑、恐惧感，保持情绪稳定，增加患者的安全感。

(6) 用药护理　因患者属老龄患者，应严格控制输液速度，避免急性肺水肿的发生；记录24h出入水量，保证出入水量平衡；按时准确执行各项医嘱；使用抗高血压药时，使用输液泵或静脉注射泵，严密观察血压的变化，并根据血压情况及时调控抗高血压药的速度，避免血压波动过大及低血压的发生。

(7) 症状护理　由于患者肢体运动障碍，翻身、叩背每2h 1次，卧气垫床，防止压力性损伤及肺部感染的发生，鼓励患者做主动肢体活动，每2h 1次，每次不少于20～30min，当患者意识变差或肌力下降时进行肢体被动活动3次/天，每次不少于20～30min，以恢复肢体的运动功能，保证患者的生活质量。

(8) 安全及基础护理　保持床单位平整、干燥，保持皮肤清洁和干燥；及时修剪指（趾）甲；口腔护理每日2次以上，呕吐时及时清洁患者的口腔、面部及污染的衣服和床单。使用脱水利尿药物时严密观察尿量，行会阴抹洗2次/天。使用床栏，避免坠床的发生。

该患者目前的首要护理问题是什么？目标是什么？该采取哪些护理措施？

答：(1) 首要的护理问题　有再出血的危险，与血压持续升高、血压波动大、体位变动、情绪激动、排便用力等有关。

(2) 护理的目标　及时发现并处理再出血。

(3) 护理措施关键　密切监测患者意识、瞳孔及生命体征变化，及时发现出血征象，并及时报告医师处理，防止持续颅内压增高，发生脑疝，继发脑干损伤而死亡。具体措施见颅骨骨折相关内容。

此患者血压监测最好采取哪种方式？为什么？

答：此患者血压监测最好采取有创动脉血压监测，因为此患者血压高，需要使用抗高血压药物治疗，需严密观察血压的变化并根据情况及时调整抗高血压药物的滴注速度，是有创血压监测的重要适应证之一。有创动脉血压监测每一个心动周期有一次血压的数据，能减少无创血压频繁测量给患者带来的不适并且能及时发现血压的变化。

有创动脉血压监测的适应证及影响因素有哪些？

答：(1) 有创动脉血压监测的适应证　行低温治疗或控制性降压的患者；体外循环心脏手术的术中、术后及外科大手术术中、术后患者；严重低血压、休克或严重高血压需要持续监测血压的患者；各类危重患者。

(2) 有创动脉血压监测的影响因素如下。

① 换能器的位置：换能器应与右心房保持在同一水平，当体位变化时应随时调整传感器的高度，避免造成误差。应定期对系统进行校零。

② 动脉置管的位置：动脉置管如置于活动度较大的关节处（如肱动脉置管）常因肢体活动而影响测压的准确性，因此需对置管侧肢体予以约束或夹板固定。不同的部位测得的结果有明显的不同，而且波形也不一样。收缩压自主动脉、肱动脉至桡动脉及足背动脉逐渐升高，舒张压逐渐降低。足背动脉收缩压较桡动脉高约10mmHg，而舒张压低10mmHg。

③ 动脉置管是否通畅：当动脉波形出现异常、低钝或消失时应考虑穿刺针是否打折、堵塞，应揭开保护膜进行检查与调整。

④ 导管口方向：血压是指血管内的血液对单位面积血管壁的侧压力即压强。因此插管测压时准确的测法应是导管口方向与血流方向垂直，但在临床上难以实现。通常测定动脉压的导管口是迎向血流方向，因此测出的压力是血管内侧压强与血流流动的压强之和，其值稍大于血液对血管壁的侧压。在心率增快、血流速度增加

以及动脉管腔由于导管插入而阻塞形成终端动脉时，将造成动脉压力波的反响、共振，就会使测得的压力值显著高于实际值。

使用硝普钠有哪些注意事项？

答：(1) 需使用避光输液器及输液泵或注射泵进行输注。

(2) 8h 需进行更换药物。

(3) 严密控制输注速度，从小剂量开始，避免血压下降过快，输注过程中要密切观察血压的变化，尤其输注开始及调整剂量时，更要加强血压的监测。

(4) 硝普钠中含有酒精成分，对血管的刺激性大，需选择较粗的静脉（选择外周静脉时，要与其他液体同时输注，减少对血管的刺激），最好选择深静脉置管进行输注，使用前需询问过敏史，对酒精过敏者禁用。

(5) 禁止在输注硝普钠的管道内注射药物，冲管前应将管道中的硝普钠抽出弃掉，以免引起硝普钠瞬间速度过快导致血压突然降低，波动太大。

(6) 防止药物外渗　及时观察液体有无外渗，如发生外渗，应立即停止输液，根据情况进行封闭及湿敷。

(7) 定期监测肾功能。

【病情进展】

该患者入院 5h 后，护士观察病情时，发现患者出现呕吐、躁动，GCS 评分 13 分，右侧瞳孔直径 3.0mm，对光反射迟钝，左侧瞳孔直径 4.0mm，对光反射迟钝，T 37.8℃，P 82 次/分，R 12 次/分，BP 170/98mmHg。急诊 CT 复查示左侧基底节出血，血肿量 40mL（图 3-22）。急诊行开颅探查血肿清除术，术毕带气管插管返回病房，当时 GCS 评分 7 分，瞳孔等大等圆，直径 3.0mm，对光反射迟钝，T 38℃，P 92 次/分，R 21 次/分，BP 164/105mmHg，四肢肌张力正常。留置硬膜外引流管、导尿管、深静脉置管（CVC）。

医嘱予以降血压、降低颅内压、抗癫痫、抗感染、促神经功能恢复、保护胃黏膜及营养支持治疗。术后第一天患者出现躁动、血氧饱和度下降至75%，立即查意识、瞳孔无变化，心率、呼吸较前快，体温、血压无明显变化，尿管、头部引流管通畅，立即予以加大氧流量、翻身、拍背，吸痰（痰液不易吸出，黏稠度为Ⅲ度），加强气道湿化等一系列处理后血氧饱和度仍低于85%，血气分析显示pH值7.456，$PaCO_2$ 55mmHg、PaO_2 60mmHg，BE +2mmol/L，立即遵医嘱予以呼吸机辅助呼吸，模式为SIMV，氧浓度50%，呼吸频率为15次/分，吸气时间为1.5s，PEEP为$3cmH_2O$。经过积极处理后血氧饱和度上升至95%以上，但患者仍躁动，遵医嘱使用丙泊酚镇静后安静。手术第二天开始发热，体温波动在38.5～39.2℃，痰培养阴性，血常规示白细胞及中性粒细胞高，使用物理降温及腰穿鞘内注射阿米卡星后体温降至正常。

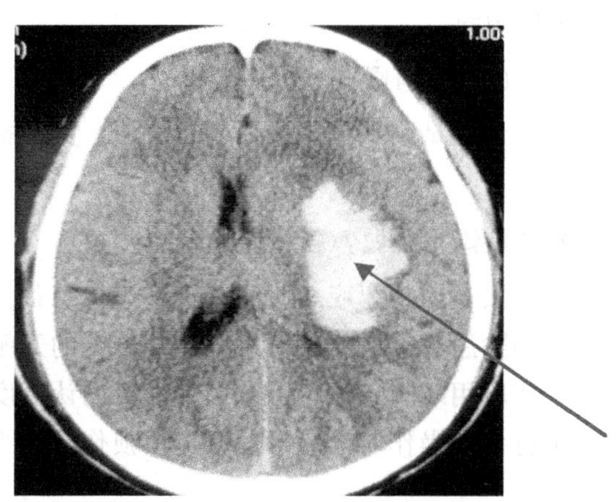

图3-22 左侧基底节出血

护士长提问二

高血压脑出血血肿扩大常发生在什么时间？

答：高血压脑出血血肿扩大通常发生在第一次出血后6h内。

该患者现在最佳的治疗方案是什么？为什么？

答：该患者现在最佳的治疗方案是手术治疗。其依据是患者意识障碍加重、瞳孔改变、心率呼吸减慢、血压增高，CT 示血肿量扩大且出血量＞30mL。

如果护士没有及时发现患者的病情变化，将导致什么后果？

答：如果护士没有及时发现患者的病情变化，当血肿不断扩大引起颅内压进行性增高时，由于脑干被推挤向对侧移位，致使对侧大脑脚与对侧小脑幕游离缘相挤，造成脑疝，将危及患者生命。

如果你是责任护士，应该做哪些准备？

答：应该立即进行术前准备：立即禁食、抽血、合血，遵医嘱做好抗生素皮试；取下活动义齿或贵重物品并妥善保管；戴腕带；指导患者排空大小便；备好术中用药、合血单、病历等用物；术前 30min 执行手术前用药。

开颅术前的备皮方法有哪些？

答：有四种，分别是剃毛法、脱毛剂备皮法、剪毛备皮法、消毒剂清洁备皮法。

四种备皮方法具体怎么做？各有何优缺点？

答：(1) 剃毛法　因临床应用时间久被称为传统备皮法，具体做法：术前 1 天剃除患者术区所有毛发。这是传统的开颅手术备皮法，优点是在临床应用时间最长，因此医护人员的认可度较高，缺点是医护人员进行备皮操作时容易对皮肤造成损伤，成为细菌繁殖的基地。

(2) 脱毛剂备皮法　是指使用化学物质使手术区域毛发脱落的一种方法，目前临床上常用的脱毛剂是硫醇。优点是脱毛剂对皮肤表面多种常见的致病菌有杀灭作用，缺点是价格较贵、对皮肤有轻微的刺激、易出现过敏现象。

(3) 剪毛备皮法　是指将手术区域＞1cm 毛发剪至＜1cm 的一种方法。优点是不损伤皮肤。缺点是临床研究样本量小，需加大样本量进行临床试验来循证。

(4) 消毒剂清洁备皮法　是指不剃除手术区域毛发，仅实施皮肤清洁与消毒的一种备皮方法。优点是保留了患者的头发，保护了患者的自我形象与自尊，对女性患者尤为重要；不损伤皮肤。有研究表明，对于开颅手术治疗且头发较长者，护士根据切口线将备皮范围前少量头发编成发辫，向对侧收紧发根，备皮范围后头发编成数个发辫，向头后收紧，使术野充分暴露后再进行皮肤消毒，此法可降低手术部位感染发生风险。此研究样本量少，缺乏临床应用支持，在后期应加大临床研究力度。

备皮时间距手术时间多久为宜?

答：备皮距开颅时间以16～24h为宜，由于皮脂腺分泌，易滋生细菌，因此备皮时间以尽可能接近开颅时间为宜。

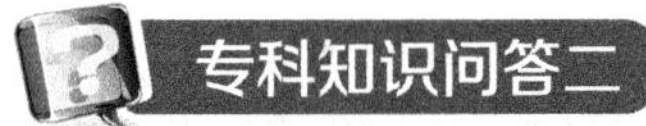

专科知识问答二

气管插管时行口腔护理的注意事项有哪些?

答：(1) 评估患者　如患者出现人-机对抗、躁动时要予以约束带约束及镇静镇痛，躁动时不能操作，需待患者安静后进行操作，避免脱管。

(2) 严格遵守操作规程　动作轻柔，至少2名护士同时完成，其中1名护士固定气管插管，避免脱管。

(3) 检查气管插管距门齿距离，了解气管插管有无移位。

(4) 操作前后应清点纱布数量，避免遗留在口腔。纱布不可过湿，以免引起误咽、呛咳。

(5) 操作时，认真观察口腔黏膜情况：牙齿有无松动；牙龈有无出血；有无异味；有无黏膜压力性损伤等，根据情况选择合适的口腔护理溶液；每次操作要将牙垫移至对侧，避免压迫过久形成器械相关性压力性损伤。

该患者目前是否需要行气管切开手术？为什么？

答：需要行气管切开术。因为该患者意识为浅昏迷咳嗽反射减弱，痰液黏稠度为Ⅲ度，不易吸出，分泌物潴留下呼吸道，妨碍肺泡气体交换，使血氧含量降低，二氧化碳浓度增高，气管切开后，有利于分泌物的吸引，改善肺泡气体交换。同时，术后吸入的空气不再经过咽喉部，减少了呼吸道的死腔，也改善肺泡气体交换，有利于肺功能的恢复。

痰液黏稠度怎么分级？

答：痰液黏稠度是根据痰液的性状及吸痰后痰液是否滞留在吸痰管玻璃接头进行分级的，共分为三级（表 3-10）。

表 3-10 痰液黏稠度分级

分级	痰液性状	吸痰后吸痰管是否有痰存留
Ⅰ	痰如米汤或白色泡沫样	吸痰后玻璃接头内壁上无痰液滞留
Ⅱ	痰的外观较Ⅰ度黏稠	吸痰后有少量痰液在玻璃接头内壁滞留，但易被水冲洗干净
Ⅲ	痰的外观明显黏稠，呈黄色并伴血痂	吸痰时，吸痰管常因负压过大而塌陷，玻璃接头内壁滞留大量痰液，且不易用水冲洗干净

机械通气的常见并发症有哪些？发生的原因有哪些？如何处理？

答：（1）通气过度

① 原因：由于呼吸频率过快或潮气量过大，使 $PaCO_2$ 明显下降，导致呼吸性碱中毒。

② 处理方法：a. 根据血气分析结果调整通气频率、潮气量或更换通气模式；b. 必要时延长呼吸机 Y 形管与人工气道间的管道以增加气道的死腔量，增加吸收气量，减少 CO_2 的排出，维持 $PaCO_2$ 在 45～55mmHg；c. 严重情况时，可以适量应用镇静、肌松治疗，降低呼吸频率。

(2) 通气不足

① 原因：a. 呼吸机管道漏气或阻塞导致通气量减少；b. 患者肺顺应性下降时使用小潮气量，可造成通气不足；c. 人机对抗时，通气量也会下降。

② 处理方法：a. 正确调节呼吸机的参数，避免管道漏气，保持呼吸道通畅；b. 肺顺应性下降的患者需要使用较大的潮气量，才能避免通气不足。c. 出现人机不协调时，应在保证患者基本通气和氧合的条件下积极查找原因并处理。

(3) 呼吸机相关性肺炎

① 原因：由于人工气道的建立，使患者呼吸道的防御功能受损，气道分泌物引流不畅，医源性的交叉感染以及广谱抗生素的应用等都是引起呼吸机相关性肺炎的原因。

② 处理方法：a. 做好气道的加温加湿，使痰液黏稠度处于Ⅰ～Ⅱ，及时清理呼吸道分泌物，保持呼吸道通畅；b. 抬高床头30°～45°；做好体位引流、胸部叩拍与振动、口腔护理、鼻腔清洁、严格手卫生、无菌操作及各项隔离措施；正确实施吸痰技术；c. 定期气囊压力监测，使压力保持在25～30cmH_2O；d. 避免胃肠胀气、胃潴留，选择合适的肠内营养喂养途径；e. 长期机械通气的患者，定期做血液或痰液培养＋药物敏感试验，根据药物敏感试验结果选用敏感抗生素。

(4) 气压伤

① 原因：机械通气时，如果气道压过高或潮气量过大，或者患者肺顺应性差，如肺气肿、肺大泡患者易发生肺部气压伤。

② 处理方法：一旦确诊为气胸，应立即停用呼吸机，以免加重病情，如果需继续实施机械通气，应立即进行胸腔闭式引流，排气减压。

(5) 呼吸机依赖　指长期使用机械通气的患者无法撤机。

① 原因：因为呼吸机长期高 FiO_2，潮气量过大或吸气压力过高，肺泡表面活性物质减少，导致顽固性肺不张、肺组织纤维化以及肺透明膜形成等。

② 处理方法：从患者开始上呼吸机起，就要严格控制 FiO_2，当 FiO_2 大于 70%时，使用时间不应超过 24h；待患者情况好转时，应及早使用辅助通气模式，加强呼吸肌的功能锻炼。

（6）肺不张

① 原因：当气管插管过深、导管插入单侧支气管或分泌物引流不畅造成痰栓堵塞等，都可引起肺不张。

② 处理方法：一旦确诊肺不张，应立即查找原因并正确处理。如加强翻身、叩背、振动排痰，充分湿化气道，按需正确吸痰，保证气道通畅，还可以采用纤维支气管镜吸尽深部的痰液。立即检查气管插管或导管位置，听诊两肺呼吸音是否对称，如位置不对，应及时调整位置。

（7）低血压

① 原因：机械通气时，因胸腔内压力增大导致心排血量下降，可发生低血压。

② 处理方法：对于血压明显下降的患者，应适当调整潮气量、吸/呼比及选用最佳 PEEP，视情况适当补充血容量，使静脉回流量增加，恢复正常的心排血量；应用增强心肌收缩的药物，选用氯化钙、多巴胺、多巴酚丁胺或洋地黄增强心肌收缩力。

（8）腹胀

① 原因：如气囊充气不足，吸入气体可从气囊旁经口鼻逸出，引起吞咽反射亢进，导致胃肠充气，引起腹胀。

② 处理方法：留置胃管行胃肠减压，也可服用胃肠动力药物和采用肛管排气等方法。

（9）氧中毒

① 原因：呼吸机持续使用高浓度的氧气，使血液与组织细胞之间氧分压升高，氧弥散加速，组织细胞摄取氧过度导致氧中毒。

② 处理方法：使用呼吸机期间，严格控制 FiO_2。

呼吸机管路是否需要定期更换？

答：有研究证实定期更换管路并不能降低 VAP 的发生率，低频率更换管路对患者无不利影响。值得一提的是当管路更换频率降低时，VAP的发生率反而降低了。但是管路的最大安全使用期限目前尚不明确。美国呼吸治疗学会（AARC）、美国疾病预防控制中心（CDC）以及美国胸科协会（ACCP）均不推荐单纯以控制感染为目的而周期性地更换管路，每一个患者应该使用一套新管路，管路被可视分泌物污染时需更换，若未被污染则终末消毒。对长期带机的患者，管路使用1个月后给予更换。

如果呼吸机出现气道高压报警，可能的原因有哪些？

答：（1）气道阻力增加。

（2）肺顺应性下降。

（3）PEEEi（内源性呼气末正压）增加。

（4）呼吸机参数设置如潮气量、吸气流速、吸气压力、PEEP的报警设置过低。

（5）人-机对抗。

为防止患者发生非计划性拔管，应该如何处理？

答：（1）评估患者　评估患者的意识状态、躁动程度、合作程度、肢体活动情况及拔管风险等。

（2）评估导管　评估导管刻度、插管深度、导管固定的松紧度、牢固性，固定方法并妥善固定各导管（图3-23～图3-26）。

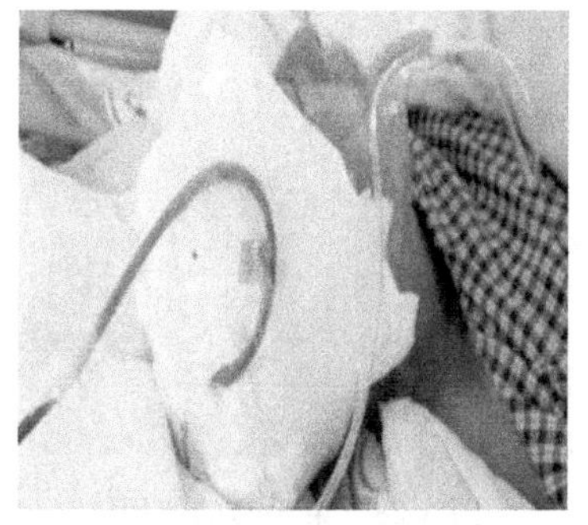

图3-23　头部引流管减压固定法

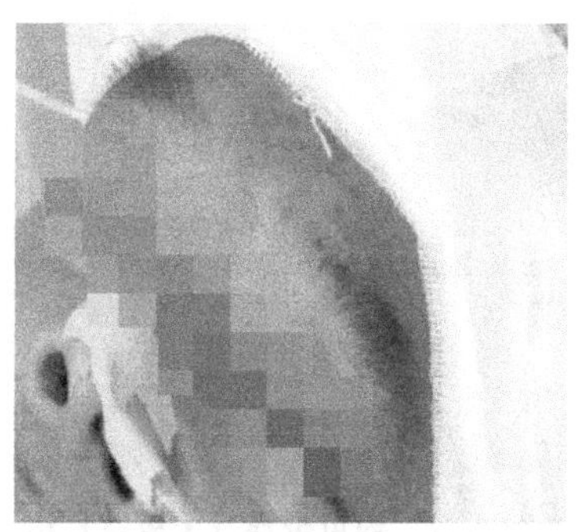

图3-24　加强型胶带“丁”字法固定胃管

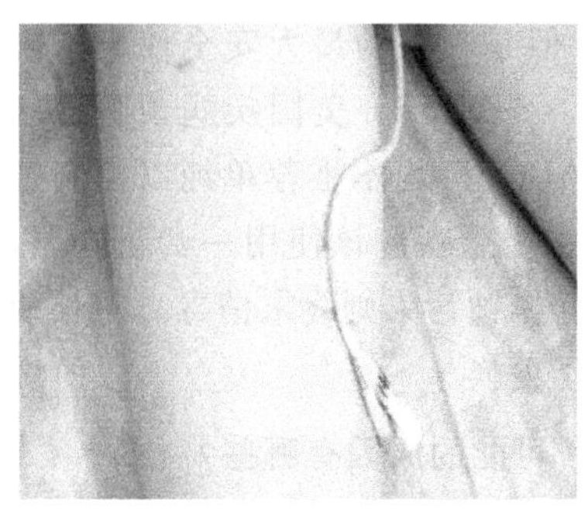

图 3-25　加强型胶带高举平抬法固定尿管

一条横贴于大腿内侧，一条固定尿管后重叠贴在大腿内侧的胶布上

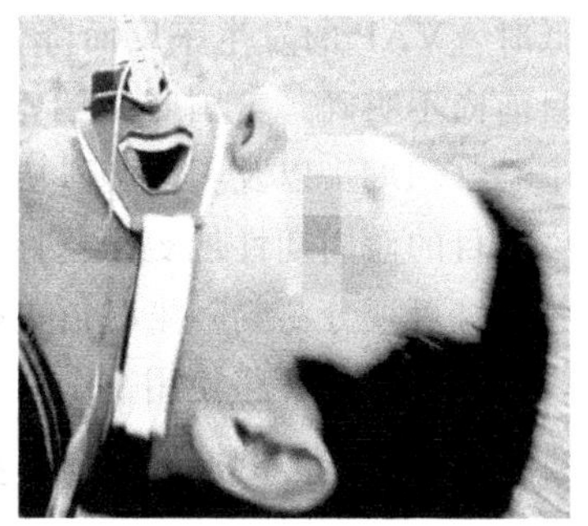

图 3-26　气管插管专用固定器固定法

（3）合理选择置管方式，合理选择通气模式。

（4）合理的肢体约束　根据患者的情况选择合适的约束用具进行规范的约束。对于躁动厉害且能自行坐起的患者要加用胸带，手指及关节活动良好的患者要加用束手套。松紧以能伸进一指为宜，肢体处于功能位，指端水肿的患者适当抬高，系带应该固定在患者接触不到的地方（图 3-27～图 3-30）。

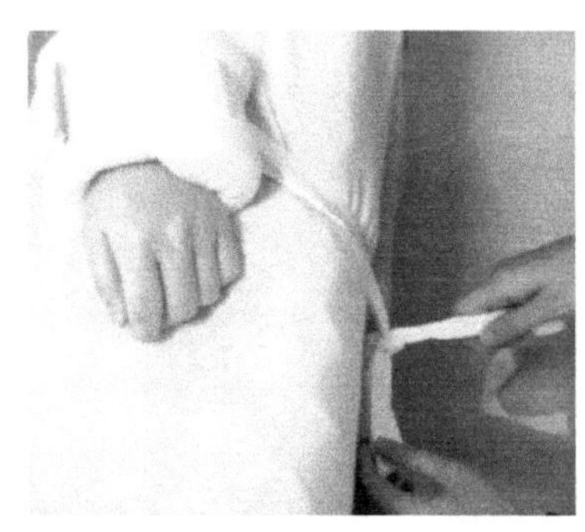

图 3-27　约束带穿过床板空打结，使结远离患者手

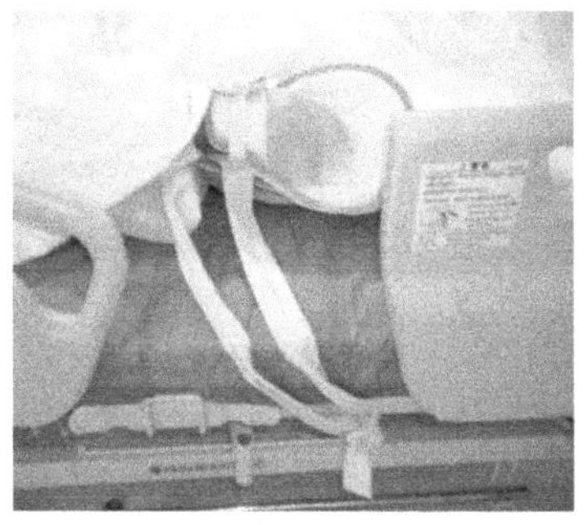

图 3-28　束手套的使用

（5）合理镇静　患者躁动时应根据医嘱合理使用镇静药，动态

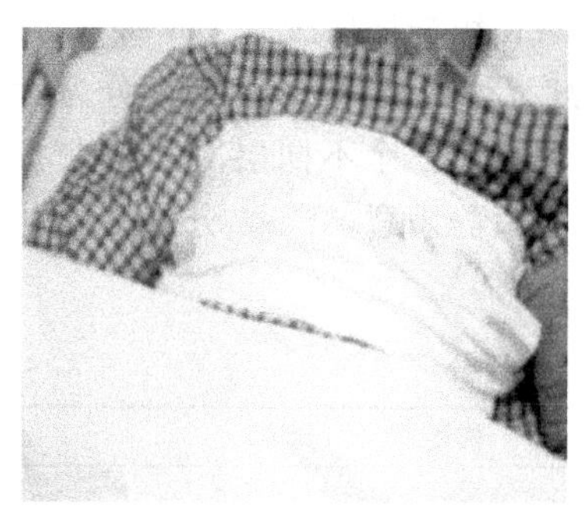

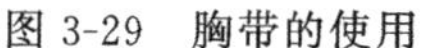

图 3-29　胸带的使用

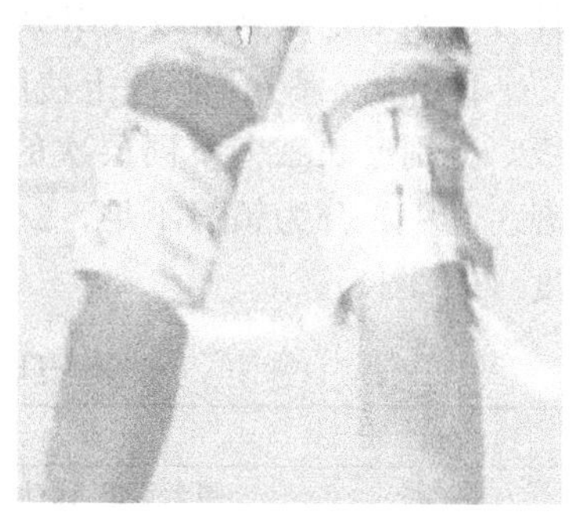

图 3-30　膝部约束带的使用

的对患者进行躁动-镇静评分，使其达到理想的镇静水平。

（6）规范操作　翻身、拍背、移动、变换体位、特殊治疗、过床等操作，应先评估导管的长度是否足够，当长度不多时应先将管道及引流袋放在妥善的位置，操作时，管控好患者的手及管路，防止患者自行拔出管路。评估患者的拔管风险，对有拔管风险又无法使用镇静药的患者应有专人床旁看护。

（7）加强巡视　尤其是晚夜班时段应密切巡视（由于夜间迷走神经兴奋，CO_2潴留，易出现头痛、烦躁、幻觉等精神障碍，非计划性拔管的概率要高于白天）。

（8）做好全员宣教　要求医师、护士、护理员、实习生、家属等松解约束带后应及时妥善固定好。

（9）心理护理　患者意识好转后，使患者充分认识全身各种管道的意义，耐心做好心理护理，使用点头、手势、写字板或护患沟通图与患者进行沟通，及时了解及处理患者的不适，使患者自觉配合保护好各种管道。

（10）尽早拔管　每日认真评估，尽早拔除各种管道，适时拔管撤机，避免不必要的拔管延迟。

如何对患者进行镇静评价？该患者镇静是否理想？

答：目前临床常用的镇静评分系统有 Ramsay 评分、Riker 镇静、躁动评分（SAS）、肌肉活动评分法（MAAS）等主观性镇静评分以及脑电双频指数（BIS）等客观性镇静评估法。

Ramsay评分是临床上使用最为广泛的镇静评分标准，分为六级，分别反映三个不同层次的清醒状态和三个不同层次的睡眠状态。其中1分为镇静不足，2～4分为镇静满意，5～6分为镇静过度（表3-11）。

表3-11　Ramsay评分

分数/分	描述
1	患者焦虑，躁动不安
2	患者配合，有定向力、安静
3	患者对指令有反应
4	嗜睡，对轻叩眉间或大声听觉刺激反应敏捷
5	嗜睡，对轻叩眉间或大声听觉刺激反应迟钝
6	嗜睡，无任何反应

Riker镇静、躁动评分是根据患者七项不同的行为对其意识和躁动程度进行评分，特别适用于机械通气的患者（表3-12）。

表3-12　Riker镇静、躁动评分（SAS）

分值/分	描述	定义
7	危险躁动	拉拽气管内插管，试图拔除各种导管，翻越床栏，攻击医护人员，在床上辗转挣扎
6	非常躁动	需要保护性束缚并反复语言提示劝阻，咬气管插管
5	躁动	焦虑或身体躁动，经言语提示劝阻可安静
4	安静合作	安静，容易唤醒，服从指令
3	镇静	嗜睡，语言刺激或轻轻摇动可唤醒并能服从简单指令，但又迅即入睡
2	非常镇静	对躯体刺激有反应，不能交流及服从指令，有自主运动
1	不能唤醒	对恶性刺激无或仅有轻微反应，不能交流及服从指令

肌肉活动评分法（motor activity assessment scale，MAAS）：自SAS演化而来，通过七项指标来描述患者对刺激的行为反应，对危重患者有很好的可靠性和安全性（表3-13）。

表 3-13　肌肉活动评分法

分值/分	描述	定义
7	危险躁动	无外界刺激就有活动，不配合，拉扯气管插管及各种导管，床上翻来覆去，攻击医务人员，试图翻越床栏，不能按要求安静下来
6	躁动	无外界刺激就有活动，试图坐起或将肢体伸出床沿，不能始终服从指令（如能按要求躺下，但很快又坐起来或将肢体伸出床沿）
5	烦躁但能配合	无外界刺激就有活动，摆弄床单或插管，不能盖好被子，能服从指令
4	安静、配合	无外界刺激就有活动，有目的地整理床单或衣服，能服从指令
3	触摸、叫姓名有反应	可睁眼，抬眉，向刺激方向转头，触摸或大声叫名字时有肢体运动
2	仅对恶性刺激有反应	可睁眼，抬眉，向刺激方向转头，恶性刺激时有肢体运动
1	无反应	恶性刺激时无运动

注：恶性刺激指吸痰或用力按压眼眶、胸骨或甲床 5s。

患者理想的镇静水平，是既能保证清醒患者安静入睡又容易被唤醒或使躁动的患者安静。

因为患者使用镇静药后安静，所以该患者镇静水平较理想。

使用甘油果糖脱水时应注意什么？

答：使用前应确认 CVC/留置针在血管内，管道无脱出，药物使用过程中应加强巡视，避免药物外渗，外渗后应立即重新静脉注射并根据外渗情况进行封闭、湿敷等处理。同时应注意观察尿量，监测水、电解质，防止水、电解质紊乱，监测血浆渗透压。

手术后的主要护理问题有哪些？

答：清理呼吸道无效、体温失调、自理缺陷。潜在并发症有颅内出血（再出血）、肺部感染、应激性溃疡的危险。

该患者手术后如何护理？

答：（1）体位　术后患者回到监护室后绝对卧床休息，未清醒患者予以平卧位，头偏向一侧，防止呕吐物误吸；生命体征平稳、无呕吐后，抬高床头 15°～30°，利于静脉回流，以减少颅内血流量，降低颅内压，减轻脑水肿；上呼吸机后抬高床头 30°～45°。

（2）病情监测

① 意识监测：术后 24h 内容易出现颅内再次出血，当患者意识障碍继续加重、呼吸变慢、脉搏慢而有力、血压升高、突然出现鼾声呼吸等，应考虑颅内再次出血可能，应及时报告医师处理。

② 瞳孔监测：瞳孔是反映脑出血患者术后病情变化的窗口，对判断病情和及时发现颅内压增高危象非常重要，瞳孔变化时应结合意识状态进行判断。护士应密切观察患者双侧瞳孔是否等大等圆、对光反射是否存在。术后瞳孔再次增大是颅内再次出血的征象，或者术后缩小的瞳孔再度散大、对光反射消失，说明可能有再次出血或脑疝形成，均应立即通知医师及时处理。

③ 血压与脉搏监测：高血压脑出血患者血压往往较高，加之术后脑水肿，有时血压可达 200mmHg 以上，血压高不仅加重脑水肿，还将诱发颅内再出血，要密切注意血压变化，及时应用抗高血压药物控制血压。如术后血压本已降至正常的范围又突然呈阶梯状升高，脉搏慢而有力，说明颅内压增高，应及时报告医师处理。

④ 呼吸监测：如呼吸变慢或骤停，应立即报告医师给予气管插管，予以呼吸机辅助等抢救措施。避免呼吸骤停后脑缺氧过久加重脑损伤，脑疝致死病例中往往呼吸首先停止，因此，应严密观察呼吸的变化。

⑤ 体温监测：持续性高热不仅造成机体过度消耗，增加脑的耗氧量造成乳酸堆积，还可加重脑水肿，促进全身衰竭。因此，术后患者发热应遵医嘱予以物理降温或药物降温，如乙醇浴、输入冰液体或在大血管位置放置冰袋、头戴冰帽、使用亚低温治疗仪等。放置冰袋时用毛巾或双层布包裹，定时更换部位，注意观察降温部位，防止冻伤。如体温高于 39℃，建议使用亚低温治疗仪，同时使用冰帽和冰毯对患者进行降温处理，使患者体温尽快恢复正常，以降低脑细胞的代谢和耗氧量，防止或减轻脑水肿，可以减轻脑损

伤的继发性病理损害，以促进神经功能恢复。如体温下降后再度升高或高热持续不退，应警惕颅内感染的发生。

(3) 呼吸道护理　由于患者昏迷，咳嗽及吞咽反射减弱或消失，存在反流误吸风险，又长期卧床，可引起坠积性肺炎，加之机体免疫能力低下，易发生肺部感染。所以保持呼吸道通畅、预防肺部感染是围术期护理的重要措施之一。

① 翻身叩背每 2h 一次，机械深度排痰 2～4 次/日。

② 保证患者的出入量平衡。

③ 加强气道湿化，雾化吸入每日 3～4 次，动态评估痰液黏稠度，痰液黏稠时及时报告医师并根据情况及时调整湿化方案。

④ 保证供给足够的氧气，提高血氧浓度，预防和纠正缺氧。

⑤ 遵医嘱按时按量使用抗生素并定时做痰培养＋药物敏感试验。根据药物敏感试验结果选用敏感的抗生素。

⑥ 严格病房管理，限制探视，减少人员流动，注意手卫生，控制交叉感染。

⑦ 吸痰时应严格无菌操作。

(4) 做好留置管道的护理　妥善固定、规范标识、定期更换；严密观察引流液的颜色、性质、量及敷料情况；落实好各项措施，预防感染的发生；避免管路打折、扭曲、受压，保持引流管通畅；规范操作，必要时予以约束、镇静、专人守护，防止管道脱出；异常时及时报告医生，遵医嘱处理。会阴抹洗每日 2 次或以上，尽早进行膀胱功能训练，可采取按需放尿（根据患者的尿意及膀胱充盈度放开导尿管）或定时放尿以达到锻炼膀胱功能的目的。

(5) 安全及基础护理

① 皮肤、口腔、会阴护理：患者长期卧床，应使用气垫床，保持床单位清洁干燥，定期翻身、拍背，温水擦浴 1～2 次/天，预防压力性损伤的发生。

② 加强口腔护理和会阴护理，对排便困难者，应按医嘱给予缓泻药、开塞露塞肛或灌肠。

③ 及时修剪指甲，避免抓伤。

④ 使用约束带、护栏，避免非计划性拔管及坠床的发生。

⑤ 做好 DVT（深静脉血栓）的评估并落实各项预防措施，防止 DVT 的发生。

（6）并发症预防与护理

① 消化道出血：高血压脑出血术后易发生应激性溃疡而引起上消化道出血，多发生于术后 3～4 天，表现为呕吐或胃内抽出咖啡色液体，并有柏油样便。早期应使用胃黏膜保护药，如兰索拉唑。鼻饲前抽吸胃液观察有无胃出血，如有出血应及早控制，可用云南白药、凝血酶、磷酸铝凝胶（吉胃乐）等从胃管内注入，夹闭 2h 后放开。

② 控制高血糖和加强营养支持：高血压脑出血患者的血糖升高是人体的一种保护性反应，利于身体对危重病变的对抗，但由于脑组织缺血缺氧，大量葡萄糖经无氧酵解使组织细胞能量生成减少及能量代谢障碍，影响细胞功能，乳酸生成增多，直接损伤脑组织，增加 CO_2 的生成，因而脑出血急性期即可使用胰岛素治疗。有文献报道胰岛素治疗越早期用药效果越好，可使肢体瘫痪恢复时间提前，肢体瘫痪恢复程度提高，后遗症较轻，病死率明显降低，生存质量提高。高血压脑出血术后易发生应激性溃疡，肠内营养可保护胃黏膜，利于肠内功能的恢复，提高机体免疫力，减少感染，从而减少应激性溃疡的发生，因此，患者应尽早行肠内营养。

③ 应使用足下垂防治枕，防治足下垂，生命体征平稳后尽早进行肢体康复治疗。

④ 落实好各项措施，预防肺部感染、导管相关性血流感染、尿路感染、足下垂、窒息、VTE 等的发生。

（7）用药护理　严格控制输液速度，匀速输液，避免急性肺水肿的发生。遵医嘱按时按量使用脱水药，记录患者的出入水量；输液时要加强巡视，以防液体外渗造成局部组织的损伤；脱水药是通过提高血浆渗透压通过渗透性利尿达到脱水降颅压的效果，而且增加肾脏的负担，因此要注意患者尿量的变化，同时监测渗透压及肾功能。

（8）饮食护理　患者持续昏迷，术后 2 天留置螺旋型空肠管进行肠内营养，鼻饲前，检查气管切开导管气囊压力是否正常，吸尽痰液，仔细观察胃管是否移位或滑脱、是否在目标位，是否有胃出血。

① 间断注入法：注意温度 38～40℃，间隔时间≥2h，量≤200mL，每次鼻饲前测定胃潴留量并用温开水冲洗管道，鼻饲后用温开水冲洗管道，30min 内尽量不吸痰。因条件所限才采用此法进行肠内营养。

② 持续滴入法：注意测定胃潴留量并冲洗管路每 4h 一次，使用肠内营养泵从小剂量开始匀速泵入，注意输入的速度、浓度。指南推荐使用营养泵输注肠内营养。

③ 动态评估患者血流动力学、吞咽功能、胃肠功能、营养风险、误吸风险、肠内营养耐受性、目标热量、实际摄入热量、目标蛋白量、实际摄入蛋白量、肠内营养制剂、速度等是否合适，及时与医师沟通并及时根据医嘱调整营养治疗方案。

④ 当患者意识清楚、吞咽正常后要鼓励患者从口进食，尽早拔除空肠管。

（9）做好症状护理　当出现头痛、呕吐、颅内高压、意识障碍、瘫痪、高热、尿崩、电解质酸碱平衡紊乱、癫痫、脑疝等，按相应的护理常规进行护理。

肠内营养耐受性如何评估？

答：见表 3-14。

表 3-14　肠内营养耐受性评分表

评估内容	计分标准			
分值	0 分	1 分	2 分	5 分
腹胀/腹痛	无	轻度腹胀无腹痛	明显腹胀或腹痛自行缓解或腹内压 15～20mmHg	严重腹胀或腹痛不能自行缓解或腹内压＞20mmHg
恶心/呕吐	无或持续胃肠减压无症状	恶心但无呕吐	恶心呕吐(但不需要胃肠减压)或 GVR＞250mL/L	呕吐且需胃肠减压或 GRV＞500mL/L

续表

评估内容	计分标准			
分值	0分	1分	2分	5分
腹泻	无	稀便3～5次/日且量<500mL	稀便≥5次/日且量500～1500mL	稀便≥5次/日且量≥1500mL

注：总分0～2分，继续肠内营养，增加或维持原速度，对症治疗；3～4分，继续肠内营养，减慢速度，2h后重新评估；≥5分；暂停肠内营养，重新评估或者更换输注途径。

使用亚低温治疗仪有哪些注意事项？

答：(1) 实施亚低温治疗前，用冬眠合剂或镇静药待患者进入冬眠状态后，方可进行亚低治疗，单纯头部物理降温，可不用冬眠合剂。降温速度以每小时降低1～1.5℃为宜。

(2) 治疗中不宜激烈搬动或翻动患者，以免引起直立性低血压。

(3) 一般降温治疗的温度设定范围：当水温设置范围在4～10℃、10～15℃、15～20℃时，表示使用降温功能。当水温设置范围在35～40℃时，表示使用复温功能。体温的设置建议如下：①亚低温治疗时，各种原因所致的发热，体温低于40℃，未出现谵妄、昏迷者，头部重点降温的患者建议使用34～35℃档；②各种原因所致的发热，体温高达40℃以上，出现谵妄、昏迷者，建议使用33～34℃档；③小儿发热，建议使用35～36℃档；④如需保持正常体温则使用36～37℃档，如有必要此时可使用复温功能；⑤一般发热患者的物理降温建议使用37℃档。注意，所有患者的体温设置要遵医嘱执行，医嘱未给出具体体温设置时，要与医师进行充分沟通再使用。

(4) 治疗时间以6天为宜，然后自然复温，复温时间控制在10～12h。

(5) 进行治疗时，患者应穿着病服，冰毯上要垫中单，无头部敷料时，冰帽内要垫毛巾，避免与冰毯直接接触，防止冻伤。监护患者皮肤和肢端温度、颜色；是否有寒战，异常时告知医师并进行处理，必要时留取血培养；皮肤颜色发紫时，在冰毯上加垫床单或浴巾或将水温适当调高。

(6) 监护患者生命体征变化，定期进行体温监测。要特别注意观察老年患者的血压、心率等变化，保持呼吸道通畅，必要时给予吸氧或人工呼吸机辅助呼吸。

(7) 加强呼吸道管理并严格执行各项无菌操作，预防感染。

(8) 保持亚低温治疗仪软水管道通畅，避免折叠或弯曲。

(9) 使用过程中应观察探头放置位置，脱落或位置不当要及时纠正。

(10) 长时间使用机器，要检查机器工作是否正常。

(11) 发热伴大量出汗者及时为患者擦干并更换衣服，记录24h出入水量，保证出入平衡。

(12) 确保室内空气流通，保持床单位干燥、整洁。

(13) 亚低温治疗仪保养注意事项如下。

① 当仪器较长时间不使用时，应清洁后包装储存，每年最好取出通电一次，以防受潮、发霉而损坏。

② 仪器为微电脑控制压缩机的运行，不可频繁按动水温开关，以免造成仪器工作不正常。将毯、帽快接头正确接在连接口上，使用时不可用力拉扯软管，否则可发生漏水现象。

③ 降温毯（帽）为塑料制品。在治疗中，患者不可戴有金属、硬物，床上不可遗留针头、刀片等锐器，毯面要铺在床的正中央，以免损坏冰毯、冰帽。

④ 降温毯（帽）在使用过程中，若空气中湿度超过60%（相对湿度），容易在毯表面、接口处形成冷凝水，需随时擦干。

⑤ 应定期清洗毯、帽的护套，以防发霉。

⑥ 应定期更换水箱内的水（一般按95%乙醇500mL+纯净水4500mL），不可往水箱中加入各类固体物质。

⑦ 正确拔出传感器插头（如图3-31）。

机械深度排痰有哪些注意事项？

答：(1) 体位　患者穿着病服，体位的摆放要在患者的病情和

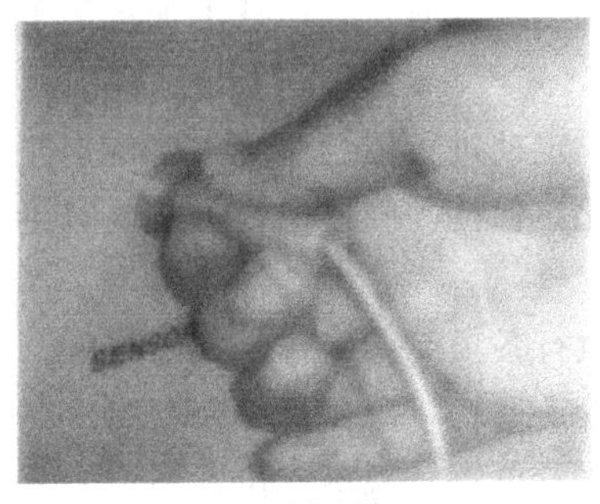

(a) 正确方法

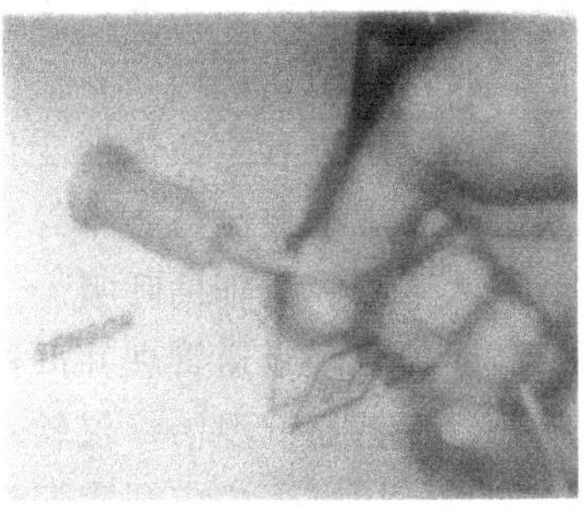

(b) 错误方法

图 3-31 拔出传感器插头的方法

能耐受前提下进行。

(2) 每日治疗 2～4 次，在餐前 1～2h 或餐后 2h 进行治疗，治疗后 5～10min 吸痰。

(3) 排痰仪的基本治疗频率为 20～35 次/分（CPS），使用叩击接合器治疗时，不能超过 35CPS，叩击时间 5～20min 为宜。

(4) 使用海绵轭状叩击头治疗时，不能用叩击接合器，其他叩击头则可用叩击接合器。

(5) 避免交叉感染，应尽量使用一次性叩击头罩，使用海绵轭状叩击头，先套塑料叩击罩对海绵进行保护，再在外面罩上一次性叩击头罩避免交叉感染。

(6) 鼓励患者有效咳嗽，有效咳嗽方法：深呼吸 3～5 次、憋气 2s、用力咳嗽。

(7) 感染的部位多停留时间，延长叩击时间，增加频率，并用手对叩击头增加压力，促使其深部排痰。

(8) 叩击头叩击时距伤口要＞5cm。

(9) 操作过程中应密切观察病情、呼吸情况，如出现呼吸困难及发绀，立即停止并采取相应措施。

如果患者出院时遗留有右下肢瘫痪，责任护士应做哪些出院指导？

答：(1) 饮食指导　详见颅内动脉瘤相关内容。

（2）休息与活动　鼓励其尽可能自理日常生活和做些力所能及的活动，注意劳逸结合。教会患者或家属进行右下肢关节活动与体能锻炼，制定康复计划，要求患者每天由易到难按计划完成康复计划，家属鼓励、协助按时完成。

（3）用药指导　按时按量遵医嘱服药，特别是抗高血压药，不要随意停药或减量，要定期测量血压，根据血压及医嘱及时调整药物及剂量。

（4）头部伤口拆线 1 个月后才能洗头。

（5）心理指导　委婉地告诉患者，通过药物治疗、理疗及锻炼，瘫痪肢体有可能改善，鼓励患者正视现实，树立生活信心。

（6）复诊指导　告知其主管医师的门诊时间、科室的电话，复诊前电话联系、预约挂号。3～6 个月后携影像学资料及病历来院复诊。如有症状出现或加重，如头痛、呕吐、抽搐、手术部位流液流脓等，应及时来院就诊。

【护理查房总结】

高血压脑出血是神经外科常见急症之一，占脑血管疾病的10%左右，主要危害中老年人。其病死率和致残率为各种脑血管疾病的首位，其病死率在 50%以上，3/4 以上存活患者遗留不同程度的功能障碍。术后血压波动是造成高血压脑出血术后再出血的重要因素，直接影响高血压脑出血患者的预后，并发症及伴有基础性疾病亦影响术后康复。因此，落实整体评估、加强基础护理、预见性护理等措施，有利于促进患者术后康复，提高生存质量。

（1）预防发生脑疝　患者一旦发生病情变化，应立即采取脱水降低颅内压、输氧保持呼吸道通畅、紧急手术准备等急救措施，控制病情。

（2）防止继发颅内感染及应激性溃疡　保持合适体位，遵医嘱合理使用抗生素及护胃药。

（3）落实安全护理及生活护理　防止压力性损伤、DVT、坠床、肺部感染、泌尿系感染、肢体挛缩畸形等并发症发生。

(4) 关注患者生存质量　做好健康指导，指导进行康复运动，促进患者身心康复。

(5) 控制血压　高血压脑出血的主要原因为高血压和动脉硬化，患者要坚持低脂、低盐清淡的饮食，避免情绪激动，定期监测血压，随身携带抗高血压药，合理使用抗高血压药并将血压控制在正常范围是防止高血压脑出血发生的关键。

（曹浪平）

查房笔记

病例5 • 烟雾病

【病历汇报】

病情 患者，女性，41岁，因头痛、头晕40天入院。40天前无明显诱因出现头痛、头晕，伴恶心、呕吐、右侧肢体无力、不能言语，呕吐物为胃内容物，无意识障碍，遂入当地医院治疗，行CT检查提示左侧额颞顶区大面积脑梗死、蛛网膜下腔出血。具体药物治疗不详。为求进一步治疗急诊就医，头颅CTA及DSA检查提示烟雾病入院。患者发病来意识清楚，情绪不稳定，焦虑，夜间失眠，大小便正常，既往有TIA发作史。

护理体查 T 36.5℃，P 76次/分，R 20次/分，BP 126/75mmHg。意识清楚，检查合作，自动体位，发育正常，营养中等，全身皮肤、巩膜无黄染，浅表淋巴结不肿大。双瞳孔等大等圆、直径3mm，对光反射灵敏，运动性失语，定向力、记忆力差，头颅大小及形态正常。鼻腔及外耳道无异常分泌物，左侧鼻唇沟变浅，伸舌左偏，咽反射正常，颈软，左侧肢体活动可，右侧肢体肌力Ⅳ级，凯尔尼格征、布鲁津斯基征、巴宾斯基征阴性。心、肺、腹部无异常。

辅助检查 CT检查提示左侧额、颞、顶区大面积脑梗死，蛛网膜下腔出血；CTA、DSA检查提示烟雾病。

MRI检查提示：①左侧大脑半球脑实质萎缩并其内广泛脑梗死灶，右侧外囊区软化灶形成。②PWI示左侧大脑半球灌注明显减低。③脑内多发腔隙性梗死。

实验室检查无阳性发现。

入院诊断 烟雾病、蛛网膜下腔出血、脑内多发腔隙性脑梗死、左侧大脑半球及右额叶脑实质陈旧性脑梗死。

主要护理问题

(1) 潜在并发症——颅内再出血，再发脑梗死。

（2）焦虑。

（3）知识缺乏。

目前的主要治疗方案

（1）卧床休息。

（2）遵医嘱使用解痉、止血、镇静、补液、通便等对症治疗。

（3）密切观察病情变化。

（4）积极完善术前准备。

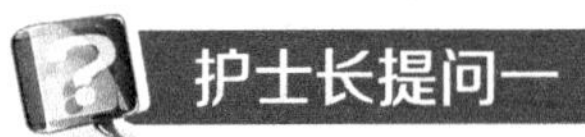

什么是烟雾病？

答：烟雾病是以双侧颈内动脉末端及大脑前、中动脉起始段慢性进行性狭窄或闭塞为特征，并继发引起特征性的颅底异常血管网形成的脑血管疾病。烟雾病的病因至今尚未阐明，其诊断需要排除动脉粥样硬化、自身免疫性疾病、脑膜炎、脑肿瘤、21-三体综合征、神经纤维瘤病等已知病因引起的烟雾综合征或称类烟雾病。

烟雾病临床分型和分型标准是什么？患者属于哪一型？

答：临床分型采用 Matsushima 等提出的分型标准进行分型（表 3-15）。根据烟雾病分型标准，患者属于Ⅵ型。

表 3-15　烟雾病临床分型（Matsushima）

临床分型	分型标准
Ⅰ型(TIA 型)	短暂性脑缺血发作(TIA)或可逆性神经功能障碍(RIND)发作每个月≤2 次，无神经功能障碍，头颅 CT 无阳性发现
Ⅱ型(频发 TIA 型)	TIA 或 RIND 发作每个月＞2 次，但无神经功能障碍，头颅 CT 无阳性发现
Ⅲ型(TIA-脑梗死型)	脑缺血频发并后遗神经功能障碍，头颅 CT 可见低密度梗死灶
Ⅳ型(脑梗死-TIA 型)	脑梗死起病，以后有 TIA 或 RIND 发作，偶然可再次出现脑梗死

续表

临床分型	分型标准
Ⅴ型(脑梗死型)	脑梗死起病,可反复发生梗死,但无 TIA 或 RIND 发作
Ⅵ型(出血型或其他)	侧支烟雾血管破裂出血或者微小动脉瘤破裂出血,以及无法归纳为上述各型者

烟雾病的临床表现有哪些?

答：烟雾病的临床表现存在很大个体差异，主要包括以下几项。①短暂性脑缺血发作（TIA)。②脑梗死：其临床症状各异，主要取决于梗死部位（单侧或双侧感觉或运动功能障碍、语言障碍、空间忽视、视野缺损、吞咽困难)。③脑出血：主要表现为脑膜刺激征，有时伴意识水平改变。脑出血在儿童患者中较为少见。④认知损害：详细的神经心理学测试可检测到 2/3 的患者存在认知损害，易疲劳（有时伴有学习成绩下降）可能是儿童认知损害的预警信号。⑤运动功能失调：常表现为突发的舞蹈病样不自主运动。⑥头痛：反复发作的头痛。⑦癫痫发作：尤其是局灶性发作。

烟雾病的发病特点有哪些?

答：烟雾病是蛛网膜下腔出血的原因之一，发病年龄呈双峰样，第一高峰在 10 岁以内儿童，第二高峰在 40～50 岁的成人。

何谓脑梗死?

答：脑梗死指脑供血障碍引起脑组织缺血、缺氧而发生坏死、软化形成梗死的脑血管疾病。临床上常见的类型有脑血栓形成和脑栓塞。

何谓短暂性脑缺血发作（TIA)?

答：短暂性脑缺血发作是指颈动脉或基底动脉系统的短暂性供血不足，导致供血区局限性神经功能缺失症状。

TIA 的急救处理有哪些?

答：(1) 保持安静并卧床休息　急性期尽可能避免搬动患者和

进行急需的检查，对精神紧张或躁动不安者，可给予镇静安眠药。

（2）保持呼吸道通畅　松解衣服，摘下义齿，避免舌后坠，头部略抬高并稍向后仰。若有呕吐，应防止误吸，头偏向一侧，以免引起吸入性肺炎。适当吸氧，给予含氧空气间歇吸入，避免纯氧吸入过多导致脑血管痉挛。

（3）严密观察病情　观察患者意识、瞳孔、吸氧、脉搏、呼吸情况并予记录。应控制和调节血压。

（4）保持营养和水与电解质的平衡。

失语分为哪几类？何谓运动性失语？

答：（1）失语分类　运动性失语、感觉性失语、命名性失语、失读症和失写症。

（2）运动性失语　表示为患者对他人语言能够理解，但部分或完全不能用语言表达，阅读时能理解词意，合并有书写障碍。主要由于额下回后部受损所致。

如何进行运动性失语检查？

答：（1）嘱患者模仿语言，看他能否做到、是否准确。

（2）嘱患者说出指定物体的名称及颜色等。

（3）嘱患者独立叙述一件事，检查其随意语言的能力。

专科知识问答一

该患者诊断为烟雾病的依据有哪些？

答：（1）临床表现

① 脑缺血症状：短暂的脑缺血发作史。

② 脑出血症状：头痛、头晕，语言肢体功能障碍。

（2）脑血管造影　烟雾病在脑血管造影中其特征性表现是诊断烟雾病的金标准。

为什么说 DSA 是诊断烟雾病的金标准？

答：烟雾病在脑血管造影中其特征性表现如下。

（1）以颈内动脉末端，大脑前动脉和大脑中动脉起始部不同程度狭窄或闭塞，颈内动脉分支为中心，双侧颈内动脉床突上段，大脑前中、后动脉近段不同程度狭窄或闭塞，这是烟雾病造影中最常见、最显著的表现之一。

（2）脑底异常血管网及侧支循环建立（图 3-32），这是烟雾病造影中最富特征性的改变。因此说 DSA 是诊断烟雾病的金标准。

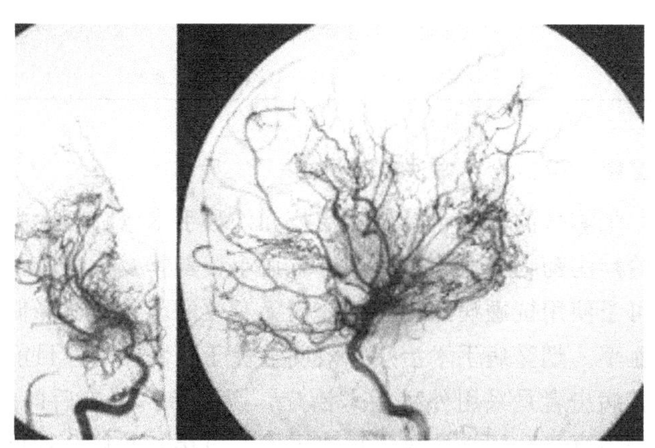

图 3-32　烟雾病 DSA 造影

患者行 DSA 术后局部穿刺点如何压迫止血？

答：DSA 虽是有创伤性检查，但仍是目前诊断烟雾病的金标准。患者行 DSA 术后局部穿刺点加压包扎，穿刺点采用压迫止血法（表 3-16）。

表 3-16　穿刺点压迫止血法

方法	内容
沙袋压迫止血法	术后 30min 内用手掌按压股动脉穿刺点
	术后 30min 后用 1kg 沙袋压迫 6h
	压迫期间前 2h 内，每 30min 触摸足背动脉一次
	压迫期间后 6h 内，每 1h 触摸足背动脉一次
	压迫期间每 2h 测血压，记录生命体征

续表

方法	内容
沙袋压迫止血法	严密观察穿刺处有无渗血、渗液，观察皮肤颜色、温度；按压局部皮肤，有无包块、硬结、波动感
压迫器压迫止血	术后即压迫股动脉穿刺点
	2h后逆时针旋转360°放松压迫器
	继续压迫4h后去除压迫器
	压迫期间内加强观察(同沙袋压迫止血法)

烟雾病常用的治疗方法有哪些？

答：烟雾病的治疗包括药物治疗和外科手术治疗两大类。用于烟雾病治疗的药物有血管扩张药、抗血小板药物及抗凝血药等，癫痫患者可予使用抗癫痫药物。目前尚无有效的药物能够降低烟雾病患者出血率。烟雾病手术治疗疗效明显优于药物治疗，目前绝大多数的烟雾病患者是采用外科手术治疗，因此诊断明确后即应手术。手术可分为直接和间接的血管重建手术，直接和间接血管重建术可单独或联合应用。

烟雾病的常用手术方式有哪些？其各自特点是什么？

答：由于烟雾病病变仅局限于颈内动脉系统，目前的外科治疗多通过建立颈外动脉系统至大脑皮质的侧支血供从而达到重建血运的目的。改善脑供血，恢复正常神经功能。

血运重建分为直接血运重建（即血管搭桥法）以及间接血运重建。直接血运重建通常直接将颞浅动脉与皮质动脉吻合，而间接血运重建则是从颈外动脉供血区游离一部分带蒂组织，贴敷于大脑皮质，进而产生新的侧支循环向受累区域供血。常见的间接血运重建术如下。

（1）颞肌贴敷术　打开脑组织表面的蛛网膜，然后将颞肌缝合于硬膜，术后通过颞肌提供脑组织的侧支血供，颞前中后深动脉为其主供血动脉。

(2) 脑-硬膜-动脉贴敷术　手术依缺血皮质的部位选用颞浅动脉额支或顶支，解剖分离形成腱膜动脉瓣（远端不切断），通过细长骨窗将颞浅动脉周围的筋膜与切开的硬脑膜边缘缝合，使切开的硬脑膜缘和颞浅动脉与脑组织贴敷，进而建立颅内外侧支循环。

(3) 脑-硬膜-动脉-肌肉贴敷术　在脑-硬膜-动脉贴敷术的基础上，在颞浅动脉顶支缝合于硬脑膜后，将硬脑膜沿脑膜中动脉呈锯齿状剪开，再将颞肌固定在顶侧游离之硬膜缘。此法优点是将颞浅动脉和脑膜中动脉及供应颞肌的颞前中后深动脉均作为供血动脉，以期形成更为广泛的侧支循环。

(4) 硬膜劈开重建　在脑-硬膜-动脉贴敷术的基础上将脑膜中动脉前、后支之间将硬膜作两个“H”形切口，切开硬膜外层后，切除硬膜内层，然后将硬膜外层缝合。

目前，直接血运重建多用于成年患者，其优点在于可以快速改善缺血区域血供，有利于降低术后早期 TIA 发生。但由于未成年患者脑血管直径过细，手术风险明显增加，同时血管搭桥术中需要阻断受体动脉，增加缺血和梗死风险，还有部分成年患者接受血管搭桥术后颈内动脉狭窄加剧，直接血管重建术常选取 STA 与大脑中动脉皮质支行颅内外血管旁路移植术。一次手术只能治疗一侧半球，且需要配合抗血小板治疗，而间接血运重建手术难度低，术中不需要阻断皮层动脉。

外科血管重建术的主要目的是什么？手术原理是什么？最佳术式的选择取决于哪些因素？

答：(1) 外科重建术的主要目的是通过提高低灌注区脑血流量来降低脑缺血事件风险。术式包括直接血管重建术和间接血管重建术，两者可单独或联合应用。手术原理是通过直接吻合或促进间接吻合的进行性发展，使完好的颈外动脉系统替代有缺陷的颈内动脉系统向脑组织供血。

(2) 最佳术式选择取决于许多因素　包括：①年龄；②供血管的直径（特别是 STA）；③如果已自发形成来源于颈外动脉的侧支

代偿，则这些血管不能作为直接吻合的供血血管，否则会破坏已形成的侧支代偿；④病程，直接血管重建术可立即改善局部脑血流量。

烟雾病患者为什么需要尽早进行健康教育？

答：烟雾病早发现、早诊断、早治疗是治疗成功的关键，因为有一部分是 TIA 发作型的患者，也就是说如果患者不发病就和正常人一样，所以有的患者未引起重视，没有进行积极治疗。如果到了晚期，发生脑血栓、脑出血，脑细胞有一部分死亡，再做手术它的效果就会相对较差。通过早期手术治疗大部分患者可以恢复正常。

手术前，责任护士应对其采取哪些护理措施？

答：(1) 加强心理护理

① 由于患者对治疗不了解，产生焦虑、恐惧心理。应了解患者的详细病情，向患者及家属介绍血运重建的方法、优点、目的及术前、术中、术后的配合，消除顾虑。

② 建立良好的沟通方式。患者语言沟通障碍，情绪容易激动，情绪刺激可以影响局部脑血流量，激动时，通气增加，引起脑血管收缩，脑血流量减少，因此给患者以关心、理解和安慰，使之产生亲近感和信任感，告诉患者术后对功能恢复有帮助。使其对手术充满信心。

③ 介绍相同疾病治愈的病例，让同种病例康复患者谈术后感受和体会，提高患者的自信心，使其密切配合治疗和护理。

(2) 严密观察病情变化　严密观察患者的生命体征、意识状态、瞳孔、肢体活动、语言及认知功能等，定时监测体温、脉搏、呼吸、血压、意识瞳孔变化，并做好记录。嘱患者卧床休息，保持病室安静、光线柔和尽量减少对患者的搬动和刺激。保持呼吸道通畅，必要时吸痰，清除口、鼻分泌物，防止各种导管脱落，给予中心吸氧。观察患者有无大小便失禁及肢体功能障碍等变化。注意有无消化道出血的征象。

（3）抗脑血管痉挛药物治疗　术前遵医嘱予以尼莫地平、右旋糖酐40、丹参等。尼莫地平能直接扩张脑血管，增加脑血流量；右旋糖酐40、丹参能改善脑微循环，减少血黏稠度，从而防止或逆转延迟缺血性神经功能缺失。

【病情进展】

经完善术前准备后，在全麻插管下行“颞浅动脉-大脑中动脉吻合及颞肌敷贴”手术。术后意识清楚，仍不能言语，双侧瞳孔及生命体征正常，头部伤口敷料干燥，接头部硬膜外引流管于床旁，引流通畅，神经反射正常，左侧肢体肌力正常，右侧肢体肌力Ⅳ级。动脉血气分析显示：pH 7.34、$PaCO_2$ 44.2mmHg、PaO_2 212mmHg、HCO_3^- 21.9mmol/L、SaO_2 100%、Na^+ 140mmol/L、K^+ 4.5mmol/L、Ca^{2+} 1.21mmol/L。快速血糖为7.8mmol/L。术后医嘱：①密切观察意识、瞳孔、生命体征变化，保持呼吸道通畅，维持水电解质平衡及内环境稳定；②予抗炎、扩血管、抗癫痫、止血、抗血小板聚集、保护胃黏膜、止痛、镇静对症支持处理，适当增加补液、稀释血液，稳定血压，改善脑灌注；③记24h出入水量，注意引流管通畅情况及引流量情况；④观察各组脑神经功能情况；⑤定期行头部CT检查，必要时手术治疗。患者生命体征平稳，于术后第2天拔除硬膜外引流管，但颜面部肿胀明显。

护士长提问二

患者行搭桥术后应如何观察病情变化？

答：（1）术后应严密观察患者生命体征、意识、瞳孔、格拉斯哥评分（GCS）、认知功能、智力及语言功能等。对于间接颅内外血管重建术后患者，术后血压应高于基础血压10%（或者在基础血压上加10mmHg）左右，也不应过高，防止出血。对于联合颅内外血管重建术后患者，术后血压维持在基础血压左右，上下波动在10%范围内为最佳，以防脑梗死，但也不应过高，防止脑出血，发现患者意识障碍、瞳孔变化、神经功能障碍，应立即通知医师处理，复查颅脑CT并做好再次手术的准备。

（2）血气分析、电解质情况　术后二氧化碳分压应维持在基础值之上，但不应高于50mmHg。二氧化碳分压低于基础值时，可以予以面罩给氧，并根据二氧化碳分压适当调节氧流量，患者避免吵闹、剧烈咳嗽等过度通气。

（3）吻合血管的搏动情况，吻合区域伤口不能包扎过紧。观察手术切口有无渗血、渗液，保持切口干燥、清洁。发现切口有渗血、渗液时及时报告医师处理，并更换敷料。由于颞浅动脉位于头皮皮下组织，位置表浅，一旦受到压迫，易造成吻合血管闭塞及血管内血栓形成，临床表现为颞浅动脉搏动减弱。故避免切口部位受压尤为重要。

患者术后动脉血气分析要保持在正常范围，动脉血气分析主要指标的正常值及临床意义是什么？

答：（1）动脉血气分析的主要指标

① 气体交换指标：氧分压（PaO_2），二氧化碳分压（$PaCO_2$），血氧饱和度（SaO_2）等。

② 酸碱平衡指标：酸碱度（pH），$PaCO_2$，剩余碱（BE），碳酸氢根（HCO_3^-）。

（2）各指标正常值及临床意义　见表3-17。

表3-17　各指标正常值及临床意义

指标	正常值	临床意义
酸碱度(pH)	7.35～7.45	pH<7.35提示失代偿性酸中毒 pH>7.45提示失代偿性碱中毒
氧分压(PaO_2)	80～100mmHg	反映机体氧合状态的重要指标，对于缺氧的诊断和程度的判断有重要意义

续表

指标	正常值	临床意义
二氧化碳分压($PaCO_2$)	35～45mmHg	$PaCO_2$＞45mmHg,表示通气不足,有 CO_2潴留,为呼吸性酸中毒或代谢性碱中毒肺代偿 $PaCO_2$＜35mmHg,表示通气过度,为呼吸性碱中毒或代谢性酸中毒肺代偿
标准碳酸氢盐(SB)	22～27mmol/L	反映代谢情况,高于正常提示代谢性碱中毒,低于正常提示代谢性酸中毒
剩余碱(BE)	±3mmol/L	BE＞3mmol/L,说明代谢性碱中毒或呼吸性酸中毒的肾代偿 BE＜3mmol/L,说明代谢性酸中毒或呼吸性碱中毒的肾代偿
血氧饱和度(SaO_2)	95%～100%	反映血的氧合情况

患者行搭桥术后体位与活动有什么要求？为什么？

答：患者由于术前长期脑组织缺血，常伴有脑萎缩，加之术中脑脊液的释放，使术后早期患者低颅压，故脑组织在颅内的移动度大，易造成吻合口牵拉出血。回病房时，搬动患者动作应轻柔、平稳，避免由于动作过大导致吻合口出血。术后全麻未清醒的患者，应去枕平卧、头偏向一侧，便于呼吸道护理。意识清楚，血压平稳者去枕斜坡位。以利于引流及颅内静脉回流，减轻脑水肿，利于硬脑膜与颅底紧密结合，促进创口愈合。翻身时应有人扶托头部使头颈呈直线，避免扭转。术后 2～3 天，患者生命体征平稳后，向患者及家属讲明早期活动的重要性、目的、意义，但早期活动幅度不宜过大，避免用力，以患者不觉劳累为宜，防止颅内压突然增高引起颅内出血，吻合口至少需要 2 周才能完全愈合，告知患者术后 1 个月内避免用力活动。患者体位与活动见表 3-18。

表 3-18　患者体位与活动

时间	体位与活动
全麻清醒前	去枕平卧位,头偏向一侧
全麻清醒后	抬高床头 15°～30°
病情稳定后	早期进行康复锻炼

术后患者高热要注意什么？

答：高热患者首选物理降温，体温高于39℃可采用全身大动脉处置冰袋、醇浴、温水擦浴、室内通风等物理降温措施，注意预防冻伤，慎用发汗退热药，以免减少有效血容量，对于出汗较多的患者及时更换被服，补充水容量，保证出入量平衡，口腔护理每天2～3次，酌情选用漱口液，口唇干燥者可涂液状石蜡。

患者术后使用抗血小板治疗药，使用抗血小板药要注意观察什么？

答：为防止吻合口血栓形成，术后常规给予抗血小板治疗。每2h观察并记录移植血管搏动情况，位置为耳屏前相当于颞浅部位。如搏动减弱，则考虑有血栓形成可能，需及时告知医生。抗血小板药的应用可引起颅内或其他部位出血，抗血小板治疗期间护理中各项操作要轻柔，密切观察血管穿刺点、皮肤、牙龈、伤口等部位，观察有无肉眼血尿及镜下血尿，有无腹痛、血便等情况。特别警惕胃肠道、颅内出血，因此定期查血红蛋白、血小板、凝血功能、血栓弹力图、阿司匹林抑制试验，可参考血栓弹力图、阿司匹林抑制试验决定用药选择。

患者术后常规口服乙酰水杨酸（阿司匹林），阿司匹林的不良反应有哪些？

答：（1）胃肠道反应　主要表现为上腹部不适，恶心呕吐，有时可引起溃疡出血。胃溃疡患者禁用阿司匹林。

（2）凝血障碍　一般治疗即可抑制血小板凝集而延长出血时间。应用维生素K可以预防。严重肝损害患者、低凝血酶原血症患者、维生素K缺乏症患者等应避免服用。

（3）过敏反应　少数患者可以出现皮疹、血管神经性水肿、阿司匹林哮喘甚至过敏性休克。所以一般哮喘、鼻息肉及慢性荨麻疹患者禁用乙酰水杨酸。

（4）水杨酸反应　长期应用或大量误服可引起头痛、眩晕、恶心、呕吐、耳鸣、视力减退等中毒症状。应立即停药，静脉滴入碳酸氢钠溶液碱化尿液，以加速水杨酸盐自尿中排出。

（5）Reye综合征 极少数病毒感染伴发热的儿童或青年应用乙酰水杨酸后出现严重肝功能损害合并脑病，严重者可致死。

如果考虑抗血小板治疗，应考虑哪些禁忌证？

答：（1）药物过敏。

（2）严重的凝血功能异常。

（3）颅内出血史。

（4）严重的外周出血。

患者行开颅术后脑水肿的护理措施有哪些？

答：患者行搭桥术后有脑水肿反应，术后2～4日为脑水肿高峰期，颜面部肿胀明显。其护理措施如下。

（1）控制输液量 成人每日输入量约2000mL；记录24h出入水量；尿量多、呕吐、高热等额外丢失时应注意维持水电解质平衡；定时做血气分析。

（2）止痛及镇静

① 若为颅内压增高引起的头痛，常为搏动性，应降低颅内压。

② 术后出血性脑脊液刺激脑膜引起的头痛，需行腰椎穿刺引流脑脊液。

③ 遵医嘱用镇静药。

（3）避免诱发颅内压增高 维持呼吸道通畅；控制高热；保持大小便通畅；防治癫痫；约束适当等。

（4）应采用清淡饮食，提供高营养、高纤维素、可消化的食物，保证营养供应，增加身体的抵抗力。糖尿病患者给予糖尿病饮食。烟雾病患者的饮食要求忌辛辣，因为食用辛辣的饮食会诱发患者过度通气，导致二氧化碳分压下降，进而诱发血管痉挛收缩，缺血发作。应加大口服液体量，维持血容量。

患者术后为什么要止痛和镇静？

答：围术期镇痛至关重要，因为疼痛导致的低碳酸血症会引起继发性血管收缩，患者术后切口疼痛，多发生在手术后24h内，应用一般止痛药可缓解。在术后 2～4 天为脑水肿高峰期，由于颅内压增高易引起头痛，患者可表现为搏动性头痛，伴有恶心、呕吐，常需用脱水、激素治疗降低颅内压，以缓解患者头痛症状。保持患者情绪稳定，防止颅内压增高及颅内再出血，如果发现患者躁动不安，应查明是何原因，排除由颅内压增高或尿管刺激所引起的原因后，可遵医嘱应用镇静药如异丙嗪（非那根）、地西泮等，同时做好患者的安全护理。

如何判断止痛效果？

答：在采用止痛方法之后及时观察评价止痛效果，及时发现和处理止痛治疗带来的不良反应和并发症。止痛效果评价可以采用疼痛量表进行动态测评，判断疼痛改善情况；或疼痛疗效评分，一般分为四级。

Ⅰ级完全缓解，即疼痛完全消失。

Ⅱ级部分缓解，即疼痛明显减轻，睡眠基本正常，能正常生活。

Ⅲ级轻度缓解，即疼痛有所减轻，但仍能感到明显疼痛，睡眠、生活仍受到影响。

Ⅳ级无效，即疼痛无减轻。

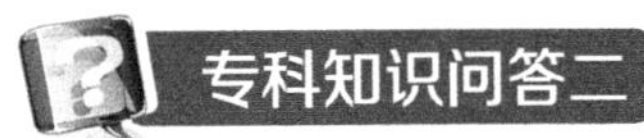

患者术后常见并发症及相应的护理措施有哪些？

答：(1) 颅内出血　颅内出血是本病术后最严重的并发症，多发生在术后 24～72h。颅内出血与患者呼吸不畅、躁动、呕吐，或异常血流动力学压力所致使侧支血管破裂有关。若患者麻醉清醒后逐渐嗜睡、反应迟钝甚至昏迷、肢体活动障碍、瞳孔不等大、血压持续升高等，应警惕并发颅内出血的可能。及时通知医师，行头颅 CT 检查进行确诊。

（2）TIA 和脑梗死　是最常见并发症。患者因手术、麻醉、术后疼痛等应激及卧床、输液、行动受限等所致的焦虑情绪均有可能加重或诱发其缺血性症状的发作。要加强巡视，观察患者头痛、意识、肢体活动及感觉，严密监测血压变化，发现问题及时通知医师处理；加强健康宣教，消除患者紧张、恐惧心理，树立战胜疾病的信心。严格控制探视，创造安静、舒适的休养环境；密切观察生命体征，防止脑低灌注状态下引起脑梗死。

（3）颜面部水肿　颜面部水肿是烟雾病术后常见的并发症，常发生在术后 48h 内。患者术区颜面部甚至整个颜面部出现水肿，严重时双眼不能睁开。要做好患者的安全护理，防止跌倒和坠床。通过抬高床头，调整伤口敷料的松紧度，促进局部血液循环，减轻水肿。

（4）应激性溃疡　是烟雾病最常见并发症，原因是积血刺激下丘脑导致交感神经兴奋，神经功能紊乱引起胃肠黏膜缺血、缺氧、糜烂、出血。因此需密切观察有无腹胀、胃内容物及大便颜色，出血量多患者应禁食，出血停止后可逐步进食流质、半流质，逐步过渡到普食。避免各种刺激性食物。

（5）术后感染　颅脑手术因血脑屏障破坏易发生颅内感染，如患者出现头痛加重、呕吐、高热、意识障碍、脑膜刺激征、腰穿脑脊液浑浊、白细胞数增高，应首先考虑颅内感染。如患者手术切口疼痛、红、肿及有脓性分泌物，应先考虑切口感染。患者长期卧床，肺部分泌物增多，咳痰无力，易发生肺部感染，护理中应根据患者的具体情况针对性给予降温、降颅压、抗感染、镇痛治疗，保持呼吸道通畅，给予患者翻身、叩背，以利痰液排除，加强基础护理。

术后如何对患者肢体活动进行护理指导？

答：患者术后活动根据患者的体能状态循序渐进，首先在床上协助做桥式运动（图 3-33），然后在床上坐，再在床边坐，最后在陪护搀扶下地活动，避免突然改变体位引起脑部供血不足导致头晕

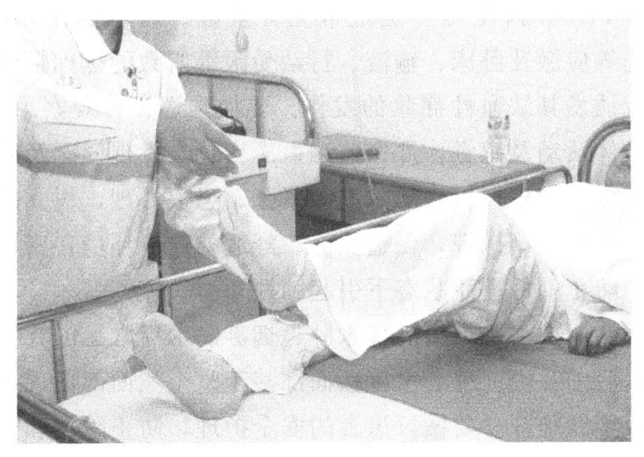

图 3-33 桥式运动

或昏倒。并进行日常生活能力训练。加强对家属的指导，使患者获得归属感和感情上的满足。加强意识刺激，增强其反应能力，讲一些患者熟悉和感兴趣的问题，增强其自信心与兴趣。

患者术后仍有失语，应如何进行护理指导？

答：必须在详细评估（包括神经心理学评估、言语-语言评估以及这些障碍对日常生活和生活质量影响的评定）后尽早开始认知功能缺损（语言障碍、记忆、注意力和执行功能缺损以及单侧空间忽视）的康复治疗。语言康复训练是一个由少到多、由易到难、由简单到复杂的过程，训练效果很大程度上取决于患者的配合和参与。因此，训练过程中应根据病情轻重及患者情绪状态，循序渐进地进行训练。

（1）告知患者不能言语的原因是因为运动性语言中枢受损，指导其家属、朋友多与患者交流，营造轻松安静的语言交流环境。

（2）鼓励患者大声说话，克服羞怯心理，对于点滴进步及时给予肯定与表扬。

（3）与患者沟通时要有耐心，不催促患者。

（4）选择有效的沟通方式，如手势、卡片、唇语、表情等，努力使患者表达自己的意愿。指导患者缩唇、叩齿、卷舌、鼓腮、吹气、咳嗽等，进行肌群运动训练。

（5）训练发音，让患者指出常用物品的名称或看图说话。

（6）与语言治疗师联系，及时反馈患者的每一点进步，鼓励患者尽可能多开口表达，学习必要的文字书写。

出院时，护士如何对患者进行出院指导？

答：（1）对出院患者做好心理指导　保持心情舒畅，避免情绪激动，保持情绪稳定。

（2）注意劳逸结合　加强语言与肢体功能锻炼，保持充足的睡眠，避免剧烈运动。

（3）用药指导　按时按量遵医嘱服药，不要随意停药或减量，同时向患者介绍口服抗血小板聚集药的注意事项，了解出血的临床表现及体征。

（4）加强营养　给予高蛋白、富含维生素的饮食，饮食宜清淡，多食新鲜水果、蔬菜，少吃维生素 K 含量高的食物如韭菜、菠菜、香菜等。忌烟酒，养成定时排便的习惯。

（5）定时复查　掌握复查时间及自查方法（是否感觉头晕、头痛、手足麻木等）。发生蛛网膜下腔出血时，不宜搬动患者，避免咳嗽、喷嚏和屏气排便等增加胸腔或腹腔压力的动作。应向患者及家属讲明术后 1～3 个月内避免剧烈体育运动。一般认为颅内外血管建立良好的侧支循环需要 6～8 个月，故要定期复查。

（6）术后 6～8 个月避免术侧颞浅动脉受压而影响向颅内供血，告诉患者睡觉时避开手术侧、戴眼镜时去除术侧眼镜腿等。告知患者及家属因颅外血管移向颅内可能会影响同侧头皮供血而影响术后头皮生长。特别告知家属要严防头部外伤，防止引起颅内血管受伤、断裂，因供血通路中断，造成脑组织不能供血而造成患者脑卒中、偏瘫甚至昏迷等严重后果。教会患者及家属简单的症状护理和康复锻炼方法，早期进行康复训练能够达到脑功能区的转移或重组，创造损伤神经修复或代偿的条件，使遭到破坏的运动反射在良好的条件刺激下重新建立起来，加强患者的自我护理能力，尽早、最大限度地恢复功能，以恢复工作能力，回归社会。

(7) 随访　告知随访的目的，取得患者及家属的配合。随访目的包括：①识别提示 TIA 或卒中、头痛、运动障碍、癫痫发作和认知障碍的神经系统症状；②监测提示 MMS 的任何非神经系统临床征象；③监测其他血管危险因素（尤其是高血压）并考虑预防因素；④评估每种治疗方法的耐受性和适应证（特别是抗血小板药和抗高血压药）；⑤评估认知和运动功能状态，可考虑物理治疗和康复医学专家会诊；⑥评估心理和医疗社会负担，必要时实施教育和（或）职业适应措施。

【护理查房总结】

烟雾病属于缺血性脑血管病，它是一种慢性进展性的脑血管病，一经临床明确诊断应尽早手术。临床主要通过手术的方法改善局部脑组织的缺血缺氧，恢复血液供应，从而改善患者的神经功能及临床症状，提高生存质量。围术期护理质量的好坏直接关系着手术效果。术前应密切观察病情变化，积极给予抗脑血管痉挛药物治疗，改善脑微循环；同时应加强心理护理和健康宣教，有助于手术的顺利进行和术后的康复。术后应及早发现和预防并发症，做好心理护理、维持血压、血糖平稳、注意血气电解质情况；防止切口部位压迫、足量饮水和早期离床活动是患者得以康复的保证，也能尽可能避免不可逆的神经功能损害。此外，我们还应重点做好以下工作。

(1) 密切监测患者生命体征、神志、瞳孔、肢体活动、语言功能及认知情况。保持血压平稳，患者如出现头痛、头晕呕吐、一侧肢体活动障碍、瞳孔不等大、呼吸深慢、心率缓慢、血压持续升高等症状，应立即通知医生急诊 CT，做好再次手术的准备。

(2) 落实安全护理及生活护理　加强右侧肢体锻炼，防止压力性损伤、坠床、泌尿系感染、肢体挛缩畸形等并发症发生。

（3）关注患者生存质量　为患者建立随访档案，通过电话、QQ等定期随访，加强双向联系，尽可能详细了解患者恢复情况以及存在的问题，做好健康指导，指导进行康复运动，促进患者身心康复，提高生活质量。

（唐云红）

查房笔记

病例6 • 颈动脉狭窄

【病历汇报】

病情 患者，男性，65岁，因言语不清、肢体乏力2个月入院。患者于2016年11月中旬无明显诱因出现言语不清及左侧肢体乏力，在当地医院治疗（具体经过不详），病情好转出院。12月初无明显诱因出现失语，2h后自行恢复。12月中旬无明显诱因出现四肢乏力，未予特殊处理，自行缓解。12月底因言语不清再次入当地医院治疗（具体经过不详），症状消失。当地医院行头部CTA示“颈部血管多发狭窄”，为求进一步治疗，患者入住我科。起病以来，精神、食欲佳，睡眠佳，大小便正常，体重无明显减轻。既往吸烟40余年，每天约10支，否认饮酒史。患者诉高血压病史4年，收缩压最高170mmHg以上，未规律服药。否认冠心病、糖尿病史，否认传染性疾病及家族性疾病史，否认药物及食物过敏史，否认外伤手术史、输血史。

护理体查 T 36.9℃、P 65次/分、R 20次/分、BP 155/95mmHg，空腹血糖4.1mmol/L。发育正常，营养中等，意识清楚，检查合作，自动体位。全身皮肤、巩膜无黄染，浅表淋巴结不肿大。双瞳孔等大等圆、直径2mm大小，对光反射灵敏，眼球运动可，无眼震，无复视。头颅大小及形态正常，无压痛，听诊正常，头皮正常，鼻腔及外耳道无异常分泌物，口角无歪斜，双侧鼻唇沟无变浅，鼓腮示齿可，伸舌居中，咽反射正常。颈软，双肺呼吸音正常、无啰音及哮鸣音，心律齐、心音正常，腹部外形正常，无包块、压痛及反跳痛，肝、脾、胆囊未扪及，肾区无扣击痛，肠鸣音正常，腹部无移动性包块，脊柱、外生殖器正常，浅反射及腱反射正常，四肢活动可，肌力肌张力正常，双侧克氏征、布氏征、巴氏征阴性。

辅助检查 CTA结果提示颈部血管多发狭窄。实验室检查无阳性发现。

入院诊断　颈内动脉狭窄，高血压病。

主要护理问题

（1）活动无耐力。

（2）潜在并发症——脑梗死。

（3）有受伤的危险。

（4）知识缺乏。

（5）焦虑、恐惧。

目前主要的治疗措施　卧床休息，控制血压，密切观察病情，预防意外事件发生。

护士长提问一

什么是颈动脉狭窄？什么是颈动脉粥样硬化？两者有什么关系？

答：颈动脉狭窄是指颈动脉血管内腔管径的缩小，好发于颈总动脉分叉处。颈动脉粥样硬化是一组颈动脉发生粥样硬化改变的非炎性病变，主要病变特征是颈动脉内膜下脂质沉积，并伴有平滑肌细胞和纤维基质成分的增殖，逐步发展形成动脉粥样硬化性斑块。流行病学资料显示，90%的颈动脉狭窄是由动脉粥样硬化所致，其余10%包括纤维肌性发育不良、动脉迂曲、外部压迫、创伤性闭塞、内膜分离、炎性血管病、放射性血管炎及淀粉样变性等。动脉粥样硬化斑块累及颈动脉导致动脉狭窄甚至闭塞而引起脑缺血及卒中症状，是全身性动脉硬化在颈动脉的表现（图3-34）。

什么是脑卒中？

答：各种原因引起的脑血管疾病急性发作，造成脑的供应动脉狭窄或闭塞以及非外伤性的脑实质出血，并引起相应临床症状和体征，称为脑卒中。包括缺血性脑卒中及出血性脑卒中。缺血性脑卒中发病率占脑卒中的60%～70%，多见于60岁以上者。主要原因

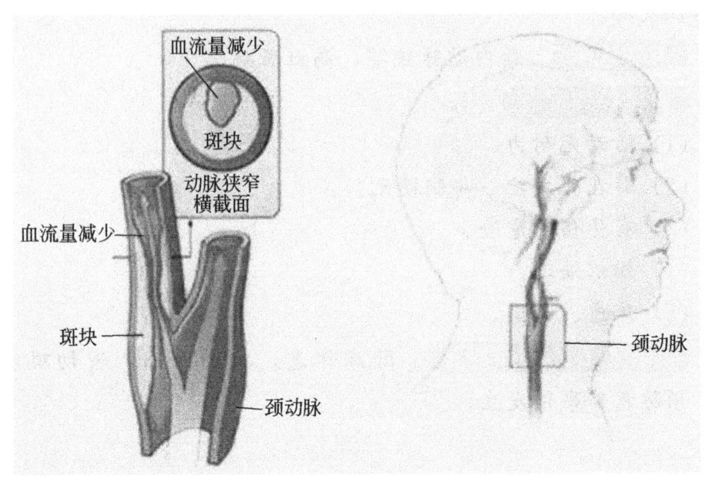

图 3-34　颈动脉狭窄

是在动脉粥样硬化的基础上血栓形成，导致脑的供应动脉狭窄或闭塞，某些使血流缓慢和血压下降的因素使本病的诱因。

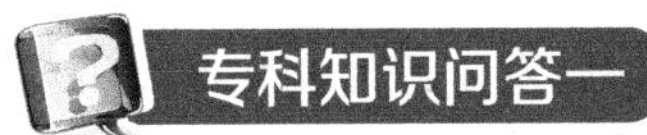

专科知识问答一

颈动脉的解剖位置有何特点？

答：颈总动脉为颈部的动脉主干，左侧起自主动脉弓，右侧起自头臂干，两侧均在胸锁关节的后方进入颈部，沿气管、喉、食管和咽的外侧上行，在平甲状腺软骨上缘处分为颈内动脉和颈外动脉。颈外动脉的分支有甲状腺上动脉、舌动脉、面动脉、颞浅动脉、上颌动脉。颈内动脉由颈总动脉发出后，垂直上行至颅底，穿颈动脉管入颅腔，分支分布于脑和视器（图 3-35）。

颈动脉狭窄程度如何分级？

答：目前评价颈动脉狭窄程度的方法主要有两种，欧洲颈动脉外科试验法（ECST）和北美症状性颈动脉内膜剥脱试验法(NASCET)。两者采用相同的狭窄分度方法，根据血管造影图像

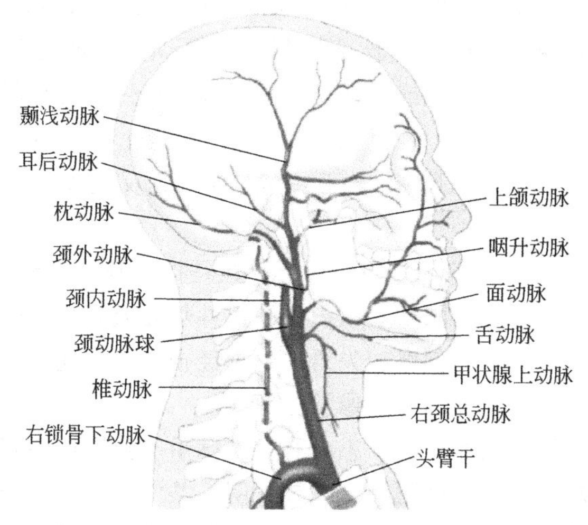

图 3-35 颈动脉解剖

将颈内动脉的狭窄程度分为四级。①轻度狭窄：动脉内径缩小<30%。②中度狭窄：动脉内径缩小 30%～69%。③重度狭窄：动脉内径缩小 70%～99%。④完全闭塞：闭塞前状态 NASCET 测量狭窄度>99%。

有哪些危险因素与颈动脉狭窄发病有关？

答：（1）高血压　与血压正常者相比较，有高血压的人比正常血压者发生卒中的风险高 4 倍，无论是收缩压还是舒张压的降低都会使患病危险性明显而快速降低。

（2）糖尿病　糖尿病不仅可以增加颈动脉狭窄和脑卒中的危险，而且增加继发于脑卒中的病死率。

（3）高脂血症　高脂血症与动脉粥样硬化息息相关，增加了患冠心病、心肌梗死和其他心血管病的风险。

（4）吸烟　病变严重程度和吸烟量呈正相关。

颈动脉狭窄常见的临床症状有哪些？

答：大部分早期颈动脉狭窄患者没有临床症状。有症状性颈动脉狭窄表现如下。

（1）短暂性脑缺血发作（transient ischemic attacks，TIA）是颅内血管病变引起的一过性或短暂性、局灶性脑或视网膜功能障碍，例如一侧肢体感觉或运动功能短暂障碍，一过性单眼失明或单眼黑曚、失语、头晕、肢体无力和意识丧失等，临床症状一般持续10～15min，通常＜1h，最长不超过24h，可反复发作，无脑梗死迹象，能完全消退。

（2）缺血性脑卒中　又称脑梗死，是指因脑部血液循环障碍，缺血、缺氧所致的局限性脑组织的缺血性坏死或软化。临床上出现一侧肢体感觉障碍、偏瘫、失语、脑神经损伤，昏迷等相应的神经功能缺失症状、体征和和影像学特征。

（3）其他脑缺血症状　患者有颈动脉重度狭窄或闭塞时可以表现为思维模糊、体位性眩晕、双眼失明、共济失调、头晕、眩晕等症状。脑动脉灌注不足往往在突然从卧位改成坐位或坐位改成立位时发生。

诊断颈动脉狭窄的辅助检查有哪些？

答：（1）数字减影血管造影（DSA）目前仍是诊断颈动脉狭窄的“金标准”（图3-36）。

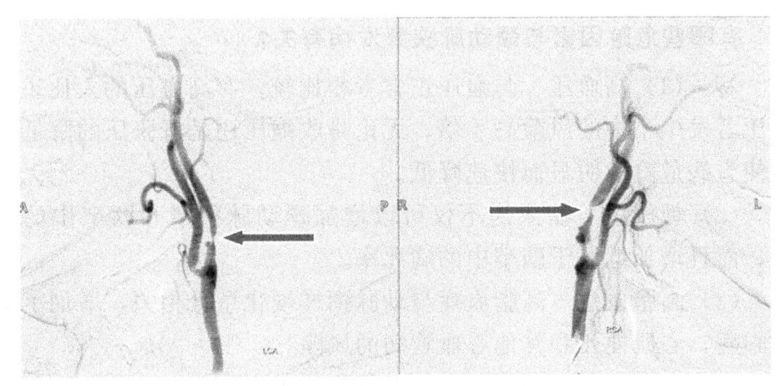

图3-36　DSA示颈动脉重度狭窄

（2）彩色双功能超声　作为无创检测手段，通过多普勒血流测定和B超实时成像检测颈动脉斑块的狭窄程度和形态学特征，具有安全、简便和费用低等特点。

（3）CT 血管造影（CTA）和磁共振血管造影（MRA）借助特殊的计算机软件对目标血管进行三维重建和成像，提供颈动脉狭窄病变的解剖学和形态学信息，亦可通过颅内脑动脉系统显像了解颅内血管和脑实质病变，在临床上可部分替代 DSA 检查。

颈动脉狭窄有哪些治疗方法？

答：颈动脉狭窄的治疗包括药物为主的内科治疗和颈动脉内膜剥脱术（CEA）或颈动脉支架成形术（CAS）的外科治疗。2014 年的国际指南已明确药物治疗方案主要有三个层面：抗血小板治疗、他汀类降脂药治疗和危险因素控制。

如果你是该患者的责任护士，应如何进行术前护理？

答：（1）心理护理　颈动脉狭窄导致脑供血不足，该患者发病时出现过肢体轻瘫和短暂失语，这些症状的发生会给患者带来恐惧、焦虑的心理，可能引起烦躁、失眠、食欲减退等情况。医务人员要与患者多沟通交流，告知疾病的一些相关知识，耐心讲解手术的意义、手术过程等，减轻患者的担忧，使患者积极主动地配合手术。

（2）详细了解患者的年龄、跌倒史、自理能力，该患者有过肢体乏力等短暂脑缺血的表现，责任护士进行跌倒危险因素的评估，对家属及患者进行防跌倒宣教，签相关告知书。对患者要加强巡视，提高防护，正确使用床栏等护具，外出检查时专人看护。

（3）遵医嘱每日测量血压 4～6 次，观察并记录基础血压的变动情况，作为术后控制血压的数据基础，指导患者遵医嘱服用抗高血压药控制血压。

（4）遵医嘱予以抗血小板聚集药物，并监测血压黏稠度、出凝血时间，能有效地预防术后脑血栓的发生。

（5）指导患者注意保暖，避免感冒；进行深呼吸锻炼，改善呼吸功能，练习床上大小便。

（6）加强营养，给予低脂、低胆固醇饮食，多吃水果、蔬菜等高纤维素食物，提高机体免疫力，保持大便通畅。

(7) 告知患者戒烟，烟碱和尼古丁可引起血管痉挛，加重脑缺血的症状，戒烟可降低脑卒中发生的危险。

(8) 完善各项检查，包括各种血液检查、大小便常规、胸部X线片、心电图、彩超、CTA、TCD定位等。

【病情进展】

该患者完善术前相关检查、检验，无明显手术禁忌证，在全麻下行左侧颈动脉内膜剥脱术，术中见颈动脉内大量斑块有溃疡、钙化，予以剥离后取大隐静脉纵行剪开后扩大缝合颈动脉，手术顺利，术中未输血。术后经PACU醒麻醉后返回病房，患者瞳孔等大等圆、约2mm，对光反射迟钝，生命体征平稳，留置导尿管，留置颈部伤口引流管，医嘱予以抗感染、控制血压、抗血小板、对症治疗及营养支持治疗。

护士长提问二

如何进行患者术后血压管理？

答：该患者颈动脉重度狭窄，一侧大脑半球长期处于低灌注状态，脑内小动脉可极度扩张，使脑血管自主调节功能降低；另外颈动脉内膜剥脱术可能导致颈动脉压力感受器受损，使患者血压波动较大。患者目标血压值应低于术前基础血压的10%，或患者术中根据TCD变化时相应血压调整值指导术后血压的管理，必要时应使用药物维持血压，根据血压高低随时调节药物泵入速度，降压过程要平缓，避免血压忽高忽低，必要时加用口服抗高血压药物。对于术后伤口疼痛、情绪紧张、大小便不畅等引起血压升高的因素及时处理。

使用抗血小板药物过程中有什么注意事项？

答：(1) 注射药物时有别于常规注射方法，注射结束停留

10s，按压时间 6min，按压深度 1cm；口服药物做好药物宣教，严格遵医嘱服药，不漏服不多服。

（2）注意观察患者局部伤口和全身有无出血倾向，比如针眼、牙龈、皮肤、黏膜、鼻腔等处有无异常出血，观察大小便颜色，女性患者警惕月经量是否有增多，严重者有颅内出血的表现。

（3）偶有药物过敏反应，如寒战、发热、荨麻疹、哮喘等，发现后遵医嘱停药。

（4）定期检查凝血系列及肝肾功能，监测患者出凝血时间。

该患者术后颈部伤口应如何护理？

答：由于患者术后需常规服用阿司匹林等药物，会加大血肿发生的概率。术后早期颈部制动，更换体位时动作幅度不可过大，嘱患者不能用力咳嗽、打喷嚏等，以免增加颈部的压力诱发出血，并床边备好气管切开包，以防窒息的发生。严密观察伤口敷料有无渗血，伤口有无红肿、渗液，保持伤口敷料干燥整洁，切忌抓挠伤口，避免伤口感染。注意颈部皮下引流管的颜色、性质和引流量，引流管切勿打折、扭曲，伤口周围有无局部肿胀和包块形成，注重患者主诉，询问患者有无疼痛、呼吸困难、说话含糊等气管压迫症状，警惕皮下血肿形成，如有异常，应立即汇报医生，及时探查伤口。一般术后 24～48h 拔除伤口引流管。

专科知识问答二

什么是颈动脉内膜剥脱术？进行该手术的绝对指征有哪些？

答：（1）定义　颈动脉内膜切除术是切除增厚的颈动脉内膜粥样硬化斑块，以预防由于斑块脱落引起的脑卒中。

（2）绝对指征　有症状性颈动脉狭窄，且无创检查颈动脉狭窄度≥70%或血管造影发现狭窄超过 50%。

颈内动脉剥脱术后潜在并发症有哪些？

答：潜在并发症有脑卒中、脑神经损伤、脑过度灌注综合征、颈部血肿和喉头水肿、血栓形成和再狭窄。

患者术后首优的护理问题是什么？应如何护理？

答：(1) 首优的护理问题　脑卒中，有出血性卒中和缺血性卒中。

(2) 护理措施：

① 术后严密观察患者的神志、瞳孔、肌力、肢体活动情况、精神状态、有无狂躁、语言障碍等，及时行头颅 CT 检查，明确判断，尽早采取有效的措施。

② 重点监测血压并维持血压的稳定，遵医嘱严格地进行个体化血压管理。

③ 遵医嘱给予抗凝治疗、抗血小板等药物来减少脑卒中风险。

④ 注意观察患者伤口及全身是否有出血倾向，并教会患者及家属自我观察。

⑤ 在患者病情稳定的前提下，提倡早期下床活动，但早期活动幅度不宜太大，避免用力，以患者不觉劳累为宜，防止颅内压突然增高。

⑥ 饮食清淡、易消化，少食多餐，防呛咳。保持大小便通畅。

什么是脑过度灌注综合征？为什么会发生脑过度灌注综合征？其临床表现有哪些？

答：(1) 脑过度灌注综合征是颈动脉内膜切除术后少见但病死率高的并发症，一般多发生于重度狭窄、长期低灌注的患者。

(2) 在颈动脉内膜切除术中，术侧的颈内动脉被开放，血流突然增加，血流速度增快，部分患者可通过脑血管自主调节机制，颅内的小动脉收缩，术侧血流速度在一定时间内恢复正常，但是有部分颈动脉狭窄的患者，由于大脑半球长期处于低灌注，脑血管自主调节机制受损，血流速度无法恢复，反而持续升高，导致一侧大脑半球处于高灌注状态，颅内压增高，患者持续剧烈头痛，血压持续升高，这样的状态反过来又加重脑组织高灌注，于是形成恶性循环，最终导致脑出血。

（3）临床表现包括额颞部、眼眶周围的搏动性头痛，眼面部的疼痛，恶心、呕吐、意识障碍，认知障碍和患侧神经功能损害等。

预防术后脑过度灌注综合征的关键是什么？

答：控制血压是关键。脑过度灌注综合征的观察及护理要点在于积极预防和及时发现并进行救治，有效监测并控制血压，严密观察患者意识、生命体征和四肢肌力变化情况，加强与患者的交流沟通，听取患者主诉，对出现的症状高度重视，保持警觉，如出现异常情况应立即通知上级医师紧急处理。

术后为什么会出现脑神经损伤的表现？是永久性损伤吗？

答：本病例患者未出现脑神经损伤的表现，但这也是术后可能出现的潜在并发症，我们应了解并积极观察。颈动脉周围神经丰富，脑神经的损伤可能与手术牵拉水肿有关，包括舌下神经、喉上神经和迷走神经损伤等，术后可指导患者说话及饮水，观察有无呛咳及声音嘶哑，进而判断有无喉上神经及喉返神经损伤，观察患者有无伸舌困难、唇沟变浅等面神经、舌下神经损伤的表现，如有上述症状应及早处理。这类症状多为暂时性，一般在术后1～2周好转，个别患者可能延续到术后6个月，永久性损伤相对少见。皮神经损伤一般很难避免，术后患者出现下颌周围或耳后麻木，但不会造成其他影响，一般在术后6个月左右会有不同程度改善。患者及家属对于突发症状会产生紧张情绪，医护人员应注重患者主诉，做好解释及教育。

针对该患者，责任护士需做哪些出院指导？

答：（1）该患者有高血压病史，出院后监测血压，将其严格控制在合理范围内。

（2）饮食以高蛋白、低盐、低胆固醇、低脂肪、易消化食物为主，少食多餐，不要食用过酸、过辣等刺激性食物和油腻性食物。

（3）指导患者遵医嘱用药，告知患者服用抗血小板聚集、抗凝药、降脂药物、抗高血压药的重要性，养成按时按量用药的习惯，增强依从性，避免随意加量、减量、停药现象的发生，并且鼓励患者家属参与患者的用药监督。

(4) 保持起居规律，睡眠充足，情绪稳定。

(5) 坚持戒烟，避免剧烈运动，禁饮浓茶或咖啡等刺激性饮料。

(6) 告诫患者出院后定时复查凝血功能以便调整药物剂量，指导患者自我检查有无皮肤出血点或瘀斑、牙龈出血、血便和血尿等出血倾向，术后 2～3 个月复查颈部血管多普勒彩超（图 3-37)。

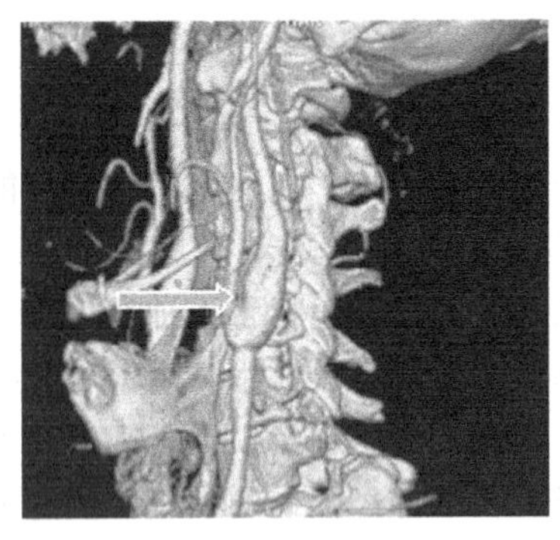

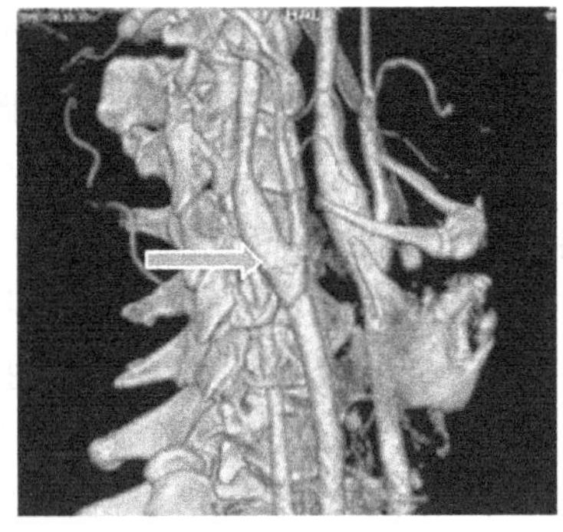

图 3-37 患者术后动脉狭窄消失，血供恢复

(7) 指导患者若出现任何异常症状，比如伤口红肿痛、头晕头痛、原有症状加重等，及时去医院就诊。

【护理查房总结】

据悉，我国每年新发脑卒中 250 万人以上，病死率高达 40%～60%。40 岁以上近 1000 余万人发生过缺血性脑卒中，其中 600 万是由于颈动脉硬化、狭窄所致。重度颈动脉狭窄患者，即使采用积极的药物治疗，2 年内脑缺血事件发生率也高达 26%以上，而严重的脑缺血、脑梗死可导致患者残疾甚至死亡。因此，颈动脉狭窄已经成为现代社会危害人民健康的“杀手”，

在临床护理过程中，我们要做到以下几点。

(1) 密切观察病情，及早发现并发症前兆，尽早处理。

（2）围术期抗血小板聚集药、抗凝血药的使用应严格遵医嘱进行，做好药物宣教，密切观察有无出血现象。

（3）做好健康教育，讲解疾病相关危险因素，颈动脉狭窄防更重于治，提倡合理饮食，适当运动，积极治疗相关疾病，如高血压、糖尿病、高脂血症等，对于发生过脑缺血的个体进行早期诊断，早期治疗，预防脑卒中复发。

（刘 佩 陶子荣）

查房笔记

第四章 脊柱脊髓疾病

病例1 • 椎管肿瘤

【病历汇报】

病情 患者，女性，55岁，因颈部疼痛1年余，四肢麻木乏力1个月，大小便障碍20天入院。患者自诉近1年来颈部反复疼痛，疼痛呈阵发性针刺样，夜间发作，持续数分钟后缓解，与体位无关。1个月前开始出现双上肢乏力、麻木、冰凉感，呈阵发性，偶感双下肢麻木及乏力，在当地医院输液治疗后症状无改善。20天前患者自觉双下肢乏力感加重，不能行走，伴大便秘结及排尿困难。起病以来患者精神、食欲可，睡眠障碍，体重明显减轻。否认肝炎、结核、梅毒等传染病，无高血压、冠心病、糖尿病等慢性病史；无重大外伤、输血史及长期用药史，无药物及食物过敏史，预防接种史不详。

护理体查 T 37.2℃，P 88次/分，R 18次/分，BP 126/60mmHg，MEWS评分=1分，意识清楚，瞳孔等大等圆、约2mm大小，对光反射灵敏。被动体位，检查合作，记忆力、智力可，脑神经检查未见异常，胸椎轻度右侧凸畸形，上端胸椎至腰椎段压痛、叩击痛，T_4平面以下深、浅感觉明显减退，双膝关节以下痛、温、触觉消失，深感觉消失。双下肢肌张力高、肌力3级，双上肢肌力肌张力正常，腹壁反射（—），肛门括约肌无收缩，双侧踝、膝反射（—）。

辅助检查 MRI示“颈2～颈4脊髓外硬膜下占位病变”（图4-1）。胸部X线片、心电图、三大常规、肝肾功能、凝血时间检查正常。

入院诊断 颈2～颈4脊髓外硬膜下脊膜瘤。

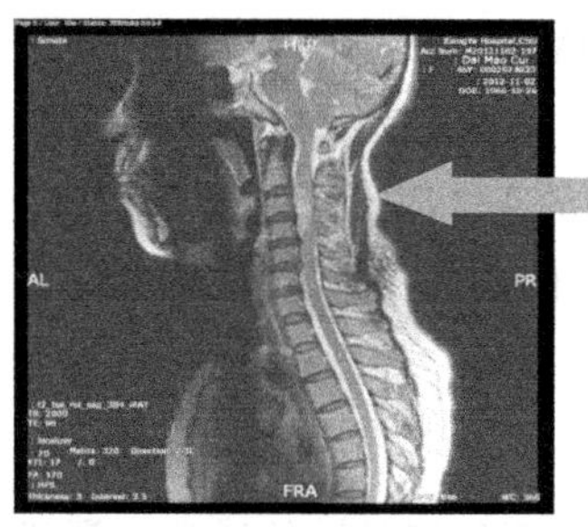

(a) T1W 增强见肿瘤明显均一强化，并有硬膜尾征

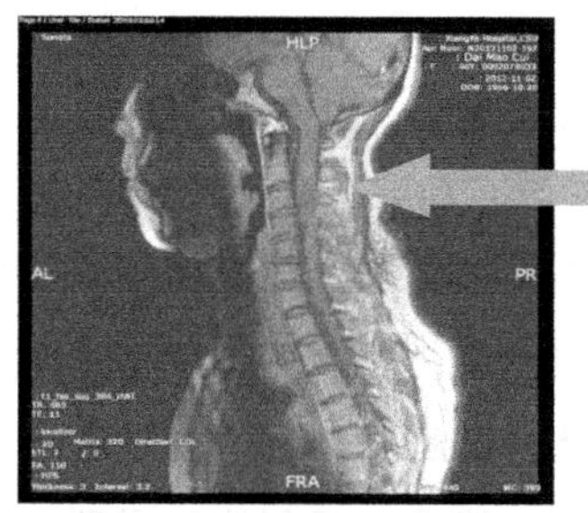

(b) T1W 显示颈 2～4 颈腹外侧等信号肿瘤，脊髓受压向右偏

图 4-1　脊膜瘤 MRI 表现

主要护理问题

（1）舒适的改变——疼痛。

（2）大小便障碍。

（3）睡眠障碍。

（4）有皮肤完整性受损的危险。

（5）自理缺陷。

（6）知识缺乏。

目前主要的治疗措施　积极完善手术前的各项检查；密切观察患者的生命体征及意识、瞳孔变化；注意患者的四肢活动情况及大小便情况；对症支持治疗。

护士长提问一

如何进行肌力、肌张力分级？

答：（1）肌力分为 6 级：0 级完全瘫痪；1 级肌肉只有轻微收缩，但不能产生运动；2 级肢体能水平移动，但不能抵抗重力；3 级肢体可抬离床面，但不能抵抗阻力；4 级肢体能做抗阻力动作但力量弱；5 级正常肌力。

(2) 被动活动（PROM）时肌张力分级标准如下。

1级：肌张力轻度增高，在PROM的后1/4时候，即肌肉处于最长位置时出现阻力。

2级：肌张力中度增高在PROM的1/2时出现阻力。

3级：肌张力重度增高在PROM的前1/4时，即肌肉处于最短位置时出现阻力。

什么是浅感觉？什么是深感觉？

答：浅感觉是指皮肤黏膜对温度、疼痛和触摸的感觉。深感觉是指肌肉、肌腱、韧带、关节和骨骼的运动觉、位置觉、震动觉和深部组织的痛觉，又称本体感觉。

该患者术前备皮准备范围需多大？

答：上至枕骨粗隆，下至肩胛下角，侧面至颈及两肩。

专科知识问答一

什么是椎管肿瘤？根据肿瘤与硬脊膜、脊髓的关系，椎管肿瘤可以分为几类？

答：(1) 发生于脊髓本身及椎管内与脊髓邻近的组织，如脊神经根、硬脊膜、脂肪组织、血管、先天性残留组织等的原发性肿瘤或转移性肿瘤总称为椎管肿瘤，又称脊髓肿瘤。

(2) 根据肿瘤与硬脊膜、脊髓的关系，它可以分为3类，见图4-2。

① 硬脊膜外肿瘤：肿瘤发生于硬脊膜外，包括神经鞘瘤、脊膜瘤、血管瘤、皮样及上皮样囊肿、脂肪瘤及转移瘤等类型。

② 髓外硬脊膜下肿瘤：肿瘤发生于硬脊膜下，包括神经鞘瘤及脊膜瘤，是椎管肿瘤的主要类型，占椎管肿瘤的65%～70%。

③ 髓内肿瘤：肿瘤发生于脊髓内，呈浸润性生长，边界不清。主要是室管膜瘤、星形细胞瘤及胶质母细胞瘤。

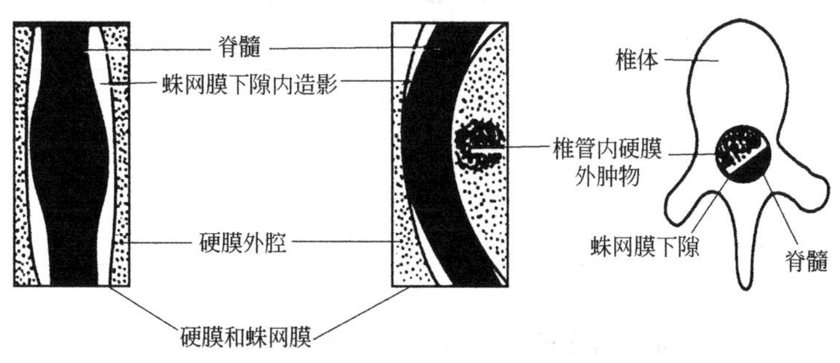

图 4-2 肿瘤与硬脊膜、脊髓关系

椎管髓内肿瘤与髓外肿瘤有什么区别？

答：脊髓内肿瘤与脊髓外肿瘤主要表现为症状和体征的发展顺序不同。脊髓内肿瘤是自上而下出现症状和体征的变化且少有神经根性疼痛，而脊髓外肿瘤是自下而上发展且多有神经根性疼痛。

该患者为什么诊断为脊髓硬脊膜下脊膜瘤？

答：(1) 临床表现

① 神经根性疼痛。疼痛呈阵发性针刺样，出现特征性“夜间疼痛”。

② 感觉障碍。四肢麻木，双上肢冰凉感。

③ 运动障碍。四肢乏力，双下肢肌张力高、肌力 3 级，双上肢肌力 4 级肌张力正常。

④ 自主神经功能障碍。主要为大、小便功能障碍，表现为排尿困难，大便秘结。

(2) MRI 表现支持诊断。

肢体的运动功能与脊髓节段的定位是怎样的关系？

答：医师在诊断椎管肿瘤患者时，常需检查患者的肌力及肌张力情况，并以此来判断患者的肢体运动功能与脊髓节段的定位关系（表 4-1）。

表 4-1 肢体运动功能与脊髓节段的定位关系

脊髓病变节段	运动功能障碍的表现
颈髓节段	四肢瘫痪,平面以下硬瘫
胸髓节段	截瘫,平面以下硬瘫
胸、腰段	大腿软瘫,足踝部硬瘫
脊髓圆锥以下	软瘫

各节段脊髓肿瘤的主要症状及体征有哪些特征?

答:肿瘤所在的平面由于神经根和脊髓受压使反射弧中断而发生反射减弱或消失。肿瘤所在节段以下深反射亢进、浅反射消失,并出现病理征。使各节段的脊髓肿瘤出现特征性的症状和体征如下。

(1) 颈髓 C_1～C_4 肿瘤　颈、肩、枕部放射性疼痛,四肢呈不全性痉挛瘫痪,肿瘤平面以下深、浅感觉丧失,大小便障碍。颈 C4 肿瘤时,可出现膈神经麻痹,出现呼吸困难或呃逆。

(2) 颈膨大 (C_5～T_1) 肿瘤　双上肢呈松弛性瘫痪 (软瘫),双下肢痉挛性瘫痪 (硬瘫) 同侧瞳孔及眼裂缩小,眼睑下垂,眼球轻度凹陷 (霍纳症)。大小便障碍。

(3) 胸段肿瘤　胸、腹、背部疼痛和束带感,肿瘤平面以下深、浅感觉障碍,双下肢硬瘫,腹壁及提睾反射消失。

(4) 腰上段 (L_1～L_2) 肿瘤　膝、踝、足趾为痉挛性瘫痪。神经根性疼痛分布范围为腹股沟、臀外部、会阴或大腿内侧。下肢锥体束征阳性,膝反射亢进,提睾反射消失。

(5) 腰下段 (L_3～L_5、S_1～S_2) 肿瘤　神经根性疼痛分布于大腿前外侧或小腿外侧,下肢感觉障碍。膝踝关节运动障碍。提睾反射正常。膝反射及踝反射消失。大小便失禁或潴留。

(6) 圆锥部 (S3～S5) 肿瘤　膀胱直肠功能障碍,大小便失禁,性功能减退或消失。

(7) 马尾肿瘤　腰骶部疼痛或坐骨神经痛,膝、踝反射消失,肛门反射消失。可有下肢的下运动神经元性瘫痪,括约肌功能障碍出现较晚，足底可有营养性溃疡。

如果你是责任护士，手术前应如何护理患者？

答：（1）病情观察　严密观察患者的生命体征及意识、瞳孔的改变及肢体运动、感觉功能、大小便情况，出现异常情况及时报告医师处理。

（2）做好饮食指导　饮食上主要以高蛋白、高维生素、高脂肪、高热量食物为主，如瘦肉、牛奶、鸡蛋、鸡汤、鲜鱼、青菜、水果等。手术前1～2天进流质或少渣饮食，以减少粪便的形成，如面条、馄饨、饺子、麦片、芝麻糊、豆浆等，可少食多餐，以保证营养的供给。

（3）排空大便　3天以上未解大便者，使用缓泻药、开塞露塞肛或果导片口服，效果不佳时可用番泻叶泡水喝。严重便秘者需清洁灌肠，若大便已经形成结石，可进行人工排便，以减轻术后便秘。

（4）做好心理调适　鼓励患者手术前向医务人员详细了解自身疾病的相关知识，多与身边同病种手术效果好的病友进行交流，不断为自己鼓劲加油，增强手术的安全感，同时充分信任自己的主管医师和责任护士，保持乐观的情绪，积极配合医疗、护理。

（5）做好手术前的宣教及准备　包括各种检查知识的宣教及手术前宣教。

（6）症状护理

① 疼痛护理：向患者详细解释引起疼痛的原因，协助患者采取舒适的体位。评估患者疼痛的程度，及时将评估的结果报告医师，根据医嘱予以止痛药对症治疗（避免使用哌替啶，防止患者呼吸抑制）。观察患者用药后的效果及不良反应并做好患者的心理安抚。

② 排尿异常护理：观察患者膀胱充盈度，评估患者排尿异常的程度，采取措施促进患者排尿，必要时留置尿管。保持尿管引流通畅，观察尿液的颜色及性质、量。嘱患者多饮水，保持会阴部清洁，防止泌尿系统感染。

③ 睡眠障碍护理：保持病室环境安静，减少病房陪护人员，以改善患者的睡眠环境。睡前温水泡脚30min，睡前尽量排空大小便。疼痛时及时应用止痛药物，必要时睡前加服舒乐安定。

④ 肢体活动障碍护理：观察评估患者四肢的肌力及肌张力情况，注意双下肢摆放于功能位置。加强基础护理，定时翻身防止压疮发生。每天被动活动患者四肢2～3次，38～40℃温水泡脚促进患者感觉恢复，防止烫伤患者。患者病床加护栏，防止患者意外坠床。责任护士完成患者的生活护理，做好患者的心理护理及健康宣教。

【病情进展】

患者于入院后第二天在全麻插管下行椎管探查肿瘤切除术，取后枕外隆凸下至C_5棘突间直切口，术中全部切除肿瘤，术后留置导尿管。查患者意识清楚，双侧瞳孔等大等圆，对光反射灵敏，双上肢肌力约4级，双下肢肌力3～4级，肌张力稍高，深感觉、痛觉存在。呼吸32次/分，血氧饱和度为86%～97%，随机血糖11.3mmol/L，咳嗽无力。医嘱：急行气管切开术，呼吸机辅助呼吸，胃管鼻饲，颈托固定，术后予以抗炎、止血、保护胃黏膜、化痰、营养神经、甲泼尼龙冲击疗法消除术后水肿。

护士长提问二

该患者手术后主要护理问题有哪些？

答：清理呼吸道无效、营养失调（低于机体需要量）、自理缺陷、预感性悲哀、躯体移动障碍、有皮肤完整性受损的危险。

术后如何护理该患者？

答：(1) 卧硬板床　四人过床搬动时要保持患者的头部、颈部、躯干部在同一水平位，注意颈部不能过伸或过屈，以免加重脊髓损伤。给予盐袋或颈围固定颈部，达到制动作用。

（2）病情观察

① 严密观察意识、瞳孔及生命体征变化。术后予以吸氧、心电监测观察患者意识、瞳孔的对光反射等情况，做好相应护理。由于脊髓减压术后可导致延髓功能障碍出现中枢性呼吸衰竭，需特别注意呼吸情况，如有异常立即通知医师采取措施。

② 观察患者的感觉情况。因脊髓水肿或血肿形成可使感觉障碍平面上升，术后48h内应严密观察原有症状及感觉变化。为患者做屈膝、屈肘等运动，仔细观察指（趾）的感觉活动，与术前比较神经功能恢复状况。

③ 注意患者的肢体运动功能。观察患者各肢体能否做随意运动，采用0～5级的六级分级法评估肌力，让患者肢体放松、不用力，将其肢体在肘部及膝部做被动运动，正常情况下可感受到一定的阻力，如阻力缩小或消失说明肌张力下降，若阻力增高则说明肌张力增高。

④ 脊髓定位体征的观察。高颈段、胸髓手术麻醉清醒后观察四肢活动情况，注意呼吸变化，术后可能会出现颈交感神经节损伤症（霍纳综合征）、患侧瞳孔缩小，眼睑下垂，眼球凹陷一般不需要处理。同时要观察下肢活动情况，术后是否出现腹胀，排泄困难。若四肢活动度减退，应考虑脊髓出血或水肿，应立即通知医师采取紧急措施。

（3）观察伤口情况　保持伤口敷料清洁干燥，如发现敷料渗血多时应通知医师及时换药，有脑脊液漏需重新缝合切口。

（4）注意电解质情况　由于患者手术时间较长，手术中失血、失液量大，术后要定期采血检测患者血液生化，了解并纠正水、电解质失衡。

（5）观察患者大小便情况　了解患者能否自行排大小便，留置尿管时保持尿道口清洁，防止尿路感染，便秘时予以缓泻药塞肛，大小便失禁时，保持肛周围皮肤清洁干燥，可用烧伤湿润膏、金霉素软膏、鞣酸涂抹赛肤润以保护皮肤。

（6）镇痛　正确使用止痛药，适时为患者进行止痛治疗，但应避免使用哌替啶类的止痛药，防止在用药过程中导致患者呼吸麻痹。

（7）饮食护理　全麻术后6h可饮水，患者无恶心、呕吐，且肛门排气后能鼻饲少量流质。不要空腹鼻饲牛奶以免胀气、腹痛。应鼻饲高蛋白、高维生素、高热量流质，如鱼类、肉类等，以增强机体抵抗力，促进患者尽早康复。

（8）轴线翻身　为保持患者脊柱的稳定性，防止脊椎错位或脱位，手术后特别注意轴线翻身，确保头部、颈部、肩部、躯干、下肢呈一条直线。具体做法是：由2名护士操作，其中一人一手扶头部，另一手扶肩部，另一人一手扶背部，另一手扶臀部，2人双手处于一条直线，同时用力轴式翻身。每2h为患者翻身一次，翻身时需注意卧位舒适，经常询问患者的感觉，多与患者进行交流。

该患者在使用甲泼尼龙冲击疗法时应注意什么？

答：该患者手术后使用甲泼尼龙冲击疗法主要作用是减轻手术后脊髓周围的水肿及炎症性反应。使用时应注意：①甲泼尼龙可抑制免疫功能，进而降低患者的免疫力，从而增加患者意外感染的风险；②使用甲泼尼龙可使血糖升高、血压升高、血钾降低因此要定时监测血糖、血钾指标；③甲泼尼龙可抑制蛋白质合成，延缓伤口愈合，术后应给予足量蛋白质的摄入；④要注意观察患者的意识及精神状态，注意观察患者有无消化性溃疡的表现。

患者术后应激性血糖升高，对病情有何影响？该患者目标血糖应控制在什么范围？

答：外科手术后血糖的管理至关重要。围术期血糖异常可导致切口愈合不良，增加术后感染机会，延长患者住院时间；还可增加心脑血管并发症及手术后病死率，影响患者远期预后。外科手术患者采用适当宽松的血糖控制目标，该患者空腹/餐前血糖控制在8～10mmol/L，餐后/随机血糖控制在8～12mmol/L即可。

患者血糖高时，如何进行饮食管理？血糖监测每天几次？

答：当患者禁食时，给予静脉补液，每日补充葡萄糖 150～250g，糖与胰岛素的比例为 3～5g：1U 以恒定的速度滴入，定时测血糖，必要时补充脂肪乳、氨基酸，维持能量供给。当患者肠蠕动恢复，留置胃管后，饮食要求在术前健康饮食的基础上，适当增加 10%～20%的蛋白质供给以促进切口愈合及机体恢复。每天监测四次血糖（空腹/餐前＋餐后 2h/随机），若患者血糖持续＞7.8mmol/L 应当持续进行血糖监测。

专科知识问答二

为什么要行气管切开术？患者留置气管导管应如何护理？

答：该患者由于后组脑神经损伤导致咳嗽反射减弱，出现排痰功能异常，患者呼吸快，血氧饱和度低，需行气管切开术。护理时应注意以下几点。

（1）保持呼吸道通畅　及时进行气道湿化，有痰鸣音或出现呼吸异常（胸闷、呼吸困难）及时吸净气道内痰液。

（2）保持气管切开伤口敷料清洁干燥　保持患者口腔清洁，每天清洁口腔至少 2 次。

（3）患者改变体位时，护士为其拍背，促进痰液排出。

（4）患者躁动及不合作时需用约束带固定、合理利用镇静药物以防意外拔管。

（5）指导患者进行呼吸功能的训练，以深呼吸和缩唇式呼吸为主。

（6）观察患者意识情况及呼吸情况，患者能自行咳嗽，意识清楚，呼吸平稳，呼吸道痰量少，试行堵管，观察 1～2 天，直到其呼吸平稳后可拔除气管导管。

该患者术后为什么要留置胃管？应如何护理？

答：该患者由于后组脑神经损伤，已行气管切开。为了保证营养的供给，预防误吸导致窒息，需留置胃管鼻饲流质。护理时应注意：①保持胃管通畅，鼻饲前后要及时冲管；②妥善固定胃管，防止胃管脱出，每次喂食前需确定胃管在胃内；③及时观察有无胃管鼻饲的相关并发症。

该患者术后为什么要戴颈托？戴颈托有哪些注意事项？

答：该患者手术切除椎管内肿瘤的同时也进行了脊椎的椎板切除及椎体的成形术，且椎板切除在 4 个以上，鼓励患者早期进行功能锻炼，手术后 3 个月内颈部应相对限制活动，不宜过伸或过屈。佩戴颈托有制动和保护脊柱的作用，可避免引起椎管移位，造成脊髓功能受损。

佩戴颈托应注意以下几点。

（1）防止患者下颌部、两侧耳郭、头部受压，注意倾听患者主述，有无不适及呼吸困难。严密观察与颈托接触的皮肤情况，一旦发现异常，及时处理。

（2）为患者翻身时，动作应轻，两人协同翻身、动作要协调一致，保持整个脊柱的一致，防止因扭曲造成呼吸停止。

（3）患者下床时应佩戴颈托，禁止头部大弧度的转动，佩戴时间以 2～3 个月为宜。

（4）注意休息，避免中等强度以上的体力活动，保护好颈部，防止颈关节脱位及损伤。

（5）佩戴颈托时要注意保护好颈部伤口，密切观察伤口情况，保持伤口透气，避免刺激伤口，造成伤口感染。

患者术后便秘怎么办？

答：便秘是指排便次数减少、粪便干硬、排便困难并需要用力。以下措施有利于预防或减轻便秘。

（1）增加纤维素含量高的绿色蔬菜及水果（如芹菜、韭菜、南瓜、苦瓜、梨、苹果、大枣、樱桃等），减少高脂肪、高蛋白食物的摄入，但要保证患者每日所必需的热量和蛋白质，同时要多饮水，每天饮水约 2000mL，还可食用一些具有润肠通便作用的食物，如黑芝麻、核桃仁、香蕉、蜂蜜等。

（2）掌握患者的排便时间，尽量在就寝前或清晨排便，保证患者有充足时间排便，以免肠痉挛导致排便更加困难。

（3）可嘱患者每日用手掌部顺时针按摩腹部 20～30min，促进肠蠕动，以利大便排出。

（4）服用缓泻药（如果导片，每次服用 1～2 片，每天服用2～3 次），大便干结时可用开塞露 20mL 塞肛。使用开塞露时，用剪刀平整地剪开圆弧形顶部，挤出少量溶液润滑顶部后将开塞露塞入肛门并将药液剩余全部挤入肛门，嘱患者保持 5～10min 后再排便。如果无效可给予肥皂水低压灌肠或人工掏粪。

（5）每日进行站立练习和肌肉活动也可防止便秘和促进肠蠕动。

什么是尿潴留？患者术后尿潴留怎么办？

答：尿潴留是指膀胱胀满而不能自动排出。发生尿潴留应及时采取措施协助患者排尿，措施如下。

（1）用热毛巾湿敷腹部（注意水温不宜超过 50℃），防止烫伤患者。

（2）用热水（水温 38～40℃为宜）冲洗会阴部，让患者听流水声以诱导其排尿。

（3）用开塞露 1～2 支塞肛刺激排尿反射诱导排尿便。

（4）用按摩法协助排尿　将手置于下腹部膀胱膨隆处，顺时针轻轻按摩 10～20 次，促使腹肌放松。然后一手掌自患者膀胱底部向下推移按压，另一手掌按压内关（掌侧腕横纹上三寸两肌腱之间）、中极（脐旁四寸）两穴位，以促进其排尿。注意用力要均匀，由轻而重，逐渐加大压力，切忌用力过猛，以防损伤膀胱，一般持续 1～3min，尿液即可排出；此时按压不能中断，待尿液排空后再缓缓松手，否则排尿就会中断。如果按压一次后未见尿液排出，不可强力按压，特别注意对年老体弱、高血压的患者及有颅高压表现的患者应慎用此法。

（5）病情允许时，摇高床头或取坐位，或患者下床如厕排尿。

(6) 以上措施均无效，应及时行导尿术。

患者术后应怎样进行肢体功能锻炼？要注意些什么？

答：(1) 肢体功能锻炼

① 重视对瘫痪肢体的感觉刺激　每日2次温水浸泡或擦洗瘫痪肢体，每次20min，在浸泡或擦洗的过程中辅助肢体按摩，以促进血液循环和感觉的恢复。

② 鼓励患者进行双上肢主动运动。

③ 关节被动锻炼　帮助患者行屈肘、伸肘、抬腿、屈膝、关节旋转等运动在做被动活动时关节给予适当按摩，每日2～3次，每次15～20min。

④ 为瘫痪肢体摆放良好的功能位置。

(2) 注意事项

① 行关节被动运动应保证患者无痛苦，不可勉强，应在关节正常活动的范围内活动。

② 进行肢体运动时动作要轻柔、缓慢，力量要均衡。进行训练时要严密观察患者是否出现头晕、面色苍白等直立性低血压的表现。

③ 功能锻炼应在医护人员指导下进行，要根据患者病情的不同阶段制定长期的科学锻炼计划。

作为责任护士，患者出院时应做哪些康复指导？

答：(1) 交代患者出院后注意事项

① 保持平和的心态，增强康复的信心。

② 预防压力性损伤：按时翻身，保持皮肤及床单的清洁平整。对已产生的压力性损伤应积极治疗，对症处理。保护肢体。

③ 感觉麻木或消失的肢体应当心烫伤，瘫痪肢体要保持功能位，预防关节畸形、足下垂等。

④ 保持大小便通畅：留有导尿管时应保持尿道口的清洁，做好留置导尿护理。便秘时可用轻泻药。大便稀薄，刺激肛门周围皮肤时可用金霉素油膏涂擦，保护肛周皮肤。

⑤ 加强肢体功能锻炼：做到主动运动与被动运动相结合。用健肢带动瘫痪肢体活动，促进肢体功能恢复，掌握肢体功能锻炼的方法。

⑥ 加强营养：进食高蛋白、高维生素、高热量的饮食。多食水果、蔬菜，以增加肠蠕动，防止便秘。掌握便秘的处理方法。

⑦ 按时服药：主要是神经细胞营养药和糖皮质激素类药物（如氢化可的松、泼尼松、甲泼尼松等）要严格按照医嘱的时间及剂量服用。糖皮质激素类药物服用过程中不可突然停药，要在医师的指导下减量、停药。

（2）出院后伤口红肿怎么办　椎管内肿瘤切除后，用可吸收的羊肠线进行美容缝合，不用拆线。一般情况下，大多数患者在 2 周内伤口缝线可完全吸收，外露的线头自行脱落。但由于个体差异，有些患者伤口外露的线头迟迟不脱落，出现非炎症的反应，表现为手术伤口红肿、无溢脓，患者不发热，此时不要慌张，正确的做法是到当地医院或诊所请医师拆除线头，然后用络合碘消毒至红肿消退，保持伤口清洁干燥即可。

（3）出院后促进神经细胞功能恢复药要吃多久　该患者术后留有神经功能的损伤，导致运动功能障碍，需服用促进神经细胞功能恢复药（包括尼莫地平片、三磷腺苷二钠、复合维生素 B、复方丹参滴丸等）。因为神经功能的恢复是一个缓慢的过程，服药的周期较长一般为 6～12 个月，髓内病变导致的神经功能损伤，术后服药至少 1 年。

（4）出院后患者出现哪些情况需紧急就医　若患者出现呼吸困难，肢体运动功能、感觉功能、大小便功能障碍短期内迅速加重，或出现剧烈头痛、呕吐、寒战高热、伤口溢脓、脑脊液漏等情况，需紧急就医。

【护理查房总结】

脊髓脊膜瘤是椎管肿瘤的常见类型。通过此次护理查房，让我们对椎管硬脊膜外肿瘤的临床表现、护理、康复知识有了进一步认识，对指导我们今后的护理工作起到了很好的作用。因此，在临床护理过程中，我们应特别注意观察患者的病情变化，及时采取相应的护理措施最大限度地提高患者的生活质量。

（1）预防患者发生呼吸骤停　严密观察患者的呼吸频率、节律、深浅度、对称性，患者一旦出现呼吸骤停应立即予以气管插管或气管切开术，行呼吸机治疗。

（2）防止继发硬膜外血肿　保持合适的体位，适当控制双上肢的活动度，防止硬膜撕裂出现硬膜外血肿。

（3）落实患者的安全护理及生活护理，防止压力性损伤、烫伤、坠床、泌尿系感染、肢体挛缩、双下肢静脉血栓等并发症发生。

（4）做好健康指导，指导患者肢体功能康复训练及大小便功能的康复训练。

（唐运姣）

查房笔记

病例 2 · 脊髓血管疾病

【病历汇报】

病情　患者，男，60 岁，因双下肢感觉进行性减退伴肌力下降半年、排便异常半月平车运送入院。患者半年前无明显诱因出现右侧足背及小腿外侧、左侧脚掌背侧麻木，感觉减退，未予特殊处理，后双下肢麻木进行性加重，由小腿外侧至大腿外侧出现麻木伴有刺痛感，并有穿袜套样感，逐渐出现双下肢乏力。近半月来出现便秘、小便失禁。否认传染性疾病及家族性疾病史，无药物及食物过敏史，近期内无阿司匹林服用史。

护理体查　T 37℃，P 67 次/分，R 20 次/分，BP 112/81mmHg。意识清楚，GCS 15 分。呼吸平稳，双肺呼吸音清，无啰音及哮鸣音，心律齐，心音可无杂音，腹部平软无包块，无压痛及反跳痛，肝、脾未扪及，肾区无叩击痛，肛门、外生殖器无异常，脊柱、四肢无畸形，脊柱各棘突点无压痛及叩击痛。轻瘫试验阴性，双下肢肌力下降，约 4 级，肌张力正常。右侧大腿及小腿肌肉萎缩，无不自主运动。双下肢皮温稍低，划痕试验正常，右侧小腿及大腿外侧感觉过敏，刺痛感，有麻木及袜套包裹感，腹壁反射（+），提睾反射（+），趾反射（+）。肱二头肌反射（++），肱三头肌反射（++），桡骨骨膜反射（++），膝反射未引出，髌阵挛（—），踝阵挛（—）。Hoffmann 征（—），双侧 Babinski 征（—），双侧 Oppenheim（—），双侧 Gordon 征（—），跟膝胫试验不能配合，一字步不能，闭目难立征阳性。

辅助检查　MRI 提示脊髓周围多发流空影，并下端胸髓及圆锥内异常信号灶：血管畸形？DSA 检查提示骶 1 水平椎管内动-静脉瘘并粗大的引流静脉弥漫分布胸腰段椎管内，供血动脉为双侧髂内动脉分支。

入院诊断　脊髓血管畸形。

主要护理问题 便秘、尿失禁、舒适的改变——疼痛、皮肤完整性受损的可能。

目前主要的治疗措施 卧床休息，完善相关检查待手术或血管内栓塞治疗。

护士长提问一

脊髓的解剖位置如何？与脑有哪些关系？

答：脊髓位于椎管内，与脊神经直接联系，是人躯体和内脏功能活动的一个低级中枢。脊髓与脑之间，在形态和功能上有密切的联系，对脑的功能活动有重要的影响和调节作用。

脊髓的大致外形是什么？有哪些脊神经？

答：脊髓位于椎管腔内，其外形呈前后略扁的圆柱状。脊髓的上端在枕骨大孔处与延髓相续，下端逐渐变细呈圆锥形，称脊髓圆锥。成年人圆锥末端可达第一腰椎下缘水平。脊髓全长40～45cm。脊膜是脊髓的被膜，从外向内依次为硬脊膜、蛛网膜和软脊膜。蛛网膜和硬脊膜之间为蛛网膜下腔，脑脊液充满此腔（图4-3）。

脊髓共发出31对脊神经，它是由成对的前根和后根合成。每对脊神经根于脊髓相应的部位称为脊髓节。脊髓共分为31个节段，即颈髓（C）8节、胸髓（T）12节、腰髓（L）5节、骶髓（S）5节、尾髓1节。脊髓的粗细与四肢的发达程度有关，人类有颈膨大和腰膨大（图4-4）。

脊髓与脊椎有哪些关系？有什么临床意义？

答：在脊髓和脊椎的生长发育过程中，脊髓的生长速度比脊椎迟缓，因而脊髓的长度较脊椎短。刚出生的婴儿，脊髓下端至L_3水平，成年人在L_1的下缘水平。在临床上，脊髓和脊椎的对应关系是脊髓病变定位诊断的重要依据脊髓节段与脊椎骨序数的关系如下：颈髓和上胸髓节段比对应的椎骨高1个椎骨；中胸髓较相应的椎骨高2个椎骨；下胸髓较相应的椎骨高3个椎骨；腰髓则位于

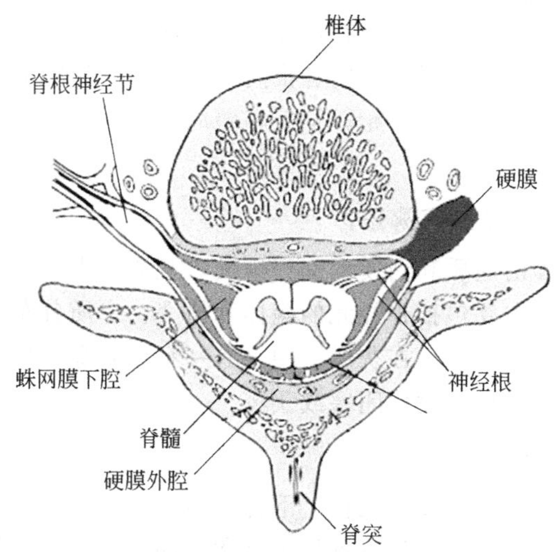

图 4-3 椎管的结构

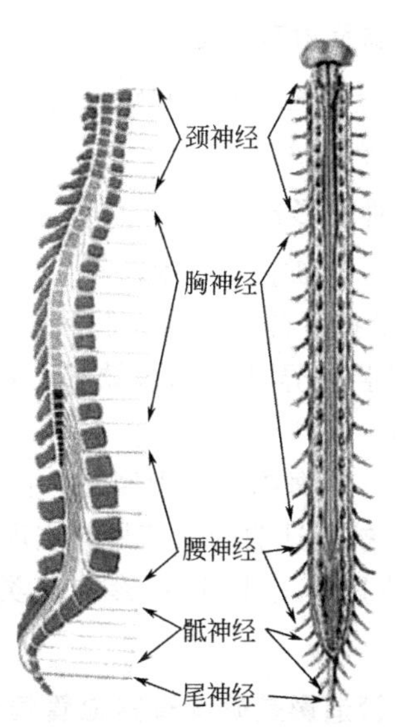

图 4-4 脊髓及其神经

T_{10}～T_{12}；骶髓位于 T_{12}～L_1；L_1 以下的椎管内已无脊髓。脊髓的每一个节段都由前根和后根在椎间孔处合成一条脊神经，之后穿出椎管。由于脊髓短于脊柱，则各椎间孔与相应的脊髓节的距离由上而下逐渐增加，从胸髓开始，神经根要向下斜行一段才能到达相应的椎间孔。

脊髓的内部结构有哪些?

答：脊髓由灰质和白质两部分组成。灰质集中在内部，在横断面上呈蝶形，主要包括神经元的胞体和树突，白质分布在灰质的外面，主要为神经纤维。在灰质的中央有一窄细腔隙，称中央管，该管腔随年龄的增长可发生闭塞或狭窄。

脊髓有哪些功能?

答：脊髓内含有多种上行、下行的传导束，将脑和躯干、四肢联系成为一个整体，实现着各种感觉和运动的功能。当脊髓的某部分发生病变后则在身体的相应部位出现感觉和运动的障碍。

临床上常用的脊髓反射有哪些?

答：临床上常用的脊髓反射有膝跳反射、跟腱反射、肱二头肌反射、肱三头肌反射等。

如何诊断脊髓血管畸形?

答：(1) X线片　诊断意义有限。

(2) CT扫描　平扫可检出髓内血肿和钙化。髓内注射对比剂可见蛛网膜、硬膜下腔有异常的充盈缺损，造影增强后可显示髓内、外的异常血管团。

(3) 磁共振成像　除海绵状血管瘤外，各型的脊髓血管畸形在MRI的影像中显示为蜿蜒迂曲的低信号流空现象。

(4) 脊髓血管造影　是目前确诊和分类脊髓AVM的最佳方法。

为什么说脊髓血管造影是确诊脊髓血管畸形的唯一方法？护理工作中要注意哪些方面?

答：(1) 脊髓血管造影是脊髓血管畸形的最佳诊断检查。检查时经股动脉插管，送入微导管至椎动脉后注入显影药物后，数字减影后可以清晰显示血管病变，明确定位和定性诊断，是诊断脊髓血管病的金标准。

（2）在护理中要注意以下几点。

① 检查前 a. 做好健康知识宣教。告知患者及其家属 DSA 检查的必要性，训练患者在床上大小便。b. 做好心理护理，缓解患者紧张及恐惧情绪。c. 禁饮食 4～6h。d. 发热、休克、极度衰弱、女性患者月经期间、出凝血时间不正常等情况不宜行此检查。e. 造影前需在患者胸前壁贴上相对应的椎体的铅号码，以便在透视下辨认椎体和肋间动脉。

② 检查后 a. 术后按压穿刺点 1～2h，按压力度要适宜，以不出血及不影响下肢血液循环为宜。b. 术后平卧 8h，穿刺侧的下肢伸直，不能弯曲活动，以免造成活动性出血。24h 后才能下床。c. 监测双侧的足背动脉搏动情况，每 30min 测量一次，连续测量 4 次。d. 观察穿刺部位有无皮下血肿、皮下肿块，及时发现有无下肢动脉栓塞。e. 观察穿刺侧肢体的颜色、温度及搏动情况，是否疼痛，与健侧相比较，有无明显差异。f. 观察患者有无下肢肌力突然下降、小便失禁等情况，若有异常及时报告医师，遵医嘱给予脱水、解痉、扩血管药物的治疗。g. 鼓励患者多饮水以促进对比剂的排出。h. 穿刺处敷料 24h 后可取下。

脊髓血管畸形会发生哪些病理生理改变？

答：脊髓内血液盗流、脊髓缺血、静脉高压是公认的病变机制。其他可能发生的病理改变有髓内出血、血肿，大的血管畸形压迫脊髓，椎管内静脉高压。

脊髓血管病变可分为哪些？

答：（1）椎管内动静脉畸形，包括髓内动静脉畸形、硬脊膜下髓周动静脉瘘、硬脊膜动静脉瘘向脊髓静脉引流。

（2）海绵状血管瘤。

（3）复合型动静脉畸形，包括节段性血管瘤病（Cobb’s 综合征）、播撒性血管瘤病。

椎管内血管畸形有哪些临床表现？

答：（1）髓内动静脉畸形　为先天胚胎发育异常所致，有多个供血动脉和引流静脉，脊髓前动脉和脊髓后动脉均可参与畸形血管团和正常脊髓的双供血。1个或2个独立的畸形血管团埋在脊髓内部或软膜内。主要表现：①脊髓蛛网膜下腔出血或髓内血肿，同时伴有瘫痪或根性疼痛；②进行性运动感觉障碍。

（2）硬脊膜下髓周动静脉瘘　脊髓前或脊髓后动脉与静脉之间的直接交通，血流速度因瘘口大小而异。主要表现为不对称性根-脊髓综合征，并进行性加重，病程进展7～9年可能发生瘫痪。

（3）硬脊膜动静脉瘘　在硬脊膜动静脉之间存在微小的瘘口，供血动脉为硬脊膜动脉，静脉反向引流至脊髓。表现为6个月到2年中胸腰段水平以下的进行性自下而上的感觉障碍及性功能障碍，2～4年则发生截瘫。起病缓慢，开始常表现为单一的感觉、运动或括约肌功能障碍，如双下肢不对称性烧灼感或蚁走感、间歇性跛行等。病程为进行性加重，某些患者可以自发或诱发（突然改变体位、久坐、腰椎穿刺等）而突然加重。

（4）椎旁动静脉畸形　较少见，可独立存在或伴有脊髓动静脉畸形，其范围常很大，且血流速度很快。临床症状也多种多样，既可以进行性脊髓功能障碍症状为主，也可以心功能不全或椎旁皮下肿块表现为主。脊髓功能障碍的原因可能为：①伴有脊髓动静脉畸形；②通过扩张的硬脊膜外静脉丛直接压迫神经结构；③继发性脊髓静脉高压；④血流动力学因素，肋间或腰动脉大量供血至动静脉畸形，致根髓动脉血液“盗流”，引起脊髓供血不足。

目前脊髓血管畸形有哪些治疗方法？如何选择治疗方案？

答：目前脊髓血管畸形主要治疗方法有手术切除和血管内栓塞治疗。

（1）髓内动静脉畸形

① 手术的适应证：a. 畸形血管团边界清楚，呈团块状。b. 病

变范围在两个椎体以内。c. 病变位置靠后与脊髓前动脉距离较远，手术便于处理而不损伤动脉主干。d. 引流静脉不阻挡手术入路。e. 手术可接近扩张的瘤样血管，便于处理，解除压迫。

② 栓塞治疗的适应证：a. 动静脉畸形主要由脊髓后动脉供血。b. 脊髓前动脉的供应蒂常扩张，较少迂曲。c. 供血动脉直接进入畸形。d. 在畸形血管的上下有正常的脊髓前动脉的侧支循环。栓塞的原则是经过较安全的途径，循序渐进地减慢脊髓动静脉间的异常血流，改善脊髓功能，减少出血机会，逐渐形成血栓，最终使血管畸形完全栓塞。

（2）硬脊膜下髓周动静脉瘘　治疗的目的是闭塞瘘口，动脉、静脉都应保留，否则会加重髓内循环缓慢的现象。

① 手术仅适合于可能辨认清楚而又能达到的部分病变。脊髓前动脉的动静脉瘘则难以手术，即使病变位于脊髓后方，但因为血管多而复杂，手术亦非易事。

② 栓塞：供血动脉和瘘口均较粗大的病例可用球囊或微弹簧圈栓塞。

（3）硬脊膜动静脉瘘　栓塞简单易行，且可在造影诊断的同时进行，亦可考虑手术治疗。手术时夹闭瘘口的起始端或再将含有瘘口的大块硬膜切除即可，保留尚有正常功能的扩张静脉。

（4）椎旁动静脉畸形　无神经功能或心功能障碍而仅有局部体征的病例如肿块局限可在栓塞后切除，若病变广泛也可暂时不处理，定期追踪。伴有神经功能或心功能障碍的病例先多次栓塞，待心排血量增加，血管造影显示明显好转时可手术切除。术后应再次行 CT 和血管造影复查。

专科知识问答一

患者目前诊断考虑是什么？

答：患者已行脊髓血管造影，明确诊断为脊髓血管畸形——硬脊膜动静脉瘘。患者的临床表现亦符合该诊断。

患者术前有哪些护理问题？应采取哪些护理措施？

答：(1) 排便异常　因脊髓血管畸形导致患者括约肌功能障碍使患者出现便秘及小便失禁，加上下肢肌力下降且感觉异常致卧床，导致患者排便习惯改变而出现排便异常的现象。

① 便秘护理的关键是促进肠蠕动。促进肠蠕动的护理措施：a. 合理进食，建议晨起空腹饮用温开水 200～300mL，增加纤维素、水果的摄入，并补充足够的水分。b. 指导并教会患者及家属顺肠蠕动方向自右下腹→右上腹→左上腹→左下腹，由轻而重，再由重而轻按摩腹部，4～5 次/天，20～30 下/次。c. 病情允许时指导患者做肢体活动及做收腹活动。d. 督促患者养成定时排便的习惯。e. 必要时使用润滑剂、缓泻药、灌肠等方法解除便秘。

② 小便失禁的护理措施：a. 留置尿管于床旁无菌袋内（尽量使用抗反流型尿袋），悬挂时应低于尿道口，及时倾倒尿液，以免逆行感染。抗反流型尿袋每周更换 1 次。b. 尿道口每日消毒 2 次。c. 定期开放、关闭导尿管，避免膀胱挛缩。d. 训练膀胱功能，每 4h 开放一次，输液时适当缩短间隔时间。e. 膀胱高度充盈时放尿不能超过 1000mL，避免膀胱内压力骤降而引起膀胱内膜撕脱而出血。f. 监测有无感染指征，如尿液颜色、性质、尿道口有无红肿、发热等。鼓励患者多饮水增加尿量，稀释尿液，起到自然冲洗的作用。g. 情况允许可不留置尿管予以清洁间歇导尿术（CIC）。

(2) 舒适的改变——疼痛　患者双下肢麻木进行性加重，感觉异常，同时逐渐出现双下肢乏力致患者自理能力下降。加上右下肢小腿外侧至大腿外侧有刺痛感，并有穿袜套样感，致患者有不舒适的感觉。对患者进行正确的疼痛评估，发现疼痛可采取恰当的干预措施，根据医嘱进行正确治疗，观察疗效，调整治疗方案，为患者建立合理的舒适，护理中应多与患者沟通，听取患者的主诉并做好心理护理。

(3) 皮肤完整性受损的可能　患者下肢肌力下降且伴有感觉异常很容易出现皮肤完整性受损。护理的关键在于预防。具体措施如下：①患者卧自动循环充气式气垫床，每 2h 翻身并按摩一次；

②保持床单位清洁平整无异物。大小便后及时清洁肛周皮肤，并保持局部干燥，必要时使用皮肤保护剂或减压贴；③禁止使用热水袋保暖，如需物理降温而使用冰袋时应注意冰袋不能直接接触皮肤，严密查看皮肤情况，并适时更换放置位置，防止局部皮肤冻伤。加强支持疗法，包括增加蛋白质和维生素摄入量，调整水、电解质平衡，增强受压局部的抵抗力。

什么是清洁间歇导尿术？

答：清洁间歇导尿术（CIC）是指在清洁条件下，定时将导尿管经尿道插入膀胱，规律排空尿液的方法，是目前公认的神经源性膀胱科学的尿路管理方法。清洁的定义是所用的导尿物品清洁干净，无菌间歇导尿与清洁间歇导尿感染率无明显差异。一是解决了尿液安全排出的问题，有效保护了肾功能，二是只有清洁间歇导尿，患者不需要进行消毒操作，可以自己进行导尿，为患者回归社会创造条件。

怎样进行疼痛评估？有哪些评估工具？疼痛的分级、临床表现、处理原则、评估频率怎样？

答：使用疼痛评估量表进行疼痛评估，原则上选用数字疼痛评估量表，对于学习或语言表达能力障碍者/老年患者也可选用面部表情疼痛量表。

（1）数字疼痛评估量表（NRS）

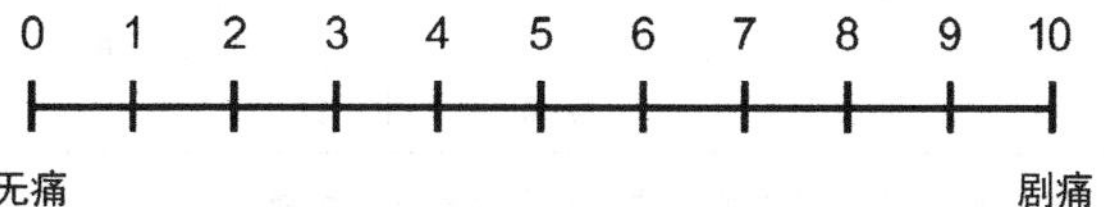

注：评估得分为0～10分，得分越高，疼痛程度越重；得分越低，疼痛程度越轻。

（2）面部表情疼痛量表（wong-baker faces pain rating scale）

(3) 疼痛等级　分为无痛 0 分，轻度疼痛 1～3 分，中度疼痛 4～6 分，重度疼痛 7～10 分。临床表现、处理原则及评估频率见表 4-2。

表 4-2　疼痛的等级、临床表现、处理原则及评估频率

<table>
<tr><th>疼痛等级</th><th>评分</th><th colspan="2">临床表现</th><th>处理原则</th><th>评估频率</th></tr>
<tr><td>无痛</td><td>0 分</td><td colspan="2">无痛</td><td>继续观察</td><td>每日 1 次(3pm)</td></tr>
<tr><td rowspan="3">轻度疼痛</td><td rowspan="3">1～3 分</td><td>安静平卧不痛</td><td>1 分:安静平卧时不痛,翻身咳嗽时偶有疼痛</td><td rowspan="3">尽早采取非药物镇痛方法或遵医嘱使用镇痛药±辅助药</td><td rowspan="3">每日 1 次(3pm)</td></tr>
<tr><td>翻身、咳嗽</td><td>2 分:咳嗽疼痛,深呼吸不痛</td></tr>
<tr><td>深呼吸时疼痛</td><td>3 分:安静平卧不痛,咳嗽深呼吸痛</td></tr>
<tr><td rowspan="3">中度疼痛</td><td rowspan="3">4～6 分</td><td>安静平卧时疼</td><td>4 分:安静平卧时间断疼痛(开始影响生活质量)</td><td rowspan="3">积极采取非药物镇痛方法并遵医嘱使用镇痛药±辅助药</td><td rowspan="3">每 8h 一次</td></tr>
<tr><td rowspan="2">影响睡眠</td><td>5 分:安静平卧持续疼痛</td></tr>
<tr><td>6 分:安静平卧疼痛较重</td></tr>
<tr><td rowspan="4">重度疼痛</td><td rowspan="4">7～10 分</td><td>辗转不安</td><td>7 分:疼痛较重。不安,疲乏,无法入睡</td><td rowspan="4">尽可能采取非药物镇痛方法并遵医嘱使用阿片类镇痛药±辅助药</td><td rowspan="4">每 8h 一次</td></tr>
<tr><td>无法入睡</td><td>8 分:持续疼痛难忍,全身大汗</td></tr>
<tr><td>全身大汗</td><td>9 分:剧烈疼痛无法忍受</td></tr>
<tr><td>无法忍受</td><td>10 分:最疼痛,生不如死</td></tr>
</table>

注：非药物镇痛方法包括松弛疗法、自我暗示法、情感支持疗法、音乐疗法、冷热敷、按摩、取舒适体位等。镇痛药物包括非阿片类药物（阿司匹林、对乙酰氨基酚、非甾体抗炎药等）、阿片类药物（吗啡、芬太尼、哌替啶、盐酸布桂嗪、曲马多、羟考酮、可待因等）、辅助药（类固醇激素、抗惊厥药物、抗抑郁药物、局部麻醉药等）。

目前患者考虑什么治疗方案？

答：目前患者诊断明确，可考虑行血管内栓塞治疗或手术离断供血动脉。

【病情进展】

患者入院后第三天，完善相关检查后在全麻下行脊髓血管内栓塞治疗。治疗后麻醉未清醒，瞳孔等大等圆，对光反射灵敏，生命体征平稳，留置导尿管。医嘱予以输氧、监测生命体征意识瞳孔、镇静、抗感染、促神经功能恢复、对症及营养支持治疗。

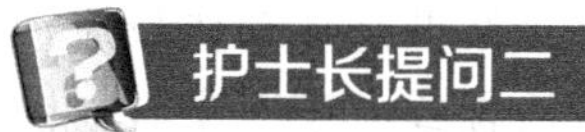

护士长提问二

患者经治疗后应达到哪些效果？

答：如果栓塞成功，患者治疗后第一天或几周内可有明显的好转。如刺痛、麻木、蚁走感消失，肌力恢复正常，排便恢复正常。体查与脊髓有关的反射正常。

患者治疗后有哪些主要护理问题？

答：清理呼吸道无效或低效，与麻醉未醒有关；自理缺陷，与治疗后暂时卧床有关；有皮肤完整性受损的可能，与卧床有关；潜在并发症有出血、感染、神经系统功能受损、下肢静脉血栓形成。

专科知识问答二

作为患者的责任护士，应如何护理该患者？

答：(1) 严密观察病情变化，及时发现脊髓内出血或缺血表现。遵医嘱监测生命体征及肌力、意识、瞳孔等情况。应注意连续动态观察，严格床旁交接班，发现异常立即报告医师，并配合处理或抢救。

(2) 做好栓塞后的护理　见 DSA 检查后护理。

(3) 保持呼吸道通畅

① 患者麻醉未完全清醒时，丧失正常的咳嗽反射和吞咽功能，呼吸道分泌物不能主动排出引起呼吸道梗阻。有呕吐时应将头偏向

一侧，防止分泌物、呕吐物进入呼吸道，舌后坠时要放置口咽通气道。随时负压吸痰，必要时气管切开。

② 患者清醒后鼓励其进行有效咳嗽，排出肺部痰液。咳嗽无力时应遵医嘱使用祛痰药，必要时雾化吸入每日 2～4 次，促进痰液稀释有利于排出。

(4) 卧位　全麻未醒时取去枕平卧位，头偏向健侧。每 2h 翻身一次，应三人一起为患者进行轴线翻身，同时加强拍背，可有利于痰液排出。体位应以患者舒适为宜，如果是被动体位应注意保持患者肢体的功能位置，用足下垂防治枕或“丁”字鞋，防止足下垂。每日进行 2～3 次肢体的被动运动，防止肢体肌肉废用性萎缩。

(5) 饮食　麻醉未清醒时禁食。清醒后 4～6h 无呕吐且吞咽功能良好则可予以流食，如各种清淡的汤类，并逐渐过渡到普食。

(6) 生活护理　协助患者完成日常生活。

(7) 基础护理　保持床单位平整清洁干燥，按时翻身，每日擦浴，口腔护理每日 2～4 次。保持大便通畅，有便意时按摩腹部促进肠蠕动以利排便必要时遵医嘱予以缓泻药或低压灌肠。留置尿管时妥善固定，以防意外拔管，并做好留置尿管的相关护理。

(8) 用药护理　严格查对制度，遵医嘱用药，并密切观察用药后的反应，发现不良反应时立即报告医师并配合处理。

(9) 预防皮肤并发症，保持皮肤完整性　及时翻身，保持全身皮肤清洁，注意防止头部、骶尾部及足跟等部位长时间受压，必要时使用自动循环充气式气垫床及皮肤减压敷贴，避免压力性损伤的发生。

病情观察方面应特别注意哪些方面?

答：应特别注意下肢感觉与活动情况。患者原发症状即下肢进行性的感觉异常及肌力下降，应与治疗前对比。如果患者症状较前缓解，说明栓塞到位，瘘口消失，治疗成功。如果患者症状没有缓解或反而加重，提示瘘口并没有被闭塞或闭塞不完全甚至脊髓出血的可能，尽早行局部 MRI 检查。

如果患者症状没有缓解或加重，应采取哪些措施？

答：患者症状没有缓解或加重，应立即复查 MRI 及 DSA，排除脊髓出血或栓塞不全。护士应配合医师做好手术前的准备工作，如交叉配血、指导患者禁食禁水等。如已排除脊髓出血，应考虑脊髓静脉瘀滞，需口服华法林抗凝，同时监测患者凝血功能。

脊髓探查手术前患者有哪些护理问题？

答：焦虑，与担心预后及对手术的恐惧有关；知识缺乏；有出血的可能，与动静脉瘘有关。

脊髓探查术前如何护理？

答：(1) 做好心理护理　护士应主动关心患者，耐心倾听患者的主观感受，并协助患者的日常生活。介绍疾病相关知识，消除其恐惧心理，做好家属的心理护理，使他们了解手术的目的和意义，了解术前准备的内容，以达到配合手术的目的。

(2) 合理饮食，勿食用易导致便秘的食物，必要时给予缓泻药，保持大便通畅。

(3) 术前助患者排空大小便　可避免手术区因麻醉后肛门括约肌松弛被大便污染。

(4) 根据《加速康复外科中国专家共识及路径管理指南（2018版）》，术前应禁食 6h、禁饮 2h。麻醉前 2h 可口服清流质。

(5) 根据《加速康复外科中国专家共识及路径管理指南（2018版）》，术前常规进行肺功能评估和肺功能训练，对潜在肺部并发症的患者积极干预有助于提高肺功能和手术耐受性，减少术后呼吸系统的并发症，加速患者的康复，缩短住院时间。

脊髓探查术后患者如何进行心理护理？

答：患者可因术后的麻醉反应、手术创伤、伤口疼痛、呕吐等不适，加上伤口引流管、导尿管、静脉输液通路、输氧管等管道限制了其躯体活动，而使患者产生了孤独、恐惧、焦虑的心理反应。护理时应注意：①及时了解并疏导患者的孤独恐惧心理；②指导其亲友鼓励安慰患者，分担患者的痛苦，使之消除孤独感；③尽量减少插管、穿刺等物理刺激给患者造成的恐惧，并宣教各种管道的自我保护，防止意外拔管。

压疮是什么？如何预防？

答：(1) 压疮是皮肤或皮下组织由于压力、复合剪切力、摩擦力作用而发生在骨隆突处的局限性损伤。

(2) 预防

① 采用 Braden 风险评估量表进行压力性损伤风险评估：儿童采用 Braden-Q 儿童风险评估量表，研究表明，应用压力性损伤危险因素评估量表是早期筛选最简便且最具预测能力的方法。Braden 风险评估表，评分范围在 6～23 分，分值越低，提示患者发生压力性损伤的危险性越高。

② 避免局部长期受压，改善局部血液循环：a. 对活动能力受限的患者，定时被动更换体位，翻身的间隔时间视病情、受压处皮肤状况及采取的减压措施而定，一般每 2h 翻身 1 次。若受压部位在解除压力 30min 后，压红不消褪者，应缩短变换体位时间，且禁止按摩压红部位皮肤。b. 正确使用压力性损伤预防器具。长期卧床患者使用充气气垫床或采取局部减压措施，如使用枕头、减压贴或薄的水胶体，如透明贴，不宜使用橡胶类圈状物。c. 对使用石膏、绷带及夹板固定者，衬垫应平整、柔软，松紧适宜，随时观察局部情况，认真听取患者的反映。d. 经常用温水擦浴，清洁皮肤与按摩时的力度需根据患者的耐受性与反应而定。e. 指导并协助功能锻炼。

③ 剪切力和摩擦力的管理：a. 床头抬高不得超过 30°，必要时使用牵吊装置。b. 移动患者时使用床单。c. 如果肘部和足跟部易受摩擦则需保护。d. 尤其在使用便盆时及搬运患者上下床时要注意避免摩擦。如侧卧 30°，移动时避免推、拉、拽等动作。

④ 潮湿管理：a. 使用隔绝潮湿和保护皮肤的护理产品。b. 使用吸收垫和干燥垫控制潮湿。c. 找出发生潮湿的原因并及时处理。d. 及时提供便盆及尿壶。e. 走出误区。临床护理中存在的误区：ⓐ使用爽身粉，汗液或其他分泌物与爽身粉混合将导致局部皮肤受

到摩擦。ⓑ涂抹凡士林氧化锌软膏等油剂，会堵塞毛孔。ⓒ使用烤灯，将使皮肤水分异常流失，同时有烫伤的危险。

⑤ 营养管理：营养不良是压力性损伤形成的主要危险因素之一，又是压力性损伤久治不愈的主要原因。a. 增加蛋白质的摄入。鼓励患者多吃鱼、肉、蛋、奶。b. 增加热量的摄入。c. 补充多种维生素，必须包括维生素 A、维生素 C、维生素 E。d. 营养落实到位，以缓解营养的缺乏，必要时申请会诊。

⑥ 告知患者及家属发生压力性损伤的危险因素，确保患者及家属了解预防压力性损伤发生的意义远远胜于发生后的处理。

如何为患者进行翻身？

答：应三人一起进行轴线翻身。步骤如下。①翻身前与患者做好沟通，向患者解释及评估患者病情，并取得患者的合作。②先移开床旁桌，拉起对侧的护栏，取下床头板。③查看并妥善固定好管道。④A 护士站于患者床头，固定患者头部，B 护士协助移开枕头。B 和 C 护士分别站于患者同侧，一护士双手置于患者肩腰处，另一护士双手置于患者腰臀部，使头、颈、肩、髋保持在同一水平上。一人喊口号，三人同时将患者缓慢移至护士同侧床旁，头、颈随躯干一起缓慢移动，转至侧卧位，角度不要超过 60°。⑤查看背部及全身受压骨突处皮肤，必要时进行皮肤护理。⑥垫软枕。一软枕垫于背部支撑身体，一软枕垫于患者双膝之间，双腿自然屈曲位。⑦检查并安置患者肢体及关节是否处于功能位置，垫好头部软枕，使患者舒适。⑧询问患者是否感觉舒适，并适当调整软枕的位置以患者感觉最舒适为佳。整理床单位，拉起床的护栏，装好床头板，床旁桌归位放置。⑨做好健康宣教工作，记录翻身时间。

轴线翻身时要注意什么？

答：轴线翻身时应注意动作轻柔、平稳、准确、省力，防止拖、拉、推、拽；翻身角度不超过 60°；翻身时应同时注意观察患者的面色、呼吸及其他反应，随时发现患者的病情变化；管道安置妥善，翻身时无管道牵扯、脱落现象；皮肤护理到位；宣教工作做到位。

如果该患者治疗后遗留有下肢肌力减退或偏瘫，护理的重点是什么？

答：护理的重点是肢体功能锻炼及知识宣教。护士应做到以下几点。

（1）指导并协助患者及其亲友进行肢体功能的主动及被动运动（图 4-5），并制定康复计划。

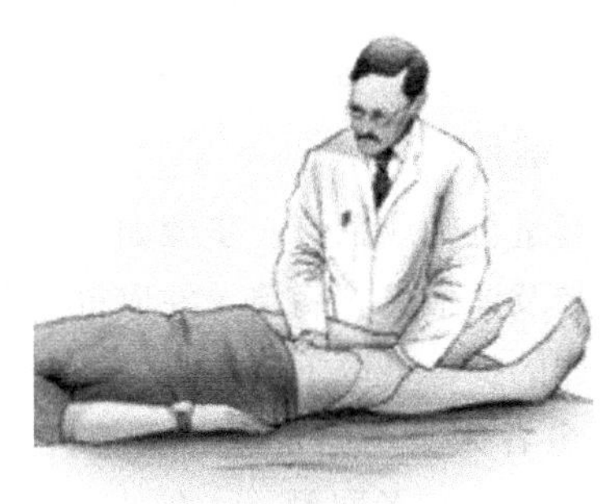

图 4-5　协助肢体运动

（2）锻炼时应循序渐进，避免幅度过大，同时应持之以恒，不要因疼痛或效果不明显而放弃。

（3）强调患者的日常生活尽可能自理，家属可在旁给予一定的帮助，避免家属完全包干而让患者产生依赖，以致出现肢体肌肉的废用性萎缩。

（4）有条件的患者可进行辅助性的治疗，如高压氧、超声波理疗、针灸、电针等，有助于肢体功能恢复。

出院指导有哪些内容？

答：（1）饮食指导　进食高热量、优质蛋白、富含纤维素及维生素的食物，如鱼、肉、蛋、奶、新鲜水果和蔬菜，以增强机体抵抗力，促进组织修复，有利康复。但不要盲目进补，以免适得其反。

（2）休息与活动　鼓励其尽可能自理日常生活，并进行力所能及的活动，注意劳逸结合，日常作息要健康有规律。

（3）用药指导　遵医嘱按时按量服用药物，不要随意停药或减量，漏服应及时补上。

（4）伤口需拆线1个月后才能洗，不要用手抓挠伤口，有痂应任其自然脱落。

（5）心理指导　栓塞治疗后症状没有立即完全缓解的患者，应鼓励患者积极建立健康的人格，告知患者疾病恢复有一定的过程。指导亲友应关心鼓励患者，让患者树立康复的信心，提高生活质量。

（6）若出院时带有腰托，向家属示范轴线翻身，并要求家属掌握。要求家属为患者翻身时保持头颈躯干一致呈轴线或卷席样，以免脊柱扭曲引起损伤。

（7）复诊指导　一般情况下3～6个月后来复查，应携带影像学资料及病历。如原有症状未改善或加重，或出现新的症状如肢体肌力急剧下降、乏力等均应及时来院就诊。

【护理查房总结】

脊髓血管畸形是一种少见病。患者主要是以脊髓功能损伤为主要症状，如果治疗护理不得当，将导致患者肢体功能严重受损，直接影响患者的生存质量。为了提高治愈率及患者的生存质量，减轻患者因脊髓功能损伤带来的痛苦，在临床护理工作中，我们要密切观察患者的病情变化，完善相关检查，尽早治疗，做好相关知识的宣教（如压力性损伤、翻身、肢体功能锻炼等），减轻患者痛苦，促进康复。

（1）尽快完善各项检查，尽早给予患者适当的治疗，防止脊髓功能继续受损。

（2）做好心理护理，鼓励患者树立战胜疾病的信心，积极面对人生。

(3) 做好基础护理，落实安全护理，防止压力性损伤、深静脉血栓、泌尿系感染等并发症发生，指导进行肢体功能锻炼。

(4) 关注患者的生存质量，做好健康指导，促进患者身心健康。

（石赞华　欧阳燕）

查房笔记

病例 3 · 寰枕部畸形

【病历汇报】

病情 患者，女，39 岁，因反复夜间憋气伴晨起全身乏力 3 年余，再发加重 2 个月入院。患者家属代诉患者于 3 年前无明显诱因出现晚上睡觉时感憋气、呼吸费力，以下半夜仰卧位多见，俯卧位可缓解，伴头位不自主移动，醒后不能回忆。自觉晨起时全身乏力，休息后症状可以好转，无明确抽搐，无眼睑上翻、舌咬伤等病史，外院诊断为“格林-巴利综合征”，予以相关对症处理后（具体不详）患者症状好转，出院后上述症状仍有间断发作，2 月前患者再次频发出现晚上仰卧位睡觉时憋气，症状较前加重，伴自发言语及口角流涎，以白色分泌物为主，晨起时自觉全身乏力症状明显加重，白天静坐休息时嗜睡明显，无明显四肢抽搐、麻木无力等不适，无明显恶心呕吐，再次入当地医院，入院后开始出现呼吸困难，嘴唇、四肢末梢发紫，急查血气分析示“Ⅱ型呼吸衰竭”，予以气管切开，当晚症状再次发作时伴小便失禁，为求进一步诊治，遂来我院急诊，并以“反复夜间憋气伴全身乏力查因”收入本科。起病以来，患者精神、饮食、睡眠差，大便尚可，小便失禁，体重未见明显改变。既往体健，否认传染性疾病及家族性疾病史，无手术及外伤史，无药物及食物过敏史。

护理体查 T 36℃、P 107 次/分、R 20 次/分、BP 113/79mmHg，体重 51kg，发育正常，营养中等，意识嗜睡，双瞳孔等大等圆、直径 3mm 大小，对光反射灵敏，眼球运动可，无眼震，无复视，自主体位，慢性病容。定向力（时间、地点、人物）正常，计算力正常，远、近记忆力正常，理解力正常，无妄想，无幻觉，无错觉，自知力存在。头部形状正常，无压痛，听诊正常，头皮正常，鼻腔及外耳道无异常分泌物，口角无歪斜，双侧鼻唇沟无变浅，鼓腮示齿可，伸舌居中，咽反射正常。颈软，双上肢肌力

4^{+}级，肌张力可，双下肢远端肌力2级，近端肌力3级，双上肢腱反射可，双下肢腱反射减退，双侧病理征（—）。脑神经功能检查无异常。感觉系统无异常。

辅助检查

（1）我院急诊血常规示白细胞计数20.5×10^{9}/L、中性粒细胞计数17.7×10^{9}/L、中性粒细胞百分比86.4%；急诊电解质未见异常，急诊血糖显示葡萄糖6.88mmol/L，糖化血清蛋白1.74mmol/L。

（2）心电图未见明显异常。

（3）听诊双肺呼吸音粗，双下肺可闻及干湿啰音。

（4）头颅脊椎MRI示Chiari畸形并脊髓空洞症。寰椎与枕骨骨质似融合，齿状突上移。小脑扁桃体变尖、下移，其下缘居枕骨大孔连线之下约1.4cm；第四脑室形态、位置及大小正常范围。见图4-6。

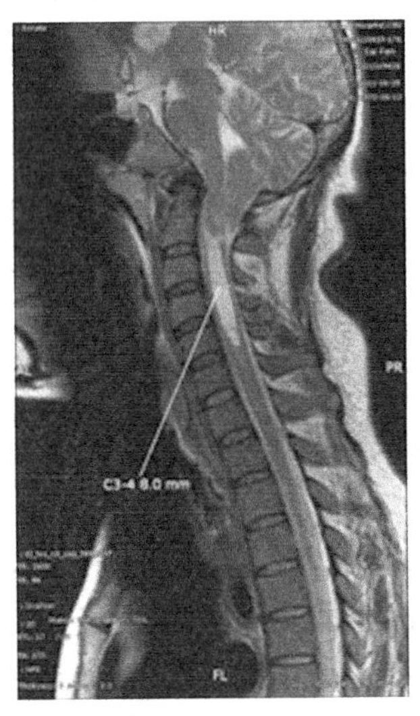

图4-6　头颅脊椎MRI（T2）

（5）头颅脊椎CT示寰椎前弓与斜坡下缘部分融合，寰椎后弓与枕骨融合。见图4-7。

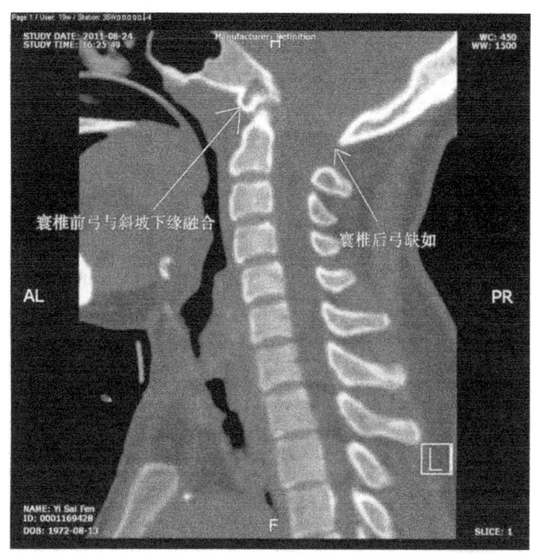

图 4-7 头颅脊椎 CT

（6）胸部 CT 提示右肺下叶背段及后基底段感染并右侧少量胸腔积液。见图 4-8。

入院诊断 反复夜间憋气伴晨起全身乏力查因：Chiari 畸形？肺部感染。气管切开术后。

主要护理问题

（1）气体交换受损。

（2）躯体移动障碍。

（3）小便失禁。

（4）睡眠障碍。

（5）有皮肤完整性受损的危险。

（6）预感性悲哀。

目前主要的治疗措施

（1）告病危，心电监测、吸氧，密切观察生命体征、意识、瞳孔情况。

（2）间断呼吸机辅助呼吸。

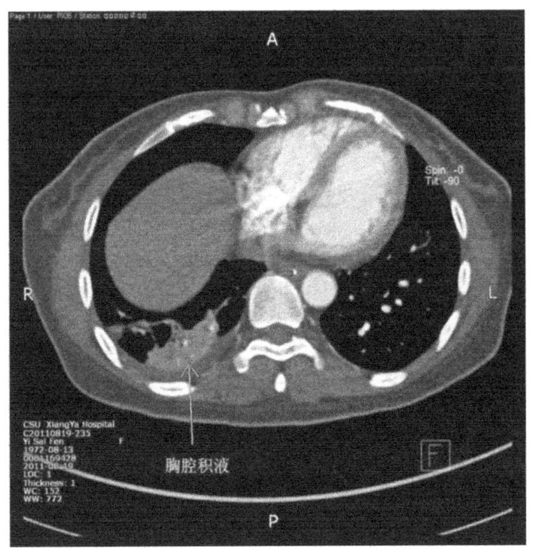

图 4-8　胸部 CT

(3) 积极完善相关检查检验。

(4) 予以护脑、保护胃黏膜、抗感染、改善微循环、营养支持、改善睡眠，维持水、电解质、酸碱平衡等对症支持治疗。

(5) 根据病情变化随时调整治疗方案。

护士长提问一

什么是Ⅱ型呼吸衰竭？输氧时要注意什么？为什么？

答：Ⅱ型呼吸衰竭是指既有缺氧，又有 CO_2 潴留。血气分析特点为 $PaCO_2>50mmHg$，$PaO_2<60mmHg$。系肺泡通气不足所致。

输氧时应予低浓度（<35%）持续给氧，使 $PaCO_2$ 控制在 60mmHg 或 SaO_2 在 90%或略高，以防因缺氧完全纠正而使外周化学感受器失去低氧血症的刺激而导致呼吸抑制，反而会导致呼吸频率和幅度降低，加重缺氧和 CO_2 潴留。

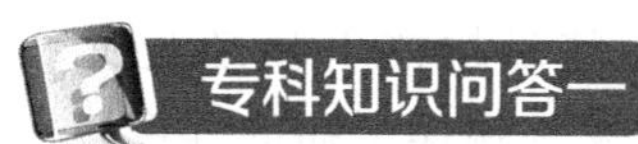

寰枕部的功能解剖特点是什么？

答：寰枕部即枕颈交界区（图 4-9），是头颅和脊柱的连接点，起着保护脊髓、神经根和椎动脉，同时兼备支撑头颅和参与颈椎生理运动的功能。既要求稳定性，又要求活动性，正常的稳定性可以保证其支撑及保护神经结构和椎动脉的功能，其活动性可以使颈椎的三维活动满足人体生理运动的要求。寰椎和枕骨之间形成球窝关节，寰椎和枢椎之间包括侧块关节和寰齿关节，寰枢侧块关节是平面关节。大约颈椎屈伸活动范围的一半由寰枕关节完成、旋转活动范围的一半由寰枢关节完成，相对来说，活动性的增加意味着稳定性的薄弱，也就是说枕颈交界区是整个颈椎最薄弱的部位，尤其在儿童时期，这也是为什么儿童颈椎外伤 70%发生于该处的原因。

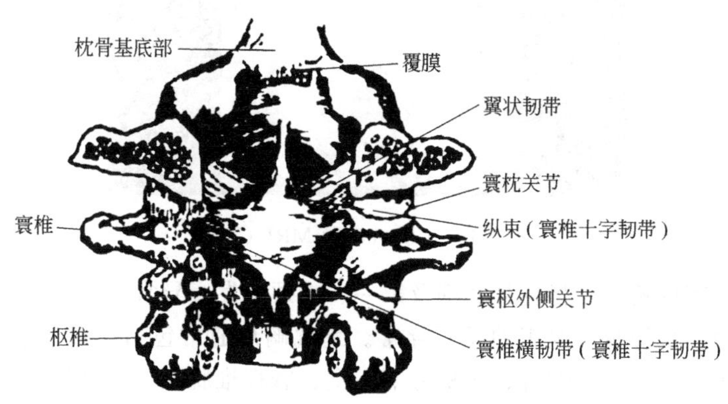

图 4-9 寰枕部解剖

什么是 Chiari 畸形？什么是寰枕畸形？寰枕畸形与 Chiari 畸形的关系怎样？

答：小脑扁桃体异位，疝入颈椎管，称为 Chiari 畸形。病情的轻重与下疝的程度和合并不同脑结构畸形等情况有关。目前基本上依靠 MRI 矢状位扫描来诊断此病，将枕大孔前缘中点（basion）

与后缘中点（opithion）连成直线，小脑扁桃体下疝超过此线5mm，即可诊断。此外诊断时除考虑小脑扁桃体下疝的程度，也要考虑小脑扁桃体下端的形状，失去下端圆弧形而变成楔形才有诊断意义。Chiari 畸形是以小脑扁桃体下疝畸形为特征的先天性疾病，常合并脊髓空洞症、环枕畸形（图 4-10）。

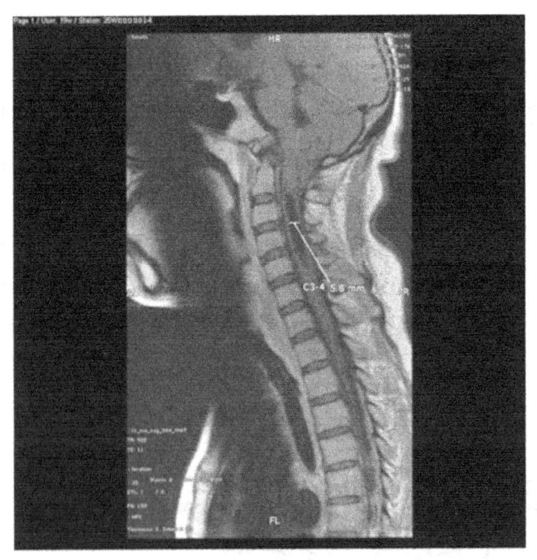

图 4-10　Chiari 畸形 MRI（T1）

寰枕畸形是指枕骨底部及第一、二颈椎发育异常，该病通常合并神经系统及软组织的发育异常。寰枕畸形通常包括：扁平颅底、颅底凹陷、寰枕融合、颈椎分节不全、寰枢椎脱位、小脑扁桃体下疝畸形。

Chiari 畸形如何分型？

答：Chiari 畸形分三型：

（1）Ⅰ型　最常见，成人多见，常于 20～30 岁以后发病，较轻，特征性表现：①原发性小脑扁桃体呈长舌状经枕大孔下降至上颈段椎管；②不合并脑部畸形，常合并枕颈区骨结构畸形；③无脑脊膜膨出；④有 1 个或 2 个扁桃体低于枕大孔下≥5mm，或者扁桃体低于枕大孔下3～5mm，伴有脊髓空洞、颈延髓交界处扭曲成角，延髓、第四脑室正常或轻度下移等。临床表现可分为：枕大孔受压征、脊髓内病变征、小脑征。

（2）Ⅱ型　多见于儿童，小脑扁桃体下降至颈2～3或更低平面，四脑室尾端低于枕大孔，存在脑干和小脑畸形、脑积水和脊髓脊膜膨出等神经结构异常。

（3）Ⅲ型　小脑下疝大部通过颈椎宽大脊椎裂而膨出，患者在出生后很少存活。

（4）Ⅳ型　小脑发育不全。

Chiari 畸形的常见临床表现有哪些？

答：主要是脑干、小脑和脊髓受压，脊髓空洞产生的脊髓损害以及脑脊液循环异常产生的表现。

（1）脑脊液循环异常产生的表现　81%的患者有枕部头痛，呈沉重压榨感，向头顶和眼后放散，或向颈肩部放散，或呈“砰砰”状跳痛，其特点是在身体用力时、Valsalva 动作（令患者行强力闭呼动作，即深吸气后紧闭声门，再用力做呼气动作，呼气时对抗紧闭的会厌，通过增加胸膜腔内压来影响血液循环和自主神经功能状态进而达到诊疗目的的一种临床生理试验。因其由意大利解剖学家 Antonio Maria Valsalva 于1704年提出而命名）和突然改变姿势时加重。78%的患者有眼部症状，如眶后疼痛、眼前漂浮物、畏光、视物模糊、复视和视野缺失。74%的患者有耳部症状，如眩晕、平衡失调、耳鸣、耳内压迫感、听力下降和听觉过敏。

（2）压迫症状　枕颈区神经组织受压，脊髓空洞使脊髓受到牵张、缺血和压迫或心动周期脑脊液压力波刺激脊髓均可产生临床表现。脑干和低位脑神经受压时产生吞咽困难、声嘶、睡眠呼吸暂停、心悸、构音困难、共济失调、眼球震颤等。脊髓损害表现为四肢无力、痉挛、偏身感觉过敏或障碍、颈胸段的痛温觉分离、位置觉障碍、大小便失禁，手部肌肉多有萎缩和畸形。

Chiari 畸形的常用辅助检查有哪些？

答：（1）枕颈区X线平片　观察是否合并有骨质畸形、颅底陷入、扁平颅底、环枕融合、寰枢椎脱位等。

(2) MRI　以颅颈交界区 MRI 正中矢状位 T1 像上前颅点与后颅点的连线为准，测量小脑扁桃体在此线下的长度（小脑扁桃体此线下 3mm 则为小脑扁桃体下疝畸形）。空洞的长度以正中矢状位 T2 像上空洞上下缘之间包含的椎体数为准，空洞的宽度以 T2 像正中矢状位空洞最宽处空洞的内径与椎管内径之比（SCI）来衡量。

(3) CT　显示幕上脑积水情况。

针对该患者的首优护理问题，责任护士应如何进行护理？

答：该患者的首优护理问题是气体交换受损。

(1) 密切观察患者面色、呼吸形态、监测 SaO_2，每 1h 一次，出现异常及时报告医师。

(2) 遵嘱输氧，保持呼吸道通畅。

(3) 慎做腰穿，并注意呼吸情况。

(4) 鼓励患者咳嗽排痰，翻身拍背每 2h 一次，及时吸痰。

(5) 指导并鼓励患者有意识的深呼吸，保持呼吸次数 12 次/分以上，防止呼吸停止。

(6) 行呼吸机辅助呼吸患者的护理如下。

① 向患者解释上呼吸机的目的，并指导其配合，使患者消除紧张心理。

② 出现人-机对抗时，遵嘱予以镇静药物。

③ 据病情调节呼吸频率、潮气量、气道压力等指标。

④ 各管道、连接接头无漏气、不脱出。

⑤ 吸痰前先予以输氧，防止缺氧。

⑥ 撤离呼吸机前试停机，观察患者呼吸、SaO_2 等是否正常。

作为该患者的责任护士，应对其采取哪些护理措施（手术前护理）？

答：(1) 病情观察　予以心电监测、吸氧，密切观察生命体征、意识、瞳孔情况。

（2）心理护理　护理人员针对患者的心理特点进行疏导，讲解手术治疗的必要性及疗效，增强患者战胜疾病的信心。同时说明功能恢复的各种可能性，做好思想准备。

（3）防止意外损伤　因患者对温觉、痛觉消失，在用热水或冷水时应防止烫伤和冻伤，禁用热水袋和冰袋。

（4）防止跌倒/坠床　患者因脊髓神经受压迫，致神经相应控制范围的感觉及运动障碍，容易导致跌倒或坠床。需做好危险评估，并加强防护措施。保持室内设施的定位放置，卫浴间有防滑垫，利用行走辅助用具，并告知家属陪伴。

（5）饮食和生活护理　因患者肢体活动不便，帮助患者取物，协助进食。饮食以营养丰富、易消化、冷热适宜为原则，选择高蛋白、高热量、高维生素及富含膳食纤维的饮食，增强体质，提高对手术的耐受力。

（6）促进睡眠的护理

① 创建良好的物理环境，调整室温、湿度、光线，减少外界环境对患者的刺激。夜间护士巡视病房时动作要轻，操作尽量在熄灯前完成，可将必须进行治疗处置的患者及严重打鼾的患者与其分室。

② 协助患者做好晚间护理，使患者舒适入睡。

③ 合理安排护理措施，常规的护理措施都应安排在白天，在执行时，护理人员应做到走路轻、说话轻、操作轻、关门轻。

④ 加强心理护理，护理人员要通过观察，了解、关心和体贴患者，多与患者交谈，指导患者养成良好的睡眠习惯。

⑤ 合理使用药物。

（7）小便失禁的护理

① 予以心理护理，使其树立恢复健康的信心，积极配合治疗和护理。

② 予以皮肤护理，经常用温水清洗会阴部皮肤，勤换衣裤、床单、中单等，保持局部皮肤清洁干燥。

③ 留置导尿，予以尿管护理。

④ 重建正常的排尿功能，向患者及家属说明膀胱训练的目的，并说明训练的方法和所需的时间；摄入适当的液体，给予患者每日白天 2000～3000mL 液体。

(8) 术前准备　术前 1 天彻底清洁头部，备皮，根据患者的颈部长短、粗细准备合适的颈托，以备术后使用，训练患者练习床上排便、轴式翻身及有效咳嗽。完善术前检查。术前晚根据需要给予镇静药保证充足睡眠。术前 10h 禁食禁水。

【病情进展】

完善手术前准备后，该患者在全麻插管下行颅后窝减压术、小脑扁桃体下疝切除术及枕大池成形术。术中见颅底有明显凹陷，咬除双侧枕骨鳞部、枕骨大孔后缘，形成大小约 3cm×3.5cm 骨窗，Y 形剪开硬膜，见双侧小脑扁桃体下疝至 C1 下缘水平，显微镜下行双侧下疝之小脑扁桃体软膜下切除，使扁桃体下缘上移至四脑室出口水平。手术顺利，术后予以血气监测、呼吸机辅助呼吸、升压药维持血压、抗炎、止血、保护胃黏膜、加强营养及对症支持治疗，患者病情稳定，血气分析提示 $PaCO_2$ 维持在 62.9～80mmHg，PaO_2 维持在 76～200mmHg，SaO_2 维持在 95%～100%，考虑到患者长期通气功能障碍，对 CO_2 潴留已耐受，予以脱呼吸机，监测血气，备呼吸机。予以试停升压药，密切观察患者血压、意识瞳孔变化 10h，患者收缩压能稳定在 90～100mmHg，舒张压波动 60～65mmHg，予以停升压药。患者动脉血气分析：pH 7.372，$PaCO_2$ 64.4mmHg，PaO_2 143mmHg，SaO_2 96%，BE 12mmol，Na^+ 136mmol/L，K^+ 3.2mmol/L，考虑到患者呼吸平稳，$PaCO_2$ 稳定，予以尝试半堵气管插管，未出现异常，予以全堵管。现患者意识清楚，呼吸平稳，精神、食欲可。患者家属及本人要求出院，转当地医院继续治疗。

术后复查头颅 MRI：原“Chiari 畸形并脊髓空洞症”患者，术后复查，与术前片对比，现 MRI 示原小脑扁桃体变尖、下移情况较前稍改善，现小脑扁桃体下缘居枕骨大孔连线下 1.0cm，第四脑室形态、位置及大小正常范围。部分枕骨及后方软组织部分缺失呈术后改变，所示颈椎脊髓空洞较术前稍有改善，余情况基本同前。见图 4-11。

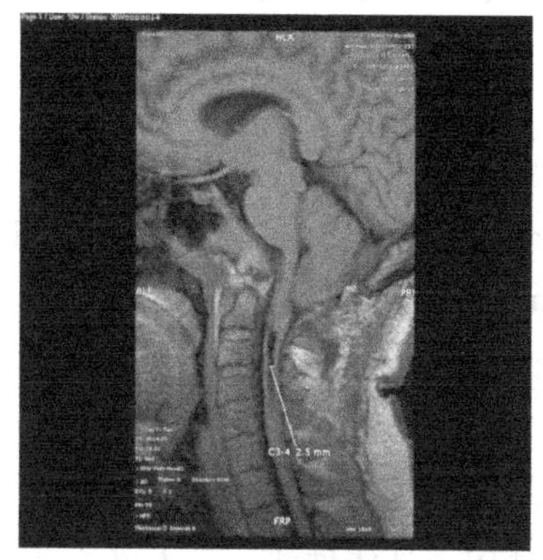
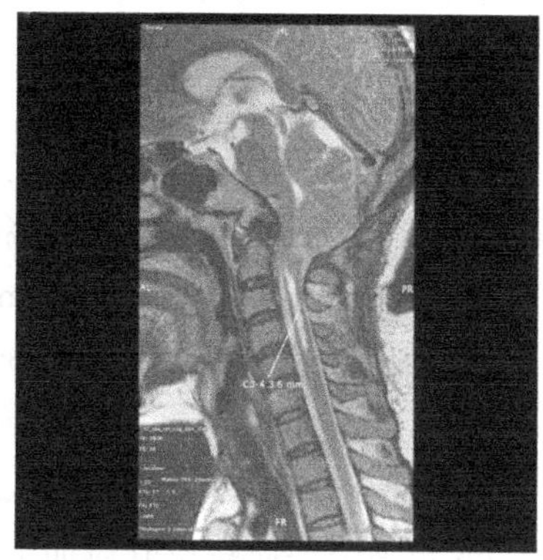

图 4-11　头颅 MRI（术后及 3 个月复查）

术后行复查头颅 CT：颅后窝减压术后。见图 4-12。

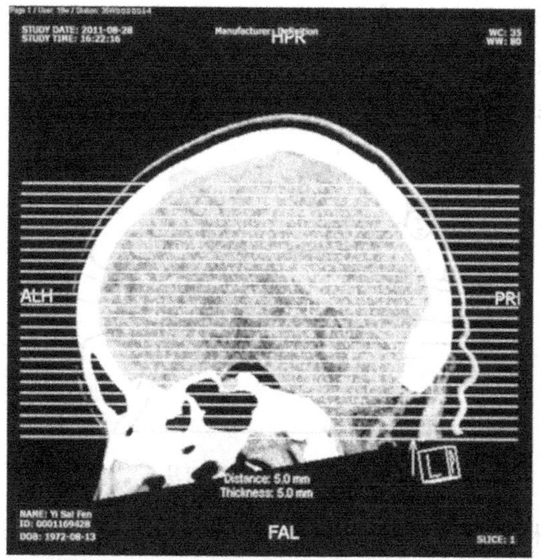

图 4-12　术后头颅 CT

护士长提问二

电解质、血气正常值是多少？

答：(1) 电解质正常值　Na^+ 135～145mmol/L，K^+ 3.5～5.3mmol/L，Cl^- 96～106mmol/L，血清总钙（成人）2.1～2.7mmol/L。

(2) 动脉血气正常值　pH 7.35～7.45，$PaCO_2$ 35～45mmHg，PaO_2 75～100mmHg，SaO_2 95%～100%，BE −3～+3mmol/L，AB 22～27mmol/L，SB 21～25mmol/L。

椎管肿瘤手术后应注意什么？

答：(1) 体位

① 患者睡硬板床。

② 患者术后回病房时要四人过床，具体做法：一人站立于患者头部，两手固定患者头部，保证在搬运的过程中头部不扭转，其他三人将患者身体水平抬起移至床上，置平卧位。颈椎手术后，必要时给予盐袋或颈托固定颈部，达到制动作用。搬动时要保持患者的头部、颈部、躯干部在同一水平位，尤其是高颈段手术，更应注意颈部不能过伸过屈，以免加重脊髓损伤。如图 4-13。

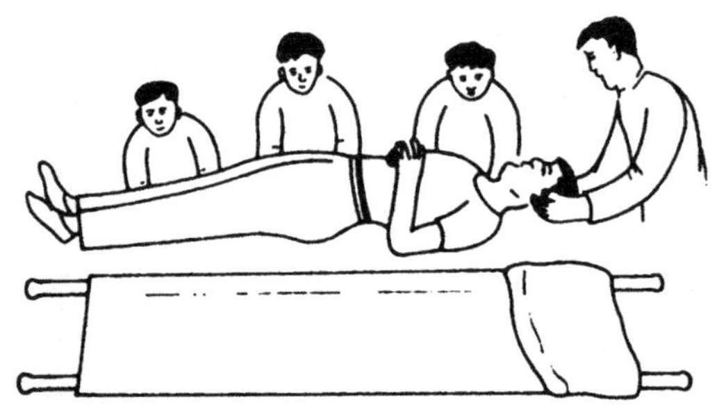

图 4-13　四人搬运法

③ 手术后患者需去枕平卧，防止因手术麻醉发生呕吐，误吸造成窒息或吸入性肺炎的发生。

④ 为保持脊柱的稳定性，防止脊椎错位或脱位，手术后特别注意轴线翻身，确保头、颈、肩、躯干呈一条直线。

（2）严密观察意识、瞳孔及生命体征变化　术后予以吸氧、心电监测，并且通过观察患者意识、瞳孔的对光反射等情况，来估计麻醉深度，做好相应护理。由于脊髓减压术后可导致延髓功能障碍出现中枢性呼吸衰竭，需特别注意呼吸情况，如有异常立即通知医师采取措施。术后可能会出现颈交感神经节损伤症（霍纳综合征，患侧瞳孔缩小，眼睑下垂，眼球凹陷），一般不需要处理。

（3）严密观察患者的感觉情况　因脊髓水肿或血肿形成而使感觉障碍平面上升，术后48h内应严密观察原有症状及感觉变化。为患者做屈膝、屈肘等运动，仔细观察指（趾）的感觉活动，与术前比较神经功能恢复状况。

（4）观察患者的运动功能情况，包括肌力和肌张力。

（5）观察伤口情况　保持伤口敷料清洁干燥，严密观察伤口情况。如发现敷料渗血时应通知医师及时换药，如发现有脑脊液漏需重新缝合切口。若有引流管，保持引流管通畅，翻身时注意防止管道受压、脱出，引流袋放置妥善、观察引流液的颜色、量、性质。

（6）注意电解质情况　由于手术时间较长，术中失血、失液量大的患者，术后将采血检测患者血液生化，遵医嘱予以止血、补液。

（7）观察患者大小便情况　了解患者能否自行排大小便。留置尿管者保持尿道口清洁，防止尿管感染。便秘时予以缓泻药塞肛。大小便失禁时，保持肛周围皮肤清洁干燥，可用烧伤湿润膏、金霉素软膏、鞣酸软膏涂搽局部。

（8）饮食护理　无恶心、呕吐需肛门排气后才能进少量流质饮食。不要空腹喝牛奶，以免胀气、腹痛，应多吃水果和粗纤维食物，以保持大小便通畅，防止便秘，可进食高蛋白、高维生素、高热量食物，如鱼类、肉类、水果等。保持营养丰富，增强机体抵抗力，以促进患者尽早康复。

（9）肢体功能康复　感觉障碍常常使患者的运动能力和兴趣受

到严重的影响，感觉的恢复是运动恢复的前提，因此我们应该将感觉的康复训练包含在运动训练的过程中。

术后颈托的佩戴有哪些注意事项？

答：保持颈部的稳定性是术后恢复的关键，与患者讲明颈部制动的重要性，体位改变不当就可能引起椎管移位，导致延髓的损伤，未经医护人员允许不要私自摘下颈托或随便调整位置。患者坐位、侧卧、站立时都需要佩戴颈托，既不能过紧以免呼吸困难及压力性损伤形成，也不能过松以免固定不牢固。平卧时可解除颈围的前部，使颈部皮肤得到休息。佩戴时间以 2～3 个月为宜。常见的颈托见图 4-14。

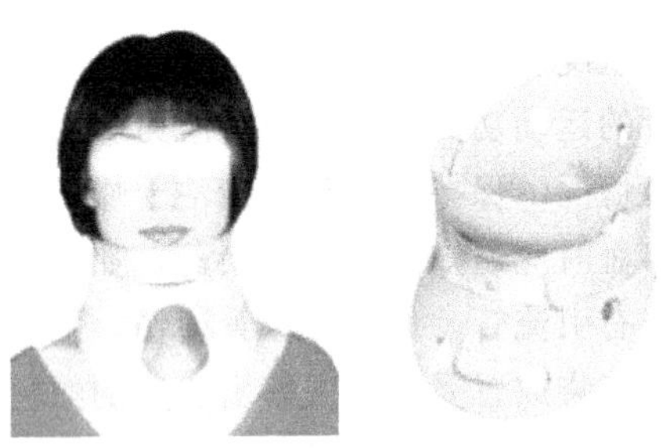

图 4-14　常见的颈托

专科知识问答二

该类手术术后的主要护理问题有哪些？

答：恐惧；脊髓功能障碍；呼吸形态改变；便秘；瘫痪；潜在并发症——感染；预感性悲哀。

瘫痪患者的护理重点要注意哪些？

答：瘫痪是因脊髓损伤所致，表现为损伤平面以下感觉、运动障碍、被动体位。护理上要预防压力性损伤发生；保持大小便通畅；鼓励和指导患者最大限度地自理部分生活；指导患者功能锻炼，改善肢体营养，防止肌肉萎缩。

如果发生便秘应如何护理？

答：便秘是由于脊髓损伤使神经功能障碍、卧床、进食不当、不适应床上排便等因素所致。

促进肠蠕动的护理措施：①合理进食，增加纤维素、水果摄入，补充足够水分；②指导并教会患者顺肠蠕动方向自右下腹→右上腹→左上腹→左下腹由轻而重、再由重而轻按摩腹部；③病情允许时指导患者活动肢体及做收腹活动；④督促患者养成定时排便的习惯；⑤必要时用润滑剂、缓泻药通便、灌肠等方法解除便秘。

肢体康复的主要方法有哪些？

答：(1) 被动活动各个关节　可改善全身各个关节活动功能，增强残存肌力。关节的被动运动方法见图 4-15。

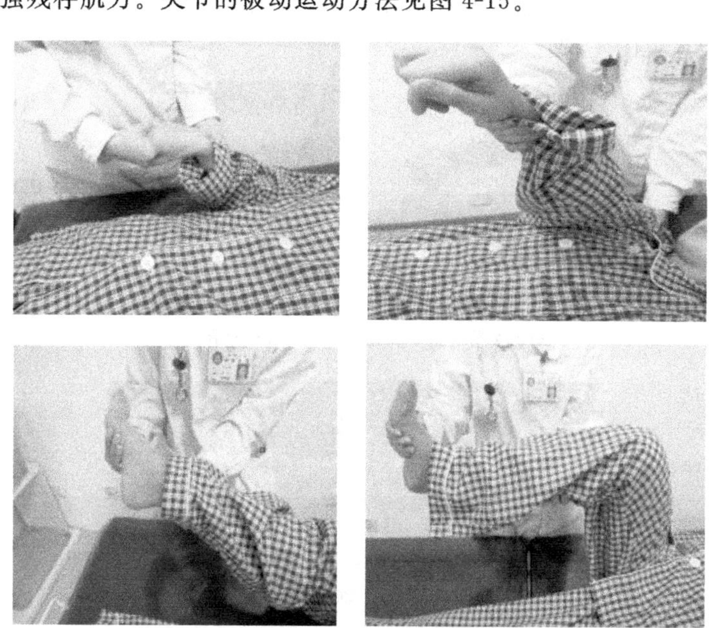

图 4-15　关节的被动运动方法

(2) 体位交换　如卧位—坐位—起床--轮椅—如厕（坐马桶）等移动动作。见图 4-16。

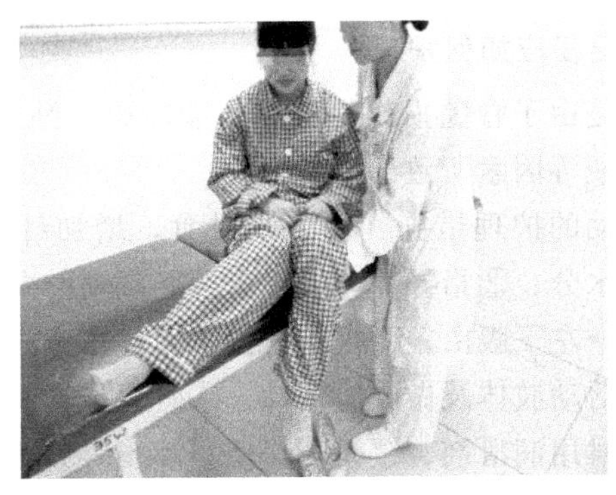

图 4-16　体位交换

(3) 日常生活动作训练　如穿衣、进食、抓物等基本技巧训练，使患者出院后能适应个人生活、家庭生活、社会生活和工作的需要。见图 4-17。

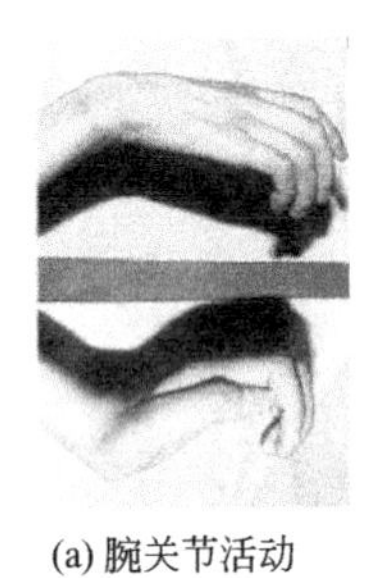

(a) 腕关节活动

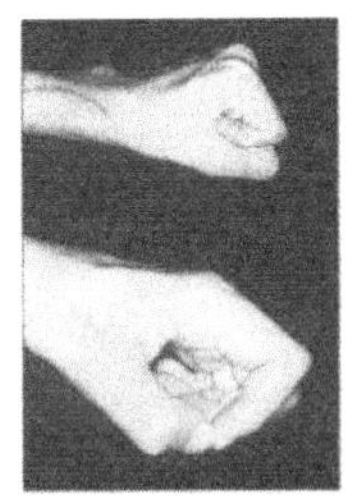

(b) 握拳

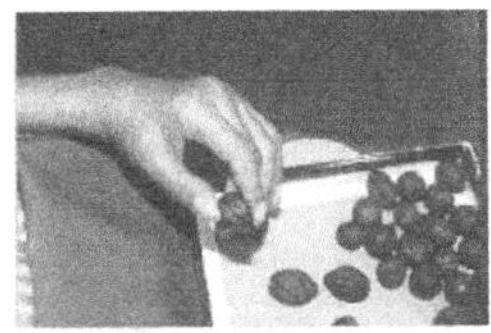

(c) 手指精细运动

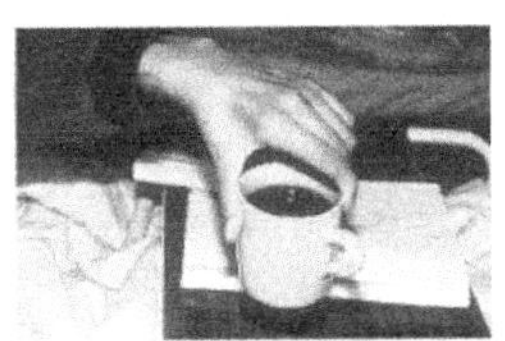

(d) 手指力量训练

图 4-17　抓物练习

进行肢体功能锻炼要注意些什么?

答：(1) 关节被动运动应在患者无痛的情况下进行，不可勉强，应在关节正常活动的范围内活动。

(2) 进行肢体运动时动作要轻柔、缓慢，力量要均衡。

(3) 进行行走训练时要严密观察患者是否出现头晕、面色苍白等直立性低血压的表现。

(4) 功能锻炼应在医护人员指导下进行，要根据患者病情的不同阶段，制定长期的科学锻炼计划。

(5) 功能锻炼以主动练习为主，以被动练习为辅，要长期坚持。

护理肢体麻木的患者时有哪些注意事项？

答：肢体麻木是指肢体对外界的刺激，如冷、热、痛等感觉的异常、减弱或消失。主要由脊髓肿瘤导致神经受累所致。临床上主要表现为：肢体困胀，手脚伸屈不良，肢体僵硬感、蚁走感、针刺感等。对于肢体麻木患者应注意以下几点。

(1) 肢体麻木是神经损伤的结果，神经的修复和滋养是个缓慢的过程，在康复的过程中不要急于求成，也不能半途而废，要保持良好而积极的心态。

(2) 患者饮食宜清淡，忌食生、冷、辛辣刺激性食物。多吃一些含钙量高的食物，如牛奶及奶制品、虾皮、海带、芝麻酱、豆制品等。

(3) 加强休息，必要时卧床休息，不能过度劳累，最好睡硬板床。

(4) 注意保暖，特别是冬季要注意对肢体的保暖，每天用温水浸泡四肢 2 次以上，每次 20min 左右。

(5) 对于术后肢体麻木长时间未恢复者（>1 年），需到医院行肌电图检查，进一步确认神经损伤的程度、范围、性质。

(6) 治疗肢体麻木　口服神经细胞营养药，如 B 族维生素、三磷腺苷二钠（ATP）、脑复康胶囊、复方丹参滴丸等；同时可到中医科看门诊，中药治疗；对麻木肢体可进行针灸治疗。

【护理查房总结】

此病例在椎管疾病患者中多见，因此我们选取 Chiari 畸形做为寰枕部畸形的一个典型病种进行介绍。Chiari 畸形的危害在于可能导致延髓功能的损伤甚至死亡。为了预防这类突发损伤导致病情加重而危及患者生命，因此，在临床护理过程中，我们应特别注意密切观察、发现、处理病情，最大限度降低神经功能损害，提高患者生活质量。

（1）预防发生呼吸障碍　应注意轴线翻身，并给患者及家属做好宣教，指导患者戴好颈托，避免颈部发生过伸过屈以及过度扭曲等情况。注意观察呼吸情况，一旦发生病情变化，应立即报告医师，配合医师做好处理及抢救。

（2）做好安全护理及生活护理，防止压力性损伤、坠床、泌尿系感染、肢体挛缩畸形等常见并发症发生。

（3）指导患者进行肢体功能训练，告知其重要性，提高患者遵医行为，继而提高患者生存质量，促进患者身心康复。

（王滨琳）

查房笔记

病例4 • 脊膜膨出与脊膜脊髓膨出

【病历汇报】

病情 患儿，男，5岁，发现腰骶部肿块、大小便失禁5年，加重并局部皮肤破溃3个月入院。患儿出生时腰骶部可见一小肿块，包块受压后患儿哭闹，肿块随着年龄增大稍有增大，伴有大小便失禁5年，腰骶部皮肤破溃3天及双下肢畸形。否认传染性疾病及家族性疾病史，无手术史，无外伤史，无输血史，无药物及食物过敏史，预防接种史不详。

护理体查 T 36.8℃，P 85次/分，R 20次/分，BP 90/62mmHg。意识清楚，GCS评分15分。双侧瞳孔等大等圆，直径3mm，对光反射灵敏，语言、智力、定向力、记忆力、理解能力未见明显异常，耳、鼻无分泌物，嗅觉正常，颈软，四肢活动可，肌张力正常（一般会轻度增高），患儿腰骶部中线偏右可见8cm×8cm肿块，质地韧，边界清，不透光，有压痛，双侧膝反射存在，右侧跟腱反射检查不能，双下肢踝关节马蹄内翻。肿块下方可见3cm×3cm压力性损伤、基底为红色、渗液量少，右足跟皮肤2cm×3cm压力性损伤、基底红色、有少量黄色分泌物。

辅助检查 MRI示脊髓脊膜膨出，脊髓栓系综合征。X线示双下肢内翻畸形。

入院诊断 脊髓脊膜膨出、脊髓栓系综合征、双侧踝关节内翻畸形。

主要护理问题 压力性损伤、大小便障碍、恐惧、有感染的危险、个人形象紊乱——关节畸形、知识缺乏——变换体位的必要性。

目前主要的治疗措施 抗感染、腰骶部皮肤换药、尽快完善术前的检查和准备、择期手术。

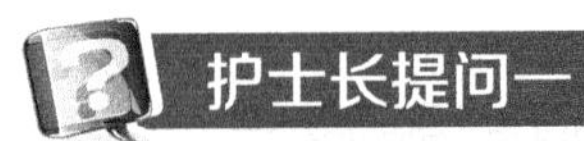

什么是脊膜膨出、脊髓脊膜膨出和脊髓膨出？

答：脊膜膨出、脊髓脊膜膨出和脊髓膨出属于一类神经轴先天性畸形，主要是在胚胎期的神经管闭合时，中胚叶发育发生障碍所致。最常见的形式是棘突及椎板缺如，由于椎管闭合不全，形成脊柱裂，椎管向背侧开放。而腰骶部则是各种脊柱裂的好发部位（表 4-3）。在脊柱裂的基础上，椎管内的脊膜和（或）脊髓神经组织向椎管外膨出。

表 4-3　某医院 63 例脊膜膨出、脊髓脊膜膨出患儿的病变部位

项目	颈部	胸部	腰部	腰骶部	骶部
例数	8	10	20	22	3
百分比/%	12.7	15.8	31.7	34.9	4.7

（1）脊膜膨出　最轻的类型，它指脊髓和神经根的位置与形态都是正常的，但是脊膜从脊柱裂开缺损处呈囊状向外膨出，内含脑脊液。

（2）脊髓脊膜膨出（图 4-18）　病情比较重，指脊髓本身也有畸

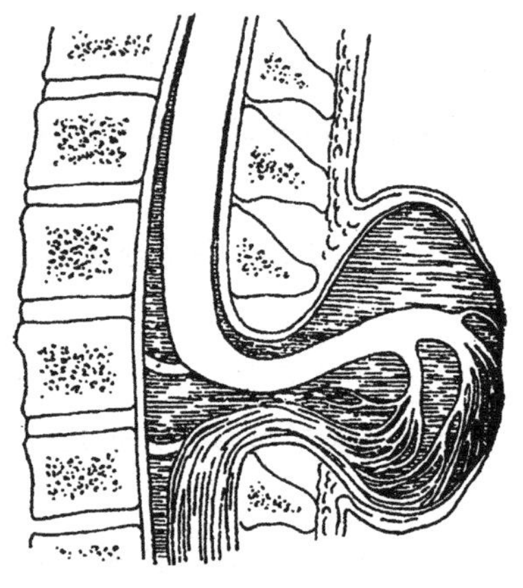

图 4-18　脊髓脊膜膨出

形，脊髓和（或）神经根从脊柱裂开缺损处向背后膨出，并且囊状膨出和（或）它周围结构发生粘连，而且包含有脊膜膨出的症状。

（3）脊髓膨出　此型最为严重，临床十分少见。椎板缺裂较宽，椎管与硬脊膜广泛敞开，脊髓与神经组织直接显露于外。其外表只有一层蛛网膜，一般不形成囊性包块，可见其内的脊髓与神经根组织与搏动，多有神经组织的变性。

专科知识问答一

该患儿压力性损伤为哪期？什么是首优的护理问题？其目标是什么？

答：依据 NPUAP 压力性损伤分期，此患儿的压力性损伤为 2 期（分期方法参见第二章胶质瘤相关内容）。由于腰骶部的压力性损伤病变的下方，即邻近脊髓脊膜膨出的部位，一旦创面加深、感染，将影响手术的如期进行，更为严重的是，有可能导致颅内感染的风险。因此，压力性损伤是此患儿的首优护理问题。护理的目标是：妥善处理创面，防止创面感染，促进创面尽早愈合。

该患儿的压力性损伤应如何护理？

答：（1）每天对压力性损伤进行评估　包括压力性损伤大小、创面组织形态、渗出液、有无感染等。

（2）避免危险因素（全身和局部）　包括：①避免局部受压；②使用充气床垫或局部减压措施，如海绵枕、海绵圈，但不可使用橡胶类圈状物；③定期变换体位，尽可能采用俯卧位、侧卧位。

（3）局部换药　按 2 期压力性损伤处理要求，使用半透膜敷料或者水胶体敷料加以保护，禁止局部皮肤按摩。

（4）指导加强营养的补充。

（5）做好健康宣教及人文关怀（参见第二章胶质瘤相关内容）。

若患儿为合并脑脊液漏的开放性脊柱裂，应如何处理？

答：应完善影像学检查并立即手术，需注意以下几项。

(1) 术中采取侧俯卧位，腋下垫一长软垫，空出胸部，保证心脏不受压迫；同侧腿下垫一长软垫，将肢体托起，保持新生儿腹式呼吸；骨盆两侧用软垫垫好固定牢靠，以防术中患儿扭动。由于新生儿胸腔较小，呼吸肌较薄弱，呼吸主要依靠膈肌运动来完成，新生儿主要为腹式呼吸，因此，要注意俯卧位时腹部不能受压，以免影响呼吸。

(2) 用生理盐水纱布覆盖患处，避免损伤患处和神经，并且避免用含有神经毒性的聚乙烯酮碘的敷料。新生儿皮肤薄、娇嫩，易受擦伤、感染，应避免手术中的冲洗液、尿液浸泡皮肤。术后早期避免进食，减少粪便污染患处的机会。

(3) 查看是否合并其他畸形。

(4) 严格执行无菌操作原则和消毒隔离制度，合理应用抗生素。

(5) 手术时应贯彻微创理念，显微手术，配合神经电生理监测，以做到尽可能彻底松解栓系，避免神经损伤，减少再粘连和栓系，以及预防术后伤口并发症。

术前备皮注意事项有哪些?

答：(1) 备皮时取俯侧位，可在身下相应部位垫高。既可以很好地暴露备皮区，又可以防止患儿俯卧时头部向一侧过度扭转引起呼吸抑制。

(2) 备皮时操作轻巧。脊膜膨出囊壁菲薄，膨出物蒂细囊大，尤其根基部多毛时，操作应轻柔、缓慢，切勿划伤皮肤。

(3) 备皮过程中严密观察患儿呼吸、面色等情况，特别是高位膨出的患儿。如果发现患儿突然出现面色苍白、呼吸浅慢现象应立即暂停备皮，恢复侧卧，给予吸氧等处理。

如果你是责任护士，应如何护理 (术前护理)?

答：患儿等待手术期间的主要护理措施如下。

(1) 病情观察

① 及时巡视，注意观察肿块局部情况，包括肿块大小、局部

张力，一旦发生破溃、流出脑脊液时，应及时报告医师处理。

② 每天评估压力性损伤进行大小、创面组织形态、渗出液、有无感染等。

(2) 体位　指导患儿家属，尽可能时患儿侧卧位或侧俯卧位，避免肿块受压，以适应术后长时间俯卧体位。患儿 5 岁能自主活动，可能因自身不适而不配合，在卧床时期间上好护栏，家属 24h 陪护，防止发生坠床。

(3) 饮食护理　指导补充营养，增加蛋白质摄入，以增强抵抗力，提高手术耐受力，利于术后的康复。

(4) 症状护理

① 下肢畸形：协助并指导家属进行肢体功能锻炼，告知防跌倒的防范措施。

② 大小便失禁：应随时保持床单位的整洁和衣裤的干燥，有条件者使用一次性尿垫。大小便后，仔细、轻柔地蘸干净会阴部与肛周皮肤，注意保持皮肤的完整性，必要时根据需要，可使用湿润烧伤膏、氧化锌软膏、赛肤润或纳米银，防止失禁性皮炎的发生。

(5) 心理安抚　加强与患儿父母的沟通，了解其心理反应，向他们讲解疾病的相关知识。通过抚摸、握手等方式表达对患儿的关心，减轻患儿及家属的恐惧感。

什么是失禁性皮炎？好发部位在哪里？与压力性损伤如何鉴别？

答：失禁性皮炎（incontinence associated dermatitis，IAD）是皮肤长期暴露在尿液和粪便的侵蚀中所导致的会阴部、肛门周围皮肤受损（发红、发亮、散布性红疹、表皮破损），严重时皮肤会产生糜烂及溃疡问题。它会发生在腹股沟、臀部、大腿内侧等处。与压力性损伤鉴别见表 4-4。

表 4-4　失禁性皮炎和压力性损伤的鉴别

鉴别点	压力性损伤	失禁性皮炎
原因	剪切力、压力、摩擦力	潮湿的环境

续表

鉴别点	压力性损伤	失禁性皮炎
部位	骨突部位	会阴部、肛周、皮肤褶皱
病理生理	组织和血管缺血缺氧性病变	失禁物质刺激产生的炎症
发展趋势	自下而上的损伤，起源于深部组织，并向表面进展	自上而下的损伤，起源于表皮组织，并向内进展
深度	根据分期，可能皮肤完整，也可能全皮层皮肤缺失	多为浅表性
坏疽	易发生坏疽	不发生坏疽
边缘	非苍白色发红、黑色坏疽、黄色腐肉	红色但不均匀分布，周边皮肤粉白相间

【病情进展】

入院 4 日后，腰骶部的压力性损伤愈合，术前检查完善，行手术治疗。术后患儿返回病房，意识清楚，无抽搐，精神稍差，呕吐 1 次。体查：GCS 评分 15 分，T 37.7℃，P 85 次/分，R 24 次/分，BP 95/65mmHg，双侧瞳孔等大等圆，直径 3mm，对光反射灵敏，四肢活动自如，肌力、肌张力正常，腰骶部伤口敷料干燥固定，留置尿管，足部压力性损伤未愈合。医嘱密切观察患儿生命体征及切口愈合，予以抗炎、止血、保护胃黏膜等对症及支持治疗。

护士长提问二

患儿做了什么手术？该手术的相对禁忌证有哪些？

答：患儿在全麻插管下行椎管探查脊髓栓系松解术＋脊膜修补术。该手术的相对禁忌证为：巨大的胸腰部脊髓脊膜膨出有严重的大小便功能障碍及下肢瘫痪者；合并严重脑积水显示智力发育不全等；有其他严重畸形，如脊柱侧弯、后凸等；出生时有严重大脑损伤、颅内出血、小头畸形、脑发育不全者。

手术后重点观察四肢活动（肌力）和肌张力的原因是什么？如何判断肌力、肌张力？

答：要严密观察四肢活动，一旦四肢活动（肌力）、肌张力和术前有变化，要分析是否存在脊髓的损伤，并尽早予以处理，以确保患儿日后的生活质量。肌张力判断方法可采用改良的 Ashworth 分级法（表 4-5）。

表 4-5 肌张力分级（改良的 Ashworth 分级）

级别	判断标准
0	正常肌张力
1	肌张力略微增加：受累部分被动屈伸时，在关节活动范围之末时呈现最小阻力，或出现突然卡住和突然释放
1+	肌张力轻度增加：在关节活动后 50%范围内出现突然卡住，然后在关节活动范围后 50%均呈现最小阻力
2	肌张力明显的增加：通过关节活动范围的大部分时，肌张力均较明显增加，但受累部分仍能较容易地被移动
3	肌张力严重增加：被动活动困难
4	僵直：受累部分被动屈伸时呈现僵直状态，不能活动

患儿手术后，存在哪些护理问题？

答：潜在并发症有瘫痪、颅高压、脑脊液漏、压力性损伤、个人形象紊乱（与双侧关节畸形有关）、自理缺陷、营养失调。

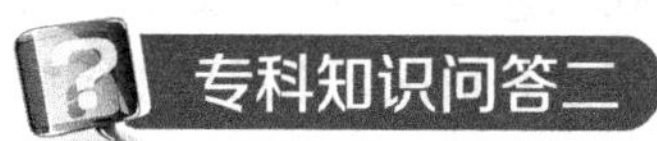

专科知识问答二

患儿手术后，应该如何护理？

答：(1) 密切观察病情 予以心电监测，监测患儿生命体征，观察肌力、肌张力、伤口皮肤的颜色及末梢循环情况，每 30min 巡视患儿 1 次，多倾听患儿的主诉，发现异常及时报告医师处理。

(2) 体位 患儿麻醉清醒前侧卧，防止呕吐物误入气管导致窒息。清醒后生命体征平稳即采取俯卧位或侧俯卧位，臀部略抬高，此体位不易被大小便污染。伤口处放置盐袋压迫止血 24～48h，防止脑脊液漏。每 2h 轴线翻身一次，7～9 天伤口拆线后可以坐起。

（3）引流管及伤口的护理　严密观察硬膜外引流液的颜色、性质和量。严格执行床旁交接班。拔除硬膜引流管后，观察伤口有无渗血、渗液，特别注意有无脑脊液漏发生。如发现敷料被淡红色或无色液浸湿，立即通知医师进行检查。出现脑脊液漏应及时加压包扎，患儿取俯卧位并且制动。为了预防伤口感染，敷料渗湿时应该及时进行伤口换药，必要时再一次进行硬脊膜修补术。

（4）大小便护理　患儿手术后留置尿管不急于拔除，予以尿管的管道护理，嘱患儿多饮水多排尿，防止发生尿路感染，保持尿管引流通畅。术后前几天，患儿活动不便，留置尿管可以很好解决小便问题，同时可保持床单位的清洁，保证会阴部皮肤不受尿液刺激，翻身时候注意不要牵拉尿管。术后患儿肛门未排气之前，予以禁食。排气后进食少量流质。便后要及时用柔软毛巾擦干净，防止大便对会阴部、肛周部皮肤刺激而发生破损、继发感染，同时要特别注意避免污染伤口，必要时在伤口近肛门处贴保鲜膜保护。

（5）呼吸道护理　手术过程均采用气管插管全麻进行，这种侵袭性的操作使患儿的感染率增高，因为气管插管会使呼吸道黏膜功能降低，且易损伤呼吸道黏膜而增加感染机会。护理过程中，要密切观察患儿的体温，翻身拍背，指导患儿正确有效咳嗽、排痰，予以雾化吸入，将肺部感染的可能性降至最低。

（6）皮肤护理　患儿足部压力性损伤未愈合，要严密观察压力性损伤的情况，及时换药，观察肉芽组织生长情况。术后要求俯卧位或侧俯卧位，对骨突处的部位垫软枕，严密观察局部受压及皮肤情况，特别是畸形的活动障碍的患肢，应定时被动更改受压部位进行减压。

（7）营养支持　禁食期间，静脉给予营养，合理安排输液顺序。根据输液总量、患儿年龄调节输液速度，避免白天集中输液而发生急性肺水肿。可进食后，鼓励患儿多进食高蛋白、高维生素、高热量、易消化食物。

（8）安全护理　卧床休息和下床活动时均有人陪伴，使用畸形的下肢行走时预防跌倒。注意保暖，但禁止使用热水袋，防止烫伤。

（9）促进康复　伤口愈合且无其他并发症的患儿，尽早进行肢体活动康复训练，特别是畸形的肢体，以促进神经功能恢复。

患儿手术后可能出现哪些并发症？如何处理？

答：（1）颅高压　注意有无呕吐、头痛等颅内压增高的表现。因为此类疾病的患儿常合并有脑脊液分泌、循环异常，因此一定要警惕因为膨出囊肿被切除，失去了脑脊液缓冲的空间而发生急慢性脑积水的征象，并遵医嘱预防性使用脱水降颅压药。

（2）体温升高　体温升高常常是因为手术后蛛网膜下腔内血液刺激所致。发热时要积极予以降温，及时更换汗湿的衣裤，防止受凉感冒，遵医嘱适当使用地塞米松等药物，缓解症状。一般几天后，体温会慢慢恢复正常，若持续发热则应考虑是否存在继发性感染。

（3）瘫痪　观察手术部位以下的活动情况和大小便情况与术前对比有无改变，有的患儿术前大小便失禁，感觉障碍，术后可有明显恢复或者逐渐恢复；而有的患儿则因为术中剥离困难或手术损伤，术后出现暂时性或者永久性活动功能减弱甚至消失，出现软瘫和大小便失禁。有的甚至术后再次出现粘连，而发生继发性的脊髓栓系综合征。

（4）营养性溃疡　手术之后，因为支配某区域皮肤组织的神经传导可能有暂时性的中断，感觉迟钝或者完全丧失，失去自我保护功能，极易受到外伤，一旦破溃又极难愈合。在日常生活中更要注意皮肤的护理，床单位、衣物保持整洁，勤翻身、拍背，注意不要冻伤或烫伤皮肤，发现问题及时处理。

（5）脑脊液漏　原因是硬脊膜缝合不严密，颅内压力增高。加强对患儿的观察，如发现有皮下积液，可穿刺抽出积液再行加压包扎。在此期间要特别注意保持床单位整洁，防止床单的污物、大小便污染伤口，尽量避免让患儿哭闹。告知患儿家属避免一切颅内压增高的因素，以免加重脑脊液漏。

(6) 伤口感染　伤口位于腰骶部，容易被污染，腰骶部的皮肤血运没有头部皮肤血运丰富，伤口不易愈合，怀疑有感染时，应报告医师处理，保持局部敷料干燥，遵医嘱抗生素治疗促进伤口愈合。

(7) 尿潴留　由于手术中可能损伤骶尾部神经，致使膀胱括约肌功能受损，出现尿潴留。因此，决定拔除尿管前，应反复夹闭导尿管，以训练膀胱的舒缩功能，拔除尿管之后，严密观察患儿有无排尿困难，如果有尿潴留，可给予听流水声诱导其排尿，用热毛巾湿敷膀胱区或按摩下腹部，特别严重者还可予以针灸治疗帮助排尿，仍不能排尿者重新插导尿管予以过渡训练。

伤口愈合分几期？如何评价？

答：伤口愈合分三期。分期及评价标准见表 4-6。

表 4-6　伤口愈合的分期及评价标准

分期	评价的标准
一期愈合	组织损伤小，创缘整齐，无感染，伤口愈合快，呈线性瘢痕愈合
二期愈合	伤口大，组织缺损多，创缘分离较远，只能在控制感染、坏死组织基本清除后，再生才能开始，这类伤口愈合时间长，遗留明显瘢痕
三期愈合	某些开放性伤口，观察 48～72h 之后，无明显感染，再行缝合，达到近似一期愈合

出院时责任护士应该重点进行哪些方面指导？

答：因患儿双下肢踝关节马蹄内翻较严重，需要长期的康复训练。护士应对患儿和家属重点进行康复指导，即示范被动活动、主动活动并让他们掌握，帮助患儿恢复。

(1) 被动活动

① 小腿三头肌牵拉：取用徒手或站斜板等办法来松弛小腿三头肌。

② 良肢位摆放和关节的被动运动（足内翻早期效果好）：仰卧位，患足支撑在床上，操作者一只手向下压其踝关节，同时另一只手将患儿的足和足趾提至充分背屈并外翻位。

③ 采用踝关节背屈外翻法（足内翻早期即应进行）：患儿取仰卧位，双下肢自然伸直，操作者双手分别握住患肢足跟部和足底前部，做缓慢足背屈、外翻，到位后停顿 5～8s，然后缓缓复原。重复操作 15～20 次。

④ 采用牵拉足跟踝关节背屈外翻法（足内翻中、后期进行）：患儿取仰卧位，操作者一手握患肢足跟向下缓慢牵拉，另一手握住足底前部做缓慢足背屈、外翻，到位后停顿 5～8s，然后缓缓复原。重复操作 15～20 次。若跖屈、内翻肌群痉挛明显，可先采用按摩手法缓解其痉挛，然后再行被动康复手法。

⑤ 采用足趾及踝关节背屈外翻训练（足内翻中后期进行）：在运动开始前，要抑制拮抗肌的高张力，操作者在踝关节的前方握住患足向下压在床上，然后通过它从内收到外展活动患儿的腿，即通过腿近端的活动使足外翻。此法可解除因用力而引起的足内翻，并放松足固有肌。然后，操作者用虎口下压踝关节；同时用另一只手将患儿的足和足趾提至充分背屈外翻。依次做被动运动辅助主动运动、抗阻运动。注意：操作者的手不能触及患儿足心。

（2）主动活动

① 足外展内收式：患儿端坐体位，双膝关节呈 90°屈曲并自然放松。吸气，抬患足尖，缓慢做外展运动，到位后停 3～5s；呼气，缓缓内收再复原到起始位。重复运动 10～20 次。

② 足后拉提跟式：患儿端坐体位，双膝关节呈 90°屈曲并自然放松。吸气，患肢膝关节屈曲尽力向后拉足并提跟，到位后停顿 3～5s；呼气，缓缓放下足跟，足底平稳着地，再复原到起始位。重复运动 10～20 次。

③ 患儿取仰卧位，双下肢自然伸直，操作者分别握住患肢足跟部和足底前部，做缓慢足背屈、外翻，到位后停顿 10s，然后缓缓复原。重复操作 3 次后，令患儿主动背屈、外翻 1 次。

④ 患儿取仰卧位，令患肢自然垂于床边，在屈髋、屈膝同时足背屈、外翻，将患肢抬起足底放于床上，或辅以外力使足背屈、外翻或加阻力以增强足背屈、外翻的力量。如果痉挛明显，可先采用按摩手法缓解其内侧肌群的痉挛，然后再治疗。

告知患儿及家属，脊髓手术完全恢复之后，双侧踝关节马蹄内翻，走路跛行等通过训练不能改善，可以通过手术矫正畸形，增强肌力恢复，提高患儿的生活质量。

(3) 特别护理指导

① 体位与活动：出院后 1 周内继续平卧，注意保护受压部位皮肤，预防发生新的压力性损伤，避免剧烈活动，保持切口的清洁干燥，避免大小便污染，保持会阴部清洁，以免皮肤受刺激导致破损；出院 2 周方可洗澡，注意保暖，防止感冒。

② 饮食：食用高蛋白、粗纤维、易消化食物，适当限制盐的摄入，少量多餐。

③ 按时复查和随访：嘱其 1～2 个月后来院复查，并向家属说明术后定期复查的重要性，指导其与医师护士保持联系的方法，指导患儿及家属如何观察原有的神经功能障碍有无加重或者改善，观察大小便情况及双下肢活动的情况。

【护理查房总结】

治疗此疾病，理论上建议越早越好，一般时间为出生后 24～72h 内手术。不过，不同的患儿体质不同，应视患儿个体情况选择手术时机。在护理上应注意以下几点。

(1) 加强病情观察　严密观察病情变化，观察肿块局部张力，四肢肌力、肌张力，观察有无发生脑脊液漏、急性脑积水、大小便失禁等并发症。

(2) 遵医嘱合理地用药　防止感染、减轻疼痛，以保证修复手术的效果。

(3) 指导并协助采取合适的体位，做好大便的护理与避免伤口污染，给予心理护理，进行饮食和康复运动的指导，最大限度促进神经功能恢复。

（4）尽早促进压力性损伤愈合 每天进行压力性损伤评估，及时换药，避免压力性损伤加深或感染而加重病情。

（5）做好健康宣教 指导并使家属掌握康复训练方法，帮助患儿恢复。

（陶子荣 胡濒尹）

查房笔记

病例5 • 脊髓栓系综合征

【病历汇报】

病情 患者，男性，3岁，因出生时发现腰骶部窦道渗液3年，反复发热1周入院。患儿系足月剖宫产，母亲妊娠期间无明显异常情况出现。

护理体查 T 38.5℃，P 110次/分，R 30次/分，意识清楚，查体欠合作，双侧瞳孔等大等圆，约2mm，对光反射灵敏，眼球活动可，颈软，腰骶部可见一绿豆大小的皮肤缺损，右侧下肢较左侧稍短、稍细，右下肢肌力弱于左侧，左下肢肌力正常，四肢肌张力正常。病理征阴性。

辅助检查 MRI结果提示脊髓栓系综合征，椎管内占位病变，皮毛窦?

入院诊断 脊髓栓系综合征。

主要护理问题 窦道感染，窦道营养性溃疡，体温升高。

目前主要的治疗措施 控制感染，完善术前准备，择期手术治疗。

护士长提问一

脊髓的功能有哪些?

答：(1) 传导功能　由上下行传导束实现，即躯干和四肢浅深感觉及大部分内脏感觉通过脊髓传导，同时再通过脊髓传导脑对躯干、四肢骨骼肌运动及大部分内脏活动的调控。

(2) 反射功能　包括内脏反射及躯体反射，内脏反射是指排尿反射、排便反射等。躯体反射分为阶段内反射和节段间反射，也可依刺激部位的不同分为深反射和浅反射，病理情况下可出现病理反射。

脊髓损伤的特点？

答：脊髓损伤会引起伤面以下全部感觉及随意运动的丧失。脊髓横断初期（数日至数月）出现脊髓休克现象，即损伤平面以下的躯体和内脏反射全部消失。休克期过后，随着反射恢复，可表现为肌紧张增高、腱反射亢进、对排尿和排便反射不能随意控制。

评估肌力的具体方法有哪些？

答：(1) 各肢体能否做到随意运动。

(2) 令患者做各种动作，检查者用手给以阻力，以测知其肌力。①上肢：令患者做伸肘、屈肘、腕背屈、腕掌屈等动作，并令患者用力握检查者手，以检查握力。②下肢：令患者做抬腿，伸、屈膝关节，足跖屈、背屈等。

(3) 进行轻瘫试验。①上肢：令患者闭目举双上肢，掌面朝下，维持一个短时间（小于 1min），如有轻瘫，患肢徐徐掉下。②下肢：令患者仰卧，双腿在髋关节及膝关节处屈曲并举起，维持一个短时间（小于 1min），观察肢体是否缓慢下垂。

(4) 采用 0～5 级的六级分组法评估肌力。

评估肌张力的具体方法有哪些？

答：肌张力的评估方法：令患者肢体放松，不用力，检查者将其肢体在肘部及膝部做被动运动，正常人能感到一定的阻力，如阻力缩小或消失称为肌张力降低（肌肉弛缓柔软），如阻力增强即为肌张力增高（肌肉较硬）。

什么是皮毛窦？

答：皮毛窦又称藏毛窦，属于畸形发育，可出现在枕部到骶尾部的任何部位，以骶尾部最多见，可与脊髓裂、脊柱裂伴发，瘘口四周往往有异常的长毛，色素沉着或毛细血管瘤样改变，有的在其上方还有脂肪瘤突出。窦道所经处，相应部位可有颅骨、硬脑膜、棘突、椎板、硬脊膜缺损。无感染时易被忽视。见图 4-19。

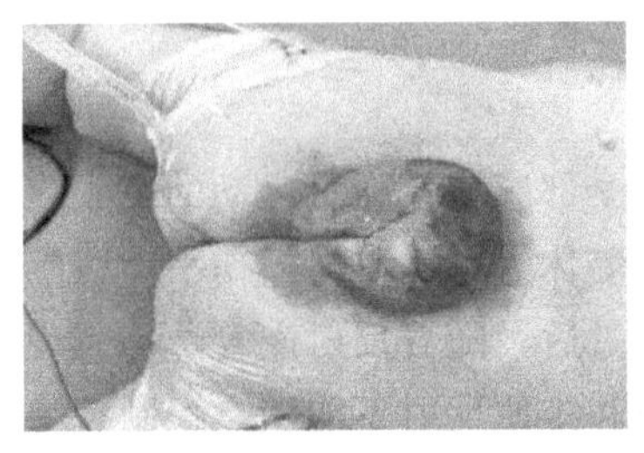
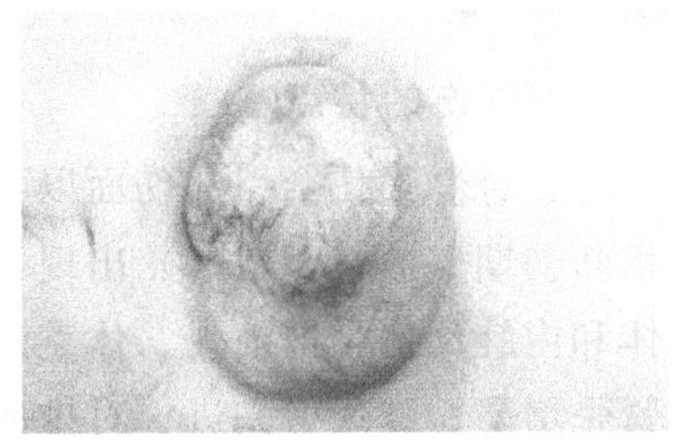

图 4-19　皮毛窦的特殊外观表现

什么是脊髓栓系综合征？

答：脊髓栓系综合征是指脊髓末端部（圆锥部）因局部病变或终丝粗短等情况，使附着在脊柱管末端的硬脊膜管盲端受到牵挂，在发育过程中停留在本应正常位置的下方不能上升，受到力学的伸张、扭曲、缺血等不良影响的病理状态（图 4-20）。

引起脊髓栓系综合征的原因有哪些？

答：引起脊髓栓系综合征的原因有：脊髓脊膜膨出、脊髓术后的粘连、藏毛窦、骶髓脂肪瘤、隐形或显性脊柱裂、脊髓纵裂等。

脊髓栓系综合征的临床表现有哪些？

答：成人型与儿童型有不同的特点（表 4-7）。临床上以儿童型多见，儿童型多出现腰骶部皮肤色素沉着，毛发增生，皮肤隆起

表 4-7　儿童型和成人型脊髓栓系综合征临床表现的比较

项目	儿童型	成人型
疼痛	不常见,可位于背部和下肢	最常见,双侧性,呈扩散痛,位于直肠或会阴
足畸形	常见足外翻,进行性加重	少见,且不会进行性加重
脊髓畸形	常见,脊髓侧弯进行加重	少见,且不会进行性加重
运动障碍	步态异常	多有行走困难,多为下肢无力
泌尿系症状	常见,遗尿,反复尿路感染	常见,尿频尿急,急迫性失禁
下肢营养性溃疡	较常见	不常见
皮肤异常	常见	不超过 50%
促发加重因素	生长发育	外伤,椎管狭窄

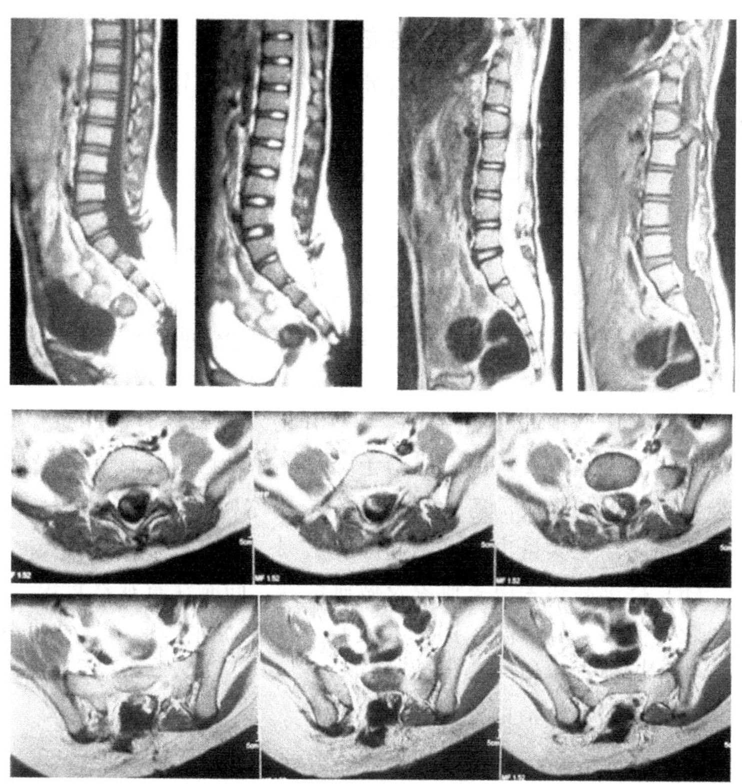

图 4-20　脊髓栓系综合征 MRI 表现

或凹陷，皮肤漏，或背部正中膨隆，正中肿物，其表面皮肤非常菲薄，可见皮肤溃烂，脊髓外露或脑脊液外漏等；不明原因的尿频、尿急、遗尿、大便干结、大便次数多或失禁等障碍，或可能出现尿道下裂、膀胱阴道漏等畸形；肢体活动障碍，可表现为肌力下降，可能出现马蹄内翻足等畸形。

窦道感染护理的要点有哪些？

答：入院后要及时去除窦道口坏死组织，用生理盐水清洗创面，采用得莫林喷洒型粉剂涂于创面表面，保持创面皮肤干燥，避免继续受压，每 2h 更换体位 1 次，更换体位时避免拖拉患者。

患儿因瘘道感染导致的高热应如何护理?

答:(1)除局部创面处理以外,应留取创面分泌物做细菌培养及药敏实验,遵医嘱使用抗生素。

(2)定时测量体温,观察热型并记录,高热患者每4h测量1次,给予降温措施后30min再次测量。

(3)应减少活动,注意水、电解质平衡,鼓励患儿多饮水,以果汁及淡盐水为宜,适当予以静脉输液。

(4)保持室温于28～30℃,室内应空气流通,并定时进行空气消毒。

(5)采用合理的降温措施　高热开始发生寒战时应注意保暖。寒战后体温迅速上升,此时应给予降温,并以物理降温为主,如用冰袋置于腋下、腹股沟等大血管处,或用冰帽降温、乙醇擦浴等。药物降温应注意大量出汗可引起虚脱。

(6)持续高热者应查血象及做血培养,同时注意观察意识、血压、脉搏、呼吸等,防止严重并发症,如败血症、感染性休克等,谨防患儿出现高热惊厥、抽搐。

(7)加强口腔护理,每日2次。

双下肢感觉和运动障碍的护理要点有哪些?

答:因脊髓圆锥、马尾神经损伤,使脊髓活动受限,易引起双下肢感觉和运动功能障碍。入院后对患儿及家长进行安全指导。因患儿存在感觉障碍,禁止给患儿使用热水袋、热水瓶保暖,热水杯、锐器等规范统一放于妥当的位置,防止烫伤等意外损伤;因患儿年龄小且存在行动不便,病床要安置床挡,防止患儿坠床;患儿要在家长的陪同下在病区内活动,防止跌倒。指导并协助家长定时给患儿进行肢体功能训练。

脊柱脊髓手术术前护理要点有哪些?

答:(1)心理护理　向患儿家属简单介绍整个手术过程、手术效果,减轻心理压力,能更好地配合手术。

(2)术前一日根据医嘱备血,做青霉素及普鲁卡因药物过敏试验。

（3）皮肤准备 术前一日备皮，各部位备皮范围如下。①高颈位手术：枕骨粗隆至双肩水平的皮肤。②胸腰段脊髓手术：超过病变上、下各 5 个椎体。③腰骶段手术：病变腰椎以上 5 个锥体至坐骨结节处。

（4）手术前夜给予开塞露通便，或根据医嘱予以低压灌肠。

（5）术前 12h 禁食、禁水，哺乳期婴儿术前 4h 禁吸乳。

【病情进展】

患儿入院后予以积极的抗感染、营养支持等治疗，加强瘘口创面的护理，并完善术前准备，体温渐正常，精神、进食等明显改善，于入院后第 5 天在全麻下行椎管探查病变切除术，术后患儿意识清楚，精神、食欲一般，睡眠欠佳，留置尿管，予以抗感染、止血、营养支持等治疗。

护士长提问二

如何明确患儿感染已控制？

答：①体温连续正常 3 天；②血象正常，中性粒细胞比例正常；③瘘口周围无炎性渗出物，局部皮肤无明显红肿、压痛等。

腰骶椎管内病变可能有哪些临床表现？

答：依据腰骶椎管内病变的部位不同，其临床表现常分为以下几类。

（1）腰骶髓病变

① 腰上段（$L_1 \sim L_2$）：髋关节屈曲及股内收动作不能，膝、踝、足趾为痉挛性瘫痪。根痛分布范围为腹股沟、臀外部、会阴或大腿内侧。下肢锥体束征阳性，膝反射亢进，提睾反射消失。

② 腰下段（L_3～S_2）：根性疼痛分布于大腿前外侧或小腿外侧，感觉障碍限于下肢；膝、踝关节运动障碍；股二头肌反射及提睾反射正常；膝反射及踝反射消失；大小便失禁或潴留。

（2）圆锥部病变（S_3～S_5） 会阴部及肛门区皮肤呈马鞍状感觉减退或消失，称鞍区感觉障碍。常有膀胱直肠功能障碍，大小便失禁，性功能减退或消失。若肿瘤压迫邻近的马尾神经，可出现根性疼痛和下肢某部位的下运动神经元瘫痪及感觉障碍。

（3）马尾部病变（圆锥以下） 常有马尾综合征表现，早期即出现顽固性腰骶部疼痛或下肢疼痛，先为一侧逐渐累及双侧。括约肌功能障碍是疾病晚期的必然结果，早期排尿不畅，后期为尿潴留，肛门松弛及肛门反射消失。随着肿瘤的生长可出现下肢感觉及运动障碍，其改变多不对称，晚期出现双下肢松弛性瘫痪。在高位的巨大马尾肿瘤可出现低位马尾的多数症状。在低位的马尾较小的肿瘤（尤其在一侧）早期症状可能很轻甚至无症状，这点与圆锥部肿瘤不同。两外，位于圆锥部和马尾部的良性肿瘤，特别是先天性肿瘤，常出现足部畸形如弓形足等。

（4）骶管部病变 主要表现为会阴部和骶尾部疼痛，逐渐加重，感觉障碍往往局限于一侧，排便障碍多不明显，双下肢无运动和感觉障碍。

该患儿术后伤口如何护理?

答：患儿完全清醒后采取俯卧位，伤口局部给予 0.5～1.0kg 沙袋加压 72h 以上，若沙袋容易滑落，可用小儿腹带固定。术后患儿由于疼痛等因素易哭闹或情绪不安，应选择其喜爱的玩具或图片以转移其注意力，并尽可能地将各项治疗及护理集中在同一时间内完成，减少小儿哭闹，减轻伤口张力。密切观察伤口外层敷料情况，如有渗液浸湿时，通知医师及时更换。若伤口局部出现红肿、压痛且伴患儿体温升高，应及时遵医嘱使用抗生素，可给予伤口红外线照射，每次 10～15min，每天 1 次或 2 次，注意照射温度和距离，避免烫伤。大小便失禁的患儿要及时更换尿片，因伤口距会阴、肛门较近，可在切口与肛门之间贴一透气小手术膜以阻隔粪便，或也可用一薄膜手套贴在小儿肛门周围，用来接流出的粪便。不宜过早拔除导尿管，留置导尿5天后可定时夹闭、开放尿管训练膀胱功能，尿道口黏膜水肿明显者局部外涂金霉素眼膏。

该患儿术后体位有何要求？

答：患儿全麻未苏醒前，安置其取去枕平卧位，头部偏向一侧；麻醉苏醒后可取侧卧位或俯卧位。俯卧时，由于身体的主要受力点及骨隆突处长时间受压，易引起皮肤压伤，因此在摆放体位时，在髂前上棘、膝、踝部加软枕垫预防压力性损伤。患儿的体位改变后，必须注意观察其呼吸变化，在俯卧位时将头部偏向一侧，避免口鼻被捂住，防止窒息的发生。翻身时必须由两人同时协助患儿进行轴式翻身，动作轻柔，避免拖、拉，防止引流管脱出。由于脑脊液漏在术后48h达到高峰，因此患儿应采取头低臀高位，下腹部垫一软枕或床尾抬高25°～30°，用250g沙袋压迫切口，但要注意腹部勿受压，以防呼吸不畅而窒息。保持适宜的室温，注意保暖，严防硬肿症的发生。

如何预防患儿术后并发症的发生？

答：(1) 脑脊液漏的预防　患儿麻醉完全清醒后采取俯卧位，抬高臀部，用沙袋加压。减少小儿哭闹，减轻伤口张力，防止脑脊液漏。

(2) 切口感染的预防　由于切口位置距肛门、会阴较近，容易受到大小便污染。其次，由于术中硬脊膜修复等原因，可造成伤口脑脊液漏，如观察不仔细，可造成切口感染。术后密切观察患儿体温变化，伤口有无红肿、压痛及伤口外层敷料情况，如有敷料浸湿时，及时通知医师更换。加强大小便的护理，大小便时可采取侧卧位或俯卧位，便后及时清理并观察伤口敷料，保持床单位清洁，防止伤口污染。

(3) 泌尿系感染的预防　留置导尿管常规护理，定期更换尿袋，每日会阴抹洗2次，并鼓励患儿多饮水。条件允许的情况下尽早拔除尿管。留置尿管时间较长的患儿在术后48h开始进行膀胱功能训练。方法是夹闭尿管，待患儿有尿意时放尿，或每3～4h放尿一次，训练膀胱功能，尿管留置 5～7 天后拔除。

术后应如何进行营养支持？

答：术后 6h 内禁食，防止呕吐引起误吸导致窒息。由于小儿生长代谢快，机体热量储备少，原有营养不良或术后对患儿的营养供应不当，会使机体的抵抗力和修复力下降，影响预后。术后 6h 麻醉清醒后进食母乳或温水、米汤等流质食物，避免进食牛奶、豆浆、碳酸饮料等易导致胃肠胀气的食物。术后第 2 日鼓励小儿进食高营养、高蛋白、易消化食物，以增强机体抵抗力。告知家长给患儿多食纤维丰富的蔬菜及新鲜水果，多饮水，以保持大便通畅，术后平均 3～5 天排便。

什么是术后早期功能锻炼护理？

答：是指脊柱脊髓手术后的患者早期在床上进行肢体活动锻炼；不仅脊柱脊髓手术，其实早期术后活动的护理理念已经在大部分的临床外科护理工作当中得到了广泛的应用，它有利于减少术后并发症的发生率，对于预防坠积性肺炎、压力性损伤等并发症尤其具有积极的意义；同时术后早期功能锻炼能够使患者尽快地恢复肢体的功能，缩短住院的时间，也有利于患者的心理健康。对于脊髓栓系综合征的患者主要进行腰背肌的锻炼，一般采用五点支撑法，腰背肌锻炼的时间是术后 72h，锻炼的频率是每天 3～4 次，术后第 5 天进行直腿抬高练习，每日 3～4 次，每次 15～20 下；每日逐渐增加活动量，锻炼的原则是患者不感疲劳。

如何为该患儿家属做好出院指导？

答：告知患儿家属出院后避免剧烈运动，坚持肢体功能锻炼，合理安排饮食，防止便秘。大便失禁者，便后可用鞣酸软膏涂抹肛周，保护肛周皮肤。遵医嘱 1～3 个月定期门诊复查。若出现原有症状加重，手术部位发红、积液、漏液等，及时就诊。

【护理查房总结】

手术是治疗小儿脊髓栓系综合征的唯一手段。已经证明，手术解除脊髓栓系可以增加细胞氧化代谢，有利于受损神经功能的恢复。手术复杂、难度大，术后伤口得以愈合与护理密切相关。小儿患者因配合性差，生长代谢的特殊性，需及早做好家长的宣教工作，以取得积极配合。术后早期采取有效俯卧位，对促进伤口愈合，减少脑脊液漏等并发症非常重要。评价小儿的营养状况，注意包括小儿发热、呕吐所消耗的营养物质。保证营养有利于患儿伤口的尽快恢复，减轻痛苦和缩短住院时间。

（熊　葵）

查房笔记

第五章 其他疾病

病例1 • 癫痫

【病历汇报】

病情 患者，男性，33岁，因发作性四肢抽搐、牙关紧闭伴意识丧失半年，拟诊断为癫痫步行入院。患者于7年前开始发病，每次发作持续1～2min，自行缓解，缓解后自感全身乏力，长期口服“卡马西平”控制症状，近半年感发作次数较前增多。否认传染性疾病及家族性疾病病史，无药物过敏史，否认近期服用“阿司匹林”等抗凝药物史。

护理体查 T 36.5℃，P 76次/分，R 21次/分，BP 116/72mmHg。意识清楚，语言流利，记忆力下降，计算力、定向力可。双侧瞳孔等大等圆，约3mm大小，对光反射灵敏，四肢肌力、肌张力无明显异常，无肌肉萎缩，体表痛觉、触觉对称存在，巴宾斯基征阴性。

辅助检查 MRI检查提示左额叶、左侧扣带回脑回肥厚并灰质异位。视频脑电图示重度异常脑电图。

入院诊断 继发性癫痫，左额及灰质异位。

主要护理问题

(1) 癫痫再次发作的可能。

(2) 有窒息和受伤的危险。

(3) 潜在并发症——脑水肿、酸中毒或水电解质失衡。

目前主要的治疗措施

(1) 严密观察病情变化，及时发现和处理癫痫发作。

(2) 保持呼吸道畅通。

(3) 落实安全护理，防止癫痫发作时发生跌倒、坠床、烫伤等意外。

（4）完善相关术前检查。

（5）指导禁烟禁酒，训练咳嗽及床上大小便。

护士长提问一

什么是癫痫？什么是癫痫发作？

答：癫痫（epilepsy）是一种脑部疾病，特点是持续存在能产生癫痫发作的脑部持久性改变，并出现相应的神经生物学、认知、心理学及社会等方面的后果。癫痫发作是指脑神经元异常和过度的超同步化放电所造成的临床现象。其特征是突然和一过性症状，由于异常放电的神经元在大脑中的部位不同而有多种多样的表现，可以是运动、感觉、精神或自主神经的，伴有或不伴有意识或警觉程度的变化（图 5-1、图 5-2）。

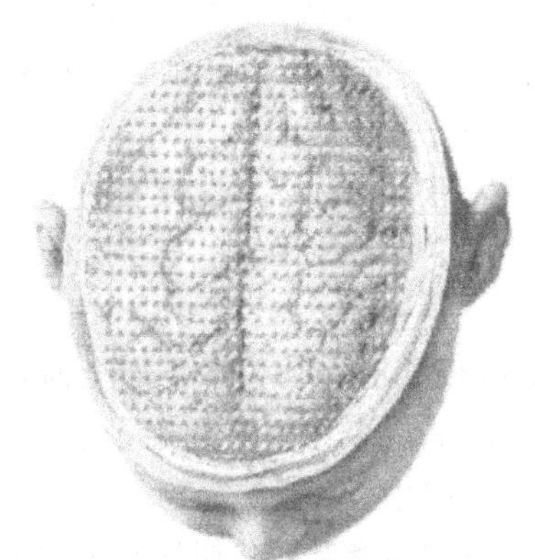

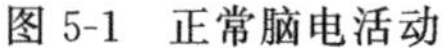

图 5-1　正常脑电活动

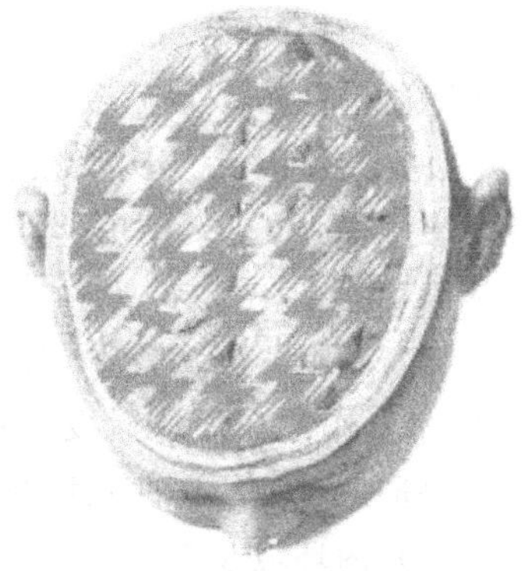

图 5-2　癫痫发作时脑电活动

根据病因不同，癫痫可分为哪几类？患者属于哪一类？

答：根据病因不同，癫痫可分为以下三类。

（1）症状性癫痫　由于各种明确的中枢神经系统结构损伤或功

能异常所致。如脑外伤、脑血管病、脑肿瘤、中枢神经系统感染、寄生虫、遗传代谢性疾病、皮质发育障碍、神经系统变性疾病、药物和毒物等。

（2）特发性癫痫　病因不明，未发现脑部有足以引起癫痫发作的结构性损伤或功能异常，与遗传因素或代谢异常密切相关，常在某一特定年龄段起病，具有特征性临床及脑电图表现。如伴中央颞区棘波的良性儿童癫痫、家族性颞叶癫痫等。

（3）隐源性癫痫　临床表现提示为症状性癫痫，但目前的检查手段不能发现明确的病因，其占全部癫痫的60%～70%。

该患者MRI检查结果提示脑结构异常，因此属于症状性癫痫。

影响癫痫发作的因素有哪些？

答：（1）年龄　各年龄段癫痫的常见病因不同。0～2岁多为围生期损伤、先天性疾病和代谢障碍等；2～12岁多为急性感染、特发性癫痫、围生期损伤和发热惊厥等；12～18岁多为特发性癫痫、颅脑外伤、血管畸形等；18～35岁多为颅脑外伤、脑肿瘤和特发性癫痫等；35～65岁多为脑肿瘤、颅脑外伤、脑血管疾病和代谢障碍等；65岁以后多为脑血管疾病、脑肿瘤等。

（2）遗传因素　影响癫痫易患性，有报道称症状性癫痫的患者近亲患病率为1.5%，单卵双胎儿童失神和全面强直-阵挛发作一致率为100%。

（3）睡眠　癫痫发作与睡眠-觉醒周期有密切关系，如全面强直-阵挛发作常在晨醒后发生；婴儿痉挛症多在醒后和睡前发作；伴中央颞区棘波的良性儿童癫痫多在睡眠中发作。

（4）内环境改变　内分泌失调、电解质紊乱和代谢异常等均可影响神经元放电阈值，导致癫痫发作。

（5）诱发因素　疲劳、睡眠缺乏、饥饿、便秘、饮酒、闪光、感情冲动和一过性代谢紊乱等都可导致癫痫发作。

癫痫发作的国际分类有哪些？

答：（1）全身（全面）发作　又称大发作，半数有先兆，如头昏、精神错乱、上腹部不适、视听和嗅觉障碍。发作时（痉挛发作期），有些患者先发出尖锐叫声，后即有意识丧失而跌倒，有全身肌肉强直、呼吸停顿，头眼可偏向一侧，数秒后有阵挛性抽搐，抽搐逐渐加重，历时数十秒，阵挛期呼吸恢复，口吐白沫（如有舌被咬破，则出现血沫）。部分患者有大小便失禁，抽搐后全身松弛或进入昏睡（昏睡期），此后意识逐渐恢复。全身性发作根据发作形式不同可分为肌阵挛发作、肌强直发作、肌强直-阵挛发作、失神发作、阵挛发作、失张力发作等。

（2）部分性（局灶性、局限性）发作　根据有无意识障碍可分为单纯部分性发作和复杂部分性发作。根据参与的脑区不同可分为运动性、感觉性、精神性。如 Jackson 发作。

（3）不能分类的癫痫发作。

专科知识问答一

患者属于癫痫的哪种发作？为什么？

答：依据国际分类该患者属于全身性发作。其主要依据是患者癫痫发作时四肢抽搐，伴有意识障碍，发作后可自行缓解，缓解后全身乏力，此后意识逐渐恢复。

癫痫发作的电生理改变有哪些？

答：正常情况下，每一种神经元都有节律性的自发放电活动，但频率较低，一般为 10～20Hz。在癫痫病灶的周围部分，其神经元的膜电位与正常神经元有不同，在每次动作电位发生之后出现称为“阵发性去极化偏移”（PDS）的持续性去极化状态，并产生高幅高频（可达 500Hz）的棘波放电。在历时数十至数百毫秒之后转入超极化状态。当异常放电仅局限于大脑皮质的某一区域时，表现为部分性发作。若在此局部的反馈回路中长期传导，则导致部分性发作持续状态。当异常放电不仅扩及同侧半球而且扩及对侧大脑半球时，引起继发性全身性发作。痫性放电的终止目前机制尚未完全明了，可能与脑内各层结构的主动抑制有关，即在癫痫发作时，癫痫灶内巨大突触后电位，通过负反馈的作用而激活抑制机制，使细胞膜长时间处于过度去极化状态，抑制放电过程的扩散，并减少癫痫灶的传入性冲动，促使发作放电的终止。

为什么诊断患者为继发性癫痫？诊断依据是什么？应做哪些辅助检查以明确诊断？

答：历来将癫痫的病因分为原发性和继发性两种。病因未明的一类，称原发性癫痫、特发性癫痫、遗传性癫痫、隐源性癫痫或真性癫痫等；病因明显的一类，称继发性癫痫或症状性癫痫。患者MRI结果明确示左额叶、左侧扣带回脑回肥厚并灰质异位，病因明确，因此诊断为继发性癫痫。

为明确诊断，应给患者做脑电图（EEG）（图 5-3）或视频脑电图（video-EEG），以明确发作性症状及脑电图变化的关系。另外还应做 CT 或 MRI 以确定脑结构异常或病变部位。

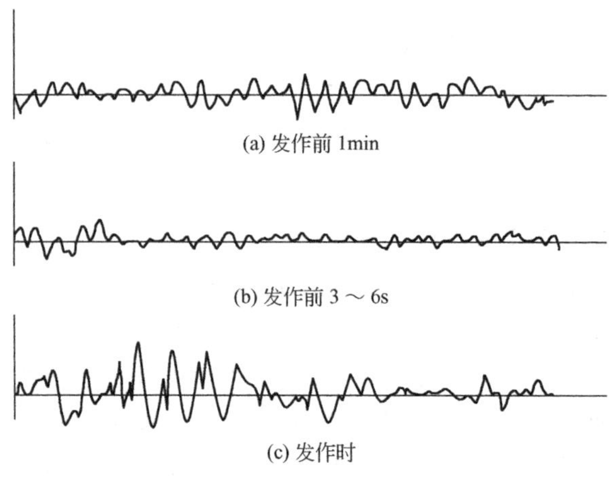

图 5-3　癫痫发作的脑电图

目前治疗癫痫的方法有哪些？药物治疗应遵循哪些原则？

答：(1) 目前治疗癫痫的方法　有药物治疗、手术治疗和中医治疗三种，以药物治疗为主。

（2）癫痫药物治疗的原则

① 确定是否用药：人一生中偶发一次至数次癫痫的概率高达5%，故并非每个癫痫患者都需用药。一般来说，半年内发作两次以上者，一经明确诊断，就应用药。

② 正确选择药物：根据癫痫发作的类型，合理选择药物（表5-1）。

表5-1　根据癫痫发作类型的选药原则

发作类型	一线药物	二线药物	可以考虑的药物
强直-阵挛发作	丙戊酸钠	左乙拉西坦	苯妥英钠
		托吡酯	苯巴比妥
失神发作	丙戊酸钠	托吡酯	
	拉莫三嗪		
肌阵挛发作	丙戊酸钠	左乙拉西坦	
	托吡酯	氯硝西泮	
		拉莫三嗪	
强直发作	丙戊酸钠	左乙拉西坦	苯妥英钠
		氯硝西泮	苯巴比妥
		拉莫三嗪	
		托吡酯	
失张力发作	丙戊酸钠	左乙拉西坦	苯巴比妥
	拉莫三嗪	托吡酯	
		氯硝西泮	
部分性发作(伴	卡马西平	左乙拉西坦	苯妥英钠
有或不伴有继发	丙戊酸钠	加巴喷丁	苯巴比妥
全身强直-阵挛发作)	奥卡西平	托吡酯	
	拉莫三嗪	唑尼沙胺	

③ 合理使用药物：根据药物代谢特点及作用原理及不良反应

出现的规律合理使用药物。

④ 严密观察不良反应：大多数抗癫痫药物都有不同程度的不良反应，应用前应检查肝肾功能和血尿常规，用药后还需每月监测血、尿常规，每季度监测肝肾功能，至少持续半年。

⑤ 尽可能单药治疗：70%～80%的癫痫患者可通过单药治疗控制发作，单药治疗应从小剂量开始，缓慢增量至能最大限度地控制癫痫发作而无不良反应或不良反应很轻，监测血药浓度用以指导用药。

⑥ 合理的联合用药：对单药治疗无效或有多种类型发作者可考虑联合用药。联合用药需注意：a. 不宜合用化学结构相同的药物，如苯巴比妥与氯硝西泮、地西泮；b. 尽量避开副作用相同的药物合用，如苯妥英钠可引起肝肾损伤，丙戊酸可引起特异过敏性肝坏死，应避免合用；c. 合并用药时要注意药物的相互作用。

⑦ 合理增减药物、停药及换药：抗癫痫药控制发作后必须坚持长期服用，除非出现严重的不良反应，不宜随便减量或停药，以免诱发癫痫发作。如想换药或停药时应遵循医师医嘱，逐渐减量和缓慢停药。

患者口服卡马西平抗癫痫治疗时应注意些什么？

答：(1) 遵医嘱按时按量、准确无误地服药，不可随意增减药量和停药，漏服时应尽快补服，不可一次服双倍量，可一日内分次补足。

(2) 为减轻胃肠道反应，应在饭后服用。

(3) 严密观察有无不良反应，如皮疹、头晕、视物模糊、恶心、困倦、中性粒细胞减少、低钠血症等，服药后应每月监测血、尿常规，每季度监测肝肾功能，至少持续半年。

(4) 下列情况应慎用：乙醇中毒，心脏损害，冠心病，糖尿病，青光眼，对其他药物有血液反应史者（易诱发骨髓抑制），肝病，抗利尿激素分泌异常或其他内分泌紊乱，尿潴留，肾病。

(5) 与其他药物（如糖皮质激素类、感冒药、驱虫药等）合用时应咨询医师，避免药物相互作用。

（6）能透过胎盘屏障，可能导致胎儿神经管畸形，孕妇慎用。

如果你是患者的责任护士，应对其采取哪些护理措施？

答：（1）密切观察病情　遵医嘱监测意识、瞳孔、生命体征等病情，及时发现病情变化。充分了解患者发作特征，如发作的诱因、场所、发作时间、发作先兆、持续时间等。严密观察发作时的特点，主要观察是以抽搐为主，还是以意识丧失为主，抽搐部位、有无大小便失禁、咬伤和外伤等。观察发作后的表现，如有无头痛、乏力、恶心、呕吐等。

（2）体位　告知患者尽量卧床休息，癫痫发作时应有专人护理，并加以防护，以免坠床及碰伤。

（3）饮食与营养　给予富于营养和容易消化的食物，多食清淡、含维生素高的蔬菜和水果，勿暴饮暴食，少食辛辣食物，戒除烟酒。

（4）症状护理　抽搐发作时速解开衣领、衣扣，头偏向一侧保持呼吸道通畅，及时给氧。尽快地将外裹纱布的压舌板或筷子、毛巾、小布卷等置于患者口腔的一侧上、下臼齿之间，以防咬伤舌和面颊部。对抽搐肢体不能用暴力按压，以免骨折、脱臼等，拉好床栏，以防止坠床。

（5）心理护理与健康教育　鼓励患者正确认识疾病，努力消除诱发因素，以乐观心态接受治疗，按时服药，避免长时间使用电脑或手机，避免使用刀等尖锐利器。

（6）防止意外损伤　尽量避开危险场所及危险品，避免摔伤和烫伤。不宜从事高空作业及精力高度紧张的工作，如登山、游泳、开车、骑自行车，不宜独自在河边、炉旁，夜间不宜单人外出，不要玩现代化的高空游戏如蹦极等。洗澡、如厕、外出应有人陪同。

患者目前首要的护理问题是什么？应采取哪些护理措施？

答：患者首要的护理问题是癫痫再发作。

具体的护理措施为：密切观察病情变化，严密观察意识、瞳孔、生命体征的变化，一旦出现头昏、精神错乱、上腹部不适、视听和嗅觉障碍等先兆症状时，应立即卧床，专人护理，备压舌板于床旁，以防癫痫发作时造成患者坠床摔伤或舌咬伤。尽量避免诱发癫痫发作的各种因素，如避免长时间看电视、玩电游、熬夜、长时间玩手机等。生活应有规律，避免过度劳累、紧张。督促患者遵医嘱按时按量、准确地服用抗癫痫药物，并监测药物疗效和副作用。

【病情进展】

患者入院 3 天后癫痫发作一次，四肢抽搐伴意识丧失，立即遵医嘱予以苯巴比妥针 0.1g 肌注，输氧，约 2min 后自行缓解，缓解后自诉全身乏力，未诉其他特殊不适。T 36.6℃，P 85 次/分，R 24 次/分，BP 120/76mmHg，四肢肌力、肌张力无明显异常，无肌肉萎缩，双侧瞳孔等大等圆，约 3mm 大小，对光反射灵敏。MRI 示左额叶、左侧扣带回脑回肥厚并灰质异位，经完善相关术前准备后在全麻下行开颅探查病灶切除术。术后意识清楚，双侧瞳孔等大等圆，约 3mm 大小，对光反射灵敏，生命体征平稳，留置硬膜外引流管和尿管，医嘱予以心电监护，监测意识、瞳孔、生命体征，抗感染、抗癫痫、促进神经功能恢复及营养支持治疗。

护士长提问二

癫痫发作时应如何进行急救？

答：(1) 抽搐发作时应立即使患者就地平卧，移开使患者受伤害的物品，但不移动患者。迅速解开衣领、衣扣，将头偏向一侧，将外裹纱布的压舌板置于患者口腔的一侧、上下臼齿之间，防止咬伤。不可强行按压抽搐的身体，以免骨折及脱臼。

(2) 高流量吸氧，及时清理口腔分泌物，保持呼吸道通畅，防止窒息。如为持续性癫痫发作，必要时行气管插管。

(3) 遵医嘱予以苯巴比妥 0.1g 肌注，癫痫持续发作时，可用地西泮 10～20mg 静脉缓慢注射或用 100～200mg 溶于 5%葡萄糖盐水 500mL 中缓慢静脉滴注，用输液泵控制输液速度为 42mL/h，维持 12h。

（4）不要给患者喂食和喂水，以免误吸。

癫痫的手术适应证有哪些？

答：（1）药物难治性癫痫　即确诊为癫痫后，经系统药物治疗，并在血浆浓度监测下治疗 2 年仍不能控制，每月发作在 4 次以上，病程在 3 年以上者，可考虑行手术治疗。

（2）癫痫发作明显影响日常工作和生活者。

（3）有明显的致痫灶，定位明确。

（4）手术治疗风险小，不会引起重要神经功能缺失者。

（5）癫痫反复发作引起患者智力、精神、发育的障碍，经手术可取得一定疗效。

（6）经术前评估，确认手术能使患者的精神、智能有所恢复的癫痫性慢性精神病。

常用的手术治疗癫痫的方法有哪些？

答：（1）颞叶癫痫的常用手术方法　颞叶前部切除术、颞叶前内侧切除术、选择性杏仁核-海马切除术，导航下颞叶病灶切除术。

（2）非颞叶癫痫的常用手术方法　新皮质切除术、多脑叶切除和大脑半球切除术、多处脑膜下横纤维切断术、低功率电凝热灼术、癫痫病灶切除并热灼或 MST、胼胝体切开术、脑立体定向毁损术、脑立体定向放射治疗、迷走神经刺激术、慢性小脑刺激术。

若患者癫痫发作时未能及时发现，将会导致怎样的后果？

答：患者癫痫发作时，若没能及时被发现，可能会造成跌倒、坠床、摔伤，舌咬伤；患者癫痫发作时口吐白沫，若未能及时将口腔分泌物清理干净，可能会导致误吸、窒息，危及患者的生命安全。

专科知识问答二

患者术后主要护理问题有哪些？

答：(1) 潜在并发症——脑出血、脑水肿。

(2) 营养失调——低于机体需要量。

(3) 心理缺陷。

(4) 有皮肤完整性受损的危险。

(5) 潜在并发症：舌咬伤、外伤、感染、智力及记忆力下降。

遵医嘱使用地西泮控制癫痫时应注意什么？

答：地西泮可抑制呼吸，使用地西泮静脉注射时应注意速度不超过 2mg/min，儿童一次静脉注射量为 0.25～1mg/kg，一般不超过 10mg。注射时应注意有无呼吸抑制和血压降低情况。在给药的同时，必须保持呼吸道通畅，及时吸痰。

常用的抗癫痫药有哪些？各有何不良反应？

答：常用的抗癫痫药物有苯妥英钠（大仑丁）、苯巴比妥、卡马西平、氯硝西泮、丙戊酸钠、加巴喷丁、奥卡西平、左乙拉西坦等。其不良反应见表 5-2。

表 5-2　常用的抗癫痫药物及不良反应

药物	不良反应
苯妥英钠	眼球震颤、共济失调、厌食、恶心、呕吐、攻击行为，巨幼红细胞性贫血
苯巴比妥	疲劳、抑郁、嗜睡、多动、记忆力下降、骨质疏松、性欲缺乏
卡马西平	头晕、视物模糊、恶心、困倦、中性粒细胞减少、低钠血症，偶有过敏反应
氯硝西泮	镇静、共济失调、易激惹、攻击行为，偶见白细胞减少
丙戊酸钠	震颤、厌食、恶心、呕吐、困倦、脱发、月经失调或闭经
加巴喷丁	嗜睡、头晕、疲劳、复视、感觉异常、健忘
奥卡西平	疲劳、困倦、复视、头晕、共济失调、恶心、低钠血症
左乙拉西坦	头痛、困倦、易激惹、感染、类流感综合征

该患者手术后如何护理？

答：（1）密切观察病情 防止手术后癫痫再次发作或脑水肿、脑出血。密切观察患者的意识、瞳孔及生命体征的变化。若患者意识变差、瞳孔变大应立即报告医师。

（2）密切观察硬膜外引流管引流液的量及色的变化，每班进行记录，防止引流管反折或意外脱出。

（3）输氧，保持呼吸道通畅，及时吸痰，有效清除呼吸道分泌物。

（4）卧位 全麻清醒后血压平稳者可抬高床头15°～30°，以利静脉回流，头偏向健侧，以免伤口受压，伴有呕吐、咳嗽、吞咽障碍时，宜取半卧位，以利咽喉部及口腔分泌物的引流，防止误吸和窒息。

（5）麻醉清醒后6h无呕吐可予流质食物。

（6）安全及生活护理 使用护栏及约束带保护患者，防止坠床。保持床单位清洁干燥，每2h翻身一次，每日擦浴一次，口腔护理每日2次，会阴抹洗每日2次。

（7）用药护理 遵医嘱用药，并注意药物疗效及副作用。

（8）预防护理并发症

① 压力性损伤：注意防止头部、骶尾部、足跟等部位受压，及时翻身，保持全身清洁。

② 泌尿系统感染：留置导尿管过程中注意保持清洁，晨晚间护理时应加强会阴部护理，尽早拔除导尿管。

③ 肺部感染：指导患者深呼吸及咳嗽，遵医嘱行雾化吸入。

④ 深静脉血栓：指导患者多饮水，早期活动，麻醉清醒后即可在床上活动，术后第一天病情平稳者可在扶助下下床活动。长期卧床或肢体功能障碍者指导其进行功能锻炼。

患者术后康复的内容有哪些？

答：应根据患者的术前情况、手术及治疗情况、术后癫痫控制情况制定个体化康复计划，内容包括医疗康复、心理康复、教育康复、职业康复及社会康复等。

预防癫痫发生应注意哪些方面？

答：(1) 优生优育，禁止近亲结婚。孕期头3个月一定要远离辐射，避免病毒和细菌感染。规律孕检，分娩时避免胎儿缺氧、窒息、产伤等。

(2) 小儿发热（$T \geqslant 38.5℃$）应及时就诊，避免孩子发生高热惊厥损伤脑组织。还应看护好孩子，避免其发生脑外伤。

(3) 青年人、中年人、老年人应注意保证健康的生活方式，以减少患脑炎、脑膜炎、脑血管病等疾病发生。注意饮食、饮水卫生，防止脑寄生虫病引起癫痫。

(4) 注意人身及交通安全，防止脑外伤导致的外伤性癫痫发生。

(5) 避免大量饮酒所致的酒精中毒后癫痫。

患者出院时如何对其进行出院指导？

答：(1) 向患者及家属宣传有关预防癫痫诱发因素的基本知识，需要注意以下几点：如突发精神刺激，强音、强光刺激，受凉、感冒、淋雨、过度换气、过量饮水、过度劳累、饥饿或过饱等，以免诱发癫痫。

(2) 嘱患者勿从事高空作业及游泳、潜水、驾驶或有危险的机械操作工作等，保持乐观情绪；生活、工作应有规律；保持充足的睡眠，合理膳食；注意劳逸结合，避免紧张和劳累。如有病情变化，应随时复诊。

(3) 家属和患者积极配合是治疗的关键，鼓励患者坚持治疗，在医师指导下长期服药，千万不要自行停药、减药或换药。严密观察药物的不良反应，如有不适应及时就诊。

(4) 教会家属急救的方法　首先家属应保持冷静，立即把患者放平在地上或床上，把头偏向一侧，解开衣领、裤腰带，用毛巾裹勺柄等长条状物，将其放在患者口腔一侧上、下磨牙之间，以保持呼吸道通畅及防止舌咬伤。在抽搐过程中，不要强压肢体，防止骨折和脱臼。同时用棉织品垫在头下及四周，防止抽搐时被周围物体撞伤；发作时不要给患者喂水、药、食物，以免引起误吸或窒息；如出现呼吸抑制或癫痫持续状态时应拨打“120”送医院抢救。

（5）随身携带病情卡片（写明疾病、姓名、地址、联系电话号码），以便疾病发作时取得联系，便于抢救。发作控制不佳者不要单独外出，以免发生溺水、烫伤、摔倒等意外。

（6）头部伤口拆线后愈合良好即可洗头，勿抓挠伤口处。

（7）复诊指导　3～6个月后携影像学资料及病历来院复查。若癫痫再次发作、手术部位流液流脓等，应及时来院就诊。

【护理查房总结】

癫痫是神经科较为常见的病种之一，此病的反复发作严重影响患者的身心健康。患者常感到焦虑、紧张、恐惧，时刻担心再次发病。因此在临床护理过程中，应特别注意密切观察、发现和处理病情，认真听取患者的主诉，鼓励患者和家属树立战胜疾病的信心，创造良好的生活环境，经常使患者保持愉悦的心情，提高患者的生活质量。

（1）预防癫痫发作时受伤和窒息　患者一旦癫痫发作时，应立即就地平卧，防止患者突然倒下造成摔伤，及时清理呼吸道，保持呼吸道通畅，防止发生舌咬伤和窒息。

（2）防止伤口感染　拆线后伤口愈合即可洗头，严禁用手抓挠伤口，如伤口出现红肿、疼痛、渗出等情况应及时就诊。

（3）遵医嘱长期坚持服用抗癫痫药物，定期检查血、尿常规及肝肾功能，发现异常应及时到医院调整药物。如停药应遵医嘱缓慢减量再停药。

（4）落实安全护理和生活护理，防止跌伤、烫伤、肢体骨折、脑外伤等并发症的发生。

(5) 做好康复指导，提高患者的生活质量，让患者尽早回归社会。

（陈咏华）

查房笔记

病例2 • 脑积水

【病历汇报】

病情 患儿，男，2个月，发现头围增大半月余，时有呕吐，时而烦躁。曾因不吃奶、精神差、口唇青紫诊断为“化脓性脑膜炎”，经治疗好转出院。否认传染性疾病，生长发育落后，母乳加代乳品喂养。无食物及药物过敏史，预防接种史不详。

护理体查 婴幼儿昏迷评分13分。T 37.7℃，P 138次/分，R 36次/分，体重6kg，营养一般，发育落后，皮肤弹性正常，全身皮肤无黄染，颈部及躯干部皮肤可见散在淡红色斑疹，头围43.5cm，前囟4.5cm×4.5cm、饱满、张力稍高，头皮静脉怒张，俯卧位抬头不能，不能追光、追物，落日眼，双瞳孔直径2mm、等大等圆，对光反射灵敏，浅表淋巴结未触及，颈软无抵抗感，双肺呼吸音清，未闻及啰音，心律齐，心音有力，未闻及杂音。腹部外形正常，平软，无包块、压痛及反跳痛，肝、脾肋下未扪及，四肢肌张力正常，双下肢无水肿，双膝反射未引出，病理征阴性。

辅助检查 颅骨X线片示颅缝分离，MRI、CT检查结果提示幕上脑室系统扩大、间质性脑水肿。脑脊液检查，细胞总数42×10^6/L，白细胞数1×10^6/L，蛋白405mg/L，葡萄糖3.41mmol/L，脑脊液培养呈阴性。

入院诊断 脑积水、化脓性脑膜炎治疗后。

主要护理问题

（1）潜在并发症 颅内压增高、脑疝。

（2）营养低于机体需要 与不吃奶、精神差、呕吐有关。

目前主要的治疗措施

（1）严密观察病情变化，脱水降颅压。

（2）加强营养，满足机体需要。

（3）预防感染。

（4）积极完善术前准备。

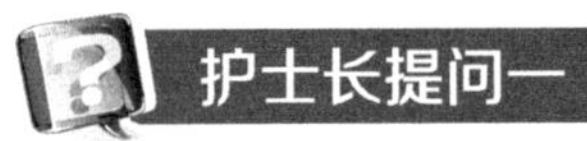

婴幼儿昏迷评分法的具体内容有哪些？

答：婴幼儿昏迷评分法的属于GCS评分改良法，是根据婴幼儿的特点而对GCS评分进行改良设计，不可以全依靠评分判断，只是在诊断过程中用于参考（表5-3）。

表5-3 婴幼儿昏迷评分

评分	睁眼反应	言语反应	运动反应
6	—	—	自发
5	—	微笑,声音定位,配合动作互动	因局部疼痛而动
4	自主睁眼	可安慰　　哭闹	因疼痛屈曲回缩
3	听音睁眼	偶可安慰　尖叫	因疼痛屈曲反应
2	刺痛睁眼	焦躁不安　呻吟	因疼痛伸展反应
1	无反应	无反应	无反应

什么是脑积水？脑积水的临床表现有哪些？

答：脑积水是由于脑脊液的形成、流动和吸收障碍引起的脑室系统和（或）蛛网膜下腔的扩大并且颅内脑脊液的过量聚积。根据不完全统计，脑积水在婴儿中的发生率约为3‰，其中，只是单纯性的先天性的脑积水为0.9‰～1.5‰。

脑积水在不同的年龄阶段有不一样的表现。在婴儿时期，脑积水的临床表现为：头大脸小，前额突出明显，下颌尖且细；头颅进行性增大；前囟随之扩大甚至膨隆；头的外形同脑脊液循环阻塞部位相关；头皮有光泽，头部浅静脉怒张；眼球不能够向上看，出现“落日”征，不能够外展；智力发育比同龄的正常的婴儿差；颅内压进行性增高，婴儿由于不能够说话，主要表现为呕吐、抓头、摇头、哭闹，如果病情加重，则会出现意识的改变。在儿童时期，临床表现为：颅骨缝的分离、脑室系统扩大；头痛、恶心、呕吐、视盘水肿；智力发育迟缓、学习能力差；严重的患儿甚至出现运动功能障碍；尿失禁。

脑脊液循环是怎样进行的？

答：脑脊液循环又称第三循环，其动力来自脑动脉的波动和人的呼吸变化，从而引起的脑室搏动。此循环的途径：脑脊液于侧脑室内脉络丛的绒毛产生，经过室间孔进入第三脑室，再经过中脑导水管进入第四脑室，最后经过正中孔和左右外侧孔注入蛛网膜下腔，在只允许脑脊液单向流入的矢状窦旁的蛛网膜粒处，进行吸收，从而进入矢状窦的静脉血中（图 5-4）。

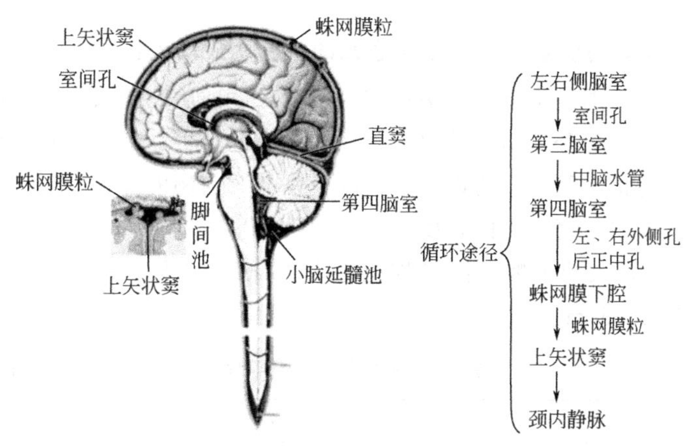

图 5-4　脑脊液循环模式

脑积水分类有哪些？治疗原则是什么？

答：(1) 脑积水分类如下。

① 依据病理分类：梗阻性脑积水、交通性脑积水、外部性脑积水。

② 依据病因分类：创伤性脑积水、耳源性脑积水、感染性脑积水（本病例）、占位性脑积水、出血性脑积水。

③ 依据发病速度：急性脑积水、慢性脑积水、正常颅内压脑

积水、静止性脑积水。

④ 依据年龄分类：婴幼儿脑积水、年长儿童及成人脑积水。

（2）脑积水治疗原则如下。

① 非手术治疗：适用于早期或病情较轻、发展缓慢者，目的在于减少脑脊液的分泌或增加机体的水分排出，其方法：a. 应用利尿药，如呋塞米、甘露醇等；b. 经前囟或腰椎反复穿刺放液；c. 应用醋氮酰胺，一般每日 20～50mg/kg。

② 手术治疗：适用于脑室内压力较高（超过 250mmH_2O）或经非手术治疗失败的病例。严重脑积水如头围超过 50cm、大脑皮质萎缩厚度在 1cm 以下，已合并有严重功能障碍及畸形者，也可以进行手术治疗但手术疗效不佳。

头围如何测量？为什么说患儿的头围明显增大？

答：头围是指绕胎儿头一周的最大长度。胎儿的头部从前面到后面最长的部分，通常情况下是从“前额的鼻根”到“后脑的枕骨隆突”的距离最长，所以一般头围就是从“前额的鼻根”到“后脑的枕骨隆突”绕一周的长度。

2 个月大的男婴头围平均值应为 40.6cm（表 5-4），而此患儿头围为 43.5cm。

表 5-4 正常婴儿头围平均值 cm

月龄/月	1	2	3	4	5	6	7	8	9	10	11	12
男	38.7	40.6	42.2	43.3	44.1	45.1	45.4	46.0	46.4	46.7	47.0	47.3
女	37.8	40.0	41.0	42.5	43.5	43.8	44.5	45.1	45.4	45.7	46.0	46.4

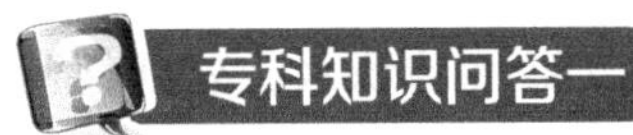

该患儿诊断为脑积水的依据有哪些？

答；（1）2 个月婴儿，发育落后，头围 43.5cm，前囟 4.5cm×4.5cm、饱满、张力稍高，颅缝分离，落日眼。

(2) 头颅 MRI 和头颅 CT（图 5-5）提示脑室系统扩大，间质性脑水肿。

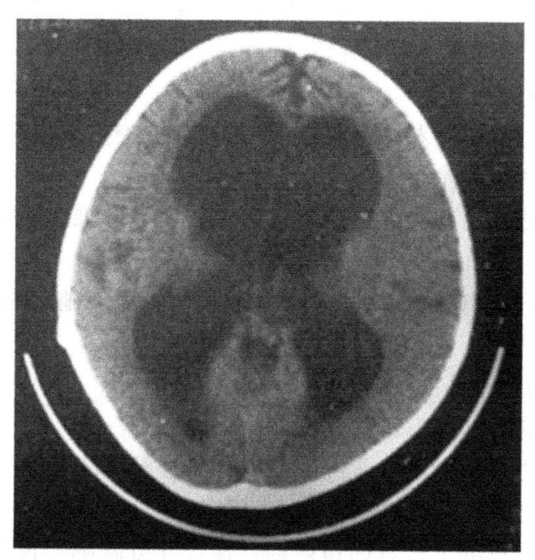

图 5-5　脑积水的 CT 表现

脑积水常用的手术治疗方式有哪些？该患儿是否需要立即进行手术？为什么？

答：脑积水常用的手术治疗方式有脑室腹腔分流术、脑室矢状窦分流术、脑室、心房分流术，而目前临床常用的手术方式是脑室腹腔分流术。脑积水的病情进展都会出现颅内压力增高的症状，随后出现意识障碍，如果不及时地予以治疗可以发生脑疝甚至死亡。该患儿脑积水且曾经颅内感染，应选择尽早完善术前相关检查，确认颅内感染各指标已恢复正常，感染已治愈，符合手术指针才可以行择期手术。手术治疗是脑积水最重要的治疗方式之一，除了少数患者因为肿瘤的占位效应，导致脑脊液通路阻塞，需要行肿瘤切除术，其他的手术方式基本上都是针对脑脊液循环的某一环节而设计的。

如果你是患儿的责任护士，应对其采取哪些护理措施（手术前的护理）?

答：(1) 密切观察病情　遵医嘱严密观察患儿的意识、瞳孔、心率、呼吸、体温及头围等情况，以便及时发现病情的变化。

(2) 预防感染

① 进行各项侵入性的护理操作时，严格遵守无菌操作原则。

② 严密监测体温的变化。

③ 倘若患儿有颅内感染的存在，需要考虑推后手术，先控制感染。

④ 每日空气净化器消毒，控制陪护人数，避免院内感染的发生。

(3) 做好术前准备

① 术前一日洗头、剃头。

② 为防止感染，术前遵医嘱静脉滴注抗生素，使手术时血液中有一定的药物浓度。

③ 术前晚给予适量的镇静药，保证充分睡眠。根据《加速康复外科中国专家共识及路径管理指南（2018版）》的观点认为手术前6h勿喂奶和2h前勿饮糖水、清水、无渣果汁等。此举可以减少手术前患者口渴、烦躁、饥饿及紧张的不良反应，甚至可以缩短术后住院时间。

④ 尿潴留是术后常见的并发症之一，给患者带来痛苦，甚至产生焦虑情绪，术前宜留置导尿管，以避免全身麻醉致排尿反射中枢受到抑制而导致尿潴留。

(4) 饮食与营养　患儿因不吃奶，精神差，且伴呕吐导致营养素吸收减少，因此应遵医嘱予以留置鼻胃管进行胃管鼻饲或静脉补充营养，维持酸碱及电解质平衡。

(5) 体温的护理　患儿曾经患有颅内感染，虽已治愈，护理人员每日应监测患者体温，确保患儿在术前的体温符合手术要求。一旦出现体温上升，要根据医嘱在抽血培养之后，及时采取物理方法（例如温水擦浴、醇浴、冰敷等）来降温，物理降温效果不理想者，可遵医嘱口服布洛芬溶液或使用其他适合婴幼儿使用的药物，使体温尽快降至正常。

（6）皮肤的护理

① 患儿颈部与躯干部存在淡红色斑疹，根据皮肤科医师会诊意见，予以鞣酸软膏涂擦颈部，炉甘石洗剂涂擦背部。

② 帮助患儿勤翻身减少背部斑疹的受压、拍背预防压力性损伤。

③ 患儿年龄小无法表达，护理时应时常注意是否有大小便排出，特别是脑积水引起的尿失禁，切记及时地温柔地清洁会阴部皮肤。

④ 对患儿进行冰敷时，禁止冰块直接与患儿皮肤接触，防止皮肤冻伤。

⑤ 保持床单位的清洁、整齐。

⑥ 住院期间建议慎用热水袋，防止烫伤的危险。

（7）心理安抚和健康教育　由于分流管由头一直到腹部，常年放置于患儿的体内，家属担心分流管会影响患儿大脑的发育和今后的生活，对于究竟是否该实施手术很矛盾。我们应该积极与患儿家属进行沟通，告知手术可以解除脑组织被压迫的现状，并且利于患儿大脑的发育，解除家属的担忧，帮助他们树立信心和对抗疾病的决心，患儿家属才会配合医护人员开展的治疗与护理。

（8）管道的护理　患儿若住院期间遵嘱留置鼻胃管，鼻胃管的选择上：新生儿 6～8 号、婴儿（1 岁以前）10～12 号、幼儿（1～3 岁）12～14 号、儿童（3 岁至青春期）14～16 号，5 岁以下的婴幼儿也可以用小儿导尿管代替鼻胃管；新生儿胃容量 30～50mL，1～3 个月 90～150mL，1 岁时 250～300mL；胃排空时间随着食物种类不同而异，水 1.5～2h，母乳 2～3h，牛乳 3～4h。鼻饲后，婴儿头部抬高及右侧卧位，有助于胃排空，以上是小儿同成人留置鼻胃管的一些不同，要掌握这些差异才能更好地护理小儿鼻胃管。

（9）预防跌倒或坠床的护理　患儿年龄小，在入院时就应积极予以入院宣教。①提醒家属不可以单独将患儿留在病房或任何检查室；②患儿尚无认知能力，且时而烦躁躺于病床时，提醒家属应清醒陪护；③保证床栏处于使用状态，避免患儿发生坠床。护理过程中如何评估患者是否属于高危跌倒/坠床人群，可以使用患者跌倒/坠床危险因素评估表。

患者跌倒/坠床危险因素评估表的评估内容和评分如下：

① 跌倒/坠床历史（无 0 分，有 25 分）；

② 有超过 1 项医生诊断（1 项 0 分，1 项以上 15 分）；

③ 使用助行器具（无/卧床且不能主动转移 0 分，使用拐杖/手杖/助行器/轮椅，可以行走但需扶靠家具 30 分）；

④ 输液治疗，有无静脉注射治疗或留置套管针（无 0 分，有 20 分）；

⑤ 步态（正常/卧床且不能主动转移 0 分，虚弱无力/慢性/跛行 10 分，功能受损 20 分）；

⑥ 认知/意识状态（意识正常或者昏睡、昏迷/量力而行 0 分，高估或忘记自己受限制/躁动不安、谵妄 15 分）。

总分为 0～24 分为轻度危险，25～44 分为中度危险，≥45 分为高度危险。

患儿目前首要护理问题是什么？目标是什么？应采取哪些护理措施？

答：(1) 患儿首要的护理问题　潜在并发症——脑疝的发生。

(2) 护理的目标　积极防治任何导致颅内压增高的诱因、积极处理颅高压，防止脑疝发生。

(3) 护理措施　关键是密切监测患者生命体征和意识瞳孔的变化，并教会家属对患儿实施正确的生活照顾和一些简单观察患儿的方法，共同来护理患儿，以便尽早发现病情的变化，并及时通知值班医师，积极地对症处理，最大限度的防止脑疝的发生。具体措施如下。

① 严密监测患儿生命体征及意识瞳孔的变化：脑疝发生早期患者意识模糊，谵妄等，而后多昏迷。生命体征也有典型改变（表 5-5）。另外，脑疝发生，时常会伴有急性肌张力改变，无论是去大脑强直或者发作性肌张力减退，都预示预后不良。

表 5-5　脑疝时期生命体征的改变

分期	呼吸	脉搏	血压	体温
前驱期	轻度增快，加深	轻度增快	轻度升高	轻度升高
代偿期	明显减慢，加深	减慢但饱和有力	显著升高	显著升高
衰竭期	周期性，最后停止	细速不齐，常在呼吸停止后心脏停止跳动	降低，波动不稳，最终测量不出	逐步下降

② 在日常生活中尽可能地避免一切升高颅内压的诱发因素。a. 对患儿做好保暖措施，防止感冒，咳嗽而导致颅内压瞬间升高。b. 对有过敏史的患儿，尽可能地避免与过敏源的接触，尽量减少患儿打喷嚏的动作。c. 颅内压增高的患儿，应保持大便通畅，避免便秘诱发脑疝。

③ 患儿在颅内压突然增高、诱发脑疝的情况下，当班的护理人员应该采取如下急救措施：a. 立即通知医师，迅速备脑室穿刺包、备抢救车至床旁。b. 使意识丧失的患儿头偏向一侧，便于呼吸道的分泌物，胃肠道的呕吐物可及时排出，保持呼吸道通畅，予以加大氧流量给氧，保持大脑的血氧供应。c. 迅速建立静脉通路，遵医嘱予以使用强效脱水药，尽可能快的降低颅内压，减慢脑疝的进展速度。d. 记录抢救经过和时间。e. 遵医嘱完善急诊手术术前准备（交叉合血、备头皮、使用抗生素、禁饮禁食等）。f. 症状缓解后，协助行急诊 CT 检查。g. 及时与患儿家属沟通，缓解焦躁、忧虑、紧张的情绪，让家属积极配合医护人员的治疗。

【病情进展】

患儿入院后第 4 天，抽搐 1 次，表现为双眼向一侧凝视，左侧肢体肌张力增高，咪达唑仑静推及水合氯醛灌肠后缓解，无呕吐。医师行腰椎穿刺术，见流出清亮脑脊液，测压 95mmH_2O。遵医嘱完善各项检查和术前准备，行脑室-腹腔分流术。现脑室-腹腔分流术后第 3 天，患儿生命体征平稳，头围 42cm，前囟 3.5cm×

3.5cm，腰穿测得压力为50mmH_2O。

辅助检查：术后3天CT示脑室较前明显缩小。

护士长提问二

为何要做脑室腹腔分流术？可以解决患儿的什么问题？

答：脑积水最有效的治疗方法是进行脑室-腹腔分流术。脑室-腹腔分流术是把一组带单向阀门的分流装置置入体内，将脑脊液从脑室分流到腹腔吸收以降低颅内压，缓解患儿颅内压增高引起的头痛症状，所以手术后患儿的头痛症状明显减轻。

脑室腹腔分流术的禁忌证有哪些？

答：严重基础疾病不能耐受手术、颅内感染、分流通道有感染灶、腹腔感染以及不能临床纠正的凝血功能障碍等。倘若该患儿的化脓性脑膜炎并未治愈，一般不予以行脑室腹腔分流术。

脑室腹腔分流术中常用分流管有哪些？

答：分流管的分类主要在于分流泵（阀门）的不同。①压力调节阀门；②抗虹吸阀门；③流量调节阀门。

行腰椎穿刺术的目的、禁忌证各是什么？

答：腰椎穿刺技术在神经外科无论诊断和治疗都很有用途，而且用途广泛，常常可见医师给患者进行腰椎穿刺。但是，如果应用不当，可能会导致患者发生脑疝而死亡，所以医护人员必须了解腰椎穿刺技术。在检查开始前必须给家长做好解释工作，以解除其紧张状态，取得家长的理解与合作。不合作的患儿予以镇静。

（1）腰椎穿刺目的

① 检查脑脊液：可以帮助鉴别患儿是否存在颅内感染或出血。

② 测定颅内压：一般不靠腰穿来测定颅内压，因为这样做对颅内压增高的患儿有诱发脑疝发生的危险。但也有少数患儿需要做腰穿来确定诊断，根据腰穿压力的基础数据，手术后首次调整压力

不宜过低，需要循序渐进，已初始压力下调 10～30mmH_2O。因此，护理人员在协助医师腰穿时，需要采用以下方法：a. 准备较细的穿刺针，必须用测压管测压，不宜以脑脊液自行流出或滴出的速度来估计颅内压的高低，以免因此而招致脑疝的危险。b. 确定进入蛛网膜下腔后，让患儿颈部和四肢放松，不放脑脊液，立即接上测压表或玻璃测压管，以手指控制玻璃测压管的远端，边按边放松，让脑脊液上升不过急，以免脑疝发生。而且应该直接利用管内的脑脊液送常规检查。c. 腰穿后患儿平卧，也建议平卧 4～6h。d. 术后严密观察生命体征，如出现意识障碍程度加重或呼吸改变时，应意识到可能发生了脑疝，立即做进一步处理。

（2）腰椎穿刺术的禁忌证

① 休克期或濒临休克，病情不稳定或危险的患儿。

② 躁动不安或患儿难以合作者。

③ 有显著的颅内压增高或怀疑有脑疝存在者。

④ 怀疑或确定有颅内血肿的患儿。

⑤ 穿刺部位有感染的患儿。

颅内压的解剖生理是怎样的？正常的颅内压是多少？又是如何维持的？

答：（1）颅内压的解剖生理　颅脊腔是一个连续的紧闭的内腔，可以分为颅腔（被小脑天幕分隔为幕上腔隙和颅后窝）和脊髓腔（图 5-6），三个分开的腔隙分别通过小脑幕裂孔和枕骨大孔相互连通。人长大后囟门和颅骨骨缝闭合后，颅腔如同一个坚硬的盒子，其内部容积是恒定的，颅腔内的脑组织、脑脊液及血液总体积趋于恒定，以保持生理上必须的颅腔内容物体积与颅腔内容积相适应。

（2）颅内压正常值　成人和 14 岁以上少年的颅内压上限值 200mmH_2O。儿童的颅内压正常值为 40～100mmH_2O，婴幼儿为 20～80mmH_2O。

（3）正常颅内压的维持　在正常情况下，颅内压基本水平及其波动性总是保持相对恒定，即称为动态平衡。颅腔内脑组织的体积最恒定，而血流量和脑脊液量则经常发生较大的变化，它们的调节

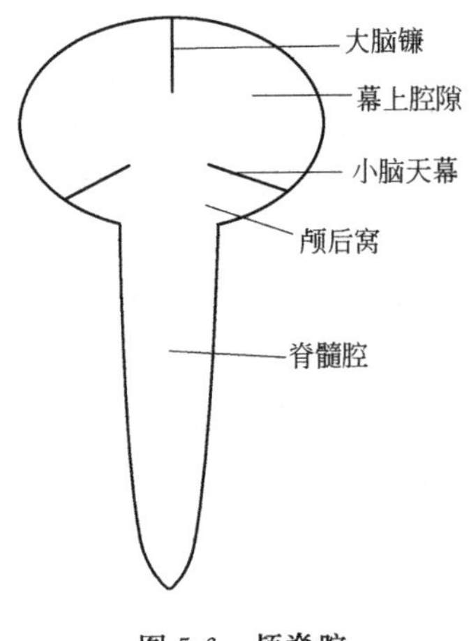

图 5-6　颅脊腔

机制如下。

① 脑脊液的调节：它可以在体积上有较大的增减，其总量占颅腔内容积的8%～10%，通过脑室系统的脉络丛分泌产生，平均动脉压与颅内压的差值则决定其分泌多与少。吸收主要经由蛛网膜颗粒的单项活瓣流入静脉窦，颅内压和静脉压的差值决定活瓣的开启与否与开启大小。

② 颅腔内血容量的调节：人脑的上行激活系统缺血20s就会出现意识丧失，缺血4～8min就会导致不可逆的神经损害。生理情况下，脑血流总是以保证大脑的代谢需要为前提，不可能牺牲脑的血供来维持颅内压。只有在颅内压轻度升高时，由于普遍的压力增高，颅腔内血容量由于静脉血管床内的血液被挤出颅外而得以减少，以缓解增高的颅内压。

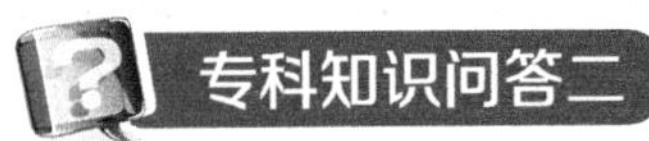

专科知识问答二

此患儿的主要护理问题有哪些？

答：(1) 潜在并发症　脑疝、癫痫。

（2）有受伤、窒息的危险　与癫痫发作有关。

（3）有感染的危险　与手术置入分流管有关。

（4）营养失调　低于机体需要量。

对曾有过癫痫发作史的患儿，如何予以护理？

答：（1）缓解期的护理　予以家长正确用药知识的宣教，告诉坚持正规、系统用药，切勿随意停药及减量，以保持稳定有效的血药浓度，以此控制癫痫发作；日常生活避免各种诱因，生活要有规律，保证充足的睡眠时间，适当运动，不太过劳累和剧烈活动；饮食清淡，避免饮用大量兴奋性的饮料（咖啡、可乐等）；情绪不要太过激动。

（2）发作期的护理　首要任务是保持呼吸道的通畅，谨防窒息的发生；注意保护患儿，避免摔伤和咬伤；迅速建立静脉通路，缓慢静推地西泮，尽快地终止抽搐；严密观察患儿的病情，防止各种并发症的发生，并做好交接班。

（3）心理护理　无论是哪个时期，都需要医护人员给予家属安慰，帮助其树立战胜疾病的信心，积极主动参与治疗。

患儿皮肤存在的问题，应该如何护理？

答：参照术前护理部分的皮肤护理章节。

为何说患儿术后早期的护理很重要？

答：早期正确的诊断、及时恰当的手术和完善的手术后治疗，皆为手术治疗神经外科疾病治疗的重要环节。而手术后护理的目的又是要使患儿顺利而且迅速地恢复；另一方面，又要及早发现和有效地处理手术后并发症。

即使手术十分顺利，而术后前8～12h也仍然是一个决定安危的时期。这段时间里，很多患儿意识、咳嗽或吞咽反射尚未恢复，容易发生窒息；呕吐频繁的患儿，可能发生颅内术后出血；有的或因别的紧急情况需要抢救；甚至会有少数死于此期间。此后，病情大致可以稳定，意识恢复，可进饮食。但其生命功能（体温、脉搏、呼吸、血压）还会波动，也有少数可因某种并发症又再度恶化，1 周以后，多数基本恢复正常，以后虽可发生某种并发症，但也多较缓和。

该患儿在手术后，又应该如何护理？

答：(1) 术后护理人员应严密观察病情，注意患儿意识、瞳孔、生命体征的变化；有无特殊症状（如颅内压增高）或体征出现，并应定时做好记录，及时向医师反映。

(2) 体位麻醉未醒前尽量取侧卧位，或者将头偏向一侧，避免口腔分泌物误吸；并且给予患儿每 1～2h 翻身一次，必要时给予吸痰护理；术后清醒的患儿一般取床头抬高 30°的卧位，促进头部的血液回流减轻头部水肿。无特殊的患儿，根据《加速康复外科中国专家共识及路径管理指南（2018 版）》，术后 24h 可以考虑拔除尿管，自行解小便，使患儿感觉更舒适也减少感染途径。

(3) 输氧，保持呼吸道通畅，目的是防止脑组织缺氧，预防脑水肿。

(4) 营养　未清醒前患儿禁止经口进食。脑室-腹腔分流手术也是属于腹腔的手术，当天肠道处于低功能状态，需禁食；在手术后第 2 天，随着肠道功能开始恢复，此时可给予少量的母乳或代乳品。喂养时要抱起患儿，喂养完毕要轻拍患儿背部，排尽空气。术后早期均应根据出入量、水和电解质的变化，通过增减补液保持平衡，还要适当予以静脉营养。

(5) 伤口护理　及时提醒医生更换敷料和拆线，每次严格无菌操作，保持伤口敷料清洁干燥，更换敷料时评估伤口的愈合状况，有无炎症和皮下积液，头皮缝线一般 5～7 天后拆除，腹部的缝线可以与头部一起拆除。提醒家属陪护中禁止患儿用手抓挠头部或腹部伤口，床上擦浴时注意避免感染腹部的伤口。

(6) 抗癫痫药物的应用　患儿术前就有癫痫发作史，遵医嘱应用抗癫痫药，术后更需长期用药，宣教时向患儿家属强调不得骤然停用，以免导致诱发癫痫。

脑室-腹腔分流术常见的并发症有哪些？应如何护理？

答：脑室-腹腔分流术常见并发症如下。

（1）消化道并发症 很多患儿早期出现腹胀、腹痛、呕吐和食欲下降等症状，主要是因为脑脊液对腹膜的刺激所致，一般 1 周左右可以自行消失；有时候脑脊液中的白细胞和蛋白增高时，腹腔管周围可能出现炎性水肿；有时候甚至因为穿刺造成腹腔脏器损伤，如肠道穿孔等，则会出现腹膜刺激征，出现此类并发症时，及时予以汇报医生，遵医嘱予以对症处理，例如患儿腹痛，则予以热敷缓解。

（2）感染 常见的感染有颅内感染和局部感染，术后 7 天患儿体温仍然较高，应观察有无颅内感染和局部感染发生，如出现发热，及时予以降温，防止因体温过高而惊厥，另外要行腰椎穿刺，化验脑脊液，以确定有无感染。确定感染后可以根据医嘱，按照药敏测试结果更改抗生素，必要时协助医师，进行鞘内注射抗生素；宣教患儿家属给患儿多饮水补充体液，补充营养，积极配合抗感染的治疗，增加治愈的信心。

（3）分流管堵塞 分流管阻塞包括脑室端阻塞和腹腔端阻塞，分流管脑室端阻塞多系血凝块及脉络丛堵塞脑室端引流孔或高蛋白质脑脊液沉积堵塞分流泵脑室端引起。分流管腹腔端阻塞多由大网膜包绕及分流管扭曲、压扁、打折引起。分流管阻塞的临床表现主要为颅内压增高的症状，常有头痛、头晕、恶心、呕吐等。术后应密切观察颅内压增高的症状有无减轻和消除，若术前的症状和体征未改善反而加重，则可能发生了分流管阻塞。术后间断按压减压阀可减少堵管的发生，一旦堵管后，轻度阻塞者反复按压减压阀可使分流管再通，严重者常需更换分流装置。协助患儿术后经常变换体位，使分流管随肠蠕动自由伸直而防止折管阻塞。

（4）低颅压综合征 术后造成低颅压症状的原因有两个，一为分流管选择不当，二为患者直立时脑室内压力低于大气压力，导致过度分流。其症状表现为头痛、头晕、恶心等，出现上述症状时，应让患儿平卧，逐渐适应，严重者可给予生理盐水静脉滴注。分流装置设计不合理者，应术前测颅压，根据颅内压力选择合适的分流管。

患儿康复出院，应进行哪些出院宣教？

答：由于患儿是带着分流管出院，家属心理负担重，医护人员应予以正确的出院宣教和指导，这对患儿的康复非常重要。

（1）正确按压分流泵，保持分流管的通畅。

（2）患儿年幼不懂事时，要提醒家长注意保护，避免剧烈运动，勿摔倒撞击头部，转动患儿体位的动作不可过于猛烈；而随着患儿年龄增大懂事，这些注意事项需要家长与患儿很好地沟通，让患儿增强自我保护的意识。

（3）出院后，伤口并未完全恢复，注意保持伤口处皮肤的清洁干燥，不可以随意抓破皮肤，导致切口的感染；伤口拆线没异常者，1个月后才可以清洗头部。

（4）增强患儿的营养，出院后予以高蛋白、高热量、高维生素、易于消化的清淡食物，并进行适当的活动，增强患儿体质。

（5）出院后前半年每月来科室复查，半年后2～3个月复查，一年以后每年复查2次或3次。若有头痛、恶心、呕吐等颅内压增高的症状，即按压阀门促进脑脊液分流，如按此处理之后症状未见缓解，应及时来医院复查。

（6）留下患儿家属的联系方式，定时进行随访，了解患儿出院后的情况。

（7）建立复查登记本，登记分流管型号、厂家、每次测压的压力等。

【护理查房总结】

此类病例在脑积水中比较常见，有时候还会时常伴有其他畸形，对患者的智力发育，日常生活造成不便。另外随着社会的发展，颅脑外伤的增多，脑积水在成人中也呈现了增多的趋势。

为了减少脑积水术后多种并发症的发生，要求我们护理人员在临床的护理操作中，多动脚，积极和患者接触，了解病情；多动嘴，帮助和告知患者及家属如何在康复中学习自我护理；多动脑，思考和发现现存护理操作的原因与缺陷，提出更好更有利于病情的护理方式。真正做到“三分治疗，七分护理”，帮助患者尽早恢复，提高患者的生存质量。具体做到以下几点。

（1）预防脑疝　此为最严重的并发症，很可能危及患者生命，在院期间要积极观察患者病情、生命体征及意识的变化，一旦有颅高压的症状，立即采取措施积极处理。

（2）预防感染　看似很多病例在经过脑室-腹腔分流术后都恢复很快，术后的症状很轻而不予以重视，实际上，此手术为神外手术中并发症最多的手术之一，而一旦感染则有可能导致高价购买、置入体内的分流管又要全部取出，所以护理时、侵入性操作时要严格执行无菌原则，遵照医嘱合理使用抗生素，定时监测患者体温。

（3）出院宣教　患者住院的时间比较短，大部分时间都是在院外。因此应当在患者出院时，做好正确的出院宣教，以确保患者回家后的身体恢复和家属在院外正确的护理，了解出现何种症状时去医院复查，让患者真正安心出院。

（4）心理护理　脑室-腹腔分流手术只是解决了脑积水的症状，并非根本治愈导致脑积水的疾病，患者和家属心理负担重，我们要予以正确、合适的心理辅导，帮助他们树立战胜疾病的信心，树立积极向上的生活态度。

（石赞华　胡濒尹）

查房笔记

病例3 • 帕金森病

【病历汇报】

病情 患者，男，65岁，因肢体震颤5年伴行动迟缓3年步行入院。患者5年前开始出现左上肢震颤，呈静止性震颤，紧张时加重，睡眠时消失，震颤逐渐累及左下肢、右上肢、右下肢。3年前出现行动迟缓伴智能减退，以左侧肢体明显。每天服用多巴丝肼6片仍不能控制症状，且副作用明显。患者既往无传染性疾病及家族性疾病史，无药物及食物过敏史。

护理体查 T 37℃，P 78次/分，R 18次/分，BP 134/82mmHg，意识清楚，GCS 15分。瞳孔等大等圆、对光反射灵敏。双肺呼吸音正常，无啰音及哮鸣音，心律齐，心音正常，腹部外形正常，无包块、压痛及反跳痛，肝、脾、胆囊未扪及，肾区无叩击痛，肠鸣音正常，腹部无移动性包块，脊柱及外生殖器正常。面具脸，脑神经未见异常。四肢静止性震颤：左上肢3°、左下肢2°、右上肢1°、右下肢1°。四肢肌张力呈齿轮样增高：左上肢2°、左下肢2°、右上肢°、右下肢°。四肢肌力Ⅴ级。后拉试验可疑阳性。腱反射正常，病理征未引出。

辅助检查 腰穿脑脊液（CSF）检查多巴胺代谢产物——高香草酸降低，尿中多巴胺及其代谢产物高香草酸降低；头颅CT/MRI无特征性改变，PET影像示患者多巴胺活动水平明显降低（图5-7，图5-8）。

入院诊断 帕金森病（PD）。

主要护理问题

(1) 躯体移动障碍。

(2) 自尊紊乱。

(3) 潜在并发症 颅内出血、有颅内感染的危险。

(4) 知识缺乏 对疾病的认知。

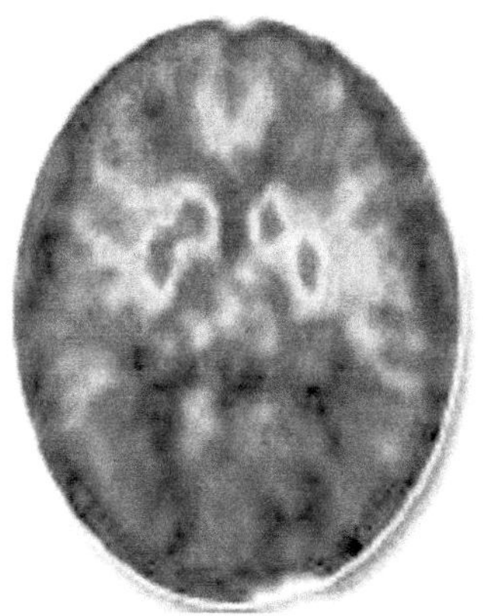

图 5-7 正常人多巴胺活动水平（红色）

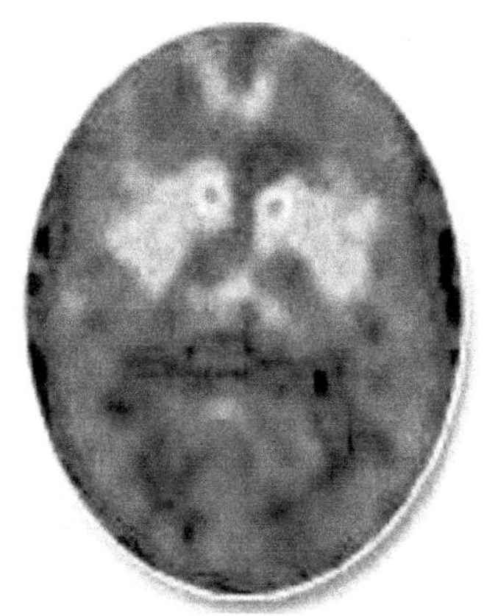

图 5-8 PD 患者多巴胺活动水平

目前主要的治疗措施

（1）对症及用药护理。

（2）适当运动，合理饮食。

（3）严密观察病情变化。

护士长提问一

PD 的中英文全称是什么？

答：PD 是帕金森病（Parkinson's disease），由英国学者 James Parkinson（1817 年）首先描述而得名，是一种发生于中老年人锥体外系统的进行性神经系统变性疾病。

PD 的主要病理变化有哪些？

答：PD 的主要病变部位为脑的黑质和纹状体（图 5-9），黑质多巴胺能神经元及其他含色素的神经元大量变性丢失，黑质-纹状体多巴胺能通路变性，导致纹状体多巴胺递质浓度显著降低，一般下降 80%以上即出现临床症状，多巴胺递质浓度下降越多症状越

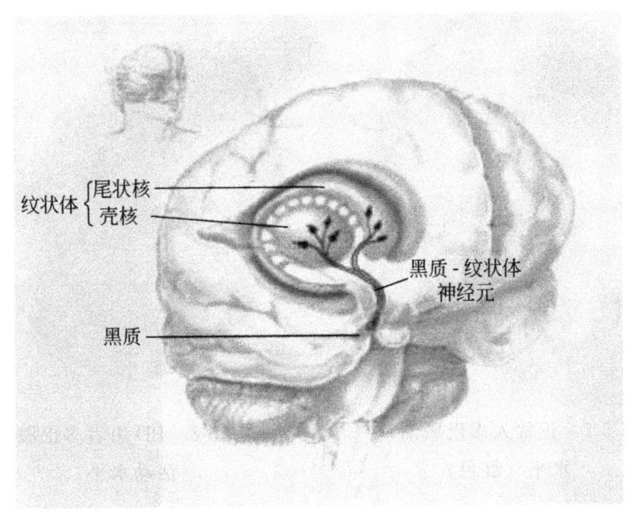

图 5-9　黑质和纹状体

严重。另外，纹状体中多巴胺与乙酰胆碱（Ach）两大递质系统的功能相互拮抗，纹状体多巴胺含量显著降低，造成乙酰胆碱系统功能相对亢进，这种递质的失衡与皮质-基底节-丘脑-皮质环路活动紊乱和肌张力增高、动作减少等运动症状的产生相关。而中脑-边缘系统和皮质系统多巴胺浓度的显著降低可能是引起智能障碍和情感障碍等高级神经活动异常的病理基础。多巴胺药物替代治疗和抗胆碱药物治疗的原理就是基于纠正这种递质失衡。

PD 的临床表现有哪些？

答：PD 是一种慢性疾病，多发于 50～60 岁以上人群，40 岁以前发病较少见，60 岁以上人群中患病率为 1000/10 万，并随年龄增长而增高，目前尚无根治的方法。其临床表现归结为运动症状和非运动症状两大类。运动症状主要表现为静止性震颤、僵直、行动迟缓和姿势步态异常为特征（图 5-10）。非运动症状包括神经精神障碍、自主神经功能障碍、吞咽困难、感觉系统异常、睡眠障碍及体重下降等。15%～30%的患者晚期发生痴呆。

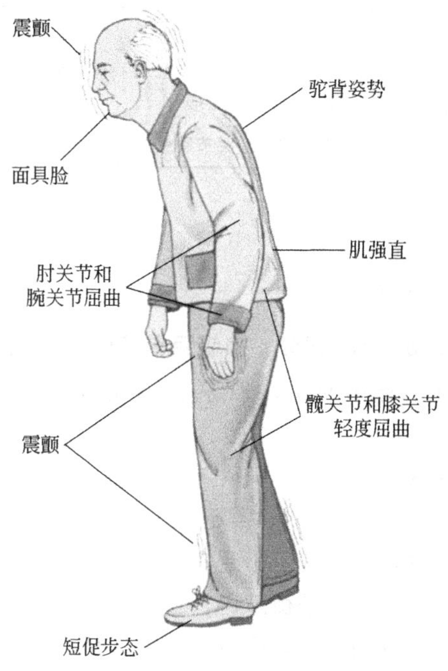

图 5-10　帕金森病的临床特征

PD 的分期及主要症状有哪些？根据临床表现，患者目前是 PD 的哪一期？

答：PD 在不同阶段会出现不同症状（表 5-6），不同的患者也可能出现不同的表现，患者的病情常随着时间的推移而逐渐加重。根据患者的临床表现和症状，患者目前应处于 PD 的中期。

表 5-6　帕金森病分期及各期症状

分期	主要症状
初期	患者手脚持续出现不受控制的震颤，在静止时最为明显，多由一侧的手或脚开始，慢慢扩展到同侧躯体。手脚肌肉变得僵硬，动作迟缓
中期	症状由身体一侧发展至两侧，行走拖地，失去平衡，容易跌倒，转身缓慢，但生活能自理

续表

分期	主要症状
晚期	行走明显受影响或完全不能行走，失去自我照顾能力，说话和(或)吞咽困难，出现“异动症”，四肢关节扭曲变形
其他症状	语言障碍、吞咽困难、油脂面、关节肿胀等

专科知识问答一

根据 Hoehn & Yahr 评分，患者目前病情为几级？

答：临床上常使用 Hoehn & Yahr 评分方法来评估帕金森病患者的严重程度。

0 级：无症状。

1 级：单侧疾病。

1.5 级：单侧，同时有躯干受累。

2 级：双侧疾病，无平衡障碍。

2.5 级：轻微双侧疾病，后拉试验可恢复。

3 级：轻至中度双侧疾病，某种姿势不稳，可独立生活。

4 级：严重残疾，仍可独立行走或站立。

5 级：无帮助时只能坐轮椅或卧床。

因此，根据 Hoehn & Yahr 评分，该患者目前病情为 2.5 级。

目前患者选用何种药物治疗较合适？该药的副作用有哪些？使用的注意事项有哪些？

答：患者年龄≥65 岁且伴有智能减退，应首选复方左旋多巴。必要时可加用多巴胺受体激动剂、MAO-B 抑制剂或 COMT 抑制剂。

复方左旋多巴可引起的副作用有恶心、呕吐、便秘、反胃、异动症、眩晕、幻觉、开/关现象。

使用时应注意避免嚼碎药片；当出现开/关现象时，应在饭前 30min 或饭后 1h 服用，效果最佳；避免与高蛋白食物服用；避免突然停药。同时给患者做好解释，需服药数周或数天才见效；服用数年后，可能出现开/关现象或异动症。

帕金森病常用药物及作用是什么？

答：帕金森病以药物治疗为主，当疾病影响患者的日常生活及工作能力时，应采用抗胆碱能（Ach）药物和改善多巴胺（DA）递质功能的药物，以恢复纹状体DA和Ach两大递质系统的平衡。因这些药物只能改善症状，不能阻止病情发展，需长期服用。当药物治疗效果不理想或出现异动症时，可选择手术治疗。见表5-7。

表5-7　帕金森病常用药物及作用

种类	名称	作用	副作用
左旋多巴	美多巴(madopar)	在脑内代谢成多巴胺	恶心、呕吐、便秘、反胃、异动症、眩晕、幻觉、开/关现象
	息宁(sinemet)	是控制帕金森病的主要药物	
多巴胺能受体激动剂	泰舒达缓释片	代替脑内分泌不足的多巴胺	恶心、呕吐、眩晕、疲倦、消化不良、口干、直立性低血压、幻觉或精神错乱、嗜睡
	克瑞帕 普拉克索	可替代左旋多巴使用，以减少或延缓左旋多巴的副作用	
B型单胺氧化酶抑制剂	司来吉米	抑制多巴胺分解代谢，延长多巴胺在体内作用时间	恶心、做梦、呕吐、眩晕、疲倦、“不自主动作”
儿茶酚-氧位-甲基转移酶抑制剂	柯丹	抑制左旋多巴和多巴胺的分解，增加脑内多巴胺的含量	恶心、呕吐、“不自主动作”、神智混乱、小便橙黄色
抗胆碱能药物	安坦	适用于震颤突出且年龄较轻(小于60岁)、患病初期的患者	恶心、呕吐、眩晕、疲倦、视力模糊、口干。便秘、小便困难
金刚烷胺	盐酸金刚烷胺片	1. 多巴胺释放促进剂 2. 可减少左旋多巴引起的“不自主”运动	恶心、呕吐、眩晕、失眠、水肿、惊厥、玫瑰斑

何为“异动症”？何为“开/关现象”？

答：异动症通常也称为舞蹈症，是静止性震颤的一个表现，表现为头面部或躯干、四肢肌肉舞蹈样或简单重复的不自主动作，常发生在服用左旋多巴的起效期，出现异动症常提示药物剂量偏大。

“开/关现象”是患者在服用左旋多巴制剂过程中，因药物的效力未能维持到下次服药的时间，让患者有一段时间失去活动能力，像关上电源一样，称为开/关现象。

如果你是患者的责任护士，术前应对其采取哪些护理措施？

答：(1) 病情评估　详细了解起病时间和起病形式、首发症状；观察意识、瞳孔及生命体征；评估有无神经功能受损。

(2) 一般护理　鼓励患者采取主动舒适的卧位，维持和培养自己的业余爱好，积极进行床旁、室内运动，鼓励患者生活自理。指导患者家属协助进行肢体功能活动。指导患者练习有效咳嗽及腹式呼吸。

(3) 饮食护理　给予低盐、低脂、低胆固醇、适量优质蛋白的清淡食物，多食蔬菜、水果和粗纤维食物，避免刺激性食物，戒烟、酒、槟榔等。

(4) 症状护理　仔细倾听患者的主诉，了解并尽量满足患者的需要，教会患者用手势、字、画等表达自己的需求。有吞咽困难者进食应取半坐卧位，予流质或半流质食物，进食时速度宜慢，必要时给予鼻饲流质。鼓励患者进行鼓腮、噘嘴、吹吸等动作以锻炼和改善面部表情，锻炼面肌。

(5) 用药护理　PD药物治疗均存在长期服药后疗效减退、不良反应明显等特点，应指导患者及家属认真观察及记录用药情况(药名、剂量、时间、症状缓解的时间)、不良反应出现的时间、类型、次数及有无精神症状等，以便医师能合理调整用药方案，避免患者及家属盲目用药。手术前3天遵医嘱将口服药逐渐减量，至手术前1天完全停药，以免药物影响掩盖症状，影响术中对效果的观察。

（6）心理安抚与健康教育　鼓励患者及家属正确面对PD的病情变化与形象改变，合理解释相关知识，鼓励患者树立信心，积极配合治疗；与患者及家属共同探讨合理用药及护理措施，以争取达到最佳疗效。

（7）做好安全防护，活动时注意防跌倒、坠床、烫伤等意外，静止性震颤、肌强直时应拉好床栏，尽量避免使用约束带。

【病情进展】

患者在全麻下行脑深部电刺激（DBS）系统植入术，术后意识清楚，瞳孔等大等圆、对光反射灵敏，生命体征平稳，CT复查颅内无血肿，伤口愈合良好，无渗血、渗液，无红肿。

护士长提问二

什么是DBS?

答：脑深部电刺激置入术（DBS）是通过立体定向技术及神经电生理记录技术准确标定脑内的相关核团，将一根非常柔软的电极放置于靶点，外接一个电刺激程控器和电源，通过体外遥控调整高频刺激参数，抑制相应脑区异常活动的神经元，从而达到全面控制症状的目的。

DBS的组成及优点有哪些?

答：DBS包括以下三个部分。

（1）体内植入部分　神经刺激器（单侧和双侧）、电极、延长导线（图5-11）。

（2）患者操作部分　患者控制器，患者可将控制器贴在埋置神经刺激器的皮肤表面，按控制器按钮，轻松遥控神经刺激器。

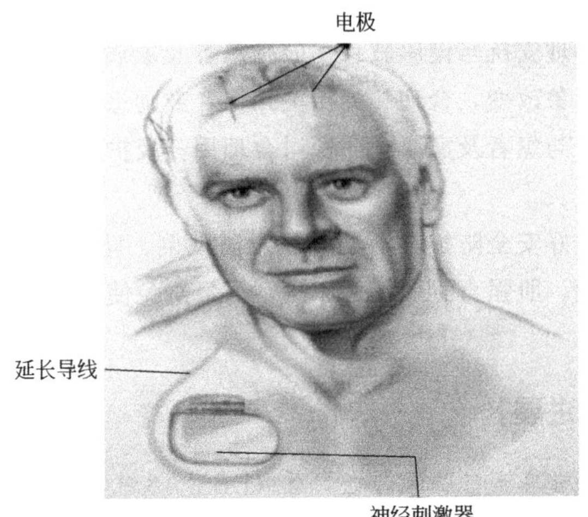

图 5-11　DBS 植入系统

（3）医师操作部分　体外临时刺激器和医用程控仪，医师可以用无创的方式检查患者神经刺激器的工作状态，并根据病情和反应调整设置合适的刺激参数，还可以监测电池的使用情况。

DBS 的优点：

（1）DBS 是可逆的和可调节的　手术不毁损神经核团，只是使其暂时处于电麻痹状态，改善神经功能，神经核团麻痹的程度、范围可通过设定脑深部电极的电流、电压、频率及电极位置等多个因素来调节。在术后漫长日子里，还可随病情变化而不断调节，可以长期控制不断发展变化的运动障碍症状。

（2）DBS 是可体验的　手术植入电极后，可通过临时刺激的方法，让患者切身适应、体验和观察，再决定最终和最佳的电极植入位点。

（3）DBS 是可发展的　手术保留正常脑组织的神经功能，为以后可能出现的新方法创造条件，也就保留了患者获得新生的权利和希望。

（4）DBS 是双侧的，但也可单侧应用而将另一侧进行毁损。

这样既可有效治疗疾病又可减少并发症和花费。

DBS的适用证及禁忌证有哪些?

答：DBS适用于被诊断为帕金森病，曾服用左旋多巴类药物反应良好或曾经反应良好，但药物疗效已逐渐下降或出现副作用，或已影响到患者的正常工作和生活；能够配合术中测试及术后程控；患者及家属对手术期望值能理解。另外，DBS还适用于以上身震颤为主、无法以药物控制且严重影响正常生活的老年性震颤/特发性震颤患者及扭转痉挛的患者。

DBS的禁忌证主要有以下一些。

(1) 对左旋多巴反应很差甚至无反应的帕金森病患者。

(2) 病情严重的晚期帕金森病患者。

(3) 18岁以下帕金森病/特发性震颤患者或7岁以下肌张力障碍患者。

(4) 严重痴呆或精神症状，中度至重度抑郁症的患者。

(5) 严重出血倾向、血友病患者。

(6) 严重的心肺疾病和严重高血压者。

(7) 不能接受植入物者或不能配合术后程控患者。

(8) 需接受电疗或全身MRI者。

DBS与毁损手术有什么不同?

答：毁损手术是利用立体定向技术将毁损源准确引导至靶点，按照预定的要求对靶点进行毁损，从而对病灶产生治疗性损害的技术，它与DBS相比见表5-8。

表5-8　DBS与毁损手术比较

DBS	毁损手术
对组织无破坏性	破坏性手术
无永久性副作用，可同时进行双侧手术	永久性、并发症高
效果可逆性、可调性	效果不可逆、不可调
远期疗效稳定，可以尝试新的靶点	远期疗效差，在改善生活质量上非常有限

为什么DBS植入术后需1个月才能开机？

答：因为一方面，DBS植入术后一段时间内，患者身体需要康复；另一方面，植入部位的脑组织有水肿而产生“微损毁效应”，既未接受电刺激已有症状缓解的迹象，为了避免干扰，观察真正的电刺激效果，医师通常会在手术后1个月开机。

专科知识问答二

手术后患者主要护理问题有哪些？

答：(1) 潜在并发症　颅内出血、颅内感染的危险。

(2) 躯体移动障碍。

(3) 营养失调　低于机体需要量。

(4) 知识缺乏　对疾病的认知。

(5) 焦虑。

(6) 排便异常　便秘/尿潴留。

患者手术后还需要服药吗？

答：PD是一种不断进展的疾病，手术仅能改善症状，而不能根治疾病，故术后仍需使用药物治疗，但用药量、用药种类、用药次数可以减少，具体剂量遵医嘱。

该患者手术后如何护理？

答：(1) 密切观察病情　密切观察患者的意识、瞳孔、生命体征、血氧饱和度的变化，必要时行24h心电监护，出现意识、瞳孔改变等应立即通知医师。观察肢体的肌力、肌张力；观察胸部植入脉冲发生器处局部皮肤是否有出血、红肿、疼痛，有异常及时通知医师。

(2) 输氧，保持呼吸道通畅，及时清除呼吸道分泌物。

(3) 卧位　全麻清醒后取半卧位或健侧卧位，避免植入侧卧位及局部受压，可抬高床头15°～30°，以利于颅内静脉回流，减轻脑水肿，避免在植入侧肢体量血压。胸部植入脉冲发生器侧上肢制动6h，避免大幅度扭动颈部，以免电极移位及防止局部皮下血肿的形成。胸部伤口由于植入脉冲发生器禁忌热疗，因为脉冲发生器内装电池，热能可以通过其传递到头部电极植入部位而造成严重的组织损伤，甚至可能危及生命。

（4）饮食及营养　麻醉清醒后4～6h无呕吐、吞咽功能良好者可给予流质，并逐渐过渡到普食。指导患者进食低盐、低脂、低胆固醇、适量优质蛋白的清淡食物，多食蔬菜、水果等粗纤维食物，防止便秘。少量多餐，忌暴饮暴食，食物不能过冷或过热。可每天补充钙1000～1500mg，预防骨质疏松。但含铁较丰富的食物如黑木耳、海带、蘑菇及猪肝等不宜过多食用（因铁剂会干扰多巴制剂的作用）。吞咽障碍时予鼻饲流质。饮食应个体化，定期监测体重、血液生化等指标对PD患者的营养状况进行监测和评价，及时发现和排除可能导致患者营养不良的相关危险因素。

（5）安全及生活护理　保持床单位清洁干燥，每2h翻身一次，口腔护理、会阴抹洗每日2次，注意拉好床栏，起床如厕或活动时给予扶助，防止跌倒坠床损伤。注意保暖，防止感冒。禁止使用热水袋，防止烫伤。

（6）用药护理　术后仍需口服美多巴药物促进治疗效果，发挥美多巴与脑起搏器的协同作用。向患者及家属说明终身服用美多巴的必要性，应按时按剂量服药，间断性服药有加速病情进展的可能，应根据病情及医嘱调整剂量，以最小剂量达到最佳效果。

（7）功能锻炼　术后卧床时即可开始肌肉收缩练习，踝关节和趾关节可以进行主动的背伸和跖屈练习。按摩各关节肌肉，从小关节到大关节逐渐被动活动。术后24h后鼓励患者在家属陪同下下床活动，方法是先在床上坐起，如无头晕可坐床沿再适应，然后在陪护下锻炼行走，注意防止跌倒。

（8）预防并发症

① 颅内出血是最常见的并发症。a. 术后应密切观察患者的意识、瞳孔和生命体征的变化。若患者出现血压升高、心率减慢、呼吸不规则、一侧瞳孔散大、意识障碍进行性加重等颅内出血的先兆，应及时通知医师。b. 观察手术局部有无血肿、渗液、渗血等。

② 脑起搏器装置的并发症及护理包括电极折断、电极移位以及装置植入部位的皮肤破溃、感染等。a. 嘱患者注意起居的安全，切忌暴力或碰撞电极埋置部位，不宜用力揉搓植入脉冲发生器的胸前皮肤。b. 观察局部皮肤有无红肿、渗血，伤口敷料是否清洁、干净，如发生异常及时通知医师。

日常的一些电子产品会影响DBS吗？

答：日常的电子产品（家电、电脑、移动电话等）都不会影响脑深部电刺激系统，但如果神经刺激器与小型磁性物品（如无线对讲机、无线收音机、磁疗、磁铁等）的距离只有几厘米时，神经刺激器可能会被开启或关闭。某些大型装置如强磁立体音响、MRI、电焊接器、电缆线、发电厂等应远离，以免造成刺激系统零件受损。

该患者出院时责任护士应做哪些出院指导？

答：（1）饮食指导　禁食烟、酒和槟榔，因为槟榔为拟胆碱能食物，可降低抗胆碱能药物的疗效。余参见本病例术后护理的饮食及营养。

（2）休息与活动　鼓励患者尽可能生活自理及做些力所能及的活动，培养自己的兴趣爱好，积极参加社交活动，注意劳逸结合。制订康复计划，鼓励进行肢体功能锻炼和体能训练。

（3）用药指导　出院后按时按量遵医嘱服药，不要随意停药和减量。如症状加重或副反应重时及时与医师沟通。

（4）头部伤口拆线后伤口愈合即可洗头，忌抓挠伤口处。余参见本病例术后护理中脑起搏器装置的并发症及护理。

（5）心理指导 鼓励患者自我照顾及适当参加社交活动，鼓励患者及家属用坚定勇敢的态度正确面对困难，适应生活上的改变。指导患者家属多关心支持患者，鼓励其树立信心，积极配合治疗。

（6）康复指导 康复治疗可改善和维持患者的功能，提高患者的日常生活能力，康复治疗包括心理康复、运动康复及言语康复。应在康复医生的指导下，坚持各阶段的康复治疗，以改善症状，提高生活质量。

（7）复诊 术后1个月来医院开启神经刺激器，通常在术后的3～6个月需经常到医院调整参数，以达到最满意的治疗效果。半年以后可与医师约定复诊的时间，一般每半年一次。如出现症状未改善和药物副作用加重，应及时就医。当提示电池电量不足时需及时回医院更换神经刺激器。

【护理查房总结】

帕金森病是一种慢性进展性疾病，患者的病情随着时间的推移逐渐恶化，虽不致命，但影响患者的工作能力和生活质量。患者需要长期服用药物，且无论药物或手术，均只能改善症状，不能阻止病情的发展。患者不但要承受病魔的痛苦，还要承受巨大的经济负担和社会压力。因此，在临床护理工作中，应特别细致地做好各项护理工作，最大限度降低患者的痛苦，提高其生活质量。

（1）一旦诊断为帕金森病，应及早进行保护性治疗。

（2）除药物和手术治疗外，中药、针灸和康复治疗等辅助手段对症状改善也有一定的作用。

（3）鼓励患者坚持不懈地进行语言、进食、走路及日常生活训练，合理布局家居环境，如房间和卫生间设扶手、铺防滑垫等，可改善患者的生活质量，保障患者安全。

（4）DBS 术后必须定期回医院程控，让医师调整刺激参数，将症状控制在最佳状态。

（陈咏华）

查房笔记

参 考 文 献

[1] 王宏. 小儿先天性脊柱裂、脊膜膨出的术后护理. 护士进修杂志，2009，24(2)：166.

[2] 雷霆. 小儿神经外科学. 北京：人民卫生出版社，2011.

[3] 贾建平. 神经病学. 北京：人民卫生出版社，2008.

[4] 杨秋菊，邵小珍，崔跃明. Chiari 畸形脊髓空洞合并夏科关节 1 例围手术期的护理.中国误诊学杂志，2010，10 (35)：8781-8782.

[5] 韦青，孙明珠. 神经外科护理基本知识与技能 590 问. 北京：科学出版社，2010.

[6] 于桂花. 临床神经外科护理细节. 北京：人民卫生出版社，2008.

[7] 李兰芹. 显微手术切除高颈段髓外肿瘤 34 例围术期护理. 齐鲁护理杂志，2009，15 (02)，97.

[8] 赵继宗. 神经外科学. 2 版. 北京：人民卫生出版社，2012.

[9] 刘运生，袁贤瑞，等. 神经外科学住院医师手册. 北京：科学技术出版社，2009.

[10] 李乐之，路潜. 外科护理学. 5 版. 北京：人民卫生出版社，2012.

[11] 陈茂君，蒋艳，等. 神经外科护理手册. 北京：科学出版社，2011.

[12] 李乐之. 重症监护专科护理. 长沙：湖南科学技术出版社，2010.

[13] 石祥云. 实用临床护理“三基”训练. 长沙：湖南人民出版社，2009.

[14] 张伟英，叶志霞. 外科护理查房. 上海：上海科学技术出版社，2011.

[15] 袁巧玲，王红. 烟雾病颞浅动脉-大脑中动脉搭桥术后护理. 护理学杂志，2009. 24 (18)：36-37.

[16] 孙耀辉，黄健聪，黄麟，等. 高血压脑出血术后血压波动与再出血的关系. 实用医学杂志，2011，27 (6)：1053-1055.

[17] 高凯，朱继，徐睿，等. 高血压脑出血 180 例的外科治疗探讨. 重庆医学，2012，49 (19)：1940-1942

[18] 熊恩平，周泽云. 不同气道湿化和吸痰方法对预防急性呼吸窘迫综合征患者痰痂形成的影响. 中华护理杂志，2011，6 (4)：341-343.

[19] 杨小燕，宋明浩. 重度颅脑损伤临床监护护理体会. 中国医药导报，2011，8 (6)：19.

[20] 丁玉兰，金颖，段杰. 实用神经外科护理及技术. 北京：科学出版社，2008.

[21] 朗黎薇. 神经外科护士临床常见问题与解答. 上海：复旦大学出版社，2010.

[22] 江基尧，张赛，冯华，等. 中国颅脑创伤颅内监测专家共识. 中华神经外科杂志，2011，27 (10)：1073-1074.

[23] 江涛，刘佰运，马杰，等. 神经外科主治医师1111问. 北京：中国协和医科大学出版社，2009.

[24] 赵继宗. 微创神经外科学. 北京：人民卫生出版社，2008.

[25] 罗世祺. 儿童神经系统肿瘤. 北京：北京大学医学出版社，2006.

[26] 吴江. 神经病学. 北京：人民卫生出版社，2010.

[27] 王珈菁，刘帆，胡缇，等. 大型桥小脑角区肿瘤切除术后并发症的护理. 护理学杂志（外科版），2011，26（18）：23-25.

[28] 蒲萍. 桥脑小脑角区肿瘤62例围术期护理. 齐鲁护理杂志，2012，18（17）：66-67.

[29] 乐琳，郭钢花，李哲. 小脑性共济失调患者平衡功能障碍的康复治疗方案疗效观察. 中国老年学杂志，2012，32：3043-3044.

[30] 艾伦·罗珀，达丽尔·格拉斯，迈克尔·迪尔纳，等. 神经危重症监护. 黄楹，译. 北京：人民卫生出版社，2009.

[31] 赵继宗，刘伟明. 神经外科手术前评价和准备. 北京：人民卫生出版社，2008.

[32] 宋晓东，张萍，张秀云，等. 延髓肿瘤术后患者呼吸道的护理. 护理学杂志（外科版），2009，24（22）：44-45.

[33] 张丽，赵爱林，张美霞. 脑干肿瘤术后43例呼吸道观察及护理. 齐鲁护理杂志，2011，17（20）：22-23.

[34] 杨莘. 神经疾病护理学. 北京：人民卫生出版社，2011.

[35] 黄秀芳. 35例颅咽管瘤切除术后水钠代谢紊乱的护理. 福建医药杂志，2010. 32（2）.

[36] 蒋红. 神经外科围手术期的临床护理. 上海：复旦大学出版社，2006.

[37] 陈绪才，刘丽华，王国成. 中枢性低钠血症的临床特点，临床神经病学杂志，2009，22（3），

[38] 许燕华，俞美定. 听神经瘤术后并发症护理的研究进展. 解放军护理杂志，2010，27（12A）：1799-1800.

[39] 陈水英，许耀东，林海燕，等. 颈静脉孔及周围区域肿瘤切除术的护理. 进修护士杂志，2009，24（2）：118-120.

[40] 张建国. 脑深部电刺激术在中国的发展现状. 中国神经精神疾病杂志，2009. 35（7）：385-387.

[41] 苑玲叶. 脊髓栓系综合征的围手术期护理分析. 健康前沿，2018，9（27）：118.

[42] 杜宇. 小儿脊髓栓系综合征术后护理. 中国保健营养，2012，9：3311.

[43] Nzokou A，Weil A G，Shedid D. Minimally invasive removal of thoracic and lum-

bar spinal tumors using a nonexpendable tubular retractor. J Neurosurg，2013，19 (6)：708-715.

[44] 刘红举，张黎，于炎冰. 脊髓栓系综合征的外科治疗. 中华神经外科杂志，2014，30 (4)：425-427.

[45] 苏卢海，张世渊，沈波，等. 神经内镜与显微镜手术治疗脊髓拴系综合征的回顾性研究. 中华神经外科杂志，2017，33 (10)：1008-1010.

[46] 闵有会，张辉，姜羽. 大型听神经瘤的显微外科治疗. 中国实用神经疾病杂志，2010，13 (2)：67-70.

[47] 杨正明，张尧，陈坚，等. 听神经瘤手术并发症的防治体会. 中华神经外科杂志，2007，23 (7)：605-608.

[48] 叶爱华，高琳，陈宗. 饮食分级护理预防听神经瘤术后患者进食误吸的效果观察. 当代护士，2018，25 (33)：57-58.

[49] 田丰，鲜继淑. 听神经瘤手术后并发症的观察与护理干预. 局部手术学杂志，2014，23 (1)：106.

[50] 杨宝燕. 58 例巨大听神经瘤患者术后并发症的护理观察. 医学理论与实践，2018，31 (7)：1056-1057.

[51] 袁大伟，徐燕，李瑾. 全病程管理对精神分裂症患者康复效果的研究. 中国民康医学，2015，27 (3)：80-81.

[52] 赵慧，刘秋红，才会敏. 恶性脑肿瘤术后化疗患者焦虑情绪的特点分析及护理. 临床合理用药杂志，2014，7 (5C)：168-169.

[53] 甲戈，罗世祺，李春德，等. 化放疗联合治疗儿童颅内生殖细胞瘤 34 例临床随诊观察. 中华神经外科杂志，2003，19 (1)：3-6.

[54] 许家素，郎俊朋，段宝凤，等. 1 例青少年颅内生殖细胞瘤术后放化疗的护理. 全科护理，2015，13 (31)：3191-3192.

[55] 崔迪，任晔，苏晓明，等. 复发性颅内生殖细胞瘤综合治疗的初步探讨. 中华放射医学与防护杂志，2017，37 (8)：603-604.

[56] 林郁清，陈秋慧，史定妹. 叙事护理在一例鞍区生殖细胞瘤放疗患儿创伤后成长中的应用. 中华现代护理杂志，2017，23 (21)：2808-9.

[57] 张乐嘉，赵雪臻，肖娟. 多学科协作对儿童原发颅内生殖细胞肿瘤 52 例的临床诊治及随诊. 中国小儿血液与肿瘤杂志，2018，23 (4)：178-183.

[58] Chiec L，Curry R，Karim N A. Intraeranial Germinoma：Systemic Chemotherapy in Addition to Dose-Reduced Radiation Therapy. AmJ Ther，2017，24：e609.

[59] Kortmann R D. Current concepts and future strategies in the management of in-

traeranial germinoma. Expert Rev Anticanc Ther, 2014, 14: 105-119.

[60] 赵玉沛，陈孝平．外科学．北京：人民卫生出版社，2015.

[61] 厉春林，舒凯．神经外科疾病诊疗护理指南．武汉：湖北科学技术出版社，2013.

[62] 徐珑，刘伟明，刘佰运．2016年美国《重型颅脑创伤治疗指南（第四版）》解读．中华神经外科杂志，2017，33（1）：8-11.

[63] 魏俊吉，康德智，赵元立，等．神经外科重症管理专家共识（2013版）．中国脑血管病志，2013，10（08）：436-448.

[64] 陈凛，陈亚进，董海龙，等．加速康复外科中国专家共识及路径管理指南（2018版）．中国实用外科杂志，2018，38（01）：1-20.

[65] 林志雄，张旺明．神经外科医师查房手册．北京：化学工业出版社，2018.

[66] 刘承基，凌峰．脑脊髓血管外科学．北京：中国科学技术出版社，2013.

[67] 中华医学会神经外科学分会神经介入组．颅内动脉瘤血管内介入治疗中国专家共识（2013版）．中国脑血管病杂志，2013，10（11）：606-616.

[68] 周建新．神经外科重症监测与治疗．北京：人民卫生出版社，2013.

[69] 何伋，张作记，杜翠瑛，等．老年脑科学．北京：北京出版社，2001.

[70] 王汉东．神经外科手术彩色图解．南京：凤凰出版传媒股份有限公司江苏科学技术出版社，2013.

[71] 王文福，刘栋，纪德峰，等．实用神经外科疾病学．青岛：中国海洋大学出版社，2009.

[72] 徐跃峤，王宁，胡锦，等．重症动脉瘤性蛛网膜下腔出血管理专家共识（2015版）．中国脑血管病杂志，2015，12（04）.

[73] 陈忠，杨耀国．颈动脉狭窄诊治指南．中国血管外科杂志，2017，9（03）：169-175.

[74] 李海燕，丁婧赟，钱火红，等．颈动脉狭窄患者行颈动脉内膜切除术的围手术期护理．护理实践与研究，2015，12（08）：43-45.

[75] 张庆林．神经外科手术规范及典型病例点评．济南：山东科学技术出版社，2004.

[76] 张燕茹，陈璐．复合手术治疗颈动脉狭窄的围术期护理．全科护理，2016，14（12）：1242-1243.

[77] 高辉，曹浪平，何世花．螺旋型鼻肠管置管在神经外科重症患者中的成功率及影响因素．当代护士（上旬刊），2018，25（05）：60-63.

[78] 王忠诚．神经外科学．湖北：科学技术出版社，2005.

[79] 吴欣娟，马玉芬，张毅．神经外科重症护理管理手册．北京：人民卫生出版社，2017.

[80] 李燕，许秀芳，顾健平，等. 可脱性球囊栓塞治疗外伤直接型颈动脉海绵窦瘘的护理体会. 介入放射学杂志，2014，23（11）：1011-1013.

[81] 李乐之. 重症监护专科护理 . 长沙：湖南科学技术出版社，2010.

[82] 王辰. 呼吸治疗教程 . 北京：人民卫生出版社，2019.